LES
MAGNÉTISEURS

JUGÉS

PAR EUX-MÊMES

NOUVELLE ENQUÊTE SUR LE MAGNÉTISME ANIMAL

HOMMAGE AUX CORPS SAVANTS.

Paris. — Imprimé par E. Thunot et Cᵉ, rue Racine, 26.

LES
MAGNÉTISEURS

JUGÉS

PAR EUX-MÊMES

NOUVELLE ENQUÊTE SUR LE MAGNÉTISME ANIMAL

OUVRAGE

DÉDIÉ AUX CLASSES LETTRÉES, AUX MÉDECINS, A LA MAGISTRATURE
ET AU CLERGÉ

PAR G. MABRU

LAURÉAT DE L'ACADÉMIE DES SCIENCES

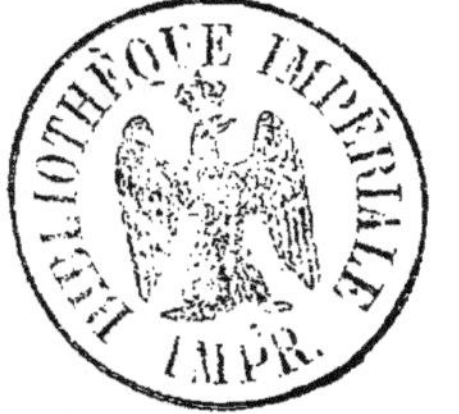

« ..... La peste ne tue que le corps, mais telz
» imposteurs empoisonnent les âmes. »
(RABELAIS.)

« *Vivant homines, pereant errores!* »
(SAINT AUGUSTIN.)

PARIS

MALLET-BACHELIER, GENDRE ET SUCCESSEUR DE BACHELIER

IMPRIMEUR-LIBRAIRE DU BUREAU DES LONGITUDES ET DE L'ÉCOLE IMPÉRIALE POLYTECHNIQUE

55, quai des Augustins, 55

1858

PRÉFACE.

ÉTAT DE LA QUESTION, ORIGINE ET BUT DE CE LIVRE.

> « Un homme qui a quelque amour pour la
> » vérité ne doit pas laisser passer une occasion
> » de combattre des préjugés que l'ignorance a
> » fait naître et qu'elle fomente. Les sciences
> » aiment les conquêtes, mais elles ne veulent
> » de sujets que pour les délivrer de la tyrannie
> » de l'erreur. »
> (THÉOPHILE BORDEU.)

Depuis longtemps déjà les *sociétés savantes* sont fixées sur la question du magnétisme animal : les hommes qui ont voué leur vie à l'étude des sciences et de la nature ne sauraient demeurer dans le doute en pareille matière. Il n'en est pas de même de toutes les personnes qui, étrangères aux sciences ou ne les ayant vues que très-superficiellement, sont loin d'en posséder le véritable esprit. C'est donc à ces personnes, c'est-à-dire à la grande majorité des hommes, que nous offrons aujourd'hui cet ouvrage que des circonstances fortuites et récentes ont fait naître, mais qui, au fond, est le fruit d'une longue et consciencieuse observation.

Il y a douze ans que, pour la première fois, nous fûmes conduit par des amis dans les salons magnétiques de Paris. Nous en vîmes plusieurs, car nous étions extrêmement curieux de savoir à quoi nous en tenir sur cette *science* pour laquelle nous eussions abandonné sans hésiter tous nos travaux de laboratoire, s'il nous avait été possible de découvrir en elle l'objet d'une véritable et sérieuse étude. Les faits extraordinaires que nous entendions rapporter allumaient en nous l'ardente soif du savoir, et nous avions, cela se comprend, le plus vif désir d'être initié à tant de merveilles. Nous étions d'ailleurs dans d'excellentes dispositions d'esprit à l'égard du magnétisme, le considérant comme la science des sciences, alors même qu'on ne lui eût accordé et reconnu pour vrais qu'un très-petit nombre des phénomènes exceptionnels qui lui sont généralement attribués. A défaut de faits, et sous l'empire de ces préoccupations, nous cherchions partout dans la nature des phénomènes déjà assez connus pour nous autoriser en quelque sorte à établir, par voie d'analogie, les bases fondamentales ou plutôt la raison d'être de cette science à laquelle nous voulions croire, et Dieu sait si notre imagination fut en peine d'en forger.

Vers cette époque, nous assistions assidûment aux réunions de la *Société du Mesmérisme*, dont les séances se tenaient alors dans un local de la rue de Grenelle-Saint-Honoré, n° 19. — Le salon pouvait contenir environ quatre-vingts personnes ; on y remarquait, parmi les plus fervents magnétiseurs, tous adeptes de Puységur et de Mesmer, un certain nombre de médecins : peu de Français, beaucoup d'Allemands, quelques Piémontais, des Espagnols, et surtout des Polonais. Le dépouillement de la correspondance fournissait toujours, au procès-verbal des séances, bon nombre de nouvelles qui ne manquaient pas de provoquer l'admiration des assistants et l'enthousiasme de tous les néophytes. Quant aux expériences magnétiques qu'on répétait invariablement tous les jeudis sur ce même théâtre et sur les mêmes *sujets*, nous avouons que, loin de porter la conviction dans notre esprit, ces expériences avaient fait naître en nous des doutes ou plutôt des soupçons déjà difficiles à détruire. — Le magnétisme, malgré son immense réputation, n'est pas de ceux qui gagnent à être connus ; c'est un trompe-l'œil qu'il faut voir à distance si l'on tient à conserver *ses illusions* (1).

Cependant sans preuve aucune, sans qu'il nous ait été donné de vérifier personnellement le plus petit phénomène, sans qu'on ait pu produire le moindre effet sur nous, nous nous disions, comme se le dit encore tout le monde : il doit y avoir *quelque chose !* Tel était l'état de notre foi et la situation de notre esprit, quand une circonstance imprévue vint tout à coup déchirer à nos yeux les voiles qui couvraient tant de mystères et mettre à nu la véritable cause de tous les prétendus phénomènes magnétiques.

Nous assistions ce jour-là à l'une des séances du célèbre M......., dont la réputation brillait déjà d'un vif éclat dans le monde parisien. La société était nombreuse et choisie : magistrats, artistes, littérateurs avaient été conviés, et plusieurs s'étaient rendus à l'in-

(1) Doppet, médecin fort distingué à Turin, Doppet, l'un des souscripteurs, qui avait versé CENT LOUIS, lors de l'apparition du magnétisme, pour être initié à la science de Mesmer, avouait ingénument, après son initiation, que *ceux qui savent le secret de Mesmer en doutent plus que ceux qui l'ignorent.*

vitation. Après un discours d'ouverture dans lequel on fit sonner bien haut l'autorité de M. Alexandre Dumas qui venait de donner publiquement son adhésion à la cause mesmérienne, on passa aux expériences qui, cette fois, ne devaient pas être sans fruit pour tout le monde. A part les *sujets* déjà connus, on magnétisa plusieurs des assistants qui voulurent bien s'y prêter. — On ne put rien produire sur nous. — Mais parmi les personnes inconnues qui furent magnétisées, soi-disant *pour la première fois*, il y en eut sur lesquelles on produisit immédiatement la plupart des phéno-mènes magnétiques. Certes, ces personnes durent sortir d'une telle épreuve avec une profonde convic-tion, car il y avait parmi elles de belles et jeunes femmes trop gracieuses, au front trop candide, au ton et aux manières trop distinguées, pour qu'on pût soupçonner là le moindre *compérage*. Nous résolûmes donc, la séance terminée, de hasarder quelques pa-roles pour juger de l'impression qu'avait pu produire sur elles un pareil résultat. Il était onze heures du soir, la foule s'écoulait lentement, nous sortîmes des derniers attendant encore à l'étage inférieur ces mes-sieurs et ces dames qui avaient lié conversation avec madame M........ Mais quelle ne fut pas notre stupé-faction quand, après quelques moments d'attente, nous vîmes ces belles *inconnues* rire aux éclats et causer fami-lièrement avec le célèbre M......., qui les accompagna jusque sur le palier de son escalier en leur souhaitant le bonsoir! Chacun rentra chez soi et toutes les portes se fermèrent. — Nous étions *initié!* — Les inconnus étaient tout simplement des voisins et voisines habitants la même maison et habitués ordinaires du sieur M........

Ce que nous venions d'entendre ne nous laissait aucun doute sur la nature des expériences magnétiques. La comédie à laquelle nous venions d'assister avait été si parfaitement jouée, qu'il ne nous fut plus possible de considérer le magnétisme comme une science, comme quelque chose de sérieux; car partout où nous allions, c'était toujours la même répétition, les mêmes scènes, les mêmes jongleries reproduites exactement de la même manière, plus ou moins faciles à constater, il est vrai, mais toujours évidentes pour l'œil exercé et ne pouvant plus, dès lors, échapper à la pénétration d'un observateur doué de quelque expérience. Le magnétisme des salons ainsi dénué de tout intérêt scientifique se trouvait donc réduit à une pure question d'argent, et effectivement, pour les magnétiseurs patentés, il n'y a pas, là-dessous, autre chose que de la marchandise. Restait à savoir ce que pouvait être cette *science* pour ceux qui n'en font pas métier. Eh bien ! nous devons le déclarer, malgré toutes nos tentatives et tous nos efforts, nous n'avons jamais pu découvrir un seul fait positif, et nous avons au contraire continuellement constaté que toutes les expériences *qu'on nous alléguait* comme des arguments en faveur du magnétisme avaient été produites dans des conditions défectueuses et inadmissibles.

Nous en étions encore là lorsque, le 7 février 1856, assistant aux conférences de M. le docteur Auzoux, la question du magnétisme fut de nouveau agitée à l'occasion du système nerveux. — Il y avait à ce moment environ deux cents personnes dans l'amphithéâtre; chacun put dire son mot; les opinions étaient très-divisées. L'honorable professeur raconta que sur vingt expériences qui avaient été faites chez lui dans des conditions vraiment scientifiques, pas une seule n'avait réussi; et pour prouver tout le désir qu'il avait d'être éclairé à cet égard, il offrit de mettre son local à la disposition des personnes qui voudraient produire devant lui quelques faits concluants. L'occasion était belle, tout l'auditoire était également désireux de s'instruire; malheureusement aucun magnétiseur — et il y en avait plus d'un dans la salle — ne répondit à cet appel. Les choses allaient en demeurer là quand un incident tout personnel (dont les détails se trouvent mentionnés dans notre correspondance) nous suggéra l'idée de profiter des précieux avantages offerts par le savant docteur pour élucider une fois de plus encore l'obscure question du magnétisme; il s'agissait tout simplement de donner plus d'extension à la généreuse proposition de M. Auzoux, qui accueillit favorablement notre idée à ce sujet. Nous en écrivîmes donc à l'honorable rédacteur de *l'Ami des sciences*, M. V. Meunier, qui voulut bien nous prêter son concours, et l'enquête devint publique.

Pour la centième fois, nous n'avons aujourd'hui encore rien à constater que des résultats négatifs et des abstentions. — M. V. Meunier n'ayant pu reproduire qu'incomplétement certaines pièces de l'enquête, nous nous ferons un devoir de combler cette lacune, en publiant intégralement toute la correspondance que nous accompagnerons de commentaires et de notes explicatives. — Le public appréciera, car le magnétisme ne doit pas être jugé à huis clos.

Quand il s'agit d'une question de fait, il est triste d'en être réduit à discuter sur des mots ; mais puisque les faits n'existent pas, et que nos adversaires se sauvent sur le terrain de la polémique, nous les y suivrons, et nous ferons servir cette polémique au triomphe de la vérité qui était le but de l'enquête. Nous avons eu à cœur de terminer sur cette question toutes les études qu'il est possible de faire pour n'en parler qu'à bon escient et, fidèle à notre promesse (1), nous démontrerons jusqu'à la dernière évidence le néant des prétendus faits magnétiques en même temps que le vide de ses chimériques doctrines. Nous les dépouillerons toutes des différents travestissements dont les principaux chefs d'école les ont revêtus, et dont ils se sont eux-mêmes affublés *per fas et nefas*, et à l'aide desquels Mesmer et Puységur n'ont cessé depuis un siècle d'en imposer au public ébahi ; nous le suivrons devant l'Académie des sciences, devant l'Académie de médecine, devant la cour de Rome, devant la loi et les tribunaux, nous l'examinerons à tous les points de vue possibles. — Du reste, toujours disposé QUAND MÊME à nous rendre au témoignage des faits, nous arracherons malgré eux, à nos adversaires, le droit de dire au lecteur : « *C'est icy un livre de bonne foy.* »

____

(1) « Je ferai certainement tous mes efforts pour apporter mon humble concours » à la destruction de cette erreur ou à la propagation de cette vérité, si le ma- » gnétisme est une vérité, » (Lettre de l'auteur, 5 mars 1856.)

Nous n'avons pas, comme les magnétiseurs, la prétention de guérir les incurables ou ceux qui, comme l'évêque d'Hippone, ont pris pour devise : CREDO QUIA ABSURDUM; l'absurde étant leur élément, ils ne sauraient vivre sans lui. — Ne trouve-t-on pas chez certains insectes des espèces qui vivent dans des conditions d'existence telles que leur vie est pour nous absolument incompréhensible? — Nous n'avons pas non plus la prétention d'empêcher les sots et les niais de porter leur argent chez les marchands de mensonges... puisqu'on prétend qu'*il faut que tout le monde vive!* — Cependant nous croyons que le bon sens peut être mis à la portée des gens d'esprit; nous croyons que la vraie philosophie n'est au fond rien autre chose que la logique, et qu'il n'est pas impossible de détruire une si grossière erreur dans les *classes lettrées*, là où elle a surtout exercé ses ravages. Qu'on ne nous dise donc pas que nous nous battons contre des moulins à vent, car nous répondrons que ce n'est pas seulement le charlatanisme de la place publique ou celui des salons que nous attaquons ici, — ce qui serait déjà passablement utile, — mais encore et toujours la même erreur réfugiée sous l'autorité trompeuse des noms les plus honorables. Parmi ces derniers, nos adversaires sont des hommes d'esprit, des hommes éclairés, d'un mérite incontestable, des hommes d'honneur et d'intelligence occupant un rang dans le monde, des hommes qui, par leur position sociale ou par leurs talents, exercent une influence notable sur l'esprit des masses, et qui, malgré tout, n'en sont pas moins atteints eux-mêmes de cette grande épidémie intellectuelle qui infecte quelquefois les plus beaux génies (1).

On demeure comme frappé d'épouvante et d'effroi, on est véritablement saisi de tristesse et de pitié, quand on voit de telles erreurs aller s'abriter sous des noms dont la plupart appartiennent à des hommes distingués dans les arts, les lettres, le barreau, la diplomatie, le clergé et l'armée, sous les noms enfin de

MM.	MM.
Le général Lafayette.	L. de Saint-Georges.
Le comte de Redern.	De Lauzanne.
Le marquis de Boissy.	Lepelletier d'Aulnay.
Le duc de la Rochefoucauld.	H. de Balzac.
Le Père Lacordaire.	Le czar Alexandre.
Le duc de Montpensier.	Jobard de Bruxelles.
La reine mère d'Espagne.	E. de Las Cases.
Frédéric-Guillaume IV.	Le docteur Guersan.
Le prince de la Moskowa.	Le général Jacqueminot.
Mgr. le card.-archev. T. Gousset.	Edgard Poé.
L'archevêque de Dublin.	L'abbé Leone.
Le comte Freschi.	L'abbé Loubert.
Le comte Guernon-Ranville.	Vieillard.
Le comte d'Orsay.	Le comte Brice de Beauregard.
Lord Dalhousie.	Lord Cuningham.
Le comte de Lowenhielm.	Crémieux.
Le vicomte Lavalette.	J. Favre.
Le comte Szapary.	A. Esquiros.
Broussais.	L'abbé comte de Robiano.
Washington.	Le général de Rumigny.
Sir Georges Douglas.	Léon Plée.
Le baron de Rostaing.	Ch. Lesseps.
Sainte-James-Gaucourt.	L'abbé Constant.
Le docteur Bertrand.	Le Père Ventura.
Le maréchal Narvaez.	L'abbé Joly.

(1) On lit dans *le Siècle* au sujet d'un article du *Constitutionnel* sur le démon de Socrate : « Puisque M. Granier de Cassagnac, qui a en horreur les philosophes, croit » au diable, aux hallucinations, etc., etc., serait-il inconvenant ou trop sévère de » penser que l'article du *Constitutionnel* est un peu entaché d'hallucination ? » (Émile de la Bédollière, 19 août 1856.)

MM.	MM.
Albéric Second.	Le comte de Sainte-Aulaire.
Le baron de Reichenbach.	Madame E. de Girardin.
Le professeur Grégory.	E. de Tocqueville.
Manin.	Franck (de l'Institut).
Le général Noizet.	P. Lachambaudie.
George Sand.	Le prince Talleyrand.
Le pasteur Vors.	V. Hennequin.
De Saulcy (de l'Institut).	Madame Eugénie Foa.
Alphonse Karr.	Lord Stanhope
Alexandre Dumas.	Victor Hugo.
L'archiduc Charles.	Castil-Blaze.
Philippon de la Madeleine.	Le marquis de Mirville.
Le baron d'Hénin de Cuvillers.	Agénor de Gasparin.
Théophile Gautier.	Léon Faucher.
Delamarre (de *la Patrie*).	Le général Macdougall (1).

Malgré tout ce que l'autorité des noms peut avoir de respectable, nous protesterons et nous nous inscrirons éternellement en faux contre les doctrines mensongères que ces noms, d'ailleurs honorables, ont protégées, et auxquelles ils ont donné si légèrement leur adhésion; car il y a, selon nous, quelque chose de plus grand et de plus respectable encore que l'autorité des noms, c'est le respect qu'on doit à la VÉRITÉ.

Toutes les erreurs sont solidaires, *les abîmes attirent les abîmes*, suivant l'expression de la sagesse antique. Qui de nous, dans ce fatal enchaînement des choses, pourra jamais dire ce que chaque erreur a coûté de larmes et de sang à l'humanité? — Notre ignorance nous a peut-être fait plus de mal que nos vices!.....

Mais comment le magnétisme aurait-il pu propager

---

(1) Nous avons reproduit ces quatre-vingts noms tels qu'ils sont tombés sous notre plume en consultant quelques ouvrages; nous pourrions en citer beaucoup d'autres.

ses funestes erreurs et s'enraciner si profondément dans les esprits sans la propagande incessante de son charlatanisme organisé? Considéré comme marchandise, le magnétisme a ses sybilles, ses annonces, ses tribunes, ses journaux, ses sociétés, et une multitude de livres à l'aide desquels il trompe et corrompt l'esprit des peuples. C'est en se couvrant du manteau de la science qu'il essaye d'échapper à la juridiction des tribunaux (1). Il est donc nécessaire d'attaquer le magnétisme sur le terrain où il se réfugie, d'opposer les véritables principes de la science moderne à son ignorance et le bon sens à ses folies. Qu'on ne compte pas sur le temps pour déraciner de pareilles erreurs, les mauvaises herbes ne se détruisent pas d'elles-mêmes, au contraire elles se propagent. C'est parce qu'on a trop peu combattu cette erreur qu'elle s'est enracinée dans tant d'esprits, et qu'elle a pris des proportions si absurdement colos-

(1) En dépit des articles 405, 479 et 481 du Code pénal., il y a :

« Autour de nous et dans la seule ville de Paris, six cents somnambules qui fonctionnent d'une manière continue. » (Amédée Latour, rédacteur de *l'Union médicale*, cité par M. Mirville : Manif. fluidique, p. 11.)

— Les villes de Paris, Rouen, Versailles, Lyon, Cherbourg, Caen, Nantes, Cambrai, Macon, Grenoble, Valence (Espagne), Porto-Rico, Édimbourg, Calcutta, New-York, Boston, Philadelphie et la Nouvelle-Orléans sont le siége de différentes sociétés magnétiques; plusieurs d'entre elles publient également des journaux ou des revues dans le but de propager cette *science*. (Aubin Gaulthier, *Revue magnétique*.)

— Cette même année (1856), M. Babinet (de l'Institut) déclarait que « *le nombre » actuel des médiums* (c'est-à-dire des sujets ou somnambules lucides) *est évalué à* » SOIXANTE MILLE » rien que pour l'Amérique. (*Sciences occultes*, p. 44; Paris, 1856.)

— Les magnétiseurs emploient d'ailleurs tous les moyens possibles pour faire des prosélytes et pour étendre le domaine de leur industrie. Une feuille mesmérienne insinuait dernièrement que S. M. l'empereur Napoléon III prenait quelque intérêt au magnétisme. Voici ce qu'on lit dans *l'Union magnétique* du 25 septembre 1856 : « On a beaucoup parlé d'une séance expérimentale de magnétisme » donnée à Plombières pendant le séjour du chef de l'État, séance à laquelle il » aurait assisté, disent quelques journaux. »

sales. Il existe des centaines de volumes en faveur du magnétisme, on en compte à peine quelques-uns contre. Tout cet ensemble de faits et de considérations donne la mesure de l'incontestable utilité de ce livre. — Voici du reste ce qu'on lit dans une feuille catholique, *l'Ami de la Religion*, du 5 janvier 1857 :
— « L'encyclique récente adressée par la congréga-
» tion de l'inquisition à tous les évêques du monde
» chrétien, contre les abus du *magnétisme*, met cette
» question à l'ordre du jour, et appelle sur elle l'at-
» tention des savants aussi bien que des théolo-
» giens. »

Nous avons divisé cet ouvrage en deux parties ; dans la première se trouvent placés, par ordre respectif, tous les documents qui se rapportent à l'enquête ; la seconde contient un exposé général des différentes doctrines magnétiques et leur histoire jusqu'à nos jours, le tout puisé aux sources les plus officielles. N'ayant ni le loisir ni la volonté de faire UN LIVRE avec de pareils matériaux, nous nous sommes borné à jeter à la hâte, dans l'introduction, quelques réflexions que nous croyons justes, et qu'il serait facile de lier par un meilleur ordre. En y traitant *de la vérité et de l'erreur en général,* nous avons souvent appuyé nos propres réflexions par des citations empruntées aux hommes les plus compétents et aux écrivains les plus illustres. Puisse notre faible ébauche inspirer à d'autres la pensée de dire plus et mieux que nous sur ce sujet si important !

La cause que nous défendons eût certainement demandé une plume plus habile, plus éloquente, une voix plus grande que la nôtre, car il n'appartient qu'à Hercule de nettoyer les étables d'Augias. Notre œuvre, très-imparfaite sans doute, se ressentira nécessairement des circonstances qui l'ont fait naître. On ne saurait donc exiger ici toute la pureté des formes et la régularité d'un ouvrage longuement préconçu dans la méditation et le silence. Le champ de bataille de la polémique se prête rarement aux rigides précisions de l'équerre ou du cordeau, son tableau mouvant et varié offre trop souvent le décousu et le pêle-mêle qui résulte presqu'à chaque pas de l'attaque ou de la riposte. Mais qu'importe à notre objet si, après la lutte, au milieu de tous ses débris imparfaits, la raison et la vérité doivent enregistrer des triomphes? *La vérité est le but de la littérature*, disait dernièrement un de nos plus grands écrivains (1), elle est le nôtre, et cela nous suffit pour l'instant. Est-ce donc nous qu'il faut en accuser si d'ordinaire la paix ne se signe que sur les champs de bataille? Après tout, notre polémique se bornera fort souvent à mettre les magnétiseurs en opposition avec eux-mêmes ou entre eux tous, soit dans leurs doctrines, soit dans leurs actes pour qu'on juge et de la *théorie* et de la *pratique*. De ces piquants rapprochements jailliront toujours des lumières qui donneront à tout le monde la juste valeur des choses. En un mot, ce ne sera pas nous qui peindrons les magnétiseurs, ils se trouveront réellement *peints et jugés par eux-mêmes*.

Loin de nous la pensée de faire de cette question une question de personnalité, nous le déclarons hautement et

______

(1) Lamartine, *Beautés de l'esprit humain.*

Ah! si tant d'erreurs, de mensonges et de préjugés ne divisaient pas tous les esprits, si l'amour de la justice cimentait la paix et l'union dans les cœurs en les éclairant de toutes les splendeurs de la vérité, qui pourrait dire alors avec quelle rapidité l'homme s'avancerait vers cet idéal dont le dernier terme est inconnu, et qu'à tort, sans doute, on a trop exclusivement relégué DANS LE CIEL (1). Est-ce que l'on connaît, *à priori*, les limites de la perfectibilité humaine?... Nul ne le sait, et l'on sait, au contraire, — ainsi que l'a fort bien dit Pascal, — que « l'humanité est un » homme qui vit toujours et qui apprend sans cesse. » — Quel sera donc enfin le terme de cette étude et le couronnement de cette science, quand un nombre plus ou moins considérable de siècles, de travaux et de découvertes utiles auront accumulé non pas la richesse, vain fantôme de bonheur, mais le bien-être et la lumière dans les masses? — Des esprits étroits et superficiels ont nié le progrès. Ils ont allégué la décadence des Babyloniens, des Grecs et des Romains, sans tenir aucunement compte des iniquités sociales qui ont précipité ces peuples dans l'abîme; ils n'ont pas vu que malgré tout, il y avait eu progrès même dans l'antiquité (2), que les institutions s'améliorent, que la voie va toujours en s'élargissant, et que les temps modernes n'ont rien de comparable au passé, depuis que l'immortelle invention de Guttemberg nous conserve fidèlement le précieux dépôt de toutes les connaissances humaines; depuis qu'elle tend sans cesse à les propager de plus en plus, à les populariser, à pénétrer peu à peu dans les esprits les plus infimes, et à rayonner comme un nouvel astre sur toutes les intelligences.

(1) « *Dès à présent* le royaume de Dieu est au dedans de vous. » (Saint Luc, c. 17, v. 21.)

(2) « Depuis que le monde existe le progrès a toujours eu lieu. » (L'empereur Napoléon III.)

« Ne serait-il pas possible, dit Chateaubriand, que les
» peuples atteignissent à un degré de lumière et de connais-
» sances morales suffisant pour n'avoir plus besoin de
» culte! La découverte de l'imprimerie ne change-t-elle pas
» à cet égard toutes les anciennes données?

» La grande cause qui renouvela si souvent la face du
» monde ancien a entièrement cessé, l'irruption des peuples
» sauvages n'est plus à craindre pour l'Europe.

» Il serait impossible de calculer jusqu'à quelle hauteur
» la société peut atteindre à présent que rien ne se perd, que
» rien ne saurait se perdre : *ceci nous jette dans l'infini.* »
(*Essai sur les révolutions anciennes et modernes.*)

Ceux qui pensent améliorer les hommes en morigénant les
âmes une à une et isolément, sont dans une grande erreur.
Semblables aux danaïdes, ils travailleront pendant des milliers de siècles sans arriver à aucun résultat. « *Vox clamans
in deserto.* » — Heureux si, dans leurs jours de découragement et de tristesse, ils ne sont pas eux-mêmes, faibles
atomes, entraînés par le torrent de la corruption et par la
nécessité de *faire comme tout le monde!* s'ils ont le courage
et la vertu de résister aux exemples contagieux qui les entourent, ils seront mille fois tentés de fuir le monde, et
d'aller loin des hommes chercher une retraite dans la soli-
tude pour s'y ensevelir avec Dieu, sinon, accablés, décou-
ragés par d'inutiles efforts, par des travaux sans succès et
sans fruit, ils accuseront la nature, c'est-à-dire l'œuvre de
Dieu, ils nieront le progrès, et, pleins de leurs fausses doctrines, ils ne s'apercevront même pas que c'est leur stérile
système qui, semblable à une poulie folle, tourne dans un
ordre vicieux. Les esprits faux ne voient jamais qu'un côté
des choses, toujours le côté faible, le mal apparent, jamais
le mal réel. Soit par esprit de système, soit par défaut de
jugement, ils prétendent volontiers rectifier la création, et

sont toujours prêts à trouver des défauts dans ce que Dieu
a créé ou permis. — Le mal apparent est dans les individus;
le mal réel est dans la société qui subit elle-même l'influence
du mal général. Ce ne sont pas tant les individus qu'il faut
morigéner, mais les masses qu'il faut réformer. La partie
n'est-elle pas moins importante que le tout, et ne la sa-
crifie-t-on pas tous les jours à la défense du tout? Les individus s'amenderont assez d'eux-mêmes quand la réforme
pèsera sur le tout; les masses moutonnières, sans aucune
difficulté, suivront le mouvement, et l'espèce bien plus que
l'individu entrera dans la voie de la perfectibilité. « Il faut
» distinguer deux genres de perfectibilité, dit le savant
» Buffon, l'une stérile, et qui se borne à l'éducation de l'in-
» dividu, et l'autre fécond, qui se répand sur toute l'es-
» pèce, et qui s'étend autant qu'on le cultive par les insti-
» tutions de la société..... La barbarie a non-seulement
» arrêté nos progrès, mais nous a fait reculer au point
» d'imperfection d'où nous étions partis! Sans nos mal-
» heureuses vicissitudes, l'espèce humaine eût marché, et
» marcherait encore constamment vers sa perfection glo-
» rieuse, qui est le plus beau titre de sa supériorité, et qui
» seule peut faire son bonheur. » — Les dévots qui nient la
perfectibilité de l'espèce n'y entendent rien, ou font semblant de n'y rien entendre. « Grattez dix dévots, dit
» M. Victor Meunier, et sous la peau de neuf d'entre eux
» vous trouverez un homme en qui trônent ces trois vertus :
» l'égoïsme, l'ignorance et l'hypocrisie (1). »

On comprend assez généralement que les institutions politiques font l'éducation des peuples, qu'elles forment leur
caractère et décident par là de leurs destinées futures, mais
il s'en faut de beaucoup que les esprits les plus éminents,
les hommes les plus éclairés, soient également d'accord sur

(1) *Essais scientifiques*, p. 134.

le principe de ces institutions. Cependant il s'agit ici d'une question fondamentale dans laquelle le doute et l'erreur ne sont pas tolérables, puisqu'il n'y va rien moins que de l'avenir des États, du bonheur des peuples, de la sécurité des familles et de la tranquillité de chacun. Comment se fait-il donc que des hommes, *également doués d'intelligence et de bonne foi* (du moins en apparence), soient si divisés d'opinion sur une question de cette nature? Cette dissidence des esprits sur un point aussi grave, aussi important, prouve non-seulement que beaucoup d'erreurs tirent leur origine des préjugés qui résultent d'une fausse éducation et d'un faux savoir, mais encore qu'une seule erreur, quand elle est capitale, suffit pour déformer les plus belles têtes, détraquer les meilleurs esprits et faire naître une multitude de maux et de désordres plus déplorables, plus terribles les uns que les autres; désordres qui, finalement, conduisent les nations à leur perte. — Les deux opinions suivantes, que nous allons examiner avec quelque développement, suffiront pour le démontrer.

« Il est des sages, dit Voltaire, qui prétendent qu'on doit » laisser au peuple ses superstitions, comme on lui laisse » ses guinguettes, etc..., que de tout temps il a aimé les » prodiges, les diseurs de bonne aventure, les charlatans, etc.

» Il est d'autres sages qui disent : aucune de ces super- » stitions n'a produit du bien ; plusieurs ont fait de grands » maux. Il faut donc les abolir.

» — Moins de superstition, moins de fanatisme ; et moins » de fanatisme, moins de malheur. »

La première de ces doctrines appartient, comme on le sait, au système de Machiavel ; la seconde est celle du Christ. Celui-ci veut qu'on règne sur les hommes par l'amour, et celui-là enseigne à les gouverner par la force brutale et la ruse.

Voici comment s'exprime encore sur ce même sujet le savant professeur Garnier, de l'Académie des inscriptions et belles-lettres : « Il y a deux manières de gouverner les » hommes et de les rendre dociles, la première en les » éclairant sur leurs vrais intérêts ; la seconde, en les aveu- » glant, pour ainsi dire, et *en étouffant en eux les lumières* » *de la raison.* »

Ces deux systèmes étant diamétralement opposés, il en résulte que l'un des deux contient nécessairement une erreur et qu'il trouble la paix du monde. Mais lequel des deux est le perturbateur de l'ordre... qui a raison, le Christ ou Ma- chiavel ? Auquel l'homme de bien, l'homme d'honneur et d'intelligence va-t-il se dévouer ? Auquel va-t-il donner sa foi ?

Il semble tout d'abord qu'il n'y ait point à hésiter : d'un côté la fourberie, l'injustice, la ruse, l'avilissement de l'homme ; de l'autre, la loyauté, l'équité, la franchise, la régénération de la dignité humaine ! Eh bien, il faut l'avouer, à la honte de l'esprit humain, malgré l'évidence de cette vérité plus grande, plus éclatante que la lumière du soleil, c'est presque toujours Machiavel qui l'emporte : l'humanité, la justice, la raison, la vérité, parlent pour le Christ ; mais l'intérêt personnel, les mesquines ambitions, la soif de l'or, étouffant aussitôt le cri du cœur, la voix de la conscience, le *moi humain* appelle à son aide tous les faux arguments que la cupidité ou l'ignorance ont fait naître, et bientôt toutes les passions déchaînées viennent hurler au machiavélisme dont on vante, à plus d'un titre, la supériorité pratique.

L'homme de cœur et de bon sens, que n'aveuglent ni l'égoïsme, ni les préjugés philosophiques, ni les préjugés religieux, sait parfaitement à quoi s'en tenir sur la valeur de ces deux doctrines ; mais, hélas ! que de chrétiens sont encore de l'école de Machiavel! Que de chrétiens, plus ou moins lettrés, ne comprennent pas ces vérités si simples, ces enseignements si sublimes de l'amour divin proclamant, au nom de l'unité de Dieu, l'unité et l'universalité de la morale! N'est-il pas singulier de voir que souvent ce sont des laïques, des *incrédules*, comme on dit, qui soutiennent la vraie doctrine du Christ, tandis que ceux qui se disent ses disciples ou même ses ministres prennent quelquefois fait et cause pour Machiavel (1)? Sans aucun doute cependant, c'est Machiavel qui est dans l'erreur; il s'est mépris, il a continuellement confondu l'art de gouverner avec l'art de tromper et de mentir. Il n'enseigne pas à moraliser les peuples, mais à les abrutir et à les subjuguer. Son livre, qu'on pourrait appeler le code des forbans, l'Évangile du crime, est plutôt fait pour un argousin, pour un garde-chiourme chargé de la surveillance des bagnes, que pour le souverain d'un grand peuple. Ce livre fourmille d'erreurs plus révoltantes les unes que les autres : il dit ceci, par exemple : « Je pose en fait qu'un prince, et surtout un » prince nouveau, ne peut exercer impunément toutes les » vertus, parce que *l'intérêt de* SA CONSERVATION l'oblige » *souvent* de VIOLER LES LOIS DE L'HUMANITÉ, DE LA CHARITÉ ET » DE LA RELIGION (Machiavel, *le Prince*, c. XVIII). »

Mais quel est donc l'homme ou plutôt le monstre qui voudrait être prince à de telles conditions? Que Dieu préserve à jamais l'humanité d'un pareil fléau! — Il nous semble que saint Louis avait, par l'élévation de ses sentiments et par son amour pour la justice, d'autres idées de la puissance royale et des devoirs qu'elle impose envers l'humanité. Mais tout cela est lettre close pour Machiavel.

En politique, il est implacable, il ne connaît rien, il n'y a

(1) « Les ministres de la religion, en France, sont en général opposés aux inté-
» rêts démocratiques. » (*OEuvres de Napoléon III*, t. II, p. 31.)

pour lui ni humanité, ni Dieu, ni foi, ni loi ; il marche à pieds joints sur l'Évangile et le Christ ; il ne connaît, il n'admet qu'une chose : *la souveraineté du but*, ce qu'on a quelquefois appelé *la raison d'État !* Le poignard, le poison, le mensonge, l'hypocrisie, sont ses armes ; César Borgia est son parangon, son type par excellence, le modèle achevé qu'il offre à tous les potentats (1). Le grand politique, tel que le comprend Machiavel, doit avoir le caractère, la ruse et l'instinct de la bête féroce qui guette patiemment sa proie jusqu'au moment où il pourra la dominer par la force. Machiavel n'admet la justice que lorsqu'elle peut servir aux intérêts personnels et aux vues ambitieuses du prince. « Les méchants, dit Fénelon, ne sont pas des hommes in-» capables de faire le bien ; ils le font indifféremment, » de même que le mal, quand il peut servir à leur am-» bition. »

Ah ! combien l'Évangile est plus grand, plus profond, plus sublime dans ses divins enseignements ; combien il donne une autre teinte à l'humanité, aux choses de la terre et du monde quand il dit à tous les hommes : « Aimez-vous » les uns les autres.... Cherchez premièrement la justice *et* » *tout le reste vous sera donné* PAR SURCROIT ! » Quand donc tous les hommes reconnaîtront-ils la vérité de ces paroles ? Quand donc comprendront-ils que la *force* (signe de faiblesse) ne dure qu'un temps et ne convertit personne, que la fortune ou le sort des armes finit toujours par trahir l'épée des plus grands capitaines, puisque tous ont eu leurs jours de revers, tandis que la justice et la raison doivent seules régner éternellement ?

(1) Voici un court extrait de la *biographie* de ce monstre, d'ailleurs bien connu, « César Borgia, second bâtard du pape Alexandre VI, se montra digne de son père » par sa passion incestueuse pour Lucrèce, sa sœur, et la perfidie qu'il déploya » contre la plupart des princes d'Italie, en s'emparant de leurs domaines, après » s'être défait de leurs personnes par l'assassinat. »

Entre les mains de Machiavel, la religion, loin d'être le flambeau de l'amour et de la liberté, devient l'instrument le plus puissant de la tyrannie et du despotisme. Tandis que les Pères de la Rédemption se servent de la loi divine pour briser les fers des malheureux esclaves qui peuplent les États barbaresques de la côte d'Afrique, Machiavel veut que le prince, dans les pays civilisés, la fasse servir uniquement au profit de sa dynastie contre le droit et les intérêts de l'humanité tout entière. « Le prince, dit-il, doit surtout *s'étu-*
» *dier* à ne rien dire qui ne respire la bonté, la justice, la
» bonne foi et la piété ; mais cette dernière qualité est
» celle qu'il lui importe le plus de PARAITRE posséder, parce
» que les hommes en général jugent plus par leurs yeux que
» par aucun des autres sens....... Le point est de se main-
» tenir dans son autorité ; les moyens, QUELS QU'ILS SOIENT,
» *paraîtront toujours honorables* et seront loués de chacun ;
» car le vulgaire se prend toujours aux apparences et ne
» juge que par l'événement : or, le vulgaire, c'est presque
» tout le monde. » (*Idem.*)

Arrêtons-nous à ces simples citations, elles suffisent pour faire connaître tout l'esprit du livre de Machiavel et la cause de son erreur. Elles prouvent jusqu'à la dernière évidence que la religion, à ses yeux, n'était rien qu'une pure machine à subjuguer et à fanatiser les peuples. — Est-ce que les hommes ne sont pas déjà assez malheureux par leurs vices ; assez corrompus par leur avarice et leur égoïsme ; assez dégradés par des milliers de siècles de barbarie et de superstition, sans venir encore les affermir dans le mal, en leur prêchant le crime et l'iniquité par tous les moyens possibles ? Qu'on ne s'y trompe pas, l'abominable erreur qui porte le nom de Machiavel a tellement gangrené le cœur de certaines classes et certains esprits qu'il y a plus de machiavélisme dans la société que sur tous les trônes de la

terre. Les petits Machiavels, c'est-à-dire les hommes de violence et de ruse, fourmillent autour de nous ; n'existe-t-il
pas une foule de misérables aigrefins qui se croient des
hommes supérieurs parce qu'ils trompent avec audace et
mentent sans pudeur ? Généralement on croit bien plus à
l'efficacité de la force brutale qu'à la puissance des lois naturelles et morales. Les véritables hommes, ceux qui sont
sortis de l'enfance et qui pensent mieux que les autres sont
toujours une exception. D'un autre côté, les princes n'ayant
ni les faméliques besoins, ni la basse cupidité des autres
hommes sont plus naturellement portés à exercer la bienfai-
sance et la justice qui, d'ailleurs, est dans leur intérêt. Le
grand Frédéric de Prusse a flétri de sa propre main le livre
impie de Machiavel (1), il l'a réfuté et son autorité est immense en pareille matière. Cette réfutation restera comme un
monument de honte érigé sur l'œuvre du publiciste florentin.
Ce même prince, que le spectacle d'un peuple dégradé affli-
geait profondément, écrivait un jour à Voltaire, son confi-
dent et son ami, cette parole si pleine d'enseignement, d'a-
mertume et de regrets : « *Je suis dégoûté de la vie*, lui disait-il,
» *et je suis las de régner sur des esclaves.* »

Ainsi donc, Machiavel a été frappé de réprobation par
ceux-là mêmes pour qui il avait écrit, et, puisque nous en
sommes sur ce chapitre, rappelons encore un mot mémorable de l'illustre proscrit de Sainte-Hélène : « *J'étais né répu-*
» *blicain,* a-t-il dit, *c'est l'opposition qui m'a fait empereur !* »
— On ne saurait le nier, les différents partis qui se font la
guerre et aspirent au pouvoir sont composés d'une multitude
d'éléments hétérogènes sans cohésion, sans lien, sans unité ;
là, chacun prêche pour son saint, parce que chacun a ses
petites vues, ses préjugés, sa sotte ambition qu'il tient à satisfaire, dût-il appeler à son aide le canon des étrangers ; la

____

(1) Voyez l'*Anti-Machiavel*, par Frédéric le Grand.

lance des cosaques. — Il est incontestable que toutes ces dissensions faussent l'esprit des masses et nuisent à la prospérité générale. — Si l'amour de la vérité ou de l'humanité était le grand mobile de toutes les âmes, on serait bientôt d'accord, mais en dehors de la vérité il n'y a rien à attendre des hommes qu'égoïsme, mensonge, cupidité et sottise. « Chacun fait valoir le chaland dont il vit, » dit à ce sujet Chateaubriand, nous sommes assis dans la » société comme des marchands dans leur boutique : l'un » vend des lois, l'autre des abus, un troisième du men- » songe, un quatrième de l'esclavage : le plus honnête » homme est celui qui ne falsifie pas sa drogue et qui la » débite toute pure ; sans en déguiser l'amertume avec de » la liberté, du patriotisme ou de la religion... — Le ban- » deau royal, celui de la religion, le bonnet de la liberté » peuvent déformer plus ou moins la tête des hommes, mais » (*en dehors de la vérité*) leur cœur reste toujours le même. »

Les pages de l'histoire et les journées sanglantes de nos discordes civiles ne nous ont que trop appris jusqu'où peut aller l'aveuglement et la fureur de ceux que l'esprit de parti pousse dans cette voie de malédiction. Mais, si les peuples étaient plus éclairés sur leurs véritables intérêts, croit-on qu'ils prêteraient aussi facilement la main à ces terroristes furibonds et sanguinaires ou même au premier ambitieux qui, n'ayant d'autre but, d'autre intérêt que la satisfaction de son ambition personnelle, se joue impitoyablement de la crédulité des hommes ? (1) — Assurément non, ils ne le feraient pas, ils se serviraient des lumières qu'ils auraient reçues, se tiendraient à l'écart et sauraient flétrir de leur mépris des actes aussi coupables. Il n'y a qu'une chose qui justifie l'emploi si terrible de la force brutale, c'est quand on s'en sert pour le maintien de l'ordre, c'est-à-dire pour

---

(1) Qu'on se rappelle un mot fameux qui a été prononcé dans le procès de Bourges.

la défense des libertés publiques et pour le bonheur des peuples. « Il ne faut jamais songer à la guerre, dit le ver- » tueux Fénelon, que pour défendre sa liberté. » (Télémaque, l. VIII.) Hâtons-nous d'ajouter qu'un peuple qui a pour lui le suffrage universel n'a jamais le droit de recourir à la force brutale. Le droit de suffrage abolit le droit d'insurrection.

Mais si, dans l'ordre politique, l'ignorance populaire peut plonger un pays dans toutes les horreurs d'une contre-révolution, il faut reconnaître que la cause première de tous ces désordres vient toujours de plus haut. Elle vient surtout de l'aveuglement et de l'obstination de ces vieux et incorrigibles partis que le malheur n'a pu retremper, et dont on a dit avec justice : *Ils n'ont rien appris, rien oublié.* Rien, en effet, ne frappe plus l'esprit humain d'incapacité que ces erreurs collectives qui souvent ne sont que le fruit d'une fausse éducation, erreurs dont si peu d'hommes savent secouer le joug. Empruntons encore à Chateaubriand, qui, certes, n'est pas un légitimiste suspect, la preuve de ce que nous avançons ici. « Que veut, dit-il, ce vieux parti roya- » liste, plein d'honneur et de probité, mais dont l'entende- » ment est comme un cachot voûté et muré, sans porte, » sans fenêtre, sans soupirail, sans aucune issue, à travers » laquelle ne peut glisser le moindre rayon de lumière? Ce » vieux et respectable parti retomberait demain dans les » fautes qu'il a faites hier. »

Chateaubriand a parfaitement raison. Les fautes de ces hommes tiennent à leur manière de voir, à des préjugés invétérés qui datent de leur enfance et qu'on peut considérer comme de véritables maladies passées à l'état chronique. Quand l'adversité est impuissante à guérir de telles infirmités, on peut dire que le mal est incurable. Voilà donc à quoi sont voués la plupart de ceux qui ne veulent prendre ni la justice ni la vérité pour unique règle de leur jugement et de leur conduite.

« Sans la justice,—dit saint Augustin,—les États ne sont
» que des sociétés de brigands. Et qu'est-ce qu'une troupe
» de brigands, sinon un petit royaume ? Car, c'est une réu-
» nion d'hommes où un chef commande, où un pacte social
» est reconnu, où certaines conventions règlent le partage
» du butin. Si cette troupe funeste, en se recrutant de mal-
» faiteurs, grossit au point d'occuper un pays, d'établir des
» postes importants, d'emporter des villes, de subjuguer des
» peuples, alors elle s'arroge ouvertement le titre de royaume.
» titre qui lui assure non pas le renoncement à la cupidité,
» mais la conquête de l'impunité. C'est une spirituelle et
» juste réponse que fit à Alexandre le Grand ce pirate tombé
» en son pouvoir. A quoi penses-tu, lui dit le roi, d'infester
» les mers?—A quoi penses-tu d'infester la terre? répond le
» pirate avec une audacieuse liberté. Mais parce que je n'ai
» qu'un frêle navire, on m'appelle corsaire, et parce que tu
» as une grande flotte, on te nomme conquérant. » (*Cité de
Dieu*, liv. IV, c. 5.)—L'empereur Napoléon Ier qui, en fait de
guerre et de conquête, est un excellent juge disait : « Qu'est-
» ce que la guerre? un métier de barbare où, tout l'art
» consiste à être le plus fort sur un point donné. » — Et
César, ce grand conquérant romain, ne disait-il pas :
« Avec de l'argent on a des soldats, et avec des soldats
» on vole de l'argent. » — Écoutons actuellement le lan-
» gage de la philosophie : « C'est à celui qui domine sur
» les esprits par la force de la vérité, non à ceux qui
» font des esclaves par la violence; c'est à celui qui connaît
» l'univers, non à ceux qui le défigurent, que nous devons
» nos respects. » (Voltaire.) Un jour viendra qu'on ne croira
plus à la fausse gloire des grands conquérants, déjà nous
assistons à l'aurore de ce jour, et le monde commence à

mieux comprendre ces belles paroles de Fénelon : « Les
» grands conquérants qu'on nous dépeint avec tant de gloire
» ressemblent à ces fleuves débordés, qui paraissent majes-
» tueux, mais qui ravagent toutes les fertiles campagnes,
» qu'ils devraient seulement arroser. » — Quelle folie ! quand
on pense qu'un homme, Pierre-le-Grand (et il n'est pas le
seul), a osé rêver la domination du monde par la force des
armes. L'humanité peut bien tenir dans la main de Dieu,
mais non pas dans celle d'un homme. Ceci nous rappelle cet
enfant qui creusait un trou sur le rivage de la mer pour y
loger l'Océan.

On ne saurait trop le répéter, il n'y a de salut que dans
la justice, source de toute grandeur et de toute civilisation,
elle seule est infaillible et n'égare jamais. Son principe est
aussi clair, aussi évident que la lumière du ciel : *Fais à
autrui*, etc., c'est vers ce point que doivent converger
toutes les lois humaines dont les rayons bienfaisants sont
appelés à régénérer le monde. L'art de gouverner ne doit
pas être autre chose que l'art d'être juste et humain envers
tous. Mais au lieu de cette loi de mansuétude et d'amour,
de cette loi qui répond à tous les besoins et à toutes les
souffrances des peuples, les partisans de Machiavel lui ont
substitué l'ignorance, les bastonnades et le knout (1). Ils

(1) Le knout ne fut pas toujours le partage exclusif des vilains ou des infortunés que l'exil ensevelit dans les mines de la Sibérie, cet enfer du despotisme.
On lit dans l'histoire du czar Pierre Alexiowitz que ce prince, « ayant défendu à
toute personne en place d'accepter aucun présent de qui que ce fût, fit condamner
au knout une dame d'atours de l'impératrice pour avoir contrevenu à ses ordres.
Catherine, qui avait tant de droits sur le cœur de son époux, et par ses services,
et par son attachement, s'intéressa en vain pour la coupable, dont elle demanda
la grâce. L'empereur, dans sa colère, cassa une glace de Venise et dit à sa femme :
Tu vois qu'il ne faut qu'un coup de ma main pour faire rentrer cette glace dans
la poussière dont elle est sortie. Catherine le regarda avec une douleur attendris-
sante et lui dit : Eh bien ! vous avez cassé ce qui faisait l'ornement de votre
palais ; croyez-vous qu'il en devienne plus beau ? Ces paroles apaisèrent l'empereur ;
mais tout ce que son épouse put obtenir, ce fut que la dame d'atours ne recevrait
que *cinq coups de knout au lieu de onze.* »

ne comprennent pas que « le mal que l'homme fait, retombe sur lui, sans rien changer au système du monde, sans empêcher que l'espèce humaine elle-même ne se conserve malgré qu'elle en ait. » (Rousseau.) Ils semblent ignorer complétement la vertu, la TOUTE-PUISSANCE qui réside dans les lois morales et les actes de justice; infatués de leurs fausses idées, ils ne cessent d'objecter les difficultés pratiques que présentent dans leur application les principes de l'Évangile. Ceci, disent-ils, est bon en théorie, mais en pratique c'est impossible. Comme si dans une question de principe, une question de morale, la théorie n'était pas faite pour éclairer la pratique. La *théorie* n'est-elle pas la *lumière*, et la *pratique* le *chemin* qu'il faut suivre pour atteindre le but vers lequel *on doit* tendre et *marcher*? A quoi donc nous servirait la théorie, c'est-à-dire la loi évangélique, si elle n'est pas praticable? Et qu'est-ce qu'une théorie qu'on ne peut pratiquer, sinon une utopie? Si la théorie est contraire à la raison, démontrez-le par la raison, renversez son système, sa doctrine, son rêve, prouvez sa folie ou devenez vous-même raisonnable, et apprenez à vous incliner devant son autorité. Quoi, le Christ aurait raison en *théorie* et Machiavel, totalement opposé au Christ, aurait raison en pratique? Quelle logique! quelle morale! On accepte la raison en théorie, mais c'est la sottise qu'on met en pratique. Et l'on appelle cela raisonner; et l'imbécillité humaine s'en va répétant, colportant ces grands mots, sans même s'apercevoir qu'ils sont tout à la fois vides de sens et gros de révolutions.

Il ne s'agit pas ici d'une de ces expériences de laboratoire parfaitement vraies en théorie, mais irréalisables en *grand*, parce qu'on ne saurait sur une certaine échelle se procurer le point d'appui que réclamait Archimède pour ébranler le monde. Dans l'ordre moral, quand une chose est vraie en théorie, elle est éternellement vraie en principe et son principe fait loi. Si les moyens manquent pour appliquer *immédiatement* le principe et le réduire en pratique, toute la pratique dans ce cas doit avoir pour unique but d'acquérir ce qui lui manque; elle doit, coûte que coûte, se le procurer afin d'arriver à l'établissement des vérités que la théorie enseigne et que l'humanité exige ; vérités sur lesquelles reposent le bonheur et les intérêts de la société et dont, après tout, l'intelligence ne nous a été donnée que pour en faire l'objet de nos aspirations, parce que ces vérités sont elles-mêmes l'objet de nos besoins.

Sans doute qu'on ne guérit pas un malade gravement atteint en un jour ou bien encore qu'un homme vicieux ne se corrige pas comme par enchantement de ses défauts et de ses vices, mais la mission du médecin n'en est pas moins de ramener le malade à la vie, et comme l'humanité ne meurt pas, comme elle se renouvelle et se perpétue tous les jours, le mal, quelque grand qu'il soit, n'est jamais sans remède. Il y a des difficultés et non des impossibilités. « Quand les hommes veulent quitter le mal, le mal semble encore les poursuivre longtemps; il leur reste de mauvaises habitudes, un naturel affaibli, des erreurs invétérées, et des préventions presque incurables. » (Fénelon.)

Les grandes difficultés qu'on oppose et qu'on rencontre effectivement quand on veut entrer dans la voie des réformes viennent donc toutes du mal qui existe et qu'on ne peut détruire qu'en inclinant sans cesse vers le but indiqué par la théorie, c'est-à-dire vers le principe du bien en y faisant entrer peu à peu les générations nouvelles, et en améliorant toujours de plus en plus les institutions, car, ne rien changer, ne rien améliorer sous prétexte que tout est bien ou que les choses ne peuvent être autrement, comme quelques-uns le prétendent, c'est vraiment consacrer la perpétuité du mal. Il nous suffit à nous de savoir que les choses ne sont pas comme elles devraient être pour que nous ayons le droit de dire qu'*elles devraient* être autrement qu'elles ne sont. — Machiavel, contrairement à l'honneur, au bon sens et à l'humanité, a érigé le mal en principe, tandis que c'est l'Évangile, c'est l'amour qui est le principe, et le principe en morale, c'est le but, c'est le DEVOIR, l'alpha et l'oméga de toute chose. Voilà ce que tout homme de cœur et d'intelligence peut et doit affirmer sur son honneur! — L'empereur Napoléon III a du reste tranché d'une manière brillante le nœud de toutes ces difficultés en indiquant la véritable place du principe civilisateur lorsqu'il a dit que les gouvernements doivent marcher à la tête du progrès. « Lorsque le progrès est *à la tête des sociétés*, il marche » hardiment, car il conduit; lorsqu'il est dans la masse, » il marche à pas lents, car il lutte... le pouvoir impérial » doit lutter contre les vieux préjugés de notre vieille Eu- » rope. » (*OEuvres de Napoléon III.*)

Quand on jette un coup d'œil rétrospectif sur la cause toujours complexe qui a présidé à la chute de tous les pouvoirs, on est bien en droit de demander aux apôtres de Machiavel en quoi consiste la prétendue supériorité *pratique* de leur doctrine et quels sont les fruits qu'elle a portés chaque fois qu'on a voulu la mettre en usage, car

En toute chose il faut considérer la fin.   (LA FONTAINE.)

Qu'ont-ils fait de noble, de grand, de généreux tous ceux qui ont marché dans cette voie de perdition et de malheur? Quel prestige, quelle gloire ont-ils laissé aux souverains qu'ils ont servis? N'ont-ils pas accumulé tout à la fois la honte, l'exil et la mort autour des trônes qu'ils ont perdus? Louis XVI, Charles X, Louis-Philippe ne sont-ils pas leurs victimes!... « Charles X est parti de Paris avec l'idée qu'il

» avait toujours bien agi. (Chateaubriand.) » — La révolution française a réalisé plus de progrès durables en deux ou trois ans que la monarchie, par leurs conseils, en quatorze siècles. — C'est quand il est trop tard, quand les pouvoirs de l'État sont ruinés, affaiblis, quand les grands rouages de la machine politique ne fonctionnent plus, que ces mauvais conseillers commencent d'ordinaire à entrer dans la voie des.... LIBÉRALITÉS! Malheureusement le passé nous a appris que les vrais amis du trône, ceux qui auraient été les libérateurs de leur pays, ceux qui avaient le courage de donner un bon conseil en temps utile n'ont pas toujours été écoutés dans ces temps d'aveuglement et de fausses prospérités. Leurs voix importunes ont été étouffées par celles des courtisans, on les a disgraciés, écartés et nous ne les retrouvons plus aux pieds du trône qu'au jour du danger et du malheur. L'histoire de 1830 nous en offre un bien grand exemple dans la personne de Chateaubriand. Voici en quels termes cet homme d'énergie et de courage, ce dernier type de l'honneur et de la fidélité osa apostropher les chefs du parti royaliste qui courbèrent silencieusement le front sous les flétrissantes paroles qu'il prononça à la tribune de la chambre des pairs, dans la mémorable séance qui eut lieu la nuit du 7 août 1830, alors que la pairie était assemblée pour délibérer sur la nouvelle forme de gouvernement.

« Je serais, leur dit-il, je serais le dernier des misérables
» si je reniais les Bourbons au moment où, pour la *troi-*
» *sième et dernière fois*, ils s'acheminent vers l'exil. Je laisse
» la peur à ces généreux royalistes qui n'ont jamais sacrifié
» une obole ou une place à leur loyauté, à ces champions
» de l'autel et du trône qui naguère me traitaient de re-
» négat, d'apostat et de révolutionnaire. Pieux libellistes,
» le renégat vous appelle! Venez donc balbutier un mot,

» un seul mot avec lui pour l'infortuné maître qui vous com-
» bla de ses dons et *que vous avez perdu*. Provocateurs de
» coups d'État, prédicateurs du pouvoir constituant, où êtes-
» vous ? Vous vous cachez dans la boue du fond de laquelle
» vous leviez vaillamment la tête pour calomnier les vrais
» serviteurs du roi : votre silence d'aujourd'hui est digne
» de votre langage d'hier. Que tous ces preux dont les ex-
» ploits projetés ont fait chasser les descendants d'Henri IV
» à coups de fourche, tremblent maintenant, accroupis sous
» la cocarde tricolore : c'est tout naturel, les nobles cou-
» leurs dont ils se parent protégeront leur personne et ne
» couvriront pas leur lâcheté. »

Tous ces *braves* qui n'ont d'autre patriotisme au cœur
que l'amour des places et des émoluments sont en général
de tristes serviteurs et presque toujours les plus grands
ennemis des princes de qui ils tiennent leur munificence.
Louis XIV, qui les connaissait bien, les a peints de main
de maître lorsqu'il a dit : « *Toutes les fois que je donne une
» place vacante, je fais cent mécontents et un ingrat* (1). »

Tels sont les fruits que l'odieuse doctrine de Machiavel a
constamment portés. Son auteur, sans doute, était de
bonne foi, on peut hardiment le supposer, car de nos jours
on rencontre beaucoup de gens non moins instruits, non
moins honorables et non moins lettrés qui, après trois
siècles encore de civilisation et de progrès, professent absolument les mêmes doctrines. — En voyant la lâcheté, la

(1) Ceux qui trahirent la monarchie en 1830 étaient en partie les mêmes qui
avaient trahi l'empire en 1814. Un de nos publicistes les plus distingués, M. Edmond
Texier, disait il y a quelques jours : « ..... Des hommes que Napoléon avait gorgés
» d'honneurs et d'argent, — des sénateurs, des maréchaux, des conseillers
» d'État, — furent les premiers à insulter le maître renversé qu'ils flagornaient la
» veille. Ce qui m'étonne quand je lis le *Mémorial de Sainte-Hélène*, c'est de voir
» que Napoléon, qui connaissait si bien les hommes, se soit indigné de la con-
» duite tenue en 1814 par les corps de l'État, puisqu'il n'avait voulu avoir autour
» de lui que des courtisans ; toutes ces lâchetés n'auraient pas dû le surprendre. »
(*Siècle* du 14 juin 1857.)

corruption et la bêtise des hommes, Machiavel se sera dit avec quelque apparence de raison, qu'on ne doit compter que sur leur fausseté, leur malice et leur crédulité; qu'il est tout à fait impossible de les gouverner autrement que par le fouet ou par les armes. Mais là précisément est son erreur. Il n'a pas pesé toutes les tristes et désastreuses conséquences d'un pareil système. Il n'a pas vu que la force brutale avilit, abrutit encore davantage et ne *corrige* personne, qu'elle provoque des réactions terribles et plonge les sociétés dans d'interminables révolutions. « *Vous pro-* » *clamez la souveraineté de la force*, s'écriait encore Chateaubriand devant la chambre des pairs, *alors gardez-la* » *soigneusement cette force, car si dans quelques mois elle vous* » *échappe, vous serez mal venu à vous plaindre.* » Machiavel n'a pas vu que son système ouvre la porte à toutes les lâchetés, à tous les abus, et qu'il augmente le mal au lieu de le détruire; il n'a pas vu que les grands, sous l'influence de leurs passions, ne sont ni meilleurs ni plus grands que les petits, car, dit Labruyère, « l'esprit de parti abaisse *les* » plus grands hommes jusqu'aux petitesses du peuple. » — Et Fénelon ajoute : « Les hommes sont fort à plaindre, » d'avoir à être gouvernés par un roi, qui n'est qu'un homme » semblable à eux. » En effet, quand les mauvaises passions soufflent, c'est toujours le même vent qui enfle toutes les voiles et qui soulève la même boue. Le duc d'Aiguillon disait avec beaucoup d'esprit en parlant des vices de Louis XV : « *Il n'y a rien de petit chez les grands.* »

Nous avons admis qu'il pouvait y avoir beaucoup de machiavélistes de bonne foi, ajoutons que les hommes d'honneur qui appartiennent à cette école ne doivent voir qu'avec une extrême répugnance ces nuées d'individus qui marchent à leur suite et qui sont toujours disposés à maintenir et à propager tous les abus parce qu'ils en profitent. Il est des êtres assez dépravés et assez malheureux pour n'avoir d'autre nourriture à ramasser que le pain qu'on leur jette dans la boue. Ces sortes d'oiseaux de proie, vil rebut du machiavélisme, espèces de lames à deux tranchants, trichent tout à la fois avec Dieu et avec le diable. Pour ceux-ci, tout se mesure sur la capacité du ventre, tout se réduit à la vieille question du *pot-au-feu*, on les retrouve dans toutes les classes, car on a pu dire d'eux :

> A tout gâteau leur main fait large entaille ;
> Car ils sont grands, même infiniment grands...

Il ne suffit pas qu'un homme ait beaucoup d'*intelligence* pour bien penser ; s'il manque de *cœur* son intelligence est viciée, c'est un homme incomplet, il ne voit qu'un côté des choses, et ses jugements sont faux, car il faut tout voir pour bien voir, et l'on ne doit pas oublier que tout *animal* est tenu d'aimer son semblable. L'homme sans cœur est le fléau de la société. Quelques philosophes ont avancé que l'homme avait un sixième sens, le sens moral, développé à différents degrés chez les individus : ceci n'est encore qu'une hypothèse, le prétendu sixième sens de ces philosophes est tout simplement l'amour du juste et du vrai ; quiconque manque de cœur raisonne mal, voilà tout le mystère, car toute intelligence qui n'est pas secondée ou éclairée par l'amour, marche dans les ténèbres. Il faut nécessairement que le cœur soit d'accord avec le bon sens pour que celui-ci le soit avec la justice. Tout est harmonie en nous, ce qu'on appelle l'âme humaine est quelque chose d'indivisible, les bonnes pensées s'unissent toujours aux bons sentiments, et quand le cœur fait la grimace, on peut dire que la cervelle prend un faux pli. Celui qui n'est sage que pour lui ne l'est guère, ou plutôt ne l'est pas, car l'homme réduit à lui-même ne sera jamais que misérable, et c'est précisément parce qu'elle relie tous les hommes entre eux que la doctrine du Christ est supérieure à celle des épicuriens : Épicure, si méconnu, si outragé par d'indignes détracteurs, fut vertueux et sage parmi les sages; mais il ne le fut que pour lui, et ne pensa qu'à lui. Il ne vit pas le but de l'existence humaine. L'antiquité, dans sa vertu d'égoïste, dans sa sagesse toute païenne, ne comprit jamais l'amour de l'humanité. Elle avait au cœur une plaie saignante qui l'a tuée, l'esclavage, c'est-à-dire l'homme réduit à l'état de chose. Ce qui distingue essentiellement le christianisme des autres religions, c'est qu'il est principalement fondé sur l'amour et le dévouement, tandis que toutes les religions d'esclaves sont fondées sur la crainte et l'ignorance. Si les vrais chrétiens ont pour mobile *l'amour* de Dieu (vérité, humanité), les païens de tous les temps ont eu pour mobile la *crainte* de l'enfer (Tartare). Le Christ, en vue de détruire l'esclavage, osa dire le premier : *Tous les hommes sont frères, il n'y a ni maître ni esclave.* Cette seule parole répétée de bouche en bouche renversa le vieux monde. Quand on nous dit chacun chez soi, chacun pour soi, on nous divise, on nous renvoie tout simplement au paganisme.

« *Les grandes et fortes pensées viennent du cœur,* » a dit Vauvenargues. Du cœur ! Non pas de ce muscle qui est le moteur de la circulation du sang, car le cerveau seul est l'organe de la pensée comme l'a fort bien démontré Gall, mais du *cœur* moral, c'est-à-dire de l'amour, de la sensibilité, de la générosité, du sentiment intime de la véritable justice qu'il ne faut pas confondre avec la fausse, car il existe une fausse justice, *une justice injuste,* comme l'appelle Bacon, c'est celle qui, au lieu de s'appuyer sur l'humanité s'appuie sur les réactions, la force brutale et l'égoïsme. Le cœur des femmes si noble et si puissant par l'amour, les rend souvent bien supérieures aux hommes, et l'on en pourrait citer plus d'une qui, par cela même, ont surpassé en intelligence

la tête des plus grands politiques. Mais abstraction faite de tous les sentiments qui animent le cœur de l'homme de bien, si celui qui ne sait que calculer pouvait, moralement parlant, penser avec justesse, il comprendrait que c'est une bonne politique que de faire entrer la justice et l'amour dans les institutions d'un grand peuple. Il ferait par intérêt ce qu'on doit faire par humanité. Un simple marchand comprend mieux la gouverne de sa boutique : il n'ignore pas que c'est un excellent calcul que d'associer l'honneur et la justice à ses affaires; et Machiavel avec tout son savoir, n'a pas vu qu'en politique comme en géométrie la ligne droite est encore le chemin le plus court; il n'a pas vu que l'honneur et la probité sont de meilleurs gardiens pour les princes que la puissance chancelante des baïonnettes (1). « La dissi-
» mulation est la plus faible partie de la politique et de la
» puissance, dit l'illustre chancelier Bacon. Les politiques
» les moins estimables sont ceux qui sont le plus dissimulés.
» La dissimulation est une petitesse. Ce vice n'est pardon-
» nable qu'à ceux qui ont des lumières bornées. Semblables
» aux aveugles, ils ne peuvent faire un pas qu'avec beau-
» coup de précaution, et la dissimulation est un bâton qui
» sert à les conduire. » — Est-ce donc une bagatelle que de tromper la bonne foi publique, d'étouffer la raison humaine et de répandre les plus grossières erreurs dans un peuple sous prétexte de le rendre plus sage et plus heureux ? La tyrannie est insatiable. « Le tyran ne pense jamais que sa
» puissance luy soit asseurée, si non quand il est venu à ce
» poinct qu'il n'a sous luy homme qui vaille....

> « Pour cela si braves vous êtes,
> » Que vous avez charge des bêtes (2). »

Jusqu'à quel point peut-on comprimer, étouffer les lumières

(1) « En politique, l'honneur est toujours le meilleur guide. » (Napoléon III.)
(2) Étienne de la Boëtie, dans son *Traité de la servitude.*

de la raison? L'histoire et l'expérience sont là pour le dire.
Il y a des *sages* qui s'imaginent qu'on peut à volonté raturer
le cerveau humain, et biffer impunément d'un trait de plume
telle ou telle partie de la création. « Si Dieu descendait
» sur la terre, dit Voltaire, ces gens-là, pour le façonner
» à leur guise, voudraient lui mettre un *lampion* sur la tête. »
— Il est infiniment probable qu'il n'existe pas un seul souverain appartenant aux nations civilisées qui, au fond de son
cœur, n'éprouve un profond regret de n'avoir pas trouvé
les choses en meilleur état. Malheureusement il n'est donné
à personne de régénérer le monde avec la baguette d'un
enchanteur.

Le vertueux Fénelon, sous le voile des formes antiques,
a opposé au politique corrompu de Machiavel, un roi dont
la conduite pleine d'honneur et de probité est plus en harmonie
avec la dignité et les besoins de l'âme humaine. Loin de lui
proposer la force brutale pour sauvegarde, il lui enseigne les
moyens de conquérir le cœur des peuples et de rendre les
hommes meilleurs. Il fait servir les principes du Christ au
gouvernement des États. Les partisans de Machiavel ne
croient pas, il est vrai, à l'efficacité de ces moyens (bons en
théorie, disent-ils, mais non en pratique); dans leur suffisance ils traitent tout cela de sornettes et de vaines déclamations, mais écoutons le moraliste Labruyère qui, de son
côté, a aussi combattu les erreurs et le machiavélisme du
vieux parti monarchique. Déjà sous le règne tant vanté de
Louis XIV, il leur donnait cette salutaire leçon dont ils ont
si peu profité.

« Il ne faut ni art ni science pour exercer la tyrannie......
» Un homme né cruel fait cela sans peine; c'est la ma-
» nière la plus horrible et la plus grossière de se main-
» tenir.....

» Hommes en place, ministres, favoris, me permettrez-

» vous de le dire? ne vous reposez point sur vos descen-
» dants pour le soin de votre mémoire et pour la durée de
» votre nom : les titres passent, la faveur s'évanouit, les di-
» gnités se perdent, les richesses se dissipent et le mérite dé-
» génère. Vous avez des enfants, il est vrai, dignes de vous ;
» j'ajoute même capables de soutenir toute votre fortune ;
» mais qui peut vous en promettre autant de vos petits-fils ?
» Ne m'en croyez pas, regardez, cette unique fois de cer-
» tains hommes que vous ne regardez jamais, que vous dé-
» daignez ; ils ont des aïeux, à qui, tout grands que vous
» êtes, vous ne faites que succéder. Ayez de la vertu et de
» l'humanité ; et si vous me dites, qu'aurons-nous de plus ?
» Je vous répondrai, de l'humanité et de la vertu !.... » —
C'est encore sous cette vieille monarchie qui déjà était à la
veille de s'écrouler sous le principe civilisateur des institutions de 89, que Rousseau disait : « Les sociétés ont pris
» leur dernière forme ; on n'y change plus rien qu'avec du
» canon et des écus, et comme on n'a plus rien à dire au
» peuple, sinon, *donnez de l'argent*, on le dit avec des pla-
» cards au coin des rues, ou des soldats dans les maisons ;
» il ne faut assembler personne pour cela : au contraire, il
» faut tenir les sujets épars, c'est la première maxime de la
» politique moderne. » (1)

Dans le fait, il ne sort des choses que ce qu'on y met ;
d'un mauvais principe il ne peut sortir que du mal, et le
machiavélisme partant du principe de la force brutale n'ayant
ni la justice ni l'humanité pour but, aboutit tout droit au
blasphème et à la négation de Dieu quand l'univers tout
entier en proclame l'existence.

Est-il rien de plus révoltant que l'usage qu'il fait de la
religion ! En voyant ce baiser de Judas donné par Machiavel

______

(1) Rousseau, *Essai sur l'origine des langues.*

à la foi du Christ, quel est celui qui, comme Polyeucte, ne s'est pas dit au moins une fois en sa vie :

> Peut-être qu'après tout ces croyances publiques
> Ne sont qu'invention de *sages politiques*,
> Pour contenir un peuple, ou bien pour l'émouvoir
> Et dessus sa faiblesse affermir leur pouvoir (1).

Si les partisans de Machiavel avaient raison ; si, comme ils le prétendent, la théorie du Christ était *absolument* contraire à la pratique, mais mon Dieu ! il faudrait convenir qu'en nous créant, l'auteur de l'univers se serait singulièrement moqué du monde ; il faudrait dire que l'Évangile est une utopie, la vérité un mensonge et la justice une dérision ! Qu'en un mot, tout cela est bon pour les simples et les niais, mais que les hommes habiles et les fripons savent très-bien s'en passer...
— On peut dire hardiment que les vrais, les seuls révolutionnaires qui existent sont les partisans de Machiavel, non-seulement parce que leur doctrine hypocrite et perverse devient un prétexte continuel de trouble pour tous les perturbateurs et les ambitieux, mais encore parce qu'ils veulent un ordre de choses qui est incompatible avec la justice et les droits de l'humanité. Écoutons encore Helvétius : « Qui» conque, dit-il, regarde l'ignorance comme favorable au » gouvernement, et l'erreur comme utile, en méconnaît les » productions. Il n'a point consulté l'histoire. Il ignore » qu'une erreur utile pour le moment ne devient que trop » souvent le germe des plus grandes calamités. »

Après tout, le système politique de Machiavel, que quelques auteurs font remonter à Philippe de Macédoine, est bien antérieur à ce prince, car on peut en découvrir l'origine dans le gouvernement théocratique des prêtres de l'Egypte. Ce vieux système, encore tant prôné de nos jours, n'est pour beaucoup de gens que l'art de vivre aux dépens du peuple,

____

(1) Corneille, *Polyeucte*, acte 4.

le culte dn veau d'or touche toujours un peu à celui du bœuf Apis, et ses adorateurs sont de ceux qui disent :

Les sots sont ici-bas pour nos menus plaisirs.

— De son temps, le sage Plutarque écrivait : « Il ne faut pas » que ce soit l'envie de trafiquer du pouvoir et de gagner » de l'argent qui nous fasse entrer dans l'administration des » affaires publiques. » Plutarque comprenait parfaitement que l'intérêt privé n'est pas une maxime d'État, et que les hommes de cœur et de vérité doivent aller ailleurs puiser leurs inspirations.

Les partisans de Machiavel prétendent encore que le cœur humain est *naturellement* machiavélique. Peut-être ces messieurs mesurent-ils tout le monde à leur aune, car il est de foi chez eux que « *l'homme a reçu la parole pour masquer sa* » *pensée.* » La question de la corruption *innée* est une de celles qui, comme tant d'autres, a selon nous besoin d'être revue et corrigée. Mais admettons pour un moment qu'il en soit ainsi, nous dirons encore que le machiavélisme étant contraire à la morale et à la justice, on ne doit dans aucun cas, pour qui et pour quoi que ce soit, l'ériger en principe ; le mal n'a pas besoin d'être étayé : c'est bien assez de l'accepter comme une faiblesse, — puisqu'il n'est que cela, — sans vouloir le faire passer pour une vérité en le mettant à la place du bien même. L'homme peut tomber, se dégrader, s'avilir, mais il peut aussi se relever et se régénérer ; s'il n'en était pàs ainsi, sa condition serait mille fois plus misérable que celle du dernier des animaux. « Méfions-nous de notre pre- » mier mouvement et n'y cédons jamais sans examen, car » il est presque toujours bon, » disait le fameux Talleyrand, un des plus beaux types de l'école machiavélique : cet aveu naïf dans la bouche d'un tel homme donne un démenti formel aux partisans de la corruption innée.

Aimer, connaître, accomplir, glorifier la vérité, VOILA POUR TOUS le but réel, le but sérieux et utile de la vie. Quand ce but est faussé, dénaturé, méconnu, la vie devient complétement nulle, elle perd toute sa grandeur et toute sa dignité, elle dégénère en une véritable comédie, une charge, une orgie ou plutôt une dégoûtante farce bien digne, il faut l'avouer, de toutes les huées et de tous les sarcasmes, de tous les mépris, et de toutes les saletés carnavéliques que le spirituel et joyeux curé de Meudon a jetés sur cette grande mascarade humaine. Tirez le rideau, s'écrie-t-il à son lit de mort, en poussant un dernier éclat de rire : « *Tirez le rideau, la farce est jouée.* » Mot terrible dans la bouche d'un agonisant, mais palpitant de vérité quand on ne considère que les actions et les doctrines de certains hommes. Plein d'horreur pour toutes les grimaces et le patelinage de ses faux frères, Rabelais, dans son prologue, leur crie d'une voix de stentor : « Arrière cagots! aux ouailles mâtins! » hors d'ici, cafards de par le diable! hai, êtes-vous encore » là! je renonce à ma part de papimanie si je vous happe! » — C'est ce langage qui choque tant de gens. — Mais sous cette forme burlesque et facétieuse si bien appropriée au carnaval humain, sous les immondices dont son livre est tout couvert, nous dirions volontiers tout grouillant, sous ce tas d'ordures qui peint si bien la corruption de la société selon Machiavel, « *il y a plus de vérité dans Rabelais que dans* » *Mézeray.* » (P. L. Courier.)

On raconte que les Abdéritains voyant rire si souvent Démocrite, le crurent fou, et appelèrent Hippocrate pour le guérir; mais que celui-ci s'étant entretenu avec lui, conçut tant de respect pour sa sagesse et sa vertu, qu'il dit aux Abdéritains que ceux qui se croyaient les plus sains étaient les plus malades. Cette histoire s'applique parfaitement à ceux qui, de nos jours, ne comprennent pas que, sous l'ironie la plus mordante, sous la raillerie la plus amère, sous les dehors grossiers et cyniques d'une philosophie goguenarde et bouffonne, il y a malgré tout dans le livre de Rabelais plus de sagesse, de science et de morale que sous les faux semblants, les dehors menteurs et les sottes grimaces de tous les collets-montés, et les saintes nitouches dont le monde machiavélique abonde. En effet, le bon curé de Meudon qui, mieux que personne, savait très-bien que l'habit ne fait pas le moine, n'a considéré, dans ses farces drôlatiques, que le fond des choses et non la forme, pour nous apprendre sans doute que, même dans l'art de bien dire, tout ce qui brille n'est pas or. Il a voulu nous enseigner par là à mépriser le clinquant du langage, et à examiner de plus près la fausse monnaie que tous les marchands de *drogues falsifiées* veulent absolument nous faire passer pour de la bonne; en un mot, à ne pas nous laisser bêtement piper à ces trompeuses amorces que le Christ appelait, avec tant de justesse, *la peau* de l'agneau. — Rabelais veut qu'on pénètre jusqu'à la moelle de son livre pour en découvrir toute la substance. — C'est pourquoi nous osons penser que M. de Lamartine aurait pu voir dans Rabelais autre chose que *le grand boueux de l'humanité* (c'est ainsi qu'il l'appelle). — Plût au ciel que l'humanité eût souvent des boueux de cette trempe pour nettoyer un peu les cloaques et les égouts creusés par Machiavel! Napoléon, dans son génie prophétique et sa profonde connaissance des sociétés de l'Europe, disait, étant à Sainte-Hélène : « Le monde ne peut » être sauvé que par des torrents de sang, il n'y a qu'une » terrible tempête qui puisse purifier l'air dont l'Europe est » infectée. » Ne vaut-il pas mieux corriger les hommes en riant avec eux, en améliorant leurs institutions, en les instruisant et leur enseignant la vérité? Le ridicule tue tout aussi bien que le mousquet, et M. de Lamartine oublie trop, il nous semble, que c'est à Rabelais que nous devons la Fontaine, Molière, Béranger et P. L. Courier. Cette joyeuse école du bon sens et de la vraie philosophie ne date-t-elle pas d'Ésope, de Démocrite et de Socrate? L'ordure n'est pas tant dans les mots de Rabelais que dans le fait et les choses de Machiavel, son contemporain, qui, soit dit en passant, méritait bien une telle apostrophe. « Les bagatelles et les » sottises de Rabelais, dit le savant docteur Van Dale, valent » souvent mieux que les discours les plus sérieux des au— » tres. »

Véritablement il n'y a que les hommes légers et superficiels qui s'arrêtent à la superficie des choses; mais à la vue de toutes les farces, dites sérieuses, dont nous sommes ici témoins, Rabelais (qui avait pris pour devise : « *Rire est le propre de l'homme* »), Rabelais, disons-nous, prononça le VANITAS VANITATUM à sa manière. Nouveau Diogène, il a levé la barbe de tous les masques pour leur mettre sa lanterne sous le nez, et sa verve satirique a éclaté dans un fou rire qui depuis trois siècles poursuit encore de son ironique mépris tous les paillasses et les saltimbanques dont Machiavel tient les cordons. Ajoutons encore qu'à cette époque il n'y avait que les fous qui avaient le droit de tout dire. Triboulet était, après le roi, le premier homme de la cour, et Rabelais ne se sauva du bûcher qu'en hurlant avec les loups, c'est-à-dire en attachant le grelot de la folie au manteau de la philosophie. Pourquoi faut-il que les questions *brûlantes* (les seules qui soient vraiment utiles) sentent toujours le fagot?... — C'est le contraire qui devrait avoir lieu. Chamfort disait : « *On laisse en repos ceux qui mettent le feu, on persécute ceux qui sonnent le tocsin.* »

« C'est dommage, dit Fontenelle, que Rabelais n'eût vécu » dans un siècle qui l'eût obligé à plus d'honnêteté et de » politesse. » Fontenelle a raison, c'est dommage; mais

Fontenelle se méprend, car ce n'est ni le siècle ni Rabelais qu'il faut accuser, c'est Machiavel à qui toute vérité est insupportable. Sous François Ier, le père des lettres et de la galanterie, comme sous le gouvernement de Ponce-Pilate, quand on brûle les philosophes comme quand on crucifie les prophètes, la vérité est toujours de *mauvais ton*. Courier, le Rabelais de la politique, commme l'appelait A. *Carrel*, ne disait-il pas : « La vérité est populaire, populace même s'il » se peut dire, et sent tout à fait la canaille, étant l'antipode » du bel air, diamétralement opposée au ton de la belle com- » pagnie ? » — N'est-ce pas en parlant de la politique de Fran- çois Ier que Voltaire écrivait : « François Ier, très-chrétien, » s'unira avec les musulmans contre Charles-Quint, très- » catholique. François Ier donnera de l'argent aux luthériens » d'Allemagne pour les soutenir dans leur révolte contre » l'empereur, mais il commencera, selon l'usage, par les faire » brûler chez lui. Il les paye en Saxe par politique, il les brûle » par politique à Paris. Mais qu'arrivera-t-il? Les persécu- » tions font des prosélytes : bientôt la France sera pleine de » nouveaux protestants. D'abord ils se laisseront pendre, et » puis ils pendront à leur tour, il y aura des guerres civiles : » puis viendra la Saint-Barthélemy, et ce coin du monde » sera pire que tout ce que les anciens et les modernes ont » jamais dit de l'enfer. » — Et c'est sous un tel gouverne- ment, sous un tel prince, qu'on ose demander à l'auteur de *Gargantua* des vérités à l'eau de rose! Junius Brutus con- trefit l'insensé pour sauver Rome, Rabelais se servit du langage des fous pour dire la vérité et venger la philosophie! Honneur à Rabelais! et que le blâme qu'on lui jette retombe tout entier sur ceux qui contraignent la vérité à employer de pareils subterfuges.

On calculerait difficilement la somme des maux et des er- reurs que le machiavélisme, ce Léviathan du mensonge, a produits ; mais les préjugés philosophiques, bien autrement dangereux que les préjugés populaires, ont, pour leur propre part, immensément contribué à accroître tous ces désordres. Le peuple, dans son ignorance, n'élève guère son esprit inculte au delà du monde matériel, vers lequel ses besoins ou ses intérêts le tiennent incessamment courbé. Ce qu'il pense, ce qu'il sait, ce qu'il croit en dehors de cette limite, il le reçoit des classes supérieures ; ses croyances, on le sait, se réduisent à une pure question de géographie ; le lieu de sa naissance décide de sa foi. A Rome, il sera catholique ; à Londres, protestant, et musulman à Constantinople. Un habit galonné ou une robe de docteur sont des autorités devant lesquelles la *raison* d'un enfant s'incline et s'humilie dans tous les pays du monde.

Quoi qu'on en dise, il n'en est guère autrement dans les classes lettrées ; seulement, les choses se passent dans une autre sphère et sur des objets quelquefois différents. Presque tous les hommes subissent à leur insu le joug et l'influence des systèmes, des écoles, des lieux et des temps. Les plus grands génies n'échappent même pas complétement à ces influences ; quoi qu'on fasse, on est toujours un peu de son siècle et de son pays. Ces influences mystérieuses qui pèsent ainsi sur toutes les classes, qui agissent ou en bien ou en mal sur tous les individus, et dont les esprits superficiels ne découvrent pas toutes les ramifications, sont plus profondes et plus nombreuses qu'on ne saurait le dire. C'est d'elles que nous tenons nos passions, notre éducation et nos habitudes ; elles constituent, à proprement parler, notre seule et véritable éducation (1).

Les erreurs et les préjugés que l'homme a reçus dès sa

---

(1) Voyez tous les travaux d'Helvétius sur cet important sujet ; il est, à notre sens, un de ceux qui ont le plus approfondi cette matière et qui en ont le mieux parlé.

tendre enfance , et pour ainsi dire sur les genoux de sa nourrice , s'extirpent difficilement , surtout lorsqu'on les développe dans son esprit par des raisons à sa portée à mesure qu'il avance en âge ; quand une fois on les a rivés à son intelligence avec toutes les subtilités de la dialectique à l'usage des écoles et des sectes , quoi qu'il fasse plus tard pour s'en affranchir et s'en dépouiller, il n'y parviendra jamais. « Quand les philosophes s'entêtent une fois d'un » préjugé, ils sont plus incurables que le peuple même , » parce qu'ils s'entêtent également et du préjugé et des » *fausses raisons* dont ils le soutiennent. » (Fontenelle.) De là vient qu'on trouve quelquefois des personnes fort instruites et de beaucoup d'esprit chez lesquelles la crédulité est si grande qu'elle ne laisse vraiment rien à envier aux plus grossiers ignorants. Les terreurs d'enfant qui assiégèrent l'esprit timoré de Pascal pendant les dernières années de sa vie nous offrent peut-être un des plus grands exemples de ces misères de l'esprit humain. Mais sans aller chercher jusqu'aux hallucinations de Pascal, il y a autour de nous des milliers d'individus, hommes instruits et spirituels, qui sont là pour nous apprendre jusqu'où peut s'étendre la pernicieuse influence d'une première éducation mal dirigée, et jusqu'à quel point les erreurs qu'on acquiert et qu'on cultive dès la jeunesse peuvent fausser les jugements de l'âge mûr. D'ailleurs, le jugement et l'esprit sont deux choses très-distinctes qu'on doit bien se garder de confondre. « On est quelquefois un sot avec de l'esprit, mais » on ne l'est jamais avec du jugement. » (La Rochefoucault.) — Chez les esprits de travers, la plus brillante instruction, les talents les plus éminents, sont mis à contribution pour peindre les choses sous des couleurs séduisantes, les présenter d'une manière spécieuse, les éclairer d'un faux jour, d'un semblant de vérité qui suffit au vulgaire, et autour duquel tous les phalènes de la crédulité viennent, comme des myriades d'insectes, se heurter, papillonner et se brûler à ces lueurs trompeuses qu'ils confondent avec la lumière de la vérité. C'est ce déraisonnement des gens instruits, cet aveuglement des esprits faux qui faisait dire encore au judicieux auteur des *Maximes : « Il n'y a pas de sots si incommodes que ceux qui ont de l'esprit. »*

Les femmes, dont le sens est si délicat, si parfait dans toutes les questions qui relèvent du sentiment et que l'amour éclaire, les femmes, qui sont d'un si bon conseil quand il s'agit de bienfait, d'humanité et de tout ce qui touche à la souffrance, sont d'une faiblesse d'esprit étonnante dès qu'elles abordent une question dont le fond est exclusivement du ressort de la raison. Que ce défaut de jugement dont nous les accusons vienne de leur frêle et délicate organisation, comme certains auteurs le prétendent, ou qu'il vienne de leur éducation puérile, ce qui paraît beaucoup plus probable, peu importe, ce n'est pas ici le lieu d'examiner ce point; nous constatons seulement le fait et nous disons que depuis le commencement du monde elles ont, bien plus que les hommes, contribué à la propagation de l'erreur et de toutes les idées superstitieuses. Diderot parle d'un solitaire enthousiaste qui disait aux hérésiarques de son temps : « Adressez-vous de préférence aux femmes, » elles reçoivent promptement, parce qu'elles sont igno-» rantes ; elles répandent avec facilité, parce qu'elles sont lé-» gères ; elles retiennent longtemps, parce qu'elles sont tê-» tues. » Ce bon solitaire aurait pu conseiller aussi aux mêmes hérésiarques de s'emparer de l'éducation de la jeunesse, car c'est encore un des plus sûrs moyens pour arriver au même but.

On est élevé dans une doctrine, une croyance ou dans des principes *quelconques*, et par cela même qu'on y a été élevé, on y tient comme au premier lait dont on fut nourri ;

on les a adoptés comme chose sienne, et on les défend à ou-
trance ; mais de les examiner pour en peser la valeur, on
s'en garde, on en rirait dans un autre camp ; dans le sien,
on les respecte, c'est l'arche sainte, nul n'ose y toucher. On
a réellement peur de toute vérité et de tout progrès qui
viendraient contrarier la flamme vacillante des vieilles idées,
et (toujours sous prétexte de consolation) chacun s'y cram-
ponne de son mieux. C'est l'incurable maladie de tous les
hommes sans jugement ; mais, par contre, « une vérité
» vient-elle à paraître, tout le monde est alarmé, comme
» si les Anglais faisaient une descente. » (Voltaire.)

On ne cesse de répéter que l'amour du merveilleux est un
besoin naturel, qu'il est pour ainsi dire inné et en quelque
sorte inhérent à l'âme humaine. C'est à tort ; on ne réfléchit
pas que ce prétendu besoin n'existe d'ordinaire que chez les
hommes qui sont demeurés étrangers à la connaissance des
vérités et des lois naturelles, ou bien chez ceux qui ont
conservé leurs croyances et leurs terreurs d'enfant. Celui qui
a une fois pénétré sous la grossière écorce des apparences
pour lire directement dans la nature et la voir face à face,
se passe très-bien de ce merveilleux d'emprunt qui sert
d'aliment à la foule. Le côté positif de la morale et des
choses suffit à ses besoins, et son merveilleux à lui est écrit
sur toutes les pages de la création ; il l'a continuellement
sous les yeux : *Les oiseaux du ciel qui ne sèment ni ne mois-
sonnent, les lis qui ne travaillent ni ne filent, et qui cependant
sont mieux vêtus que Salomon dans toute sa gloire*, etc., sont
à ses yeux la véritable poésie et les véritables merveilles de
Dieu, selon la raison, le bon sens et la nature.

L'imagination n'est pas toujours cette faculté brillante,
attribut du poëte et de la jeunesse. Pour quiconque ne sait
pas la guider, elle est une source intarissable d'erreurs et
d'aberrations qui bouleversent tout notre être et dont les pré-

dicants du *surnaturalisme* n'ont que trop abusé auprès des peuples. Les lignes suivantes, que nous empruntons à M. de Lamartine, nous expliqueront pourquoi tant de gens qui ne croient à rien affectent cependant de donner dans toutes les erreurs pour mieux les enraciner, par leur exemple, dans l'esprit des faibles. Les courtisans de l'ancienne monarchie, semblables aux prêtres du paganisme, n'ont jamais vu là qu'un moyen de *gouverner* (d'abrutir) les hommes. « Le surnaturel, dit M. de Lamartine, est le refuge des imaginations qui n'ont plus rien à attendre des réalités. — Bergasse professait alors les théories que le philosophe de Maistre et son école professèrent de nos jours, le mépris du raisonnement, l'horreur du progrès, la politique inspirée par révélation surnaturelle aux princes et imposée par la force aux nations, quiétisme de la servitude, complaisants pour les rois, insolents pour les peuples. »

Le merveilleux sans règle n'est donc que l'absurde, et l'imagination qui chemine sans la raison n'est plus que de la divagation ; jamais le dévergondage d'un cerveau malade ou les aberrations d'un esprit faux ne trouveront dans le monde fantastique des illusions et des chimères, quelque chose de plus grand et de plus divin que la toute-puissance qui réside dans les vérités éternelles. Mais, hélas ! qu'il y a peu d'hommes qui aiment la vérité pour elle-même et qui se complaisent dans son étude ! En fait de merveilleux, notre conviction intime à nous, notre foi profonde et inébranlable est toute dans la justice et non dans de vaines promesses imitées ou renouvelées de l'antique : nous ne croyons pas plus aux miracles de la déesse Isis qu'à ceux de Mahomet ou du grand Lama, pas plus qu'à ceux de la sorcellerie ou du magnétisme. — Comment le bas peuple, le peuple des malheureuses classes ignorantes ne croirait-il pas aux devins, aux revenants et aux sorciers quand on voit, de nos jours, des gens plus ou moins bourrés de grec et de latin qui donnent tête baissée dans tous les grimoires du moyen âge et qui, sous prétexte de spiritualisme, n'admettent, en fait de merveilleux, que ce qui vient du gouvernement du diable? — Quant à tous ces poëtes qui nous disent que l'imagination peut se passer de règles, c'est-à-dire de bon sens, répondons-leur avec Rabelais qu'ils sont « *fols comme poëtes et* » *resveurs comme philosophes, autant pleins de fine folie comme* » *est leur philosophie.* » (Livre III, c. 18.)

La crédulité, triste apanage de l'ignorance et de la sottise, n'a pour base aucun principe moral, aucune cause rationnelle; au contraire, elle vient toujours d'un défaut de sens et de jugement, elle est l'éternel refuge des esprits boiteux et difformes. Faute de pain, les bêtes se nourrissent de foin ou de racines; un homme qui se noie s'accroche à un brin d'herbe, mais de tous ces brins d'herbe aucun ne le sauvera, parce que rien dans l'âme humaine, aucune chimère, aucun mensonge, ne saurait remplacer la vérité! Nul ne devrait donc l'ignorer. — Demandez votre chemin à un portefaix, il vous l'enseignera; demandez la vérité, ce chemin de l'esprit, à un *sage* selon Machiavel, il vous trompera, et son mensonge, aux yeux des siens, passera pour de la sagesse. « Quand votre fils vous demande du pain, dit le Christ, lui donnez-vous un serpent ou une pierre? Faites donc pour vos frères ce que vous feriez pour votre propre fils, ce que vous voudriez qu'on fît pour vous; car, s'il faut en croire le Christ et son Évangile, vous devez aimer votre frère, c'est-à-dire l'humanité comme vous-même : voilà la loi et les prophètes! » — Il y a des machiavélistes qui prétendent le contraire et qui vous disent avec un grand sérieux : L'instruction, le savoir, la vérité?... — Mauvaises choses pour le peuple; cela n'est bon que pour moi..... MOI et les miens! D'autres en disent autant de la liberté et de tous les biens qui font le bonheur et la dignité de l'homme.

On confond sans cesse la foi avec la crédulité; on répète tous les jours que cette vertu s'éteint dans les cœurs. — Il ne saurait en être autrement, car la foi ne germe guère dans les âmes livrées à toutes les superstitions, et, quoi qu'en disent les partisans de l'ignorance, la crédulité, quand elle ne détruit pas entièrement la foi, la dénature à un tel point qu'elle rapetisse tous les esprits. Le lazarone napolitain, dans son amour pour le merveilleux, partage volontiers sa grossière admiration entre les miracles de sa madone et les lazzis de Polichinel. On prétend que les brigands de la Calabre n'assassinent pas le vendredi : c'est une manière tout comme une autre de faire *sa religion* et son salut; il y en a de tant de sortes qu'il n'est pas besoin d'aller en Calabre pour voir, en ce genre, les choses du monde les plus bizarres quand elles ne sont pas les plus monstrueuses.

> Ainsi chez les humains, par un abus fatal,
> Le bien le plus parfait est la source du mal.   (VOLTAIRE.)

— Képler avait raison de dire : « La hache à laquelle on veut » faire couper le fer, ne peut plus ensuite couper le bois. »
— L'homme qui se nourrit du surnaturel et qui ne vit qu'avec les anges ou les farfadets perd le goût et l'intelligence des choses de la nature au milieu de laquelle nous vivons.

> ..... Pauvre bête,
> Tandis qu'à peine à tes pieds tu peux voir,
> Penses-tu lire au-dessus de ta tête?   (LA FONTAINE.)

Au fond ce n'est donc pas le principe de la foi qui nous manque, car la crédulité, si variée et si répandue chez tous les peuples de la terre, prouve que ce principe est vivace et indestructible dans tous les cœurs; ce qui manque, c'est l'objet de la foi, c'est la vérité, Dieu en un mot, car la foi ne saurait être en dehors de la vérité; par conséquent elle consiste à croire CE QUI EST (et non autre chose), de même que l'espérance croit et aspire à l'avénement de cette même vérité parce qu'*elle devrait être*, l'amour consiste à l'aimer et à faire tout ce qui dépend de nous pour hâter son triomphe et conséquemment à l'avouer, chose plus rare qu'on ne pense. — Le courage qui affronte le feu du canon est un courage vulgaire, les gamins de Paris l'ont cent fois prouvé devant la mitraille des troupes royalistes; mais le courage de l'opinion, celui qui consiste à avouer hardiment ce que la conscience reconnaît n'est plus un courage d'enfant. C'est cet aveu, ce témoignage rendu publiquement à la vérité, qui est le premier devoir du juste et qui est aussi le premier pas à faire pour entrer dans la voie du bien; c'est lui qui souleva autrefois trois siècles de persécutions et de martyre contre la primitive Église. Plus de trois cent cinquante ans avant la naissance de Jésus-Christ, Platon l'avait prévu, et Dacier, son traducteur, le dit en ces termes : « Si un » homme souverainemeut juste venait sur la terre, il trou- » verait tant d'opposition dans le monde qu'il serait mis en » prison, bafoué, fouetté, et enfin CRUCIFIÉ par ceux qui, » étant pleins d'injustice, passeraient cependant pour » justes (1). » — Il existe une philosophie qui consiste à vivre dans un insouciant repos de toutes choses et qui affecte une sorte de mépris pour l'humanité; mais cette philosophie de lézard qui se vautre au soleil, n'a rien de commun avec la philosophie chrétienne. L'homme a autant besoin de courage pour vivre et combattre que pour être libre et heureux.

On a dit qu'il n'y avait dans le monde où nous vivons que des *trompeurs*, des *trompés*, et des *trompettes*. Ce jeu de mots a peut-être plus d'esprit que de justesse, car il y a à coup sûr des gens qui ne sont ni dupes ni fripons et qui ne

(1) Dacier : *Discours sur Platon*, p. 22.

se chargent pas volontiers de colporter les sottises d'autrui. L'homme de bon sens et de savoir, celui qui aime la justice, ne confondra jamais le machiavélisme avec le christianisme, dont le caractère essentiel est avant tout l'amour de l'humanité. Cet amour ne consiste pas seulement à donner quelques deniers de sa bourse ou quelques bribes de sa table à des pauvres plus ou moins souffreteux ; ce n'est là qu'un palliatif, et le christianisme est radical. Non-seulement il a pour but d'amoindrir et de soulager toutes les douleurs, mais c'est parce qu'il vise surtout à l'établissement et à la réalisation de la justice que le véritable amour, tel que le comprenait le Christ, consiste essentiellement à *faire à autrui ce que nous voudrions qu'on nous fît à nous-mêmes*. Et de fait, si la charité n'est pas l'amour de l'humanité prise dans sa plus haute acception, elle n'est rien. — Au reste, si nous voulions y regarder de plus près, nous verrions que les pauvres que nous avons sous les yeux ne sont que les descendants des riches. — Il nous serait facile d'en citer plusieurs qui sont issus des plus illustres familles. — Parmi les riches qui vivent aujourd'hui dans l'opulence, combien y en a-t-il dont les arrière-petits-fils ne seront que de pauvres mendiants !... La fortune est une roue qui tourne, et quand on appelle de tous ses vœux le règne de la justice, quand on prend une part active à tout ce qui peut concourir à son avénement, on plaide la cause de ses propres enfants ; ils n'auront après nous que ce que nous leur laisserons comme nous n'avons nous-mêmes que ce que nos pères nous ont laissé.

Revenons à la crédulité. Elle est de tous les temps, de tous les âges et de tous les pays : dans les classes lettrées comme dans les classes ignorantes, au sommet comme dans les bas-fonds de la société, partout elle étend son empire et passe son triste niveau sur presque toutes les têtes ; ni la fortune, ni le rang, ni les études classiques et littéraires n'ont le privilége de la détruire; la raison seule peut nous en délivrer. — « Presque tous les princes, excepté ceux qui » ont eu le temps de lire et de bien lire, ont un tout petit » coin de superstition. » Cette parole de Voltaire n'est pas seulement applicable aux princes, mais à tous les hommes en général; car pour tout le monde savoir lire c'est savoir penser, savoir discerner, savoir juger. « On parle beaucoup » de la crédulité du *peuple*, dit l'auteur des *Ruines*, on de- » vrait dire de *l'homme ignorant*, qui, pour être vêtu d'ha- » bits divers, tantôt de haillons, tantôt de galons, de percale » ou de bure, n'en est pas moins toujours le même animal, » ridicule par ses prétentions, pitoyable par sa faiblesse; » heureux quand ses passions irritées n'en font pas une » bête féroce, dangereuse surtout lorsqu'elle cache la griffe » du tigre sous le velours des formes religieuses. »

L'homme du peuple, l'humble et laborieux artisan qui n'a pour lui que son bon sens et sa bonne foi, est, malgré son ignorance, bien plus apte à découvrir ou à recevoir la vérité que ceux qui, plus instruits que lui, sont, dès leur enfance, livrés à tous les préjugés de la fortune, de la nais-sance ou de l'éducation. Rien ne fausse plus le jugement que l'esprit de caste, d'école ou de secte. Il en résulte une sorte de monomanie qui rend celui qui en est atteint inca-pable d'aucune raison sur certains points; il raisonnera bien sur toutes choses, excepté sur celles dont il est enti-ché. « *On ne s'égare point parce qu'on sait, mais parce qu'on* » *croit savoir.* » (J.-J. Rousseau.) Malheureusement l'artisan sans cesse attaché à ses outils ou à son métier n'a guère de loisir, et il est rarement à même de connaître et d'apprécier le fond des choses. — Quoi qu'il en soit, dans toutes les classes de la société, on trouve de bons esprits et de mau-vais esprits; des esprits justes et des esprits faux; des penseurs courageux et des *enfants* pusillanimes, des hommes libres et des esclaves.

Vous qui riez de ce pauvre nègre tout couvert d'amulettes et agenouillé ou accroupi devant ses fétiches, ne logez-vous pas dans un coin de votre cerveau quelque superstition ou quelque faiblesse non moins ridicules? Vous appartenez à la classe dite éclairée. — C'est possible. — Mais n'avez-vous pas dans votre poche de la corde de pendu ou dans votre porte-monnaie un sou percé qui porte bonheur? Jetez donc un regard sur vos breloques, n'y trouverez-vous pas aussi quelque amulette? Ne redoutez-vous pas les araignées *du matin*? Ne croyez-vous pas un peu au pouvoir néfaste du vendredi si vous êtes Français, ou à celui du lundi si vous êtes Russe, car le diable ne saurait être sous toutes les latitudes le même jour? Ne croyez-vous pas à la vertu du nombre treize (1), à l'influence cabalistique de la lune, des plantes ou des rêves? Ne frissonnez-vous pas quand vous rencontrez un mort dans votre chemin, quand on répand une salière, quand on met des couteaux en croix, quand on fait tourner une chaise sur l'un de ses pieds, quand on brise une glace ou quand vous vous trouvez treize à table? Votre extravagance ne va-t-elle pas jusqu'à croire au grand et au petit Albert, aux magiciens, aux sibylles, aux somnambules magnétiques, aux revenants, à la double vue, à l'évocation des ombres, à M. Home, aux tireurs de cartes et à tous les sorciers naturels et surnaturels? — Il n'est cependant rien de plus commun en ce monde que de rencontrer des gens d'esprit, et des plus huppés, qui sont in-

(1) *Le Siècle* du 25 avril 1857 annonce à ses lecteurs que la jeune baronne Gustave de Rothschild vient d'obtenir de la ville l'autorisation de changer le nº 13, qui était celui de son hôtel, en 11 *bis*; moyennant la somme de 3,000 francs. La jeune baronne redoutait le chiffre fatal! — Voyez encore dans le journal *la Comédie humaine* un article publié par M. Albéric Second, qui croit très-fortement à l'influence du nombre 13.

fectés de toutes ces croyances. Il y a du reste, on ne saurait le nier, beaucoup d'individus appartenant au monde élégant et lettré qui, sur une multitude d'autres points philosophiques non moins importants, ne sont pas plus éclairés que les derniers des classes ignorantes. — Choisissez leur moment, entendez les philosopher au dessert, avant ou après boire, n'importe, et vous serez convaincu de ce fait; vous reconnaîtrez aussi que ce sont presque toujours les mêmes qui se jettent à corps perdu dans l'impossible et le merveilleux. Nous citerons à l'appui de cette opinion un passage que nous empruntons aux *Archives du magnétisme*, ouvrage publié par une des sommités mesmériennes, M. le baron d'Hénin de Cuvillers, maréchal de camp, chevalier de Saint-Louis et secrétaire de la Société du magnétisme animal en 1823. Le baron d'Hénin, par une anomalie qui n'est pas sans exemple, admettait le magnétisme sans admettre l'existence du fluide magnétique. C'est donc aux *fluidistes* des classes lettrées qu'il adresse le passage suivant qui, du reste, est plein de sens et de vérité : « Pour peu qu'on ait
» quelque connaissance du cœur humain, dit-il, et qu'on
» ait fréquenté une certaine classe de gens au-dessus des
» hommes les plus ignorants, on aura lieu de se convaincre
» que cette même classe, *en apparence plus instruite*, recèle
» néanmoins un grand nombre de personnes d'un carac-
» tère si léger qu'elles semblent vouées à l'irréflexion. Ces
» personnes accordent de prédilection leur croyance aux
» faits les plus extraordinaires, et ont, ainsi que le stupide
» vulgaire, une tendance marquée vers le merveilleux. C'est
» dans cette classe qu'il a existé de tout temps et dès la
» plus haute antiquité des individus d'une crédulité si pué-
» rile qu'elle fait honte à la raison humaine, et c'est dans
» cette même classe qu'on rencontre encore de nos jours tant
» de *fluidistes-magnétistes* qui, d'ailleurs très-respectables,

» croient avec tant d'opiniâtreté et d'une manière si irréflé-
» chie, à l'existence du prétendu *fluide magnétique animal*,
» qu'ils appellent aussi *fluide de la pensée*, et qui n'agi-
» rait, disent-ils, qu'en vertu d'un acte mental de la vo-
» lonté. »

Volney, qui a fait une si profonde étude de toutes les fourberies humaines, nous a conservé une relation des plus intéressantes au sujet des vérités que disent quelquefois les tireurs de cartes et qui sont le grand argument des personnes atteintes de la cartomanie. Il raconte longuement dans une de ses notes comment s'y prenait le fameux M*** dont tout Paris a entendu parler et qui eut une réputation européenne au commencement de ce siècle. — Volney connut tout particulièrement cet individu, et, il résulte des faits relatés par notre auteur que M*** jeune encore était en 1765 employé dans les bureaux de police de M. de Sartines où il eut à s'occuper d'une affaire d'escroquerie intentée par des plaignants contre une tireuse de cartes. Ayant trouvé en épluchant cette affaire, qu'au total « cet art est » un calcul de probabilité qui, manié avec adresse, deve- » nait susceptible d'application heureuse, » il résolut d'en faire son métier et alla s'établir dans le quartier de la place des Victoires. « Il fut d'abord consulté par les *filles* qui lui firent connaître les *entretenues*, qui, elles-mêmes, lui adres- » sèrent leurs amants de haut rang, etc... Il compta donc » parmi ses clients, des gens de cour et de barreau, des » ecclésiastiques et même deux prélats. » Volney termine sa note par les lignes suivantes qui sont vraiment du plus haut intérêt : « C'eût été un recueil curieux, dit-il, que » celui de toutes les anecdotes qui étaient arrivées à M*** » dans ce genre de profession; il en avait retiré des résul- » tats philosophiques très-piquants sur les divers degrés et » dispositions de crédulité des divers âges, sexes, tempéra-

» ments et professions. Le plus fort de sa clientèle avoit été
» en femmes, surtout de l'âge moyen, en joueurs, en plai-
» deurs, en militaires, en entrepreneurs de commerce; il
» avait remarqué que cette vivacité d'idées que l'on appelle
» *de l'esprit*, loin d'empêcher la crédulité, y était plutôt fa-
» vorable; que l'ignorance en choses physiques en était
» surtout la cause essentielle; que les plus rares de tous ses
» consultants avaient été des physiciens, des médecins et
» des mathématiciens; néanmoins il en citait quelques
» exemples, avec cette circonstance que les individus
» étaient ce qu'on appelle *dévots*; du reste, il convenait que
» l'art n'était qu'habileté et ruse; il était persuadé que
» les anciens ministres des temples et des oracles y étaient
» très-versés, et qu'ils en avaient fait des études pro-
» fondes. »

« Oui, dès la plus haute antiquité, les classes les plus
éclairées de la société ont été infectées de toutes ces superstitieuses croyances qui nous viennent du paganisme. En
ces temps d'ignorance générale et de crédulité rustique, le
peuple hébreux partageait avec les grecs d'Homère, avec
les Romains de Numa, avec tous les peuples de l'antiquité,
la ferme croyance aux *devins*, aux diseurs d'oracles et de
bonne aventure, etc... Cette manie de connaître l'avenir,
cet art fripon de s'en prévaloir pour se faire des rentes sur
la crédulité, sont des maladies épidémiques qui n'ont pas
cessé de régner dans toute l'antiquité. Voyez le tableau que
Cicéron en trace dans son curieux livre de la *Divination*;
voyez comment, sous le nom d'Atticus, il nous dépeint, non
le bas peuple seulement, mais les gouvernants, les philosophes entêtés de cette croyance, et la soutenant d'un appareil d'arguments qui ébranlerait encore aujourd'hui bien des
gens qui s'en moquent. »

Nous n'entreprendrons pas de rapporter ici tous les monuments de crédulité dont fourmillent les pages de l'histoire et qui viennent à l'appui des passages que nous avons cités. Il n'est que trop vrai qu'à presque toutes les époques, les plus grands personnages ont donné des preuves de cette aberration de l'esprit humain livré dès le bas âge aux ténèbres de l'ignorance et de la superstition. — Dès la plus haute antiquité, des hommes *adroits* exploitèrent cette superstition à leur profit. Il s'éleva des sectes sacerdotales dont l'intérêt fut d'épaissir le voile de l'erreur. Les brahmanes des Indes, les mages de la Perse, les anciens prêtres de l'Égypte ont imaginé toutes les fables extravagantes du paganisme. On sait que les Égyptiens portaient la superstition jusqu'à la stupidité et à la fureur ; tandis que d'un côté la reconnaissance élevait des autels aux animaux utiles, la peur en élevait aux animaux dangereux. Si tous les prêtres ne partageaient pas les mêmes croyances que le peuple, tous croyaient avoir *intérêt* à le laisser dans son ignorance. « Il » y a des hommes, dit Chateaubriand, qui font le métier de » vampires, qui vous sucent l'argent, le sang, et jusqu'à la » pensée. »

A des époques plus rapprochées, les philosophes platoniciens, faisant allusion à la pureté des doctrines et des conceptions théologiques du *Divin* Platon, avancèrent que ce philosophe (c'est-à-dire, son esprit) était sorti du sein d'une vierge, voulant dire par là qu'il avait puisé ses conceptions au sein même de la pureté divine. D'autres imaginèrent qu'Apollonius de Tyane était ressuscité après sa mort : de prétendus témoins oculaires affirmaient l'avoir vu s'élever *jusqu'au ciel*. De nos jours les Musulmans montrent encore dans la mosquée d'Omar une pierre miraculeuse sur laquelle Mahomet posa les pieds lorsqu'il fit son ascension au ciel. L'antiquité croyait que l'être éternel (Jupiter) avais ressuscité *Pélops*, *Hippolyte*, *Hérès* et quelques autres fameux personnages.

On peut voir dans l'*Histoire des oracles*, publiée par le savant Van Dale et traduite ou mise en lumière par Fontenelle, toutes les jongleries sacerdotales alors en usage chez les prêtres païens pour entretenir la superstition et la crédulité dans le monde. Dans ce livre, l'empire de l'imposture et de la bêtise est dévoilé aux yeux de tous les hommes qui savent lire (mais *ils sont en petit nombre*, s'il faut en croire Voltaire). L'auteur met à nu la ruse et la fourberie des fausses divinités qui cependant étaient, dans toutes les grandes occasions, consultées par les puissants de la terre.

Horace dans sa huitième satire (liv. 1) nous peint son horreur pour Sagane et Canidie, deux sorcières patentées, qu'il vit la nuit dans un cimetière « *gratter la terre avec leurs* » *ongles et déchirer de leurs dents une jeune brebis noire,* » pour interroger les mânes des morts et satisfaire la crédulité des vivants. Horace nous montre Canidie déposant ses fausses dents et Sagane sa chevelure postiche, et perdant en chemin ses bracelets magiques. Plutarque et après lui l'abbé Barthélemy nous ont fait assister aux transports et aux fureurs de la Pythie de Delphes, la plus célèbre de toute l'antiquité; ils nous font connaître comment la prêtresse se plaçait sur la fissure d'un rocher pour recevoir sous ses jupes l'exhalaison prophétique, qui n'était autre chose qu'un dégagement de gaz à l'aide duquel elle se surexcitait et entrait en convulsion pour prédire l'avenir... *quand on la payait.* « Sans quoi le » Dieu était sourd et la Pithie muette. » (Anacharsis.) — Une d'elles (car il y avait plusieurs prêtresses pour remplir le rôle de Pythie), une d'elles nommée Phœbade, charma tellement les yeux d'un jeune Thessalien, nommé Echecrate, qu'il ne put résister à la violence de sa passion, et enleva la prêtresse.

(Plutarque.) C'est à la suite de ce scandale que le peuple de Delphes ordonna par une loi expresse qu'on ne ferait plus asseoir sur le trépied que des femmes au-dessus de cinquante ans (*Idem.*). — Origène et saint Chrysostôme ont fortement reproché aux païens la manière dont la Pythie s'ajustait au trépied pour recevoir l'exhalaison prophétique, (aujourd'hui fluide animal), et la *voie honteuse* par laquelle le Dieu se communiquait à sa prêtresse. « Peut-on, disait » Origène, *honorer Esculape et Apollon comme des dieux ama-* » *teurs de la pureté, lorsqu'on voit une prétendue prophétesse* » *assise sur l'embouchure de l'antre de Delphes d'une manière* » *si contraire à la pudeur.* » (Origène, IIIe livre contre Celsus.) — « Jamais homme, s'écrie Diderot, ne s'est assis à Del- » phes sur le trépied sacré ; le rôle de Pythie ne convient » qu'à une femme, il n'y a qu'une tête de femme » qui puisse s'exalter au point de pressentir sérieusement » l'approche d'un Dieu, de se tourmenter, de s'écheveler, » d'écumer, de s'écrier : *Je le sens, je le sens, le voilà le Dieu !* » et d'en trouver le vrai discours. » (Correspond. de Grimm et Diderot, t. II, p. 250.) — « Théophile, évêque d'Alexandrie, fit voir à ceux de cette ville les statues creuses où les prêtres entraient par des chemins cachés pour y rendre les oracles. » (Hist. des or., ch. 17.) — On sait que les Épicuriens et les chrétiens qui, à cette époque, passaient pour des incrédules étaient exclus de tous les mystères, car leur présence (comme celle des corps savants pour les magnétiseurs) faisait toujours échouer les choses sacrées, et avant de commencer ces cérémonies, le prêtre criait *qu'on chasse d'ici les chrétiens*, à quoi le peuple répondait comme en une espèce de chœur, *qu'on chasse aussi les Épicuriens. (Idem,* ch. 13.) — Eusèbe, dans la vie de Constantin, dit que lorsqu'on abattit le temple d'Esculape à Égès, ce ne fut pas un Dieu ni un démon qu'on y trouva, mais un fourbe qui avait pendant longtemps abusé de la crédulité des hommes (1).

Tous les pays du *monde civilisé* étaient alors couverts de temples voués aux fausses divinités *dont les paroles* (personne ne l'ignore) *étaient des oracles*, Cumes, Delphes, Endor, Trophonius, Claros, Didyme, Épidaure, Dodone, Égès étaient courus et fréquentés par toutes les classes de la société ; les princes, les grands capitaines, les simples guerriers, les hommes libres, les philosophes, les courtisanes, les marchands, les esclaves interrogeaient les pythonisses et les sibylles. A Rome, on n'entreprenait rien d'important sans se rendre auprès des augures qui consultaient le vol des oiseaux ou les allures des poulets sacrés. « *Les magistrats observaient gravement les façons brusques, les mouvements les plus fantastiques, et la manière dont ces animaux laissaient tomber ou avalaient la mangeaille (2).* » Les prêtres et le peuple traitaient d'impies ceux qui ne croyaient pas à ces divines impostures.

D'autres prêtres, les aruspices, consultaient les entrailles des victimes qu'on offrait en expiation ou en sacrifice, et les meilleurs morceaux de l'offrande passaient ensuite de l'autel sur la table de ces pieux sacrificateurs. (Antipsychon, *vicariam animam.*) — L'antiquité avait encore ses devins qui maniaient et examinaient les serpents pour en tirer des présages ; les enchanteurs qui possédaient la connaissance des simples et des imprécations qu'on devait prononcer pour invoquer les divinités du ciel ou de l'enfer ; les astrologues qui lisaient dans les astres et fabriquaient des talismans,

---

(1) Nous rappelons simplement, pour mémoire, un fait analogue quoique plus moderne : « En 1535, on brûla dans le marché de Londres plusieurs statues de » bois que des moines faisaient mouvoir par des ressorts. » (*Histoire de Henri VIII.*)

> Le monde n'a jamais manqué de charlatans
> Cette science, de tout temps,
> Fut en professeurs très-fertile.   (LA FONTAINE.)

(2) Voyez Pluche. *Histoire du ciel*, t. I, p. 433.

lesquels devenaient des brevets de longue vie ou de santé quand ils avaient été fabriqués au moment précis du lever de l'astre qu'ils représentaient et dont ils recevaient, dit-on, *l'influence* astrologico-magnétique. Toutes ces fourberies se vendaient fort cher, car le mensonge, quoiqu'il ne soit pas rare, est toujours hors de prix. Les hommes n'en voudraient pas si on le donnait pour rien. Tandis que la vérité, qui ne se vend guère, n'obtient pas toujours droit de cité chez les peuples dits civilisés; elle en est réduite, suivant une fable ancienne, à se cacher au fond d'un puits.

Dans des pays plus barbares encore, les prêtres allèrent plus loin. Du sacrifice des animaux à celui des esclaves il n'y a qu'un pas, et la pente est rapide. Le culte de Moloch, ce Malthus des temps antiques, fut donc institué, et l'homme, en vue d'être agréable à Dieu, immola l'homme (1). Après avoir plongé lui-même un fer *sacré* dans le sein de son semblable, son fanatisme ne connut plus de bornes, *il comprit* que l'esclave, vil rebut de la société, était un objet indigne d'être offert en holocauste à l'Être suprême, et bientôt il se mit à égorger des vierges. De jeunes filles, belles entre toutes les belles, élevées loin des regards des *profanes*, étaient longuement préparées à ces exécrables sacrifices, et l'être le plus pur, le plus divin de la création, la femme qui avait été donnée à l'homme pour compagne, fut impitoyablement massacrée pour apaiser la soi-disant colère céleste ou même pour être agréable aux mânes des morts (Com. ces. 6. 15 et 16).

Dans d'autres localités, enfin, où les grands de la Terre se faisaient passer pour des demi-dieux, on éventrait sur les tombeaux des rois des troupeaux d'esclaves destinés à les servir après leur mort. C'est ainsi que toujours l'erreur s'enchaîne à l'erreur, que le mal particulier découle du mal général

(1) « *Ad majorem Dei gloriam!* »

et qu'une sorte de solidarité relie fatalement toutes les superstitions et tous les crimes entre eux. Cependant, toutes ces
religions, comme tant d'autres, eurent leur jour de faste et
de grandeur, elles durèrent des siècles, mais comme tout ce
qui est faux elles eurent aussi leur jour de décadence. Il
suffisait d'y avoir été élevé pour y croire, et malheur à qui
n'avait pas la *Foi*. La Bible nous a conservé les noms des
hauts lieux où ces sacrifices humains se faisaient, et César
au livre IV de ses Commentaires, nous les montre jusque
chez les Druides. « Les Gaulois sont fort superstitieux, dit-il,
» et dans les grands dangers, soit de guerre ou de maladie,
» ils sacrifient des hommes... Il y a des idoles d'osier d'une
» grandeur extraordinaire, qu'on remplit d'hommes, puis
» on y met le feu. Ils ne croient pas qu'il y ait des victimes
» plus agréables à la divinité. » Les voyageurs modernes
mentionnent encore l'horrible superstition des sacrifices
humains dont l'usage s'est prolongé de siècle en siècle
jusqu'à nos jours (1). La *Gazette de France* du 19 juin
1804 nous donne, d'après le gouverneur du Bengale, le
nombre annuel des victimes qui se trouvent sacrifiées à ces
superstitieuses coutumes. Elle rend compte des efforts inouïs
qu'on fit pour déraciner ce préjugé sans pouvoir y parvenir.
Dans d'autres climats, aux Indes, les fakirs et les suttées se
livrent volontairement à la flamme des bûchers, se font
écraser sous des roues, fouler sous les pieds des éléphants
ou déchirer par des crocs en fer que les prêtres, les brames
leur enfoncent dans le corps pour les sanctifier. Ce ne fut
qu'en 1829 que le gouvernement anglais parvint à abolir
cette coutume aux Indes. Avant cette époque les sectateurs
de Chiva et de la déesse Kali sacrifiaient des milliers de victimes plus ou moins volontaires sur la place du quartier de
Boitaconnach à Calcutta. Nous les appelons barbares, mais

(1) Voir Carli Rubi, lettre 8.

chez nous, Européens, peuples civilisés, la vérité n'eût-elle jamais de pareils martyrs ? Pourquoi faut-il qu'avec tant de courage et de dévouement l'histoire du monde soit celle du fanatisme !

Ainsi l'ignorance et la cupidité des prêtres anciens, en rendant tous les hommes indifférents pour la justice, les avaient trompés sur le véritable objet de leur culte ; presque tous les peuples admettaient alors, sans examen, des erreurs accréditées par une longue pratique, ou sanctionnées par un usage universel que l'ambition et l'avarice sacerdotales avaient intérêt à favoriser ; c'est ainsi encore que les débris de toutes les sciences occultes, venus de l'Orient, terre classique des rêves et des chimères, sont arrivés jusqu'à nous. Ceux qui prennent à tâche de les régénérer aujourd'hui et qui veulent même nous donner leur prétendue découverte comme quelque chose de neuf, ne parviendront jamais qu'à en imposer aux ignorants et aux superstitieux ; ils auront beau emprunter des noms nouveaux à la science moderne pour recouvrir toutes ces vieilleries, leur ruse ne servira qu'à les démasquer, car sous ce manteau d'emprunt, il sera toujours facile de reconnaître l'antique serpent des temples païens qui, sans changer de venin, change de peau pour se transformer au soleil des siècles. — « Il ne faut que du ba- » bil pour en imposer au peuple, écrivait saint Grégoire de » Nazianze à saint Jérôme ; moins il comprend, plus il ad- » mire. » (Hier. ad nep.) — Les amis du merveilleux n'ont pas d'autres principes, et le peuple, c'est-à-dire la masse, se laisse parfaitement piper à l'avocasserie du langage. — « *Le peuple*, disait encore l'évêque Synnérius, veut absolu- ment qu'on le trompe ; on ne peut en agir autrement avec lui... les anciens prêtres de l'Égypte en ont toujours usé ainsi. — Pour moi, je serai toujours philosophe avec moi, mais *je serai prêtre* avec le peuple. » (In calvit., p. 515.)—

On ne saurait trop s'élever contre ce vieux système des prêtres égyptiens que les machiavélistes de toutes les époques
n'ont cessé de préconiser. Le savant Volney qui avait passé
toute sa vie dans l'étude de l'antiquité, l'a stigmatisé en ces
termes : « Il s'établit, dit-il, au sein des États, des *corpora-*
» *tions sacriléges* d'hommes *hypocrites* et *trompeurs*, qui atti-
» rèrent à eux tous les pouvoirs, et les *prêtres* à la fois *as-*
» *tronomes*, théologiens, physiciens, médecins, magiciens,
» interprètes des *dieux*, *oracles* des *peuples*, *rivaux* des *rois*,
» ou leurs *complices*, établirent, sous le nom de *religion*, un
» *empire* de *mystères* et un *monopole d'instruction*, qui ont
» perdu les nations..... » — Les gens *modérés* et *prudents* disaient (en parlant de toutes ces fourberies) : *supposons que tout
cela soit vrai, pourquoi révéler ces mystères?* Sans doute nos opinions sont pleines d'erreurs; mais ces erreurs *sont un frein* nécessaire à la multitude. Le monde va ainsi depuis longtemps,
pourquoi le changer aujourd'hui? — Tel fut le sentiment de
toute l'antiquité : tel est encore celui des brames et des lamas,
qui retrace parfaitement celui des prêtres d'Égypte. Pour
excuser ce système de fourberie et de mensonge, on dit qu'il
serait dangereux d'éclairer le peuple, parce qu'il abuserait
de ses lumières. Est-ce à dire qu'instruction et friponnerie
sont synonymes? Non ; mais comme le peuple est malheureux par la sottise, l'ignorance, et la cupidité de ceux qui
le mènent et l'endoctrinent, ceux-ci ne veulent pas qu'il y
voie clair. Sans doute il serait dangereux d'attaquer de
front la croyance erronée d'une nation, mais il est un art
philanthropique et médical de préparer les yeux à la lumière
et les bras à la liberté.

Si, actuellement, nous compulsons notre propre histoire,
nous reconnaîtrons sans peine que le berceau de la monarchie française n'a été qu'un foyer d'erreurs et de superstitions, reste de cette idolâtrie païenne qui était le fondement

de toutes les croyances religieuses chez les peuples barbares,
assemblage grossier de la théologie antique et des sciences
occultes. Ces croyances qui subsistent encore dans l'esprit
de tant de monde et de bien des lettrés étaient beaucoup plus
répandues au moyen âge. Vers 1370, Charles V (dit le Sage)
institua un Collége d'astrologie qui propagea le mal dans
toutes les classes de la société. Ce fut Colbert qui, le premier, en 1666, lors de la fondation de l'Académie des sciences, osa interdire publiquement aux astronomes de s'occuper
d'astrologie. A cette même époque Molière les bafouait et
les attaquait par le ridicule.—Jamais les astrologues ne furent
mieux payés que par nos rois de France. Les cours un peu
dissolues de Henri II et de Henri III donnèrent une grande
vogue aux horoscopes, et la maladie des prédictions devint
tellement contagieuse que déjà, sous les règnes de Charles VII,
de Louis XI, et plus tard de François Ier, d'Henri IV, de
Louis XIII et de Louis XIV, il ne fut plus possible de se passer
des sorciers. A la naissance de Louis XIV (1638) on fit entrer
l'astrologue Jean Morin, dans la chambre même de la reine-
mère pour tirer l'horoscope de l'héritier de la couronne.
Henri IV l'avait fait également pour Louis XIII. Les Médicis
sacrifièrent des sommes considérables pour satisfaire cette
stupide passion, et les noms de la Vigoureux et de la Voisin,
dignes émules de la Brinvilliers, rappellent assez quel mélange de crimes et de superstitions s'alliait alors à la licence
des cours du *bon vieux temps*. On voit encore à la halle au
blé de Paris la tour astrologique que fit construire Catherine de Médicis; cette tour, comme on le sait, lui servait
d'observatoire quand elle voulait interroger les astres. Le
mal était tellement invétéré dans les esprits qu'un grand
nombre d'écrivains, d'ailleurs très-judicieux, ne purent jamais se guérir de cette faiblesse dont les premières atteintes
dataient de leur enfance. De Thou, Mézerai et bien d'autres

encore crurent aux devins, aux maléfices et aux sortiléges. Mazarin et Richelieu consultaient Morin ; et le pape Paul II n'osait rien entreprendre sans avoir pris conseil de la lune et des étoiles. — A une époque plus rapprochée de nous, sous le règne de Louis XV (et de madame de Pompadour), est-ce que le fameux comte de Saint-Germain, dont on ne connut jamais l'origine et qui eut, dit-on, Cagliostro pour valet de chambre, ne fit pas croire à toute la cour, *soi-disant voltairienne*, qu'il était au monde depuis plusieurs siècles et qu'il avait intimement connu Charles-Quint, François Ier, Nostradamus, Attila et Jésus-Christ dont il parlait comme de ses contemporains.

Mais ce qu'il y a de plus inouï, de plus incroyable, c'est que l'Église et la magistrature furent pendant un certain temps infectées de ce mal contagieux. Elles tombèrent elles-mêmes dans ces grossières et abominables erreurs, ainsi que le prouvent les capitulaires de Charlemagne, les décisions des conciles et les ordonnances de 1490, 1535, 1560 et de 1682. — Hâtons-nous d'ajouter qu'aujourd'hui ni l'Église ni la magistrature ne croient plus au prétendu pouvoir des sciences occultes, et quoi qu'en disent les magnétiseurs, nous en donnerons la preuve dans le cours de cet ouvrage. « La philosophie, disait déjà Voltaire, a guéri enfin les » hommes de cette abominable chimère, et a enseigné aux » juges qu'il ne faut pas brûler les imbéciles. » — Il n'en est pas moins vrai qu'autrefois l'Église et la magistrature se ressentirent de cette épidémie générale ; elles crurent aux sorciers, au pouvoir occulte de la magie et firent des lois pour en réprimer l'usage et les abus. Les Pères de l'Église ont longuement écrit sur l'existence des démons qui, « *pré-* » *cipités des hautes régions du ciel se sont vus dans la nécessité* » *d'habiter l'air* (1). » La jurisprudence spirituelle et tempo-

(1) Saint Augustin. *Cité de Dieu*, liv. 8, c. 22.

relle admettaient alors la possibilité de deviner l'avenir et de faire du mal à l'aide de la magie qui était considérée comme un pouvoir surnaturel venant du diable (1). Les capitulaires de Charlemagne contiennent les lignes suivantes contre le prétendu pouvoir si faussement attribué aux sorciers, et notamment contre ceux qu'on nommait les *tempestuarii*. — « Ceux qui se livrent à des maléfices et envoient » des tempêtes, dit la loi des Visigoths, ceux qui, *au moyen* » *de certaines paroles*, font tomber la grêle sur les vignes et » sur les moissons, seront rasés publiquement et recevront » deux cents coups de fouet; puis on les promènera autour » des champs, afin que leur exemple serve de leçon; et, » pour les empêcher de récidiver et les mettre hors d'état » de nuire, ils seront enfermés à perpétuité dans une prison, » ou on ne leur donnera que des habits et des aliments. »

En ce temps-là, l'Église admettait les *sorts des saints* à l'instar de l'antiquité, qui avait eu les *sorts d'Homère* et les *sorts de Virgile* : sortes de pronostics qui consistaient à ouvrir un livre au hasard pour demander un conseil salutaire à Dieu. Pendant tout le moyen âge, les *ordalies* ou épreuves par les éléments furent en usage; c'est ce qu'on a appelé aussi *jugement de Dieu*. Les plus grandes questions s'y décidaient pour ainsi dire à pile ou face. Une foi naïve remplaçait la lumière, et, dans l'impuissance de résoudre certaines difficultés douteuses, on s'en rapportait au hasard. — Tout le MONDE à cette époque croyait encore que les deux familles royales de France et d'Angleterre avaient le don miraculeux de guérir, par le simple attouchement, les écrouelles, qu'aucun médecin n'avait pu guérir.

Cette foi grossière qui attribuait, tantôt en bien, tantôt en

____

(1) On peut sur ce sujet consulter avec fruit l'excellent ouvrage de M. E. de la Bédollière : *Mœurs et vie privée des Français dans les premiers siècles de la monarchie.*

mal, un pouvoir surhumain à certains individus, couvrit l'Europe de crimes en s'infiltrant dans les institutions et la jurisprudence de ce temps. Jeanne-d'Arc, la maréchale d'Ancre, le jésuite Girard, le curé Gaufridi, Urbain Grandier, ont été condamnés pour sorcellerie, et sont morts sur les bûchers de l'inquisition ou sur ceux du parlement. L'ombre de Laubardemont, de sinistre mémoire, est encore errante autour de leur bûcher. — Voici l'inscription infamante que le tribunal de l'inquisition fit placer sur le bûcher de la jeune fille qui venait de délivrer la France : « Jehanne, qui s'est fait nommer la pucelle, menteresse, pernicieuse, abuseresse de peuple, devineresse, superstitieuse, blasphémeresse de Dieu, mal créant la foy de Jésus-Christ ; venteresse, idolastre, cruelle, dissolue, inventeresse de diable, schismatique et hérétique. » — Saint Grégoire FUT LE PREMIER qui livra judiciairement les sorciers aux flammes. Depuis ce pape, on a brûlé en Europe plus de cent mille sorciers ou possédés. « Quand on songe à tous les maux qu'a » produits le fanatisme, on rougit d'être homme, » dit Voltaire. Cette parole de Voltaire n'est que trop vraie ; mais à côté de toutes ces extravagances, qui sont la honte de l'esprit humain, on trouve, pour son immortel honneur, les écrits d'Hérodote, d'Épicure, de Varon, d'Horace, de Lucien, d'Aristote, de Cicéron, de Plutarque, de Lucrèce et de tant d'autres dont s'honore l'antiquité. Ils sont là pour prouver aux générations futures que dans tous les temps aussi des hommes de bon sens et de courage ont protesté, à la face de leur siècle et de l'univers, contre la fourberie des prêtres et l'idolâtrie des peuples ; c'est à eux que nous devons en grande partie la destruction de ces vieilles erreurs ; nous leur devons d'être ce que nous sommes, car ils ont préparé le terrain sur lequel le christianisme est venu jeter sa semence de vérité. Au risque de passer pour des impies, tous ces auteurs ont laissé des pages mémorables contre les fausses religions de leur pays, contre les oracles, la magie, la divination, la nécromancie, l'astrologie judiciaire et tous les faux prophètes. — On a vu quelquefois des sectes entières protester contre certaine croyance généralement admise. Si les pharisiens croyaient au diable, les saducéens n'y croyaient pas, puisqu'ils n'admettaient ni anges ni démons. Dans les temps modernes, à côté de nos démonographes, des Bodin, des Delrio, des Boguet et de tous les partisans de la petite et de la grande cabale, on trouve Rabelais contre les superstitions du moyen âge; le docteur Duncan contre les prétendues possédées de Loudun; le père Lebrun, l'oratorien, contre la *baguette divinatoire;* Hecquet, doyen de la Faculté de médecine de Paris, contre les convulsionnaires de Saint-Médard; Haïn, l'illustre clinicien de Vienne, contre les exorcismes du curé Gassner; et enfin, la grande et glorieuse pléiade philosophique du xviii° siècle, contre toutes les superstitions et la sorcellerie en général; de même qu'aujourd'hui, on retrouve à côté du mesmérisme, du somnambulisme, des tables parlantes ou tournantes, toutes nos académies, tous nos corps savants, pour en démontrer la jonglerie et le charlatanisme.

Le magnétisme, après avoir été condamné par l'Académie des sciences (1784), disparut un moment, et ne revint en France qu'avec l'émigration. C'est à cette époque, sous la Restauration, qu'Hoffmann, le célèbre critique des *Débats* écrivait : « Quand on a vu raparaître une légion de
» tartufes, on devait bien imaginer que tous les enchan-
» teurs, les nécromans et les baladins mystiques viendraient
» prendre leur place à la curée de la sottise. Si une odieuse
» corporation, condamnée par tous les rois chrétiens, par
» les cours de justice et par le saint-père, se remontre avec
» audace et signale déjà son retour en dépouillant les fa-

» milles, faut-il s'étonner de voir accueillir une autre so-
» ciété, qui du moins, n'a été condamnée que par le bon
» sens? Oh! certes, les endormeurs magnétiques sont infi-
» niment préférables aux endormeurs de Mont-Rouge; les
» premiers n'escroquent pas des testaments, ils ne menacent
» ni la vie, ni l'indépendance des rois, et ils bornent leur
» ambition à serrer les pouces, à palper les épaules, les
» bras, les genoux et l'épigastre des jeunes et jolies
» femmes. Ces derniers mots sont officiels.

» Il est assez remarquable que ces deux espèces d'endor-
» meurs se rencontrent à la fois sur l'horizon; mais c'est un
» effet de ce périodisme qui ramène les mêmes sottises trois
» ou quatre fois par siècle, et toujours avec un nouveau
» cortége de miracles... Mesmer n'eut pour magie que ses
» mains et son baquet; ses mains lui servaient à tâter nos
» dames, à provoquer les effluves du fluide magnétique,
» et à palper les cent louis que chaque imbécile lui appor-
» tait pour être initié aux grands mystères. Ces cent louis,
» prix fixe de la science, font assez voir que le docteur ne
» s'adressait pas à ce qu'on nommait la canaille...

» Remarquons bien qu'à toutes ces périodes de jonglerie
» et de mysticité, il a toujours été question de faire naître,
» de donner, de distribuer la lumière comme dans la franc-
» maçonnerie; *l'illuminisme, les illuminés, le siècle des lu-*
» *mières*, telles sont les expressions employées par les char-
» latans et répétées par les dupes.

» Il est donc bien démontré que ces prétendues lumières
» sont toujours contemporaines de quelque grosse bêtise;
» on ne pense jamais plus à la lumière que quand on n'y
» voit goutte, car c'est alors qu'on en a le plus besoin.
» Dans ce sens, j'avoue que nous sommes dans le siècle
» des lumières, entre les jésuites et les somnambules. »

Après la condamnation académique, le magnétisme

éprouva une dépréciation notable, et le public parisien s'amusa beaucoup des vers suivants :

> Si quelque esprit original
> Persiste encore dans son délire,
> Il sera permis de lui dire :
> Crois au magnétisme... animal.

On voit par tout ce qui précède que de tout temps les bons esprits, ceux qui sont propres à connaître, à recevoir, à goûter la vérité, ont été assez rares même parmi les gens lettrés. Le premier dialecticien du monde, Bayle, disait : « *De mon temps il y a à peine trois personnes qui sachent raisonner.* » Le nombre peut bien en être un peu augmenté, puisque nous sommes en voie de progrès, mais ce qu'il y a de certain, c'est qu'il n'est pas encore très-considérable et que les hommes de bon sens sont toujours clairsemés, tant il est vrai qu'il y a eu beaucoup d'appelés et peu d'élus. Les préjugés nous viennent de si haut et de si loin, le malheur rend l'homme si faible et si superstitieux qu'on ne peut guère s'étonner de l'*ignorance* générale *des masses*. La superstition, cette lèpre de l'intelligence, se propage de proche en proche, et gagne presque tous les esprits. Il y a parmi nos lettrés immensément de fanatiques qui sont de bonne foi, et qui prennent leurs idées pour des inspirations du ciel.

Avant Bacon et Descartes, qu'on peut considérer comme les véritables fondateurs des sciences modernes, presque tous les médecins étaient encore astrologues et alchimistes ; c'est par leur filière que toutes les erreurs de l'antiquité sont arrivées jusqu'à nous. Larivière, médecin de Henri IV, était aussi son astrologue. Paracelse, Vanhelmont, Goclenius, Maxwel, Wirdig, Santanelli, Burgravius, Kircher ont écrit en faveur de la médecine magnétique, médecine spirituelle, fluide universel, âme du monde, etc., etc. Mesmer, et après lui les docteurs Deslon, Frappart, Foissac n'ont été que les très-humbles continuateurs de ces grands maîtres leurs devanciers dans la *science* magnétique. — Le magnétisme n'est donc pas, à proprement parler, une erreur populaire, c'est une erreur qui nous vient des médecins, et qui a tout particulièrement germé dans la tête des gens riches et des classes lettrées. « *Il est des erreurs*, dit Cabanis, *dont les hommes d'esprit sont seuls capables.* » — Nos paysans croient bien aux devins et aux sorciers, mais ces braves gens n'entendent rien à la science du fluide, c'est trop savant pour eux, et puis, est-ce qu'un beau monsieur peut penser comme un malotru? Il fallait donc autre chose aux classes éclairées : le magnétisme leur est échu en partage. Nous verrons qu'au fond sorcellerie ou magnétisme c'est tout un. Mais il y a tant de gens qui se payent de mots, qu'il a suffi de changer l'étiquette, et de revêtir la même croyance d'un dehors *scientifique* pour la leur faire adopter. Qui donc ose dire que l'habit ne fait pas le moine?...

Quelques médecins de notre siècle, trompés par de fausses expériences (comme nous le prouverons en son lieu), crurent un moment qu'une découverte *extraordinaire* venait d'apparaître, mais un examen plus attentif n'a pas tardé à montrer qu'il n'y avait là, en fait d'extraordinaire, que de l'adresse et de l'audace. Quelques-uns comme Georget, par exemple, sont morts avant le dénouement, emportant avec eux leurs illusions dans la tombe, d'autres au contraire, tels que Bertrand, ont eu le bonheur de vivre assez longtemps pour pouvoir se rétracter.

Malgré tout, l'erreur subsiste encore, et peu de médecins, même de nos jours, sont complétement fixés sur le fond de cette question. Un grand nombre d'entre eux, s'inclinant devant l'autorité des noms et du nombre, pensent ainsi que le vulgaire, qu'il pourrait bien y avoir *quelque chose*, mais demandez-leur quoi, ils ne sauraient vous le dire. M. Peise qui n'est pas médecin, mais qui a écrit sur la médecine et les médecins, M. Peise qui vient tout récemment d'étudier la question n'est pas plus avancé que ceux qui ne l'ont pas étudiée. Il admet aussi *quelque chose*, mais quoi ? Il n'en sait rien. Chacun dans cette question semble faire ses réserves et jouer de *prudence* (1).

Nous devons convenir qu'à toutes les époques la médecine a donné lieu à de nombreuses erreurs populaires. Laurent, Joubert, Primerose, Thomas Brown, Richerand, etc., les ont courageusement combattues. Il est même curieux de citer à ce sujet ce que Richerand entend par le mot PEUPLE. « Il faut entendre, dit-il, et la populace et les esprits les » plus brillants et les plus cultivés. Ce sont principalement » ces derniers qui, abusant des ressources d'une imagina-» tion trop active, créent sur ce qu'ils ignorent les hypo-» thèses les moins vraisemblables, et contribuent à propager » les plus funestes erreurs. » — Si l'on ne savait d'ailleurs combien le public est facile à tromper, on pourrait s'étonner qu'une simple question de fait (car le magnétisme n'est que cela), ait pu donner lieu a tant d'erreurs et de mensonges. Ceci nous prouve encore qu'il ne suffit pas d'avoir deux bons yeux pour bien voir, mais qu'il faut de la sagacité, de la pénétration et souvent même des connaissances spéciales ; il faut savoir aussi jusqu'où peut aller la science d'un fourbe, si l'on ne veut être la dupe du premier charlatan venu. Rien n'est difficile comme de bien voir, et c'est pourquoi beaucoup de gens ont été trompés, parce qu'ils ont accepté des expériences faites dans des conditions défectueuses, qu'ils ont cru voir quelque chose là où il n'y avait réellement rien, rien de scientifique. C'est par

---

(1) Nous examinons dans un chapitre spécial à quoi se réduit ce fameux *quelque chose*.

cette même raison qu'ils ont prêté l'autorité de leur nom à toutes ces jongleries et que, surexcités eux-mêmes parce qu'ils avaient ouï dire, ou cru voir, ils ont, avec de fort beaux raisonnements, ma foi, renversé la barrière du possible pour se jeter dans l'absurde, tout en déblatérant contre le bon sens, la science et les académies.

> De telles gens il en est beaucoup
> Qui prendraient Vaugirard pour Rome,
> Et qui, caquetant au plus dru
> Parlent de tout et n'ont rien vu.   (La Fontaine.)

Quoi qu'il en soit, rien n'est plus propre à nous donner la mesure de l'esprit humain que l'étude des erreurs et des préjugés. On peut à coup sûr, avoir beaucoup d'esprit, être un parfait honnête homme et croire au magnétisme, mais il y a un fait certain, c'est que la mesure de cette croyance donne presque toujours celle du jugement. Rien de plus ingénieux que tout ce que les partisans de *l'extraordinaire* ont écrit sur le possible et l'impossible. Jamais Sainte-Rite Caccia, surnommée l'avocat de l'impossible, ne fut mieux inspirée et n'alla plus loin. Ces messieurs, sous prétexte que la limite du possible est inconnue, admettent qu'il n'y a plus rien d'impossible, et voilà leur esprit courant à la dérive sur l'océan magnétique *des mondes enchantés.* Pour eux vouloir, c'est pouvoir, et, partant de là, beaucoup d'entre eux, n'admettent plus aujourd'hui que *le fluide* de la volonté! Ah ! Messieurs :

> Puisque tout vient d'en haut par les métamorphoses,
> Ne se peut-il donc pas qu'il pleuve un jour des roses?   (Deyeux.)

Rien ne les arrête, rien ne les étonne. Si vous dites, par exemple, à un magnétiste qu'une corneille a emporté les tours de Notre-Dame, il vous répondra : Cela est extraordinaire, mais le fait en lui-même n'est pas impossible. Puis, il vous le prouvera, et voici comme : — Que faut-il pour enlever les tours de Notre-Dame? — De la force. — Or, vous savant, vous physicien, vous ne pouvez pas dire ce que c'est qu'une force. Et, par conséquent, vous n'êtes pas en droit d'affirmer qu'on ne parviendra pas à accumuler assez de forces sous un petit volume (comme celui de la corneille) pour nier la possibilité de déraciner et d'emporter les susdites tours. — Je n'ai pas encore trouvé le mètre avec lequel on mesure le possible, s'écrie M. A. Vacquerie. (*Profils et grimaces.*) — Donc une corneille peut bien enlever les tours de Notre-Dame. Voici comment raisonnent les partisans du magnétisme. Assurément tout cela ne manque pas de *logique*, cela ne manque que de jugement et de bon sens.

Est-ce que Simon le magicien avait trouvé le mètre du possible quand il se vantait de pouvoir créer des hommes avec de l'air et de se rendre invisible, de traverser le feu sans se brûler, de voler dans les airs et de marcher sur les ondes, d'animer les statues et de les faire marcher..., de posséder la puissance de se transformer en mouton, en chèvre, en serpent, etc., de produire de l'or à volonté et de se changer en ce métal, de faire et défaire les rois, de changer les pierres en pain ; etc., etc. — Est-ce que le Père Scott, jésuite et professeur de mathématiques en 1667, avait trouvé le mètre du possible quand il écrivait qu'un certain juif, nommé Sédéchias, qui vivait en 876 (1), avalait des chariots chargés, avec leurs chevaux et leurs conducteurs, et les faisait reparaître ensuite ; que ce même juif coupait des têtes et des membres aux yeux de toute la cour, montrait son cimeterre tout sanglant, puis faisait voir ces têtes et ces membres à leur place ordinaire. — Est-ce que Mahomet

---

(1) Ce fut ce même Sédéchias, médecin de Charles le Chauve, qui empoisonna ce monarque.

avait trouvé la mesure du possible, quand il fit croire aux musulmans qu'il pouvait mettre la lune dans sa poche! — On veut de l'extraordinaire en tout genre et on va jusqu'à l'impossible. Voltaire rapporte que de son temps, un Anglais promit au peuple de Londres de se mettre tout entier dans une bouteille de deux pintes. Le monde magnétique abonde en histoires de ce genre. « *Erreur ne m'en parlez jamais.* » (Rabelais.)

Le magnétisme tel qu'il est, n'est pas une science, c'est une spéculation et si beaucoup de lettrés s'y sont laissé prendre, c'est une preuve irrécusable que la plupart d'entre eux sont de fort mauvais juges dans les questions scientifiques. Malgré la pureté de la forme et le talent de la diction, tout ce qu'ils ont écrit sur le possible et l'impossible, touche à l'absurde et, à ce point de vue, le magnétisme n'est plus que l'abêtissement des masses. — De même que l'empereur Napoléon Ier, les magnétiseurs et les magnétistes ont rayé le mot impossible de leur vocabulaire, mais avec cette différence, c'est que l'empereur l'appliquait à l'ordre naturel — *labor omnia vincit* — tandis que les magnétiseurs l'appliquent à l'ordre surnaturel. Une fois engagé dans cette voie,

> Chacun tourne en réalités,
> Autant qu'il peut, ses propres songes :
> L'homme est de glace aux vérités,
> Il est de feu pour les mensonges.   (LA FONTAINE.)

On connaît l'histoire du frère Lubin Croquelardon, dont la dévotion exaltée trouvait des preuves du christianisme jusque dans les métamorphoses d'Ovide. Les magnétiseurs sont absolument de la même école que Croquelardon, ils trouvent des preuves du magnétisme partout, aussi bien dans la science que dans la sorcellerie qui est l'antipode de la science.

Nous avons déjà fait observer que, de nos jours, les

hommes qui sont demeurés étrangers aux principes des sciences ont été les premiers à admettre toutes les rêveries que la fin du xviiie siècle et le commencement de celui-ci ont vues renaître. Dans le clergé et parmi les littérateurs surtout, le magnétisme compte au nombre de ses adhérents des hommes du plus haut mérite, et il est certain que leur opinion a puissamment contribué à entraîner l'arrière-ban des classes lettrées dans la même voie. Un de nos plus spirituels écrivains, M. A. Karr, qui fait une guerre incessante à tous les abus, lui qui a comparé l'erreur à une fausse monnaie qu'un grand coupable fabrique et qu'une multitude *d'innocents* répandent, l'auteur des *Guêpes* et des *Bourdonnements* enfin donne en plein dans le magnétisme. Il admet les phénomènes de double vue, c'est-à-dire les miracles magnétiques, et a, comme tant d'autres, contribué pour sa part à répandre cette fausse monnaie. — C'est pour ces messieurs, c'est pour les classes lettrées que M. Babinet, de l'Institut, écrivait il y a peu de temps : « Il faudra aviser à popula- » riser, non pas dans le peuple, mais bien *dans la classe* » *éclairée de la société*, les principes des sciences. Cette » classe si importante, dont l'autorité devrait faire loi pour » toute la nation, s'est déjà montrée plusieurs fois au-dessous » de cette noble mission. » (Sci. d'obs., p. 253.) Ce jugement porté par le savant académicien sur les classes lettrées de notre époque est sévère, mais il est juste ; car il est profondément vrai, et nous aurons plus d'une fois l'occasion de le prouver dans le cours de cet ouvrage.

On a souvent reproché à ce pauvre *Jacques-Bonhomme* d'être trop crédule et de pécher par un excès de confiance ; comment, Messieurs, voulez-vous donc qu'il en soit autrement quand les sommités de l'intelligence, ceux qui font la pluie et le beau temps, qui sèment le mensonge ou la vérité, se contentent eux-mêmes de mettre des mots à la place des choses et s'enthousiasment pour des niaiseries !—Le peuple est à trop bonne école pour n'en pas profiter. — Ceci est tellement vrai, et la crédulité de certains auteurs est si extraordinaire, que beaucoup de personnes très-honorables accusent nos romanciers, nos journalistes et tous les écrivains qui donnent dans le magnétisme, clercs ou laïques, de ne pas croire un seul mot de ce qu'ils écrivent quand ils prennent la défense des sciences occultes. — C'est ainsi que dernièrement lord Palmerston accusait en plein parlement l'honorable M. Disraéli, d'avoir pris un peu de cet esprit en venant passer ses vacances chez nous : « Le très-honorable » gentleman, lui disait-il, a passé une partie de ses vacances » parlementaires à Paris, dans cette grande capitale où tant » d'hommes intelligents aiment à s'amuser aux dépens de » la crédulité de ce que l'on appelle à Paris des *gobe-* » *mouches.* » (Séance du 3 février 1857.)

De deux choses l'une : si lord Palmerston dit vrai, les hommes intelligents dont il parle ne seraient pas des dupes mais des fourbes qui s'entendraient ensemble et se donneraient le mot pour mentir afin qu'il en restât *quelque chose.* Mais alors l'éloquence serait pernicieuse, et il faudrait la proscrire si elle n'avait d'autre fin que de tromper sciemment les masses. Les écrivains consciencieux ne s'amusent pas aux dépens de la crédulité du pauvre peuple. Les noms de beaucoup de ces hommes intelligents sont du reste trop honorables pour admettre un pareil système, car selon nous, du moins, tout homme qui enseigne une chose à laquelle il ne croit pas fait un métier de charlatan, et n'a ni conscience, ni amour pour la vérité. Il faut donc forcément admettre que, suivant l'expression du noble lord, parmi les hommes les plus intelligents se trouve un certain nombre de *gobe-mouches* qui parfois avalent sans trop de répugnance de forts beaux *canards.*

Il est encore vrai d'ailleurs qu'une poignée d'hommes fait souvent le chaud et le froid, et que le vulgaire (presque tout le monde) suit le mouvement sans s'inquiéter du reste. On s'appuie sur ses voisins, et on croit marcher ; on répète, et on croit dire ; à force de répéter les mêmes folies, on finit par se griser avec les erreurs d'autrui. En général, on philosophe beaucoup, mais on raisonne peu. — C'est ainsi que depuis un demi-siècle nous avons eu, dans un autre ordre de choses, après l'école des grands désillusionnés une multitude de petits *désillusionnés*, lesquels obéissant au mot d'ordre se sont posés en Faust, en Childe-Harold, en Werther, en Obermann, en Adolphe, en Réné et qui, superbement drapés dans un ridicule et inutile découragement, se sont fort bien accommodés de cette vie d'égoïstes, qui ne fut du reste jamais celle de leurs maîtres. Il en est des désillusionés comme des sceptiques : si les uns et les autres ne croient plus à rien, c'est parce qu'ils se sont attachés à de fausses divinités, à des mensonges, à de pures illusions. Vous êtes désillusionnés, dites-vous, mais c'est le moment d'apprendre à connaître la vérité. Il ne suffit pas, pour se tenir dans le vrai, de regarder toujours le sommet du Parnasse ou de l'Hélicon, il faut aussi jeter un coup d'œil vers celui du Golgotha. « Si nous savions mieux ce que Dieu a fait pour nous, nous saurions mieux aussi ce qu'il nous réserve. » (A. Martin.) Il n'y a que ceux dont la foi ne repose pas sur les bases inébranlables de l'éternelle vérité qui sont susceptibles de désillusionnement, l'homme qui aime la vérité et qui la connaît est *indésillusionnable*. D'ailleurs, le découragement n'est point une vertu, il est toujours une faiblesse, et c'est le fait des petites âmes comme c'est celui des petites passions de s'isoler de l'humanité et de cesser de l'honorer dans ce qu'elle a de grand et d'éternel. Sous prétexte qu'on est seul, qu'on est faible, on s'isole encore davantage et on augmente sa propre faiblesse. Des milliers de voix crient dans ce désert, et pas une ne rencontre son écho. Ne vous plaignez donc pas de votre isolement et de votre faiblesse, car si vous étiez unis de pensées et de sentiments vous le seriez bientôt par d'autres liens.

Sans courir après tous les mirages de l'imagination ; sans s'atteler à toutes les utopies, il reste encore à l'homme plus de vérités qu'il n'en faut pour occuper glorieusement une vie tout entière, car Dieu nous en a donné une somme assez forte pour assurer à tous notre bonheur dès ce monde. » L'homme a été créé droit et juste, c'est lui qui s'est embarrassé dans une foule de questions, » dit l'Ecclésiaste. — Le *que sais-je?* de Montaigne, est complétement anéanti, annulé devant le nombre des vérités positives qui sont applicables. — Mais, de grâce, commencez par le commencement. — L'homme n'a pas reçu mission de tromper et de mentir. « *La vie a un autre but que l'ardente recherche des richesses.* » Et ce n'est que le désintéressement qui assure l'indépendance ; Bacon disait : « Les richesses sont à la *vertu* (c'est-à-dire à la *force*) ce que le bagage est à l'armée : il est très-nécessaire mais il empêche la marche, et fait quelquefois perdre l'occasion de vaincre... Ajoutons que pour acquérir ce fantôme de bonheur, il faut bien suer, si l'on est honnête homme ; ou être fripon, si l'on veut s'épargner la peine et le chemin. » — Nous savons bien que la vérité n'a jamais engraissé personne, mais quand on se sent encore quelqu'amour pour elle on doit la soutenir de tout son pouvoir et de toutes ses forces, ne fût-ce qu'en lui rendant témoignage à l'occasion. Et ce seul acte de courage est déjà quelque chose de si grand, qu'il suffit à lui seul pour donner du caractère à ceux qui en manquent. Le cœur humain n'aura jamais assez d'horreur pour le despotisme du mensonge et de l'hypocrisie. Au contraire, c'est cette absence de principes et de foi, cette fausse connaissance des vérités éternelles qui flétrit tant de jeunes cœurs à peine à leur printemps et qui les pousse vers les convoitises effrénées du luxe et des plaisirs ; c'est encore cette même cause qui plonge des générations entières dans la tristesse et le découragement. — Parmi les désillusionnés, ces déshérités de la vérité, les uns pour reposer leurs pieds meurtris sur le roc aride de la *vallée de larmes* vont s'isoler ou plutôt s'ensevelir dans le recueillement et la prière à l'ombre des cloîtres ; d'autres cherchent un refuge dans la mélancolie et le sentimentalisme, d'autres enfin se plongent dans l'ivresse de l'amour et des folles dissipations. Mais tous, qu'ils aient passé sous des guirlandes de fleurs ou sont des vêtements de bure, tous ont jeté aux vents leur cri de désespoir. Plus ils se sont isolés, plus ils ont senti le vide de leur existence ; ils ont pleuré sur leur jeunesse flétrie, sur le désenchantement de la vie, sur leur inutilité en ce monde, ou ils ont maudit la fatalité : Victor Escousse, Auguste Lebras, le duc de Clarence, le baron Gros, Adolphe Nourrit, Léopold Robert, Gérard de Nerval ont vidé cette coupe jusqu'à la lie.

> Ils s'étaient faits les échos de leurs sons,
> Ne sachant pas qu'en une chaîne immense,
> Non pour nous seuls, mais pour tous nous naissons.   (BÉRANGER.)

Parmi ceux qui n'ont pas eu ce triste courage, il en est des milliers, dont le cœur abreuvé de souffrances et d'angoisses, ont appelé la mort de leurs plus ardents désirs ; combien, parmi ces derniers, ont roulé de sinistres projets dans leur tête ; combien se sont dit avec le poëte :

> Souvent las d'être esclave et de boire la lie
> De ce calice amer que l'on nomme la vie,
> Las du mépris des sots qui suit la pauvreté,
> Je regarde la tombe, asile souhaité,
> Je souris à la mort volontaire et prochaine ;
> Je la prie, en pleurant, d'oser rompre ma chaîne...   (A. CHÉNIER.)

On confond trop souvent le plaisir avec le bonheur, le vice

avec la corruption, la réalité avec la vérité. Cette confusion jette beaucoup de vague dans les esprits et beaucoup d'esprits dans l'erreur. Ce mal est d'autant plus grave qu'il devient ordinairement le mobile et le principe de notre conduite; on est toujours prêt à en faire des applications à l'ordre général, et le monde est si drôle avec ses croyances.

Il y a à peine un demi-siècle le monde élégant était, dit-on, voltairien. Mieux vaudrait de dire qu'il n'était rien, car pour lui tout n'est qu'une affaire de bon ou de mauvais ton : cela se fait ou ne se fait pas, voilà la grande question; ses croyances sont semblables à ses modes et n'effleurent que sa peau; elles passent, reviennent, s'en vont; cela se porte comme des bottes à la Souwarow ou un chapeau à la Bolivar; aujourd'hui comme ceci, demain comme cela, peu importe. Le monde des salons n'est qu'une machine qu'on fait mouvoir absolument comme le bas peuple; il obéit à un certain commandement et ne connaît qu'une chose, car *il n'adore qu'un seul Dieu....* le plaisir! Il croit qu'il a été créé pour passer sa vie à *balader* et à *nopser*. Bleu, blanc, rouge, tout lui va si la couleur est à l'ordre du jour. Comme Louis XV, il dit : *Après moi la fin du monde, mon successeur fera comme il pourra,* et Dieu sait comment se nomme *le successeur!* Il ne craint qu'une chose, c'est le trouble-fête, il n'a pas tort de le craindre, mais il a toujours tort de ne savoir point l'éviter. Bon monde, bon *vivant* du reste, et, comme l'oncle Tobie, incapable de faire du mal à une mouche. Si le bas peuple, par la nature de ses besoins, se trouve dans la dure nécessité de rester courbé vers la terre, l'élégant, le lettré des salons, par la nature de ses *aspirations,* se tourne vers.... l'art de parvenir, et, en sa qualité de lettré, il dit volontiers sans vergogne :

Les mortels sont égaux; ce n'est pas leur naissance,
C'est l'argent, mes amis, qui fait la différence.

Il se moque bien de la science du bonhomme Richard, lequel a osé écrire : « Si quelqu'un vous dit que vous » pouvez vous enrichir autrement que par le travail et » l'économie, ne l'écoutez pas, c'est un empoisonneur. » Il ne dit pas non plus avec Jean, de Château-Thierry : *travaillez, prenez de la peine*, mais il dit avec une grâce exquise qui n'appartient qu'à lui seul, *saluez, faites la révérence, c'est le fonds qui manque le moins ;* et comme il est très-poli, et qu'il veut toujours saluer et saluer en hauts lieux, c'est à qui saluera le plus, c'est à qui saluera le mieux, d'où résulte un tohu-bohu universel, une bousculade sans nom et sans dignité, un *sauve qui peut* général où le plus fort écrase le plus faible, où l'homme *adroit* culbute le *niais*, où le savoir-faire remplace le savoir. — Il va sans dire que tous les hommes honorables et lettrés qu'on rencontre dans les salons, et qui sont le plus bel ornement de la bonne compagnie, n'en sont pas tous là ; tous n'ont pas passé dans le camp de Machiavel en mettant l'amour de l'humanité sous les pieds, mais on ne saurait nier qu'une notable partie de la société aristocratique et dansante croirait déroger aux us et coutumes de la vieille noblesse et du bon ton si elle avouait certaines préférences anti-machiavéliques. Pour eux tout se réduit à une question de forme, le fond semble n'être que l'accessoire.

Nous faisons peu de cas de la forme quand le fond manque. Nous vivons dans un siècle où l'on ne vole plus à main armée sur les grands chemins ; les plus adroits larrons ont suivi le progrès de l'époque : loin d'être des personnages grossiers et mal appris ils se sont élevés à la hauteur de la plus délicieuse fashion ; ton, manière, élégance, genre *comme il faut*, tout cela a servi d'enveloppe à de fieffés fripons, à des imbéciles, à des gens sans cœur et sans honneur ou à des égoïstes aussi plats que pervers. Il est si facile de s'enchâsser un lorgnon sur l'œil, d'avoir des gants paille, de porter un habit au goût du jour et de se contourner le torse ou de se déhancher le fémur pour se donner des airs de pantin ! Le premier paltoquet venu peut se donner de ces airs-là.

Nous comprenons l'utilité du plaisir, mais nous ne comprenons pas qu'on le place au-dessus de toute chose ou qu'on lui sacrifie la vérité. C'est un précieux antidote dont l'usage exige bien des ménagements et qui ne doit être employé que dans une certaine mesure toujours variable avec l'état moral et le tempérament de chaque individu. Il y a, dans l'emploi de ce remède, tout à la fois une question de morale et une question d'hygiène :

Faut du plaisir, pas trop n'en faut.

Plus l'homme peut conformer sa vie aux principes de la vérité, plus il est heureux et moins il a besoin de plaisir ; mais tous ne le peuvent pas également, car « il faut trois » choses pour être vertueux, la *nature*, la *raison* et l'*habitude* » (Aristote). Trois choses que l'on se donne difficilement quand l'éducation première ne nous les a pas données. « Notre amour extrême de la vérité, disait Voltaire, n'ex- » clut pas les faiblesses humaines, » et il avait raison, car l'amour de la vérité est une affaire d'intelligence et de conscience, tandis que nos faiblesses personnelles sont une affaire de tempérament ou d'éducation (1). Quiconque est obligé de nager contre un courant ne tarde guère à s'épuiser dans cette lutte inégale, mais, au contraire, celui qui dès l'enfance a suivi une heureuse direction n'a qu'à se soutenir pour arriver, le flot vient à son aide et le porte naturellement vers le port. Il est des circonstances heureuses qui peuvent arracher l'âme aux futilités et aux petites misères de la vie, le Dante en est un grand exemple ; ainsi un amour ardent ou toute autre passion noble et puissante peuvent

____

(1) « *L'avenir d'un enfant est toujours l'ouvrage de sa mère.* » (Napoléon Ier.)

remplacer dans le cœur de l'homme ce besoin de fêtes et de spectacles qui caractérise ordinairement l'enfance des individus et celle des peuples. « *Je surabonde de joie au milieu » de mes tribulations,* » écrivait saint Paul tout chargé de chaînes. Celui qui comprend toute la grandeur de cette parole est déjà bien près d'être un homme *inamusable*. Parmi ceux qui font vie qui dure et qui usent leur existence dans les riens importants du plaisir et de la joie, il en est qui, par état, sont souvent des hommes très-considérables et par conséquent très-considérés, obligés par position d'abriter leur *sagesse* et leur *prudence* sous des airs d'emprunt : ils sauvent la futilité du personnage sous la gravité des apparences et la farce est jouée. La comédie du sérieux, qu'on a appelée chez nous l'*air anglais*, a peut-être un peu refroidi notre enthousiasme national, et c'est vraiment dommage, car le Français est un peuple qui ne manque ni de cœur ni d'imagination. Sans vouloir porter atteinte aux sentiments d'alliance et de confraternité qui nous unissent à nos voisins d'outre-Manche, nous dirons avec le poëte :

En France, soyons Français.   (BÉRANGER.)

En général, l'homme du monde ne manque pas d'urbanité, mais l'urbanité n'est pas toujours, il s'en faut, de l'humanité. — Les masques n'ont jamais été le symbole de la vérité, et l'amour de la justice n'empêche personne de s'asseoir au banquet de l'amitié; nous tenons même pour certain qu'il vaut mieux rire que pleurer, parce que « *rire est le propre de l'homme.* » Mais l'homme véritablement sérieux n'est pas plus celui qui pose que celui qui en impose, c'est celui qui aime la vérité et qui s'y attache, c'est celui qui la respecte même au sein du plaisir, même au milieu de ses propres faiblesses. — A ce point de vue, le mot *argent* et le mot *positif* sont loin d'être des synonymes du mot sérieux. C'est encore

la vérité qui seule et toujours est le côté positif et sérieux de
la vie. L'argent n'est qu'un moyen, une puissance pour
lutter contre le mal, il n'est pas le but de la vie, et ceux qui
le cherchent pour le dissiper follement, ou ceux qui l'amas-
sent avec passion sans savoir, de leur vivant, le faire servir
à un but noble et utile sont également insensés, ils n'en
comprennent point la valeur. C'est pendant sa vie que
l'homme est à peu près sûr de faire un peu de bien et qu'il
doit songer à ce qui est juste. Après lui il ne sait pas ce qui
sera, et souvent le fruit de tant de peines et de travaux,
dissipé en plaisirs et en fêtes, s'écoule comme une affreuse
dérision derrière les pas de celui qui n'est plus. « Après
» moi, dit Salomon, doit venir un héritier, sage ou insensé,
» je l'ignore ; il possédera mes travaux, mes sueurs et mes
» soucis : et tout cela n'est encore que vanité ! »

En somme, il n'y a pour tous ici-bas que deux voies à
suivre, celle du *plaisir* ou celle du *devoir*. Sur ces deux
grandes voies viennent se ramifier, il est vrai, une infinité
de petits sentiers que chacun suit ou se fraye suivant sa fan-
taisie, mais tous, sans exception, aboutissent toujours aux
deux grandes artères de l'activité humaine : *plaisir* ou *devoir*.
Le plaisir sous toutes les formes et le devoir..... le devoir ?
comme il vous plaira puisque chacun l'entend à sa manière :
mot élastique comme la conscience. En dehors de la vérité,
il subit toutes les modifications et les interprétations que
l'ignorance ou les passions veulent lui donner. — La misère
est une triste chose, mais nous aimons mieux la misère avec
la science que la richesse avec l'ignorance. — Cependant le
plaisir n'est pas le bonheur, nous ne le recherchons que parce
que ce dernier nous manque. Le bonheur si souvent ignoré !
D'abord on éprouve le besoin de s'étourdir sur ses propres
maux ; plus tard l'habitude du plaisir nous en fait une nécessité, mais déjà nous sommes son esclave. C'est l'histoire

des buveurs qui *noient* leur chagrin ou celle des Chinois qui demandent à l'opium et au haschich l'oubli de leurs maux. Malheureusement ces sortes de palliatifs (comme tous les *systèmes de consolations* qui sortent de la vérité) laissent des semences funestes dans le cœur de l'homme, et le remède devient pis que le mal : la stupeur, le découragement, l'inaction morale, la mort, en un mot, en est le fruit! Si la résistance grandit l'homme en le régénérant, si elle le fortifie contre ses propres faiblesses, l'habitude ou la passion du plaisir élevée à un certain degré produit sur lui l'effet contraire. Elle énerve son courage, pervertit ses plus nobles instincts, porte atteinte aux plus pures, aux plus généreuses affections, et détruit insensiblement dans son âme l'amour de la vérité. Ce n'est pas sans raison que les anciens ont dit que le luxe et la richesse, ces deux auxiliaires du plaisir, corrompaient le cœur de l'homme. — Ceux qui mettent l'amour du plaisir ou l'amour de l'argent au-dessus de tout ne sont plus bons à rien. Semblables aux animaux, tous leurs soins et leurs soucis se bornent à chercher leur *pâture*, et beaucoup de moyens leur sont bons pour se la procurer. Ils n'aspirent qu'à une chose, posséder : posséder pour dissiper et s'*amuser*, posséder pour enfouir et entasser. Avarice ou prodigalité, ces deux systèmes ou plutôt ces deux vices, n'aboutissent en dernier lieu qu'à des ruines : dettes et pauvreté du luxe au sein d'une brillante indigence, ou misère et chagrin au sein de la richesse. Des milliers d'enfants sont victimes de ces deux plaies qui dégradent honteusement les familles et la société. « *Rien*, dit Rousseau, *n'a plus dévasté le cœur des familles que la dureté et l'avarice des pères.* » — Il n'est que trop vrai, là où ces deux fléaux ont passé, il peut bien y avoir de la parenté, mais il n'y a ni famille ni foyer domestique. Le sang par lui-même n'a pas de valeur morale quand les liens qui seuls constituent la famille sont

7

brisés. Se créer une telle existence, c'est pétrir tous les jours de sa vie avec de la boue, du sang et des larmes.

La richesse, le luxe et tous les plaisirs qu'ils traînent à leur suite étant pour le commun des hommes le plus grand élément du bonheur, l'argent devient naturellement pour eux la seule préoccupation de leur vie, le souci incessant de leur existence et son unique objet; pensées, paroles, actions, c'est là que tout aboutit, et, sous prétexte qu'il faut de l'argent pour vivre, on ne vit plus que pour acquérir ou amasser. Ce seul fait explique pourquoi, chez tous les peuples sortis de la barbarie, le luxe, qu'il ne faut pas confondre avec le progrès, caractérise bien plus les époques de décadence que les époques de civilisation. Qu'ils sont à plaindre ceux qui, par position de fortune ou par métier, se trouvent sans cesse dans la dure nécessité de débattre pied à pied leurs intérêts avec la misère d'autrui! Quoi qu'ils fassent pour se défendre de ces tristes influences, leur caractère, leur esprit et leur cœur prendront toujours, malgré eux, quelque chose de dur et de sec comme le métier qu'ils font. Tout ce que les philosophes et les moralistes ont écrit sur la corruption du cœur humain occasionnée par l'amour du luxe, est encore loin de nous faire connaître l'étendue et la profondeur des lésions morales que la soif effrénée des richesses produit dans le cœur de ceux qui s'y attachent et qui y livrent leur vie. On peut dire que chez eux toutes les fonctions intellectuelles en sont troublées, que la tête, le cœur, le jugement, les affections, les idées sont pervertis par cette exécrable influence. La même tête raisonnant sur le même objet, le voit tout différemment selon que le raisonneur possède, ambitionne, jouit ou ne jouit pas des dons de la fortune.

> La fortune, selon qu'elle est meilleure ou pire,
> Jusque sur la pensée exerce son empire :
> Tels sont amis de l'ordre, et se croient convaincus,
> Qui sont conservateurs pour garder leurs écus... (PONSARD.)

Quand tout se rapporte à la vie animale, on fait métier de tout : peinture, sculpture, musique, poésie, science, littérature, opinion même, tout est bon, tout fait ventre pourvu que cela se vende. On brosse, on ratisse, on gratte, on burine, on chante, on écrit sans avoir d'autre poésie au cœur, d'autre religion dans l'âme que celle des écus ; philosophie et beaux-arts n'habitent point sous le même toit. C'est l'aveugle Plutus qui dispense l'*influence secrète*. — L'homme exceptionnel, celui qui a pu dire : « *Je n'ai flatté que l'infortune*, » doit toute sa gloire et tout son génie à son désintéressement, à la simplicité de sa vie et à son ardent amour de l'humanité (1). Mais tous ces lettrés au petit pied, ces philosophes de l'école de grippe-sous qui aiment le plaisir et le luxe, la dépense et le faste, sont la plaie la plus incurable des sociétés civilisées. Semblables à ces chiens affamés auxquels on peut toujours jeter un os à ronger, ils sont prêts à lécher les pieds de tous les pouvoirs, et, comme Ésaü, à vendre les droits de l'humanité. Ils sont de ceux dont le poëte a dit :

> Fiers de servir, ils font au gré du maître
> Signes de croix, saluts ou rigodons.

Vous les verrez tour à tour remplir tous les rôles et arborer tous les drapeaux, aujourd'hui guelfe et demain gibelin ; ils jouent les mécontents et font de l'opposition par *métier* comme d'autres sont *satisfaits* et s'intitulent amis de l'ordre par intérêt. Ces gens-là font véritablement de leur opinion et de leur conscience une affaire de boutique. On a vu de fiers républicains s'approprier la dépouille des grands, dilapider les trésors de l'État, et ne se préoccuper que d'une seule chose, celle de faire tourner à leur profit personnel les victoires populaires. — A quoi donc attribuer tous ces désordres, si ce n'est à l'amour du luxe et de la fortune, qui, gagnant de

(1) Voyez la lettre de Béranger à M. Legouvé.

proche en proche, devient un besoin pour tout le monde?
« De là il s'ensuit nécessairement qu'un grand nombre de
» gens parmi nous sont forcés de gagner leur vie en se fai-
» sant mendiants, filous, pipeurs, parjures, flatteurs, su-
» borneurs, faussaires, faux témoins, menteurs, fanfarons,
» mauvais auteurs, empoisonneurs, astrologues, folliculaires,
» libres penseurs, et autres professions semblables. » (Swift.)
—C'est le cas de dire : « Gents de bien, Dieu vous saulve et
» guard, où estes-vous? Je ne vous peulx voir. » (Rabelais.)

Sous le gouvernement machiavélique des derniers Bourbons, Béranger, notre poëte national, comme on l'appelle
aujourd'hui, Béranger ne disait-il pas : *On m'eût payé volontiers pour me taire.* Le gouvernement de juillet, avec son
système de corruption, a immensément contribué à cette
sorte de simonie politique qui est la mort de toute croyance.
C'est sous le règne de la royauté constitutionnelle que M. le
vicomte de Cormenin écrivait les paroles suivantes : « Au-
» jourd'hui le gouvernement ne croit à rien, les seigneurs de
» la cour à rien, les chambres à rien, les lecteurs à rien, les
» professeurs à rien, les élèves à rien ; aussi que sommes-
» nous tous devenus? Nous sommes devenus des valets.
» C'est pis qu'esclaves. » — Que les partisans du machiavélisme de 1830 vantent, exaltent tant qu'ils voudront la malice et la ruse du vieux roi, nous, nous soutenons que la
malice et la ruse ont toujours quelque chose de bas et de
méprisable, quelque chose d'incompatible avec la simplicité
et la noblesse d'un grand caractère. Quant à son *habileté*
pratique dont on a fait tant de bruit, elle n'a servi qu'à le
faire sombrer comme un pauvre novice. Et qu'on ne nous
accuse pas de frapper ici des vaincus; comme homme,
nous plaignons, nous respectons leurs malheurs; mais ce
que nous blâmons, ce que nous combattons en eux, c'est le
système, c'est l'aveuglement qui les a perdus, et qui,

malgré les enseignements de l'histoire, trouve toujours des partisans et des admirateurs jusque dans l'élite des classes lettrées, tant il est vrai que « *si la peste donnait des pensions, la peste trouverait encore des flatteurs et des serviteurs.* » — Sans l'amour effréné du luxe et de la richesse, un pareil système politique trouverait-il des admirateurs? trouverait-il matière à corruption?

On a dit qu'il était *impossible* de trouver la ligne de démarcation qui sépare le luxe du besoin. — Nous pensons, nous, que les vrais besoins ont pour mesure l'UTILE, et l'utile, c'est ce qui suffit hygiéniquement et moralement parlant, aux soins du corps et de l'âme, au développement de l'intelligence. Ce qui n'est pas UTILE est nuisible, et ce qui est nuisible est folie. Nous savons bien que toute habitude vicieuse peut devenir un besoin; mais par cela même qu'elle est vicieuse, ce besoin est factice, et par conséquent nuisible, et l'on doit chercher à en affranchir les nouvelles générations. — Nous ne parlons pas des *vieillards;* en général, ils n'aiment pas les réformes, et sont de ceux qui ne se corrigent que difficilement; chez eux, le pli est pris; il faut mourir avec. — Les vrais besoins, réduits à leur juste mesure, donneraient moins de luxe d'un côté, mais plus de bien-être et plus d'intelligence de l'autre; toute la séve ne portant plus sur les mêmes branches, on supprimerait, on *pincerait* les *gourmands*. Cette opération, qui a déjà été pratiquée en France sur les aînés de famille, ne laisse aujourd'hui de regrets à personne, si ce n'est à M. Veuillot, l'honorable rédacteur de *l'Univers*. Passons outre.

L'amour du plaisir et du confortable, la fureur, la rage de dépenser plus qu'on ne possède, sèment dans tous les rangs de la société d'innombrables et profondes misères. Chacun s'enfle à plaisir et veut, comme la grenouille, égaler le bœuf en grosseur; mais, hélas! que de pécores crèvent à la tâche ! — Le R. P. Félix, dans une de ses dernières conférences à Notre-Dame, s'exprimait ainsi sur les déplorables effets du luxe : « J'ai vu les revenus de la famille et l'avenir des enfants moissonnés d'année en année par un luxe insatiable. J'ai vu des jeunes gens consumant, dans des somptuosités pleines de déshonneur, un patrimoine tout plein des sueurs, si ce n'est des larmes des ancêtres; des maris dévorant en quelques années la dot de leurs femmes, jetée comme une proie à leur fureur de dépenser; et, de leur côté, des femmes se laissant emporter, à force de sensualisme et de vanité, à des dépenses secrètes qui sont des vols dissimulés, et ensevelissant dans les plis de leurs robes le traitement d'un mari fonctionnaire, réduit quelquefois, par ces folies ruineuses, à aller chercher à la Bourse une dernière espérance, pour n'y trouver peut-être qu'un suprême désespoir....... Quand on attache tant de gloire et d'honneur à la forme de son vêtement, à l'éclat de son habitation, on donne trop à croire qu'on se sent au dedans pauvre de toute vraie grandeur. » Il est vrai que c'est encore à l'amour de l'argent et du luxe qu'il faut attribuer la plupart de ces unions boiteuses et mal assorties qui troublent la destinée des familles et sont un véritable désastre pour les enfants. — Non, jamais les tristes et douteux avantages qu'on attribue au luxe ne compenseront la centième partie du mal qu'il fait. Les convoitises qu'il engendre, la fièvre qu'il produit, jettent l'homme dans un état d'ivresse qui le rend capable des plus grandes aberrations et quelquefois des plus grands crimes. Qu'on le considère au point de vue moral, au point de vue privé ou au point de vue politique, et on reconnaîtra que le luxe a toujours été l'écueil des sociétés qui marchent vers la civilisation; on reconnaîtra également qu'il n'y a que l'amour de la justice et de l'humanité qui puisse les délivrer de cette terrible maladie. Mais

avant que ce grand pas soit complétement effectué, les per-
pétuels adorateurs du veau d'or entonneront plus d'une fois
encore leur sempiternel hosanna en l'honneur de toutes les
apologies du luxe.

Denis le Tyran, voulant perdre le fils de Dion, ne le fit
point souffrir la faim ou la soif, il l'abandonna à toutes ses
fantaisies, le livra à tous les plaisirs, il prit à tâche d'en faire
un *heureux*. On contentait ses moindres caprices, des flatteurs louaient toutes ses actions, on satisfaisait tous ses désirs. En grandissant, Dion se précipita dans toutes sortes
de crimes; bientôt à charge aux autres et à lui-même, blasé
sur tout, ne pouvant plus supporter le fardeau de sa propre
existence, et devenu incapable de se corriger, il résolut
d'en finir avec la vie, et se précipita du haut en bas de son
palais. — Cette vieille histoire de Dion se renouvelle encore
tous les jours, et l'on a constaté qu'il y a chez nous plus de
suicides dans les classes riches que dans les classes laborieuses, en d'autres termes, que l'homme habitué au travail
supporte plus patiemment et même plus gaiement la fruga-
lité et la misère que celui dont l'énergie a été usée et en-
gloutie dans la mollesse et le luxe (1).

Les pauvres se font difficilement idée de la misère des
riches, ils ne voient la fortune qu'à travers le prisme éblouis-
sant de leur nécessité ou de leur convoitise; mais écoutons
madame de Maintenon au comble de la fortune et des hon-

---

(1) Quelques-uns nous ont dit que le travail était un châtiment, une malédiction! Nous ne voulons pas trop les contredire, mais nous affirmons, nous, que
le travail est une loi naturelle dont le premier article est écrit dans les entrailles
de tous les hommes; loi qui régit tout autant les besoins de l'esprit que ceux
du corps. « Celui qui ne travaille pas, dit saint Paul, ne doit pas manger. » Qui
donc nous donnerait les aliments, le pain, le vin, le lait même, sans la peine
qu'ils coûtent pour les recueillir? Est-ce que tous ces produits ne sont pas le fruit
du travail? Au point de vue moral comme au point de vue physique, l'existence
humaine sans le travail est de toutes les utopies celle qui est la plus incompréhensible, la plus ridicule et la plus difficile à concevoir; car les lois morales
de l'homme sont toutes écrites dans son organisation même.

neurs, découvrant elle-même cette plaie du cœur humain à
son amie madame de Maisonfort : « Que ne puis-je, lui dit-
» elle, vous donner mon expérience ! Que ne puis-je vous
» faire voir l'ennui qui dévore les grands, et la peine qu'ils
» ont à remplir leurs journées ! Ne voyez-vous pas que je
» meurs de tristesse dans une fortune qu'on aurait peine à
» imaginer ? J'ai été jeune et jolie, j'ai goûté des plaisirs ;
» j'ai été aimée partout. Dans un âge plus avancé, j'ai passé
» des années dans le commerce de l'esprit ; je suis devenue
» à la faveur, et je vous proteste, ma chère fille, que tous
» les états laissent un vide affreux... Je n'y puis plus tenir,
» je voudrais être morte. » Si la philosophie ne portait pas
en elle-même son bonheur et sa récompense, ces paroles
lamentables suffiraient pour dégoûter à jamais de toute ambition l'homme d'honneur qui aime la vérité et qui sait voir
le néant de tous les mensonges humains. Ah ! combien la
philosophie est grande, majestueuse et pleine de consolations quand nous l'entendons proclamer, par une voix mou-
rante, ces sublimes et mémorables paroles qu'un homme de
cœur et d'honneur, A. Thierry, vient de prononcer au moment de descendre dans la tombe : « Aveugle et souffrant,
sans espoir et presque sans relâche, je puis rendre ce témoignage qu'il y a au monde quelque chose qui vaut mieux que
les jouissances matérielles, mieux que la fortune, mieux
que la santé même, c'est le dévouement à la science (1). »

Les extrêmes se touchent, a-t-on dit. En effet, à côté de
la misère des riches se trouve toujours la misère des pauvres. Quand l'un s'élève, l'autre descend, et l'enfer bascule
aux deux extrémités du même fléau. — Plus l'homme naît
dans la bassesse et l'abjection, moins il a conscience de sa
misère et de son infirmité, c'est là le comble de son malheur
et de sa dégradation, car en perdant pour ainsi dire le sen-

(1) Testament d'Augustin Thierry.

timent de ses maux, il perd celui de sa dignité. L'amour de la liberté suit toujours le niveau de l'intelligence. Il est des biens qu'il faut posséder ou comprendre pour les savoir apprécier. Chez le fils de l'esclave, le sentiment de la liberté s'éteint peu à peu ; accablé sous le poids du jour, il ronge son frein en silence et porte douloureusement sa chaîne sans oser aspirer au moment de sa délivrance, tant il est vrai que *« la servitude peut avilir l'homme jusqu'au point de s'en faire aimer. »* (Vauvenargue.) — On appelle cela une grâce d'état. — Le mot est heureux. — La résignation est sans doute une bien belle vertu, mais chaque vertu a son écueil, et le quiétisme est l'écueil de la résignation. S'il est sage, s'il est grand de savoir se plier au joug de la nécessité, il est plus grand encore de savoir lutter pour la vaincre. C'est la lutte, c'est la résistance qui fait *l'homme.* Mon Dieu ! il est si facile de se coucher, de se vautrer sur un tas de fumier, qu'il ne faut pas trop exalter la vertu de ceux qui s'en sentent le courage. Ainsi accablés par le poids des affaires ou par celui des plaisirs, par le poids de la misère ou par celui de l'ignorance, par le luxe ou par l'esclavage, peu d'hommes ici-bas se trouvent avoir le goût, les loisirs, et surtout l'indépendance d'esprit qu'exige la recherche de la vérité. Il en résulte nécessairement une sorte de division qui partage et désunit tous les hommes, un isolement général de l'individu dans la multitude, cette foule que Chateaubriand appelait un *vaste désert d'hommes.* Sous les fausses apparences d'une foi commune, chacun, dans son for intérieur, pense à sa manière, voit les choses comme il peut et se fait sa petite religion qu'il accommode, bien entendu, selon son goût, ses passions et son bon plaisir. C'est en considérant cet isolement et ce déplorable état de choses que le R. P. Félix, déjà cité, disait d'une manière si piquante dans une de ses conférences à Notre-Dame : « L'homme jouit comme un animal,

absorbe comme un végétal et s'isole comme un minéral. »
Il est un fait certain, c'est que si le bonheur de l'homme
devait se mesurer par la satisfaction des appétits et des besoins matériels, ou sur la rotondité des plaisirs de l'abdomen, ce ne serait pas l'homme qui, en ce bas monde,
serait le mieux partagé de tous les animaux, ce serait le
porc.

Oui, l'homme était né pour être heureux, mais né pour
le bonheur ne veut pas dire né pour le plaisir. C'est cette
transformation du but de la vie qui en a changé toutes les
conséquences. Vouloir être heureux était sagesse, puisque
le bonheur est pour l'homme un besoin incessant, et pour
ainsi dire la première condition de son existence. Mais vivre
pour *s'amuser*, vivre pour la gloriole, ou vivre uniquement
pour amasser, c'est folie, c'est misère, c'est égoïsme. De la
première, de la plus grande chose de la création, la vie
humaine, c'est en faire la comédie la plus ignoble et la plus
stupide qu'il soit possible d'imaginer. La vie sans but moral, sans but utile à l'humanité, est trop pleine de son
propre néant pour pouvoir combler le vide infini que l'existence, réduite à elle-même, laisse au fond de tous les
cœurs. La dissipation ne satisfait personne, trois jours de
plaisirs vous mettent quinze pieds d'ennuis par-dessus la
tête, et finissent par chasser la santé, la fortune et le bonheur. Ceux qui n'ont pas besoin de s'étourdir en ont bientôt
assez. Mais l'homme n'est pas heureux (il faut toujours en
revenir là), et chacun éprouve plus ou moins le besoin d'oublier ses propres maux. Ceci est tellement vrai que pour le
pauvre, par exemple (et pour beaucoup d'autres encore),
le bonheur consiste à *ne pas souffrir*, c'est *l'absence* de la
douleur qui devient dans ce cas le principal élément de bonheur, bonheur négatif par conséquent; tandis que le vrai
bonheur, le bonheur positif, celui qui porte des fruits, réside

uniquement dans l'accomplissement du DEVOIR ; mais pour accomplir *véritablement* son devoir il faut le connaître, et c'est pourquoi la connaissance de la vérité est indispensable au bonheur de tous.

L'éducation est si fausse et si négligée, qu'il n'est pas rare de voir parmi nous des gens qui, dans les circonstances les plus importantes de la vie, alors qu'il s'agit de leurs intérêts les plus chers, de leurs devoirs les plus sacrés, se livrent en quelque sorte à l'aventure et demeurent, au moment de l'action, dans l'inertie la plus molle et la plus coupable, parce que, faute de principes, c'est-à-dire de lumière, ils ne savent discerner ni le bien ni le mal. Ils font continuellement fausse route, et s'étonnent ensuite que les choses les meilleures tournent à mal entre leurs mains. Incapables de reconnaître, de discerner la cause de leur erreur, incapables d'y revenir pour la réparer, ne sachant plus à qui ou à quoi s'en prendre, et redoutant surtout de s'accuser eux-mêmes, ils trouvent plus commode d'accuser la NATURE ! Dans cet état de ténèbres où les plonge leur ignorance, la superstition devient ordinairement leur refuge. Mais, hélas ! ce ne sont ni les plaintes injustes et ridicules, ni les vains simulacres, ni les paroles, ni la fumée des cierges qui ramènent l'homme à Dieu ; c'est la connaissance de la vérité, c'est l'aveu, la réparation des torts qui sont le fait des passions, de l'ineptie ou de l'ignorance. L'ignorance et l'erreur produisent tous les maux qui assiégent l'humanité ; la science, au contraire, nous ouvre de toute part le chemin du bonheur.

La Bruyère a dit : « Tout l'esprit qui est au monde est » inutile à celui qui n'en a pas. » En effet, il n'y a point de ressources avec les sots, on ne sait jamais par quel bout les prendre. Joignez à cela qu'ils ont presque toujours la prétention de tout savoir sans avoir rien appris, et que souvent ils unissent la grossièreté et l'arrogance à la plus triste ignorance. Tel mauvais commis, tel tripoteur d'affaires dont l'esprit étroit et mesquin ne voit seulement pas ce qui lui crève les yeux, se posera comme un paon, et soutiendra *mordicus*, aujourd'hui le pour et demain le contre dans la même question, question dont il ne possédera point le plus petit élément; n'importe, n'est-il pas toujours prêt à soutenir la fameuse thèse *de omni re scibili et quibusdam aliis?* Ce ballon que la moindre piqûre fait crever de dépit n'est gonflé que de vanité et de sottise. Mais Dieu seul sait jusqu'à quel degré de méchanceté et de bassesse peut descendre un sot que les furies de la jalousie et de l'envie aiguillonnent. Tout cela cependant n'est encore que de la sottise envenimée par l'envie : il semble que le souffle impur d'une sale et dégoûtante harpie, d'une mégère éhontée et sans pudeur soit venu passer sur l'esprit d'un tel homme. Le fait est qu'il y a dans son caractère tout à la fois du fou et du sauvage dissimulé sous le masque flegmatique d'un pantin grossièrement passé à l'état de petit maître; c'est ce que Voltaire appelait du singe et du tigre. C'est une grande erreur de croire que la bonté peut s'allier à tant de dissimulation et de sottise; la ruse, oui, mais jamais la bonté n'habita le cœur d'un sot que les noirs poisons de la jalousie dévorent. — Ainsi toutes les basses passions en général, quand elles ne sont pas le fait d'une mauvaise éducation, le fait d'habitudes contractées dès l'enfance, sont le résultat d'une erreur personnelle : de là vient que les esprits incultes y tombent plus facilement que les autres, et qu'il n'y a réellement pas de ressources là où le jugement fait défaut. — On peut parfaitement vivre sans connaître les préceptes d'Aristote ou sans être un grand savant, mais non pas sans connaître son droit et son devoir, sans rester fidèle au bon sens. On n'abdique pas impunément ce qui fait la dignité de l'homme sans en perdre le titre et le caractère; il est donc des connaissances que tous les hommes devraient posséder, puisque tous ont été créés pour être *hommes*, et qu'il est des choses dans lesquelles il n'est pas permis de se tromper. Heureux ceux qui peuvent dire avec Cicéron : « Je suis homme, et rien de ce qui appartient à l'humanité ne m'est étranger : *Homo sum*, *et nihil humani a me alienum puto*. — Il ne s'agit donc pas de faire un peuple de pédants, de mauvais avocats ou de mauvais artistes, mais de faire des hommes capables de se servir de la raison que Dieu leur a donnée. Tous indistinctement devraient savoir discerner le bien et le mal, avoir des notions exactes du juste et de l'injuste, connaître la base de leurs devoirs et de leurs droits, avoir le courage de la vérité, et ne pas ignorer le but réel de la vie ; car toutes ces connaissances, toutes ces questions de premier ordre touchent essentiellement au bonheur privé de chacun en même temps qu'au bonheur général des sociétés. Mais « notre éducation, dit M. Michelet, n'est qu'une moitié » d'éducation. » Il est vrai qu'arrivé à un certain âge l'homme indépendant et consciencieux, s'il ne veut croupir toute sa vie dans une enfance perpétuelle, éprouve le besoin de refaire *ses études*, de peser, d'examiner ses croyances, de rectifier ses premiers jugements, et de se fixer enfin une fois pour toutes dans la vérité, pour ne pas user son existence dans le vague et l'incertitude, entre les tiraillements du bien et du mal, du faux et du vrai. Mais, nous l'avons dit, combien peu ont le loisir et le courage d'appliquer leur esprit à cette étude, combien peu savent faire table rase et se dépouiller de leurs vieilles erreurs ! — La vérité cependant n'est qu'à ce prix. — Il est vrai qu'il n'y a rien au monde de plus difficile à redresser que les esprits de travers, ils inclinent toujours du côté qu'il ne faut pas ; une fois *saturés* d'erreurs, ils semblent avoir perdu toute espèce d'*affinité* pour la vérité. L'histoire raconte que le célèbre musicien Timothée, dont les leçons étaient déjà à un prix fort élevé, le doublait encore à ceux qui, après avoir eu d'autres maîtres, venaient à lui pour apprendre à jouer de la flûte ou de la cithare. Il disait qu'un habile homme qui succède à des demi-savants a toujours deux peines pour une, celle de faire oublier à l'élève ce qu'il peut avoir appris, et celle de l'instruire de nouveau.

D'ordinaire tous les ignorants et les impies sont éminemment superstitieux. — « L'ignorant, dit Helvétius, ne sent pas le besoin d'instruction, il croit tout savoir. » — Parlez-leur miracle, magie, diablerie, annoncez-leur des faits surnaturels, des choses surprenantes, impossibles, vous les captiverez, vous les subjuguerez, et pour peu que vous y teniez vous aurez de la pratique; mais ne formulez jamais devant eux un principe de morale, une vérité essentiellement applicable, ne parlez point d'honneur, de probité, de délicatesse, car ils riront de pitié ou lèveront les épaules avec un air capable... de toutes les *roueries* consacrées par l'usage. Tout cela est bon au théâtre ou dans les romans, vous diront-ils, mais si vous voulez le mettre en pratique dans le monde, vous serez bientôt ruiné et vous passerez pour un niais; laissez là vos illusions et faites comme tout le monde. Il y a toujours eu des abus et il y en aura toujours. Et cette foule moutonnière, si ignorante du passé et de sa propre histoire, composée de tant de gens *habiles*, ira, un instant après, s'incliner devant le gibet du divin pendu, comme parle le Père Lacordaire. — Il est de fait que pendant que les uns font leur devoir, les autres font leur métier, et, il faut bien en convenir, jamais l'honnête homme ne pourra lutter à avantage égal avec ceux qui mettent l'honneur et la conscience sous les pieds; cependant toute l'habileté des fripons ne consiste qu'en cela. Autrefois, *dans le bon vieux temps*, Beroald de Verville écrivait déjà : « Il ne faut qu'être effronté pour obtenir des avantages et des faveurs. » —On dit que l'esprit court les rues, c'est possible; on en pourrait peut-être dire autant du talent, mais ce qui ne court pas les rues, c'est le désintéressement, c'est la grandeur d'âme, le caractère en un mot. Si la majorité était bonne ou intelligente seulement, elle exercerait sur le reste de la masse une influence morale dont les effets ne seraient pas moins évidents que ceux du scrutin dans les élections. Néanmoins, et malgré cet aveuglement des masses, tout n'est pas mauvais et corrompu en ce monde. Il y a toujours eu et il y aura toujours des esprits justes et intelligents qui aimeront la vérité, des âmes ardentes et généreuses qui lui sacrifieront jusqu'au repos de leur vie; nous avons des pages immortelles écrites en son honneur, nous avons des hommes dont les cheveux blancs sont une auréole de gloire conquise à sa défense, des hommes qui ont su conserver dans leur cœur de vieillard tous les sentiments de générosité et de délicatesse qui caractérisent ordinairement les plus belles adolescences.

O vous qui voulez que vos enfants passent ici-bas des jours de calme, de paix et de bonheur, au sein du repos et de l'abondance, ne leur enseignez ni le chemin de l'honneur ni celui du devoir, ne laissez point leurs jeunes lèvres s'abreuver aux sources de la justice et de l'amour, car l'âme ne s'y désaltère pas sans avoir ensuite à lutter et à souffrir. Rappelez-vous sans cesse la mort du Christ, son gibet et son calice! Combattez, réprimez tous les bons penchants que la nature a placés dans le cœur de vos fils, plantez, développez, incarnez en eux l'indifférence, sinon le mal qui la suit, ne sortez point de la voie commune, du sentier battu de l'égoïsme, mettez la tranquillité personnelle au-dessus de tout, au-dessus du devoir, que chacun ne pense qu'à soi, ne vive que pour soi, et vous arriverez incontestablement à ce grand résultat dont parle l'Écriture... « *Il n'y a point de paix pour l'impie !* »

Rien pourtant ne serait plus facile que d'inculquer l'amour de la vérité à la jeunesse dont l'esprit, semblable à une cire molle, reçoit instinctivement et sans réserve l'empreinte presque indélébile de toutes les croyances qu'on y dépose. Si les *hommes* sont rares, ce n'est pas parce que Dieu nous en a ménagé l'étoffe, c'est parce qu'on n'en fait pas. Les grandes vérités, toujours aussi simples que profondes, ne sont pas faciles à découvrir, c'est l'œuvre du génie; mais une fois découvertes, elles se trouvent, par cela même qu'elles sont simples, à la portée de toutes les intelligences. Le plus grand obstacle à leur propagation vient uniquement des fausses données dont l'esprit a été imbu, car la rectification d'une erreur ou d'un préjugé est toujours chose excessivement difficile et laborieuse. Bien peu d'hommes en sont capables et possèdent assez d'indépendance dans le jugement pour y parvenir d'une manière radicale. Quand on trouve une telle aptitude chez un individu, on peut la considérer comme le signe distinctif, la marque supérieure et caractéristique d'un bon esprit. — « Les préjugés disait Arago, sont comme les plantes nuisibles : le plus petit effort suffit pour les extirper si on les saisit à leur naissance; ils résistent, au contraire, quand on leur a laissé le temps de croître, et de saisir dans leurs nombreux replis tout ce qui se trouve à leur portée. »

Il en est des faux mystères comme des jouets d'enfants, l'illusion s'évanouit dès qu'on les brise et qu'on en comprend le mécanisme, c'est-à-dire le subterfuge. Mais l'homme pusillanime a peur de la vérité; comme un vil esclave, il tremble devant tous les fantômes que son imagination a enfantés, et n'ose faire un pas sans ses lisières; la couardise, la crainte de tomber le retient dans une faiblesse perpétuelle, il aime mieux ramper dans la poussière des idoles et des superstitions que de regarder les choses face à face. « L'homme superstitieux, dit Plutarque, craint toute chose, la terre et la mer, l'air et le ciel, les ténèbres et la lumière, le bruit et le silence ; il craint même jusqu'à un songe. »

Il faut bien croire à *quelque chose*, répète-t-on sans cesse, et, partant de là, on se jette corps et âme dans une croyance quelconque ; au besoin on fait même de la propagande sans jamais pour cela s'enquérir du véritable objet de la foi. Les uns affectionnent tellement leurs superstitions qu'ils y tiennent comme à la moelle de leurs os et ne souffrent pas facilement qu'on les désabuse ; ils l'aiment comme une petite fille aime ses chiffons et sa poupée, traitent d'impies ou d'incrédules ceux qui ne pensent pas comme eux et prétendent que le mensonge dont ils bernent leur esprit fait leur *félicité*. Ils raisonnent, du reste, absolument comme les ivrognes, les joueurs et tous ceux qui, prenant leurs idées ou leurs idoles pour une vérité, donnent mensonge et chimère en pâture à leur foi, alléguant qu'ils y trouvent leur plaisir et leur *bonheur*. — Ma religion, vous dira un autre, consiste à ne faire de mal à personne. Ah ! voilà qui est très-bien pensé, malheureusement une religion ne consiste pas dans une négation. Les huîtres pourraient en dire autant et, sous le masque d'une sorte d'indifférence calculée, fort peu philosophique du reste, professer la doctrine du « *laissez faire.* » Ceci nous ramène tout naturellement aux amis du plaisir *quand même*, dont l'influence agit toujours sur la masse en vertu de la force d'inertie, quand elle n'agit pas directement par sa propre corruption. Nous savons qu'on peut avoir une vie parfaitement réglée, faire les choses par compas et par mesure, et, sous prétexte qu'on ne fait de mal à personne (ce qui est faux), ne penser qu'à soi ; on a de la méthode, mais l'élément du bien fait défaut ; là où il y a absence de principes, il n'y a nul amour de la vérité.

D'autres enfin font de leurs croyances et de leurs opinions une affaire de vanité et d'amour-propre, ils ne veulent jamais s'être trompés ; le plus grand nombre (le vulgaire) ne comprend absolument rien à l'importance de la vérité ; les *comédiens*, ceux qui posent l'homme sérieux, vous objecteront à tort et à travers que toutes les vérités ne sont pas bonnes à dire, et, partant de là, ils mettent tout sous le boisseau. — En toutes choses, les esprits faux ne voient que le mal apparent, jamais le mal réel. — Les bons esprits, au contraire, placent la vérité au-dessus de tout ; ils savent qu'elle ne redoute ni la lumière ni l'examen ; guidés par le désir de s'éclairer et non par celui de briller dans de vaines discussions, ils reconnaissent sans peine les erreurs dans lesquelles ils ont pu tomber ou avec lesquelles on les a bercés ; supérieurs en toute chose à la tourbe qui les environne, ils comprennent toute la grandeur qu'il y a dans un aveu sincère, dans un retour sur soi-même, parce qu'ils savent que là seulement est la régénération de l'esprit, le véritable progrès, et, dédaignant la politique étroite des petites vanités, ils sacrifient leur amour-propre au besoin de connaître et de s'instruire ; pour eux c'est le seul moyen d'être plus sage aujourd'hui qu'on ne l'était hier. Il n'y a que les sots et les ignorants qui rougissent de ne pas savoir, ils ne comprennent pas que l'homme instruit apprend toute sa vie, qu'il accroît sans cesse le trésor de ses connaissances et qu'il épure continuellement son esprit par l'exercice même de ses facultés. — Ce qui manque généralement aujourd'hui, c'est l'éducation morale, celle qui a pour principe l'amour de la vérité, en d'autres termes, l'art de bien penser, chose qu'il ne faut pas confondre avec l'éducation religieuse si différente en tout pays. Quoique les guerres de religion aient souvent fait beaucoup de mal, on n'en doit pas moins respecter toutes les religions parce qu'elles font quelquefois du bien, mais il est permis nonobstant de désirer leur *fusion* et de faire des vœux pour l'avénement de ce jour qui nous a été prédit par les saintes Écritures, où tous les peuples de la terre, ne formant qu'une seule et même famille, adoreront Dieu en esprit et en vérité, non pas sur le *mont Garizime*, mais devant l'éternelle raison. « Il n'y a point sur la terre de véritables hommes, excepté ceux qui consultent, qui aiment, qui suivent cette raison éternelle, dit Fénelon ; c'est elle qui nous inspire quand nous pensons bien ; c'est elle qui nous reprend quand nous pensons mal. — Croirait-on qu'à notre époque, certains machiavélistes, grands partisans de l'ignorance, ont osé s'élever publiquement contre l'autorité de la raison ! Qu'ils ne l'aiment pas, qu'ils la craignent, cela se comprend :

Car l'esprit de l'esclave à son maître fait peur.

Mais vouloir la faire passer pour une peste ou pour une maladie de l'esprit, oh ! c'est là un tour de force qui n'appartient qu'à eux seuls ; Dieu sait aussi quelle énorme quantité de drogues l'école des éteignoirs a débitée pour arriver à ce résultat. Ils ont tellement bouleversé, empoisonné l'esprit des faibles, que bien des lettrés de bonne foi s'y sont laissé prendre. Ces stupides doctrines ont trouvé des échos, et nous possédons aujourd'hui une multitude de livres couverts d'absurdités et de sophismes, véritables diatribes écrites par les corrupteurs de la raison humaine pour prouver aux bonnes gens que cette pauvre raison n'est qu'un piége de l'enfer, une invention du diable. Cette croyance, comme tout ce qui est absurde, a encore de nombreux prosélytes. « Trouvez-moi, dit Fontenelle, une demi-douzaine d'hommes à qui je puisse persuader que ce n'est pas le soleil qui fait le jour ; je ne désespère pas de le faire croire, par leur moyen, à des nations entières. » — Ceux-là qui sont

tout prêts à placer leur éteignoir sur le flambeau de la raison ne demanderaient pas mieux que de rallumer certains
feux pour éclairer encore de leurs sinistres lueurs l'ignorance et la superstition des simples. Et c'est contre de telles
absurdités, contre de tels abus que la lutte est engagée, que
la philosophie est obligée de combattre. Que serait-ce si elle
se taisait et *laissait faire?* — Pourquoi donc nier la raison
puisque *la morale* évangélique (fais à autrui) est conforme
à la raison et au bonheur de l'humanité? « Le sage, dit Kant,
» ramène tout au tribunal de la raison, jusqu'à la raison
» elle-même. » — Oui, tout ce qui est CONTRAIRE à la raison
doit être rejeté par la raison. Tout ce qui est conforme à la
raison suffit à la raison et ne saurait trouver une plus haute
autorité; car « la raison humaine, dit Montaigne, est con-
» treroolleuse générale de tout ce qui est au dehors et au
» dedans de la voulte céleste; elle embrasse tout, peult tout,
» et c'est par son moyen que tout se sçait et cognoist. » La
raison se suffit donc à elle-même, sans elle nulle autorité ne
satisfait; elle est l'intermédiaire naturel et forcé qui existe
entre l'homme et Dieu, de là vient que « *toute conformité à la*
» *raison est une vérité,* » comme le dit la Bruyère. Ainsi la vérité, le devoir, la religion ne sauraient se passer de la raison,
ils ne viennent jamais sans elle; c'est en vain que le mensonge, l'injustice et l'hypocrisie veulent la proscrire, ils ne
la nient qu'en raisonnant. Loin d'être un piége de Satan, la
raison est un don de Dieu, et le plus beau qu'il a fait à
l'homme, puisque c'est par la supériorité de cette raison
même qu'il l'a créé à *son image* et placé au-dessus des
brutes.

Ceux qui attaquent la raison attaquent la société, car la
raison est la souveraine des souverains du monde; en blas-
phémant contre elle, ils semblent se plaindre de ce qu'ils
n'ont pas, leurs attaques décèlent leur folie; ceux-là au

moins, pour être conséquents, devraient cesser de raisonner, le faisant, ils ne donneraient plus au monde le spectacle
scandaleux de la bêtise, de la cupidité et de l'orgueil réunis
pour étouffer dans l'homme la faculté la plus sublime dont
le Créateur l'a investi. — Loin de proscrire ou d'éteindre la
raison, il faut la développer : c'est un instrument dont on
doit apprendre à se servir. Nous ne perfectionnons toutes
nos facultés qu'en les exerçant, et, en fait d'intelligence, tout
ce qui ne fonctionne pas ne vit pas, tout ce qui ne vit pas
s'atrophie. Demander l'abnégation, l'extinction, l'anéantis-
sement de la raison, c'est demander l'idiotisme. Comment
un homme de bonne foi peut-il demander l'aliénation de la
raison s'il n'est lui-même déjà aliéné? Mais ce qu'il y a de
bon, c'est que tous ceux qui prêchent l'ignorance pour les
autres ne paraissent guère s'en soucier pour leur propre
compte, ils ont même la prétention de vouloir penser pour
tout le monde. Nous leur ferons simplement observer à ce
sujet que chacun ayant reçu de Dieu un appareil cérébral,
autrement dit un cerveau, organe de la pensée, c'est probablement pour apprendre à en faire usage et à penser par
soi-même. Pourquoi ceux qui, par esprit de charité sans
doute, veulent soulager leurs frères du travail de la pensée,
n'appliquent-ils pas leur système aux labeurs du corps? Que
ne travaillent-ils un peu de leurs bras pour soulager le
pauvre toujours harassé de fatigue? A notre sens ce serait
plus juste et mieux imaginé ; car chez le bas peuple la tête
ne travaille pas assez et le corps travaille trop, tandis que
chez certains lettrés, au contraire, le corps s'atrophie et les
organes se délabrent faute d'exercice. Qui nous dit que
cette débilité du corps ne contribue pas à jeter leur esprit
dans une infinité de systèmes où la raison se fourvoie, où
le bon sens s'égare? L'homme n'est ni un ange ni une bête,
il est né tout à la fois pour agir et pour penser. Celui qui

ne remplit pas ces deux grandes conditions de l'existence humaine s'abrutit lui-même à son insu : l'un par l'excès de la contemplation, l'autre par l'excès du travail. De là ce mot célèbre dont les partisans de l'ignorance ont tant abusé : « *l'homme qui pense est un animal dépravé.* » En formulant ce paradoxe, Rousseau n'envisageait que le mauvais côté, c'est-à-dire l'abus de la chose, car il est évident que l'homme qui ne pense pas est bien autrement dépravé que celui qui pense. « Si la pauvreté est la mère des crimes, dit la Bruyère, » le défaut d'esprit en est le père. » Les médecins qui ont recherché les causes de l'hallucination et de la folie n'ont pas manqué de signaler celle que nous mentionnons ici, et qui appartient plus particulièrement à la catégorie des lettrés exclusivement rêveurs et contemplatifs. C'est cette même classe d'hommes, dont l'esprit toujours dans les nuages, et qui, semblables aux habitants de l'île Glubbdubdrid, dont parle Swift, a le plus travaillé à embrouiller toutes les questions ; et aujourd'hui, malgré le progrès des lumières, les choses en sont arrivées à ce point qu'il n'est pas rare de rencontrer, parmi les *lettrés* en général, des hommes qui pensent qu'entre un *pour* et un *contre* la connaissance de la vérité devient impossible. Ils en concluent même qu'il n'y a pas de vérité. Leur grand argument est que chacun CROIT avoir raison et que, par conséquent, chacun a le même droit de demeurer IRRÉVOCABLEMENT dans sa croyance sans qu'il soit possible à l'un plus qu'à l'autre de démontrer à son adversaire qu'il a tort. — Parler ainsi, c'est encore nier l'existence de la raison, c'est nier l'art de raisonner, c'est nier enfin jusqu'aux principes de toutes nos connaissances, c'est nier l'évidence elle-même. Nous avons eu des philosophes qui ont nié le mouvement, d'autres qui ont douté de l'existence de la nature et de leur propre existence ; tous ces systèmes de philosophie ont été appuyés par des *raisonnements* dont la logique ferait encore la fortune et la gloire de bien des avocats, car il n'existe pas un seul argument en faveur de la vérité qu'on ne puisse rétorquer contre elle; l'homme peut tout sophistiquer et, par conséquent, tout embrouiller, tout corrompre. Celui qui n'a point de base fixe et inébranlable, de principe certain et indestructible pour asseoir son jugement est, par cela même, livré à tous les vents de l'erreur et du mensonge, comme si la vérité (*Dieu*) n'existait pas. — Pascal avait dit : « Ceux qui sont dans le déréglement disent à ceux qui sont dans l'ordre que ce sont eux qui s'éloignent de la nature, et ils croient la suivre, comme ceux qui sont dans un vaisseau croient que ceux qui sont au bord s'éloignent. Le langage est pareil dè tous côtés. Il faut avoir un point fixe pour en juger. » Effectivement celui qui est de bonne foi et qui se trompe croit rarement avoir tort, et il nous serait à tous réellement impossible d'arriver à la connaissance de la vérité si nous ne possédions aucun principe inébranlable pour jalonner ce chemin de la lumière. La capacité que nous avons de savoir et de connaître nous serait chose désavantageuse et nuisible si nous n'avions aucun moyen de distinguer la vérité d'avec la fausseté. On peut bien concevoir que l'homme use mal de ses facultés, mais non pas penser que la nature dont Dieu est l'auteur soit d'elle-même mauvaise.

L'art de raisonner existe, et les hommes de bon sens dont l'esprit n'est pas trop faussé et corrompu par des préjugés, peuvent sans d'immenses efforts atteindre à sa hauteur. Sans la connaissance de cet art, la solution du plus petit problème qui intéresse la vie de l'homme devient impossible. Quelque simple que soit l'art de raisonner, faut-il encore l'apprendre et y habituer son esprit, par la même raison que, pour faire la plus petite opération d'arithmétique, il faut l'avoir apprise et s'y être exercé. Ajoutons qu'en philosophie comme en mathématique, quand le problème est un peu compliqué, il faut nécessairement le concours de la plume. Ainsi, en morale il nous faut des principes évidents, en science il nous faut des faits. Avec ces simples éléments, toute question dont on possède suffisamment la matière peut être connue, approfondie et vidée, si l'on veut se donner la peine de l'examiner avec attention.

Sans doute que l'esprit humain a des bornes, mais ces bornes n'en sont pas réduites à l'exiguïté du néant, et c'est encore la raison qui les voit, car, dans ce cas, elle a conscience des éléments qui lui manquent, et alors elle suspend son jugement. Ainsi, quand les éléments d'un problème font défaut, quand il n'est pas possible d'acquérir un degré de certitude assez grand pour déterminer l'affirmation ou la négation, lorsqu'il n'existe aucun principe, aucun fait positif, aucune preuve pour ou contre, lorsque les données principales sont insuffisantes, il est évident que l'homme sensé ne juge pas, il s'abstient. Mais l'absence d'éléments, dans certains cas, ne suffit pas pour conclure d'une manière générale qu'il en est de la vérité comme des goûts et des couleurs, dont nul ne peut discuter parce que les sens, souvent défectueux, ne les perçoivent pas de la même manière. Tout ce qui touche aux véritables intérêts de l'humanité est fondé sur des principes certains et indubitables qui, au fond, sont communs à tous les hommes, et que nul ne peut méconnaître sans abdiquer sa raison. « Le raisonnement, dit
» Laromiguière, est un *microscope* qui nous rend l'objet que
» sa petitesse dérobait à nos sens : c'est un *télescope* qui le
» rapproche quand il est trop éloigné; c'est un *prisme* qui
» le décompose quand nous voulons le connaître jusque
» dans ses éléments; c'est le foyer puissant d'une *loupe* qui
» resserre et condense les rayons sur un seul point; c'est
» enfin le *levier* d'Archimède qui remue le système plané-

» taire tout entier, quand c'est la main de Copernic ou celle
» de Newton qui le dirige. »

Pour tout homme raisonnable, la raison est la raison, tous
les sophismes du monde ne détruiront pas son empire, et
comme Dieu, en nous la donnant n'a pas voulu nous tromper (car il ne peut tromper ni être trompé), il faut bien admettre que si tous les hommes qui raisonnent et qui sont de
bonne foi ne voient pas les choses de la même manière, ce
n'est pas toujours parce qu'ils se trompent dans leur façon
de raisonner, mais c'est parce qu'ils raisonnent d'après des
principes différents. Les uns en ont de bons et les autres de
mauvais; et en effet, il peut y avoir de la logique, même
dans l'erreur; dans ce cas, c'est bien de la logique, mais
ce n'est pas de la vérité. Ainsi le mal possède une sorte de
logique infernale qui fascine les esprits faibles et met toutes
les consciences à l'aise, même au milieu des plus grands
désordres.

On peut avec assez de justesse comparer la raison à un
instrument de précision, à une balance, par exemple. —
Les anciens poëtes en avaient fait l'attribut de la justice. —
Qu'on suppose donc deux hommes *pesant* (examinant) une
même *matière* (idée), l'un avec de faux poids (sophismes),
l'autre avec de *bons poids* (des faits ou des principes évidents); on comprendra que, malgré l'attention la plus soutenue et malgré la plus rigoureuse exactitude dans les opérations, ces deux hommes doivent nécessairement arriver à
des résultats tout à fait différents. C'est en effet ce que nous
voyons tous les jours lorsque, dans l'examen d'une question
litigieuse, l'un des deux adversaires base ses arguments sur
des erreurs, des préjugés ou des faits illusoires au lieu de
s'appuyer sur des principes évidents. La vérité, disait le
grand saint Thomas, « *la vérité est une équation entre l'affirmatif et son objet.* »

L'ignorance, avons-nous dit, est une triste chose; mais la science, la vertu même, quand on ne les acquiert que pour les tourner contre l'humanité, sont mille fois plus funestes que l'ignorance et le vice. — Les missionnaires *colonisationistes* de l'Amérique du Sud, qui emploient tout leur savoir et toute leur prépondérance religieuse à l'affermissement de l'esclavage dans les colonies, sont bien plus coupables que les colons détenteurs d'esclaves, car ils en consacrent le principe avec une autorité absolue en se disant auprès des pauvres noirs les envoyés de Dieu. — « Qui est » le plus à blâmer, de l'homme éclairé, instruit, intelligent, » qui soutient le système dont le marchand d'esclaves est » l'inévitable conséquence, ou de ce marchand lui-même? » Vous formez le sentiment public qui l'appelle à ce com- » merce, c'est vous qui l'endurcissez et le dépravez à tel » point qu'il n'en ressent plus de honte. Êtes-vous donc » meilleur que lui? — Vous êtes éclairé, il est ignorant; » vous occupez le haut de l'échelle sociale, il est au bas; » vous êtes bien élevé, il est grossier; vous avez des talents, » il est simple d'esprit. » (Madame Beecher Stowe.)

Chez nous, rien n'est plus triste et plus affligeant que de voir dans tous les camps des hommes d'honneur remplis de savoir, de bonne foi et de conviction, qui, par suite d'erreurs ou de préjugés d'école, luttent avec un égal courage les uns contre les autres pour le triomphe d'une *vérité* que chacun, selon les préjugés de son éducation, voit à sa manière. Il existe encore aujourd'hui ce qui existait autrefois dans les guerres de religion; nous voyons des individus qui, pleins de bonne foi et de dévouement, mais imbus d'un faux savoir, d'une éducation erronée, se jettent avec une sorte de fanatisme à la défense des mêmes idées qu'ils auraient été les premiers à combattre, si une éducation opposée les eût conduits dans le camp adverse. Les préjugés religieux, les préjugés philosophiques, les préjugés politiques aveugleront toujours les hommes timides et pusillanimes que la lumière effarouche; il n'y a que le courage personnel uni au droit d'examen et à la liberté de penser qui nous donnent les moyens de sortir d'un pareil coupe-gorge, c'est à la liberté qu'il appartient d'aplanir toutes ces difficultés. Chercher la vérité, c'est donc travailler à se mettre d'accord sur les mêmes idées, par conséquent acquérir une paix durable. La justice est notre seule lumière, notre seul critérium, la seule base certaine sur laquelle l'homme puisse s'appuyer avec quelque certitude, elle est le seul terrain où tous les esprits peuvent se rencontrer, elle est Dieu. Or Dieu, disait admirablement le Père Malebranche, « *Dieu est le lieu des esprits.* » Une fois sorti de là, tout n'est que divisions, erreurs, écueils et mensonges, car nul n'est sûr de ne point se tromper.

Si la justice ne découlait pas d'un ordre de choses qui est indépendant des hommes et de toutes les lois humaines, on pourrait croire qu'elle est l'œuvre des légistes ou de quelque grand politique qui l'aurait imaginée pour régler les intérêts, les droits et les différends des peuples ou des individus; pour punir le crime et maintenir l'ordre dans la société. Quelques philosophes, il est vrai, ont osé avancer cette opinion, mais c'est à tort, il n'en est pas ainsi; les hommes n'ont pas plus inventé la justice qu'ils n'ont inventé la raison, qu'ils ne se sont inventés eux-mêmes. Dieu est le principe moteur et universel de toutes choses, car toute action, comme l'a fort bien observé Newton, a pour origine une volonté, et le libre arbitre de l'homme n'échappe pas à cette loi générale. Le libre arbitre s'y rattache en ce sens que Dieu a voulu que l'intelligence comprît le *bien* comme il a voulu que le mal soit puni et ramené au bien par ses propres égarements. En somme, la liberté de l'homme n'est qu'une liberté subordonnée soit au mal, soit au bien, et cela ne peut être autrement; car, s'il n'en était pas ainsi, ce ne serait plus la liberté, ce serait le chaos sans loi et sans cohésion. L'homme vit donc réellement dans la main de Dieu, et s'il est libre de faire le mal, il n'est pas libre de le faire impunément; quand il échappe à la justice humaine, c'est la justice divine qui le poursuit et l'atteint jusqu'au fond de son iniquité. Oui, au-dessus de la justice des hommes, il y a la justice de Dieu, qui, pour être lente, n'en est pas moins réelle; justice dont les arrêts impitoyables atteignent toutes les têtes et frappent toutes les générations, toutes les familles, tous les peuples. Les hommes, dans leur ignorance ou dans leur aveuglement, peuvent bien la nier; ils peuvent même faire des lois injustes et violer la loi suprême, mais il y a toujours au-dessus d'eux une voix plus grande que la leur qui crie du fond de toutes les consciences: « *Il n'y a point de droit contre le droit!* » (Bossuet.)

On compte aujourd'hui plus de six cent cinquante religions sur la terre, toutes véritables..... au dire de ceux qui les suivent ou ne les suivent pas. Quoi qu'il en soit, il est évident que dans toutes les fausses religions la foi est fausse, et que par conséquent la masse des fidèles (sauf exception) a une fausse idée de la Divinité, un faux sentiment de ses devoirs, de faux intérêts, une fausse règle de conduite, et pour prêtres, qu'on nous passe l'expression, de faux apôtres et de *faux bonshommes*. — C'est sans doute en envisageant les choses à ce point de vue que l'auteur d'*Obermann* se demanda un jour si, dans certains cas, les *bons* qui sont sur la terre ne font pas quelquefois plus de mal que les *méchants*. En se posant cette singulière question, M. de Sénancourt ne considérait, bien entendu. que les croyances erronées de ces hommes qui, réputés bons, par excès de zèle ou même par apathie, tendent à perpétuer une sorte d'antagonisme avec l'ordre éternel. — Qu'est-ce que la *bonté* sans la justice? Quand elle n'est pas un calcul, elle n'est souvent qu'une qualité négative, un manque d'énergie ou une incapacité. Il suffit d'avoir été élevé avec douceur pour être *bon ;* mais quoique la bonté soit une qualité essentielle, il ne suffit pas d'être bon pour être homme, il faut être juste et humain, avoir le courage du devoir et celui de la vérité, ou au moins de son opinion. D'ordinaire, la *bonté* des hommes ressemble peu à celle de Dieu.

Le cœur humain est si étroitement lié à la vérité qu'il ne peut en sortir sans donner lieu à d'immenses désordres, et il n'appartient qu'à l'Évangile de faire cesser ces désordres, à lui seul le secret de *rapprocher les distances* du monde moral en ramenant à Dieu ceux qui ne les connaissent pas encore : entre la lumière et les ténèbres, entre les rassasiés et les affamés, il y a un abîme que la grande voix du Christ peut seule combler. La vérité, principe de tous les biens, principe qui tôt ou tard triomphe, doit un jour gouverner le monde que le mensonge fatigue. — Les machiavélistes auront beau entasser Pélion sur Ossa pour nous prouver que la justice n'est qu'une utopie, la raison une invention de l'enfer, ou que l'humanité n'est qu'un mot, ils ne parviendront jamais à déraciner les saintes croyances qui sont le salut du genre humain, ils useront leurs ongles de Pygmées sur le granit des vérités éternelles sans effacer un seul iota de toutes les grandes lois que Dieu a si profondément incarnées dans le cœur de l'homme. C'est contre leur folle tentative, contre leur ruse insensée et leur malice infernale que le Christ a dit : « *Les portes de l'enfer ne prévau-* » *dront pas.* »

M. Michelet pense avec raison que la force réside dans le peuple, il la voit dans le bras et dans le cœur de l'ouvrier, du travailleur. — C'est possible, — mais l'intelligence qui gouverne la force ou qui plutôt, chez l'homme, est la véritable force, où est-elle? — Encore dans l'exception !.... N'est-ce pas toujours le plus malin qui bride le moins intelligent (1)? — Et l'union où est-elle? D'un bout à l'autre les classes éclairées sont divisées sur tous les points. Depuis les gluckistes et les piccinistes, les classiques et les romantiques, les littérateurs et les hommes de science, les spiritualistes et les matérialistes, les blancs et les bleus, les pharisiens et les publicains, la discorde est partout : « Trois journaux, » trois avis différents ; trois philosophes, trois systèmes ; trois » députés, trois votes ; trois socialistes, trois utopies ; trois » religionnaires, trois sectes. » (Le vicomte de Cormenin.) Or qui dit division dit faiblesse, ruine, despotisme, dissolution, etc. — Avant que la vérité pénètre dans les masses il faut qu'elle pénètre dans les classes lettrées, et il n'y a qu'un petit nombre d'hommes qui la connaissent. Si vous n'êtes pas d'accord sur le papier, comment le serez-vous en pratique? Dans l'État comme dans la famille, le premier principe de la force c'est l'union, et mieux que l'union, c'est l'unité. Le peuple avec toute sa force n'a pour lui que son ignorance ; si Raton est adroit Bertrand est plus fin, plus malin . . . . Et malheureusement, la malice de Bertrand n'est pas de l'intelligence, c'est une chose qui est commune à toutes les bêtes de son espèce. Est-ce que dans la nôtre on ne trouve pas également beaucoup de bêtes nuisibles et malfaisantes toutes douées à un haut degré d'astuce et de ruse, mais dont l'intelligence morale et les capacités pour le bien sont des plus bornées? Nous avons de bonnes bêtes et de mauvaises bêtes : des moutons et des tigres ; des bêtes malignes et des bêtes rusées, des singes et des renards. Toute la mé-

_____

(1) Le roi Ferdinand de Naples disait avec quelque raison sans doute : « Il ne » faut que trois F pour gouverner un peuple : Festa, Forca, Farina. »

nagerie du règne animal a ses analogues dans la grande
ménagerie de l'espèce humaine, car nous possédons encore
des serpents et des vautours, des paons et des ânes, des per-
roquets et des serins, des mulets et des écrevisses, des sangsues et des oiseaux de nuit, etc., mais qu'est-ce que tout
cela veut dire, sinon que, la malice sous quelque forme
qu'elle se présente, n'est pas de l'intelligence, pas plus que
le savoir-faire n'est du savoir ou la subtilité n'est du jugement? Tous les jours, parmi nous, nous voyons les plus
bêtes se jouer et se gausser des plus malins, aujourd'hui
celui-ci et demain celui-là ; c'est un prêté pour un rendu.
De même que les animaux se dévorent entre eux, les hommes
se dépouillent, se trompent, se volent et s'arrachent à belles
dents les misérables lambeaux de leur triste existence. Le
plus stupide, le plus lourdaud prend de *l'esprit* quand il s'a-
git de son intérêt personnel ; mais derrière cette lutte bes-
tiale, derrière ce combat de vautours et de brigands que
l'homme atome d'un jour (ce point entre deux éternités)
livre à l'homme, il existe une loi éternelle qui dit : *L'huma-*
nité est solidaire, et le mal que l'homme fait retombe sur lui-
même. La véritable intelligence consiste dans la compréhension, dans l'intuition de cette loi, c'est-à-dire du bien selon
l'ordre général, car celui-là seul est le vrai bien, celui-là
seul est juste et éternel. — Ceci nous dit assez où est le remède, et, si nous ne voulons pas nous payer de vaines
paroles, en quoi consiste le véritable progrès, en un mot, la
CIVILISATION ?

Le peuple, dans son ignorance, lapide les prophètes et
crucifie son Christ ; il brise les mécaniques qui doivent un
jour l'initier à la vie intellectuelle, mais il n'érige pas le
mal en principe ; s'il le fait, c'est parce qu'il n'a pas reçu
l'intelligence du bien : aussi le Christ priait-il pour lui en
disant : « *Mon père ! mon père ! ayez pitié d'eux, ils ne*

» *savent ce qu'ils font.* » Véritable machine, le peuple exé-
cute le mouvement qu'on lui imprime et va, sans difficulté,
de Caïphe à Pilate, de Jésus à Judas. Surexcité par la faim
et la perversité de ses bourreaux, ceux-ci peuvent bien en
faire un lion furieux qui déchirera les chrétiens du cirque;
mais qu'un autre Androclès vienne toucher son cœur, étan-
cher ses plaies, qu'on lui arrache du pied l'épine qui le
blesse, et au même instant ce lion, si cruel et si féroce, deviendra, par reconnaissance, le gardien le plus sûr, le défenseur le plus vaillant de la liberté humaine. Le peuple a
toujours été de ceux dont on a fait les martyrs et les héros.
Les immenses sacrifices qu'on peut sans cesse lui imposer,
soit au nom de la patrie, soit au nom de la religion prouvent,
jusqu'à la dernière évidence que le peuple n'est pas aussi
corrompu que les détracteurs de l'humanité veulent bien le
dire. — « On montre, on apporte un petit baquet d'eau sale,
» et l'on dit : Voilà l'Océan (1) !... » — Quand on voit dans
tous les pays du monde des milliers de soldats et de martyrs
marcher volontairement à la mort en chantant des hymnes
de triomphe et de gloire, il est bien permis de penser qu'il y
a encore dans tous ces cœurs un feu sacré, un sentiment
suprême des grandes choses qui nous apprend quel parti on
pourrait tirer de tous ces nobles instincts. Oh ! si la corruption existe réellement quelque part, ce n'est pas du côté de
ceux qui savent ainsi mourir. Un simple soldat met sa gloire
à se faire massacrer à son poste plutôt que de l'abandonner;
mais, sous l'ancienne monarchie, nos bons rois pensaient
tout différemment. Un roi, au jour du danger, ne connaît
plus de devoir, il commence par prendre ses mesures de
sûreté, et (lorsqu'il en a le temps) il se sauve avec tout ce
qu'il peut emporter. Sardanapale, au moins, s'engloutissait
avec toutes ses femmes sous les décombres de son palais.

(1) Michelet.

Oui, le peuple, dans son abjection, dans ses douleurs et dans ses misères, a des droits sacrés et incontestables à l'amour, à la sollicitude des classes dites éclairées; mais dans l'état d'avilissement et de dégénérescence où l'a plongé la barbarie des siècles passés, il n'a droit à ses bienfaits que dans la mesure de son intelligence seulement. Que ceux qui prétendent le contraire jettent un coup d'œil rétrospectif sur l'état de nos colonies immédiatement après l'abolition de l'esclavage en 1848, et ils verront quel triste usage les esclaves nouvellement délivrés firent de leur liberté. Ce premier jour, qui devait être le plus beau de leur vie, en fut le plus exécrable. La vengeance, le viol, l'incendie, l'assassinat, le pillage, furent les premiers fruits que produisit et qu'éclaira le soleil de la délivrance. On l'a dit , « le moment difficile n'est pas celui de la lutte, c'est celui du triomphe. » Il faut donc procéder par ordre. Avant de briser les fers de ces malheureux, il fallait les éclairer, les instruire, et les rendre dignes d'un si grand bienfait en les y préparant par des institutions plus appropriées à leurs idées, à leurs besoins et à leurs mœurs. On ne doit pas déchaîner le sauvage qui est prêt à se ruer sur son bienfaiteur. Pour que le bien subsiste, il faut des réformes durables, des réformes rationnelles et non des réactions. On ne donne pas des armes meurtrières à un enfant qui est prêt à les tourner contre lui-même ou contre son propre père. « La *liberté*, dit Volney, n'existe que par la *justice*, ne s'ob-
» tient que par la *soumission aux lois,* et ne se conserve que
» par *l'observation de ses devoirs.* » — Les historiens racontent qu'après la prise de la Bastille, des prisonniers qui avaient été pendant de longues années plongés dans les ténèbres de leur cachot, périrent subitement sous le poids de l'émotion lorsque le peuple vainqueur brisa leurs chaînes sur ces ruines encore fumantes et qui si souvent avaient

été témoins de leurs larmes et de leurs souffrances. Dans la joie comme dans la douleur, le cœur de l'homme demande à être ménagé, tout changement, toute transition brusque et subite lui sont funestes, il faut qu'il y soit préparé par des mains habiles et prudentes. Et puis, qu'on nous permette de dire ici toute notre pensée sur cette grande question des peuples et des gouvernements, nous la dirons dans les paroles suivantes, que nous empruntons à M. de Lamartine, paroles qui ont toutes nos sympathies, toutes nos convictions, et qu'à notre sens on ne devrait jamais oublier, parce qu'elles sont profondément vraies : « Le jour où le peuple » sera digne de régner, il régnera, et peu importe alors sous » quelle forme et sous quel nom. Les gouvernements ne » sont, après tout, que le moule où se jette la statue d'un » peuple, et où elle prend la forme que comporte sa na- » ture plus ou moins perfectionnée. A quoi bon vingt fois » changer le moule, si vous ne changez pas l'argile ? C'est le » peuple qu'il faut modifier. Les gouvernements se modifie- » ront à son image ; car tel peuple, tel gouvernement, soyez- » en sûr. Et quand un peuple se plaint du sien, c'est qu'il » n'est pas digne d'en avoir un autre. Voilà l'arrêt que Ta- » cite portait déjà de son temps ; il est encore vrai de nos » jours (1).

M. de Sénancourt, frappé du désordre général qui règne parmi les hommes, et cherchant à en découvrir la cause, prétend quelque part que la morale n'est pas encore découverte. C'est là une erreur qu'on ne saurait trop relever. La morale était déjà découverte alors que nos ancêtres, encore

---

(1) Nous avons dit plus haut : Tel prince tel sujet, tel maître tel valet, et nous disons à présent : Tel peuple tel gouvernement. — Malgré la contradiction apparente qui existe dans les termes de ces deux propositions, ceux qui ont de bonnes lunettes, comme dit Beroald, n'auraient pas de peine à démêler qu'au fond il n'y a point de contradiction, car ces deux propositions sont également vraies. Quant à nous, nous n'aimons pas plus la couleur rouge à la tête qu'aux talons.

barbares et presque sauvages , erraient dans les forêts de la Germanie. Celui qui le premier a dit : *Fais à autrui ce que tu voudrais qu'on te fît à toi-même* , etc., est le véritable auteur de cette découverte ; seulement, cette morale n'a jamais été mise en pratique par toutes les nations de la terre, dont la sagesse proverbiale se trouve ici un peu en défaut. Il n'y a jamais eu très-probablement qu'un petit nombre d'individus qui s'y sont attachés , et leurs forces ainsi isolées n'ont dû réagir qu'en raison de leur petite influence ; le bien qu'ils ont fait a été en grande partie paralysé par le mal général ; quelques-uns ont dû mourir victimes de leur foi , laissant derrière eux un petit nombre d'adeptes qui ont été impuissants à entraîner les masses dans le même courant d'idées. Pour que la morale soit efficace , pour qu'elle jouisse de toute sa puissance d'action sur les individus , il faut nécessairement qu'elle passe dans les institutions et qu'on l'applique sur une grande échelle en société , en communauté d'intérêt , et que chacun ait sa part dans les bénéfices ; sans cela , rien ou à peu près : le bien qu'on fait est une goutte d'eau dans l'Océan. Vouloir améliorer les hommes sans améliorer les institutions , nous semble un problème aussi impossible à résoudre que l'explication du phénomène des marées sans admettre celui de l'attraction. Les masses , ces *grandes eaux*, comme parle l'Écriture, obéiront toujours à l'impulsion qui vient d'en haut.

Beaucoup d'hommes instruits , considérant le travail qui s'opère en ce moment dans l'esprit des peuples, pensent que le monde actuel est dans l'enfantement , et que du faisceau de toutes les connaissances modernes doit bientôt surgir une nouvelle formule qui régénérera le monde. Nous n'hésitons pas à dire que c'est encore là une pure illusion. Tout repose sur la question morale, et, de ce côté, il n'y a plus rien à découvrir, la formule est toute trouvée : —Fais à autrui, etc.

— Que tous les peuples du monde civilisé réduisent ce précepte en pratique, que la politique de toutes les nations en fasse peu à peu une application générale, que cet axiome passe dans les institutions, et vous renouvellerez la face de la terre. Tout ce qui est grand et universel est simple comme le principe et la fin de toute chose. Tout cela est connu, tout cela est banal; mais, encore un coup, cela n'est pas universellement appliqué.

Nous l'avons déjà dit et nous le répéterons dans tous les termes, sous toutes les formes : *Au-dessus de toutes les lois humaines*, IL EXISTE DES LOIS MORALES QUI RÉGISSENT LE CŒUR HUMAIN ET A L'AIDE DESQUELLES DIEU GOUVERNE LE MONDE. — C'est ce qu'on a nommé la PROVIDENCE. — *Toute la sagesse humaine réside dans la connaissance de ces lois, et la vraie grandeur de l'homme consiste à les accomplir.* Ces lois ne sont ni l'œuvre du HASARD ni celle de nos législateurs, et par cela même elles sont pour nous la preuve la plus irrécusable de l'existence de Dieu. Tout a été créé pour et par l'Esprit, et par conséquent tout est matière à instruction pour qui sait apprendre. Comme chaque graine cache en son sein sa semence, chaque événement porte en soi sa raison d'être dans son passé et son fruit dans l'avenir. *Nous ne recueillons que ce qui a été semé.* Le monde moral a donc ses lois comme le monde physique a les siennes; tout vient du même auteur, tout porte le même cachet. Ainsi, des enseignements philosophiques de l'histoire se déduisent d'une manière logique et positive des lois qui régissent l'humanité. — « *Je ne crois pas au droit divin de la royauté*, disait Chateaubriand, *et je crois à la puissance des révolutions et des faits.* » (Discours du 3 août 1830.)

L'instinct des animaux suffit à la nature de leurs besoins, et ne leur permet pas de sortir de cette limite; leur intelligence ne s'élève jamais librement jusqu'à Dieu, c'est-à-dire aux idées d'ordre, de justice, de morale et d'humanité; naissant avec toute la science qui leur est nécessaire, ils exécutent machinalement, fatalement, tout ce qu'ils font, et ne sont point libres de faire autre chose. — L'homme, au contraire, naît dans l'ignorance et la faiblesse; il doit apprendre à développer son intelligence, à acquérir la connaissance de la vérité, seule lumière de son esprit; la raison ne lui a été donnée que pour cela, et c'est le seul moyen dont il peut disposer pour arriver à la connaissance de Dieu. Tout voltairien, tout incrédule que *nous sommes*, nulle puissance au monde, nul sophisme philosophique n'obscurcira dans notre esprit cette source éternelle de toute vérité et de toute justice.

Toutes les affections particulières, tous les sentiments qui devaient embellir l'existence de l'homme et faire le charme de sa vie se trouvent, pour ainsi dire, faussés par suite du désordre et du mal général. On a dit, en parlant de l'amitié :

> Rien n'est plus commun que le nom,
> Rien n'est plus rare que la chose.

Eh bien! si cette union intime des âmes est si rare, si tant d'hommes ont déploré le vide que son absence laisse dans tous les cœurs, nous soutenons que ce mal n'a pas d'autre cause que le désaccord qui divise et isole les intelligences. Dès qu'il y a diversité ou opposition, ou même absence de principe dans l'esprit, il y a diversité ou absence de sentiment dans le cœur; le lien des grandes sympathies est rompu. Inculquez aux hommes des principes d'humanité qui leur soient communs à tous, et vous verrez que les sentiments s'épureront, que les actes de générosité et de dévouement se produiront d'eux-mêmes. A défaut d'amitié véritable, on se jette éperdument dans les bras de l'amour, le grand consolateur de tous ceux qui éprouvent le besoin d'aimer. Mais l'homme n'aime pas seulement avec son cœur; dans l'amour comme dans l'amitié, il faut que la raison s'harmonise avec le sentiment ; c'est un besoin de son être, une condition de son bonheur. Si la simple affection du cœur suffisait, si les sympathies, si le commerce de l'intelligence n'étaient pas pour nous les principaux éléments de l'amitié, nous pourrions nous passer des hommes ; ce n'est pas chez eux qu'il faudrait aller chercher la plus haute expression de ce sentiment, mais chez le chien : nul n'est plus dévoué, plus fidèle et meilleur ami que cet animal. Malheureusement, le chien ne comprend pas nos aspirations immatérielles, notre amour pour la vérité ; nous ne pouvons répandre notre cœur dans le sien, et quoique Rivarol, dans son *Essai sur l'amitié*, appelle notre intimité avec cet animal « *la plus parfaite union qui existe en ce monde,* » il est bien certain que cette union de bête à homme ne produira jamais qu'une affection incomplète et secondaire. — Le Christ plaçait son amour de l'humanité au-dessus de ses affections de famille : « Maître, vint-on lui dire, votre fa- » mille est à la porte qui vous attend. Ma famille, reprit-il, » la voici, en montrant ses disciples. » C'est là un langage que nous ne comprenons plus.

L'homme est libre, il peut délibérer et choisir, mais il est solidaire et subit toujours les conséquences du bien ou du mal qui a été fait par ceux qui l'ont précédé, comme les générations futures subiront également les conséquences du bien et du mal qui se fait dans le présent. L'homme n'est donc pas, comme le prétendent certains fatalistes, un pur automate dont la Providence tiendrait les cordons pour en faire jouer tous les ressorts suivant son *bon plaisir* ; mais les choses de ce monde, en se combinant pour ainsi dire aux lois divines et morales, font intervenir Dieu partout ; les lois divines sont semblables à unemac hine dont les engrenages attirent dans leur système tout ce qu'une volonté ou une imprévoyance quelconque dépose à leur portée. Tant pis pour ceux qui se trompent, car dans la vie tout est affaire d'expérience et chacun apprend la vérité à ses dépens. Heureux encore qui sait l'apprendre !

Il s'ensuit de là qu'on peut *fabriquer* des grands hommes comme on peut fabriquer de grandes nations, et si la France est une des premières du monde civilisé, c'est parce que ses institutions ont toujours été plus sages que celles des autres, c'est parce que ces mêmes institutions ont été éclairées par les progrès de la philosophie et par les conseils du christianisme. Mais jusqu'à quel degré de perfection ne pourrait-on pas élever l'homme, si toutes ses facultés n'avaient qu'à se développer sans contrainte dans un milieu propice au but vers lequel marche invinciblement l'humanité ! La France depuis longtemps déjà a ouvert la carrière, reine du monde, elle entraînera toujours après elle les autres peuples dans la voie de la civilisation. Combien nous nous rappelons avec bonheur ces belles paroles si pleines d'espérance et de fraternité, que l'empereur Napoléon III adressait aux représentants des puissances étrangères lors de la clôture de l'exposition universelle. « La France, leur disait-il, n'a de haine » contre aucun peuple, elle a de la sympathie pour tous ceux » qui veulent comme elle le triomphe du droit et de la jus- » tice. »

La science, au point de vue de la politique, de la morale et de la civilisation, apportera aussi son concours bienfaisant dans l'œuvre de la régénération des peuples, et sans parler de la vapeur, de l'électricité et d'une infinité d'autres découvertes complétement inattendues, mais dont on apprécie déjà les résultats, on peut prévoir, dès aujourd'hui, que dans un avenir qui ne saurait être très-éloigné, les sciences modernes changeront la marche des études philosophiques, et que les sciences dites morales seront modifiées. L'embriogénie et surtout la physiologie expérimentale bouleverseront la métaphysique et la psychologie, deux fantômes de science qui deviendront alors deux sciences véritables. « La philo- » sophie de l'avenir sera la physiologie perfectionnée. » (Balzac.) On arrivera à une étude plus approfondie du sys- tème nerveux, et cette seule branche de nos connaissances ouvrira la voie à un monde nouveau. Une meilleure étude de l'instinct dans les animaux et de la folie dans les aliénés, nous fera également revenir de bien des erreurs sur la na- ture de l'âme et sur les facultés de l'esprit. L'homme phy- sique mieux étudié et mieux connu éclairera subitement le chaos de la vieille philosophie; car il est vrai, comme l'a dit Descartes, que l'homme est bien plus profond, bien plus inaccessible au physique qu'au moral. — De toutes parts les académies sont en communication de travaux. Une ques- tion est-elle à l'ordre du jour, que des milliers d'expéri- mentateurs, agissant comme un seul homme, se mettent à l'œuvre sur tous les points du globe. Ce qu'on possède déjà dès à présent et qu'on doit aux veilles laborieuses des Bi- chat, des Gall, des Cuvier, des Magendie, des Flourens, des C. Bernard, des Brown-Séquard et de tant d'autres, nous permet de penser qu'un jour bientôt la physiologie imposera L'AUTORITÉ DES FAITS à la raison humaine, et qu'elle mettra enfin un terme aux vaines disputes des écoles spiritualistes, qui jusqu'à ce jour se sont contentées de suivre très-respec- tueusement les antiques erreurs de la philosophie tradition- nelle.

Avant de terminer, nous devons un mot de réponse à quelques objections qu'on ne manquera certainement pas de nous adresser. Plus d'un lecteur, sans doute, accusera le peu de modestie ou l'orgueil de l'auteur qui se permet de trancher ainsi et du tiers et du quart, et qui, naturellement, ne se donne pas la plus mauvaise place parmi les bons es- prits. — Eh bien, soit! L'auteur est d'avance disposé à tout entendre, mais il avoue très-humblement qu'il ne comprend pas plus l'orgueil que l'humilité. Voyant que ceux qui se disent ses maîtres ne sont pas toujours d'accord entre eux, il a tenu à honneur de voir les choses par lui-même; il a donc fait ce qu'il ne voit pas faire à beaucoup d'autres autour de lui; n'ayant du reste rien de mieux pour occuper ses loisirs en ce monde, et quoique jeune encore, sans intérêt d'argent, de place ou d'honneurs, il a passé vingt années de sa vie dans l'étude et la recherche de la vérité, il l'a cherchée dans les sciences, dans la philosophie, dans la religion et même dans le plaisir. — Il croit n'avoir pas perdu son temps. — C'est pour quoiil se permet de regarder quelquefois un peu le monde en riant, et de dire à ses nombreux lecteurs : « *Travaillez donc à bien penser, voilà le principe de* » *la morale* » (Pascal)..... et celui de la liberté ! N'oubliez pas surtout que « *les vrais bienfaiteurs de l'humanité sont* » *ceux qui détrompent les hommes et leur enseignent la vé-* » *rité.* » (Voltaire.) Car

> Si le mal du trompé fait le bien du trompeur,
> Si l'erreur est utile à qui vit de l'erreur,
> Hélas! en traits de sang l'histoire nous l'atteste,
> Du genre humain séduit toute erreur est funeste. (J. Chénier.)

ENQUÊTE.

PIÈCES JUSTIFICATIVES.

« La vérité n'a pas seule le privilége de
» rendre les hommes passionnés. »
(Arago.)

RES., NON VERBA?

———

(Extrait de *l'Ami des sciences.*)

L'Auteur à M. le Rédacteur-gérant de l'AMI DES SCIENCES.

N° 8
de
l'Ami des sciences.

Paris, le 18 février 1856.

Monsieur,

J'ai l'honneur de vous envoyer ci-jointe la copie d'une
lettre que j'ai adressée à M. le docteur Auzoux. Nous espérons que vous voudrez bien l'accueillir favorablement, et
que la publicité que nous réclamons de votre dévouement à
la science, encouragera d'autres personnes à suivre notre
exemple, c'est-à-dire à provoquer des expériences qui,
faites dans des *conditions analogues* à celles que nous signalons,
ne tarderaient pas à jeter une vive lumière sur la question si
douteuse et toujours si controversée du magnétisme animal.

J'ai vu hier M. le docteur Auzoux ; il donne de tout cœur
sa pleine et entière adhésion à la demande qui est l'objet de

ma lettre, et me charge de vous dire, monsieur, qu'il s'empressera de vous faire connaître le jour qu'on voudra bien fixer pour les expériences, afin que vous puissiez y assister et apprécier par vous-même la valeur réelle de tous les faits qui seront authentiquement constatés.

Agréez, etc. G. MABRU.

Le même à M. le docteur Auzoux, à Paris.

Paris, le 17 février 1856.

Monsieur,

Dans une de vos dernières conférences, on souleva incidemment la question du magnétisme animal, et vous fûtes interpellé à ce sujet. Après avoir cité les tristes et peu concluants résultats dont vous avez été témoin dans plusieurs expériences faites chez vous, sur *dix-huit personnes*, vous avez généreusement offert votre local à celles qui voudraient réitérer les mêmes expériences, à la condition expresse qu'on vous accorderait la faculté de les diriger. — Aucune voix ne répondit à votre appel.

Cependant j'ai acquis la certitude qu'il y avait plusieurs magnétiseurs présents dans la salle à ce moment. Il faut convenir, monsieur, que le silence qu'ils ont si prudemment gardé en cette occasion est bien propre à entretenir les doutes que beaucoup de personnes conservent encore sur le magnétisme animal, malgré toutes les merveilles dont la publicité nous entretient chaque jour à ce sujet.[1]

Je dois vous dire que le dimanche suivant (10 février), les magnétiseurs qui avaient été témoins de mon incrédulité dans la conférence du jeudi (7 février), m'offrirent de me convaincre, si je voulais consentir à me rendre chez eux en particulier. Par des motifs que vous apprécierez facilement, je ne crus point devoir accepter cette invitation. Ne vous semble-t-il pas, comme à moi, que la lumière de l'intelligence est encore plus belle lorsqu'elle brille pour tout le monde et au grand jour? Je leur offris donc de vous soumettre leur proposition, pour expérimenter avec plus de certitude et de régularité. Mais grand fut mon étonnement quand je les vis se récuser. Les choses en demeurèrent donc là, et je les quittai moins convaincu que jamais : leur refus avait jeté de nouveaux doutes dans mon esprit.

Depuis lors, je me suis demandé s'il ne serait pas possible de savoir enfin à quoi s'en tenir sur le magnétisme animal, et quels seraient les meilleurs moyens à employer pour y parvenir. — Après y avoir sérieusement songé, je crois aujourd'hui à la possibilité de résoudre ce délicat problème.

Il suffirait, je pense, de provoquer des expériences publiques, et d'opérer au grand jour dans des conditions telles qu'il deviendrait complétement impossible d'y placer sérieusement la plus petite objection. (Toutes les expériences faites en dehors de ces conditions seront suspectes et demanderont à être confirmées par la répétition authentique des mêmes faits.)

Nous possédons tout ce qu'il faut pour cela. Vous avez donné, monsieur, une preuve éclatante de bonne volonté en nous offrant votre local; d'un autre côté, votre savoir et l'autorité de votre nom seraient d'un grand poids si vous vous chargiez de diriger les expériences. Voulez-vous me permettre, monsieur, de faire en ce sens un appel public à toutes les personnes qui, de bonne foi, s'occupent sincèrement de magnétisme animal. Je suis persuadé que M. V. Meunier, rédacteur de *l'Ami des sciences*, se ferait un véritable plaisir de prêter son concours à cette œuvre de lumière et de vérité.

Depuis soixante-douze ans que le magnétisme animal

existe, *tel qu'il est aujourd'hui* (je ne parle point du *mesmérisme*), a-t-il fourni à ses nombreux expérimentateurs un
seul fait constant et positif sur lequel on puisse baser un
jugement solide? J'en doute. Entre les personnes qui nient
et celles qui affirment, on ne trouve point de place pour
asseoir une conviction sérieuse. Après soixante-douze années d'existence, serait-ce donc trop exiger du magnétisme
que de lui demander qu'il produise ses preuves aux yeux de
tous ceux qui veulent sincèrement voir?

Devons-nous vivre éternellement dans le doute et l'incertitude où l'état actuel des choses nous plonge? Assurément
non. Des milliers de personnes désirent éclairer leur conscience à ce sujet. Nous sommes tous intéressés à savoir ce
qu'il faut croire et ce qu'il faut rejeter, ce qui est certain et
ce qui est douteux.

Ce n'est point en voyant expérimenter continuellement
chez les personnes qui en font métier, qu'on apprendra
jamais ce qu'il y a de vrai ou de faux dans le magnétisme.

En provoquant des expériences publiques, faites dans de
bonnes conditions, les vrais magnétiseurs devront vous en
être reconnaissants; ils se rendront, je l'espère, à votre
appel consciencieux, et là, on pourra constater d'une manière authentique et régulière les faits positifs qui se produiront, non plus dans un cabinet particulier ou dans un salon,
mais sous les yeux d'un professeur éclairé et compétent en
matière d'expériences, devant un public donc l'empressement à suivre vos leçons témoigne assez de son véritable
amour pour la science.

J'ose donc espérer, monsieur, que vous voudrez bien
m'autoriser à donner communication de cette lettre à
M. V. Meunier, pour qu'il la porte publiquement à la connaissance de tous les magnétiseurs qui seraient disposés à
profiter des moyens que vous leur offrez de produire des

preuves authentiques, et de réhabiliter le vrai magnétisme animal..... s'il existe.

Je saisis, monsieur, cette occasion avec bonheur, pour vous exprimer ici tous les sentiments de respect et de reconnaissance avec lesquels

J'ai l'honneur d'être un de vos plus dévoués admirateurs,

G. MABRU.

L'appel du savant chimiste auteur des lettres qu'on vient de lire, mérite d'être entendu; nous espérons avoir à dire bientôt qu'il l'a été. Beaucoup d'hommes sincères éprouvent, sur le point de science dont il s'agit, la même incertitude dont se plaint M. Mabru; nous avouons être du nombre, et nous n'avons pas moins que lui le désir de voir cesser nos doutes. Aussi la publicité de *l'Ami des sciences* est-elle acquise aux expériences qui pourront être tentées dans les conditions prescrites. (V. Meunier.)

M. le docteur Billard (de Corbigny) à M. Meunier.

N° 9
de
l'Ami des sciences.

Corbigny (Nièvre), le 24 février 1855.

RECHERCHES SUR LE MAGNÉTISME DE L'HOMME, DES ANIMAUX
ET DES PLANTES.

J'ai lu avec le plus grand intérêt la lettre publiée par M. Mabru, dans le dernier numéro de *l'Ami des sciences*, et relative au magnétisme animal. Assurément, s'il est une question digne de fixer l'attention, c'est bien celle du magnétisme, infirmé aujourd'hui, confirmé demain, sans que l'on puisse prévoir le moment où cette question recevra une solution quelconque. Dans le but de la résoudre, il est, selon moi, indispensable, afin d'éclairer la marche de ceux qui voudront arriver à une conclusion, de savoir avant tout si l'homme émet ou non un fluide comparable au magnétisme terrestre; tant que l'on ne sera point arrivé à faire cette démonstration, le doute, quoi que l'on fasse, subsistera toujours. Donc, je le répète, il faut avant tout démontrer que l'homme émet un fluide comparable dans une partie de ses effets au magnétisme terrestre; c'est pour arriver à cette démonstration que je viens rappeler et faire connaître à ceux qui s'occupent du magnétisme, les recherches que j'ai faites sur le fluide impondérable émis par l'homme, les animaux, les plantes; recherches consignées dans différents mémoires que j'ai adressés à l'Académie des sciences, et contenant les expériences au moyen desquelles on arrive à constater positivement ce fait. Je ne veux ici en signaler que quelques-unes; j'engage fortement ceux qui s'occupent du magnétisme à les réitérer, elles éclaireront indubitablement cette question.

Pour arriver à cette démonstration, on fixe sur un socle en bois un montant de même matière ou en métal terminé par une potence, à l'extrémité de laquelle on attache un appareil ainsi construit : Deux balles en moelle de sureau d'un demi-centimètre de diamètre sont fixées aux deux extrémités d'une aiguille de gomme laque; on trace sur ces balles des lignes verticales à l'encre et on suspend le tout au moyen d'un fil d'araignée, après la potence; puis on recouvre l'appareil par une cloche de verre, et, pour empêcher l'introduction de l'air extérieur, on graisse avec du suif le point de jonction de la cloche et du socle. Lorsque l'appareil est en repos, et il faut un certain temps pour cela, on approche une ou deux mains de la paroi de la cloche, mais sans la toucher, à 3 ou 4 centimètres. Après cinq au six secondes d'attente, l'appareil se met en marche; on peut plus facilement s'en assurer en collant sur le verre de fines bandes de papier qui servent de points de repère avec les lignes tracées sur les sphères. Par la distance à laquelle on agit, par le temps que l'on met à produire l'action, on peut en quelque sorte connaître la force magnétique d'un individu; on pourrait donc reconnaître si cette force est augmentée chez un magnétisé ou chez un individu en contact avec d'autres.

Pour démontrer que ce n'est point le calorique de la main qui agit ici, je me sers d'un moyen qui démontre en même temps que les animaux émettent un fluide. Lorsque tout est en repos, on met un escargot sur la paroi externe du cylindre, s'il monte (et c'est ce qui arrive le plus souvent), lorsqu'il est arrêté au niveau de l'appareil, ce dernier se met en marche. L'escargot ne développe point de chaleur, donc, etc.; mais alors il développe un fluide qui lui est propre.

Voici l'autre moyen que j'emploie pour arriver au même but : On fait une épingle en gomme laque, on la suspend la tête en bas au moyen d'un fil sans torsion, on place la tête devant un fil de soie, tendu par ses deux extrémités, de telle sorte que la tête de l'épingle et ce fil soient dans le même plan vertical, la tête de l'épingle séparée en deux portions exactes par le fil immobile. Le tout étant placé sous la cloche, si l'on approche la main, l'épingle suspendue est déviée de la verticale, et la tête entière apparaît sur un seul côté du fil. La chaleur ne pourrait produire une déviation semblable et attirer du côté de la main l'objet suspendu, car il y a attraction.

Je pourrais encore signaler plusieurs expériences, mais celles-ci suffisent pour démontrer, selon moi, la vérité de cette opinion que l'homme émet un fluide analogue au fluide magnétique. Ce fluide fait sentir son action à travers les métaux, le verre, beaucoup moins à travers les corps poreux, le bois, par exemple. Je renvoie ceux qui voudront connaître les faits que j'ai observés au mémoire que j'ai adressé à l'Académie. En partant de ces expériences, en les diversifiant, les personnes qui s'occupent du magnétisme animal auront, selon moi, une base solide et inexpugnable (1); tel est du moins mon avis.

BILLARD,
Docteur—médecin-praticien.

En réponse à l'appel que, d'accord avec M. le docteur Auzoux, un chimiste distingué, M. Mabru, a adressé aux magnétiseurs dans notre précédent numéro, un partisan bien connu du mes-

---

(1) Hâtons-nous d'annoncer que *la base solide et* INEXPUGNABLE sur laquelle M. le docteur Billard pensait asseoir le magnétisme animal, ayant été complétement renversée par une expérience fort ingénieuse de l'honorable M. V. de Caudemberg, conducteur principal de la compagnie d'Orléans, M. le docteur Billiard, ainsi que nous le verrons bientôt, a fini très-sagement, selon nous, par formuler la déclaration suivante : « Ces » expériences (il s'agit des siennes) ont été entreprises, non dans le but » de venir en aide au magnétisme, ni aux tables tournantes (*car, jusqu'à* » *présent,* JE NE CROIS A AUCUN DES FAITS *signalés par les magnéti-* » *seurs*) ; elles l'ont été dans celui d'éclairer les phénomènes que pré- » sentent le choléra et les plantes malades. »

On sait, du reste, que l'hypothèse du FLUIDE animal (*base inexpugnable* du docteur Billiard) est aujourd'hui abandonnée par la plupart des magnétiseurs modernes... — Le fluide escargotique, si pompeusement préconisé par M. J. Allix, n'a pas eu un meilleur sort ; les mesmériens eux-mêmes l'ont tourné en ridicule, et ce n'est pas peu dire.

mérisme, M. Jules de Rovère, nous écrit à la date du 27 février. (V. Meunier.)

M. J. de Rovère à M. Meunier.

27 février 1856.

J'apprends par la voie de votre précieux et important journal que vous désirez que *la lumière se fasse* dans la partie des sciences naturelles dites *magnétisme animal*. Je ne connais personnellement ni le chimiste ni le docteur dont les noms figurent dans l'article en question, mais veuillez, monsieur, agréer l'assurance du zèle avec lequel je répondrai à leur invitation...

Je m'estimerai heureux si vous voulez bien prendre note de ma déclaration, etc., etc.

J. DE ROVÈRE.
27, rue du Faubourg-du-Temple.

M. J. de Rovère a été le premier à répondre (par notre intermédiaire du moins) à l'appel de M. Mabru. Mais nous ne doutons point que ses principaux confrères en mesmérisme ne tiennent à honneur d'imiter son exemple. Nous continuerons d'enregistrer les adhésions et propositions qui nous parviendront. L'empressement de M. de Rovère l'honore ; il prouve la sincérité de ses convictions. C'est avec plaisir que nous lui donnons acte de l'engagement qu'il prend. Les promoteurs de cette intéressante affaire sont avertis. Nos lecteurs seront tenus au courant de la suite qu'elle aura.

Si, comme nous l'espérons, un comité d'étude composé à la fois de partisans du magnétisme animal et d'hommes qui ne craindraient pas de s'avouer tels le jour où la réalité du magnétisme leur serait démontrée, si, dis-je, un tel comité se forme, il devra à notre avis :

1° Dresser l'inventaire complet des phénomènes à constater ;

2° Établir entre eux une suite, une continuité, un enchaînement ;

3° Enfin, procéder expérimentalement à la vérification de chacun d'eux, dans l'ordre de classement préalablement adopté, en donnant la conduite de chaque expérience à l'homme compétent dans la question spéciale qu'il s'agira d'élucider.

Il est donc bon dès ce moment de recueillir les avis sur les expériences à instituer. On a vu, dans un des articles ci-dessus, celle que propose M. Billard (de Corbigny) ; nous transmettons encore à la future commission l'extrait suivant de la lettre d'un de nos abonnés. (V. Meunier.)

La lettre qu'on va lire ne répond pas très-directement à l'objet de notre appel, mais puisque tous les magnétologistes considèrent les tables parlantes comme une des faces du magnétisme, c'est-à-dire une manifestation fluidique de la pensée, et que tant de gens d'esprit persistent encore, malgré la réprobation publique, à exalter les soi-disant miracles du bois de sapin, nous félicitons M. Meunier d'avoir eu le bon esprit de l'insérer dans son journal. — La finale de cette lettre mérite d'être remarquée. Elle était demeurée inédite dans *l'Ami des sciences*, nous avons cru devoir la rétablir.

M. Mathieu à M. Meunier.

Paris, le 25 février 1856.

..... Si le projet de votre honorable correspondant, grâce à l'assistance de M. le docteur Auzoux, est mis à exécution, oserai-je vous prier, pour la part d'influence que vous pouvez avoir dans l'affaire, de joindre à l'étude des phénomènes du magnétisme animal celle des phénomènes non moins curieux, et qui s'y rattachent peut-être, de la table qui parle et de la planchette ou corbeille qui écrit (1)? Depuis plus de deux ans, je m'occupe de ces manifesta-

---

(1) Tous les magnétiseurs sont loin de partager l'opinion de M. Mathieu. Voici ce qu'on lit dans le journal de M. le baron Dupotet (p. 92, année 1856) :

« Nous savons quelque part une corbeille qui, depuis deux ans, a
» commis plus d'âneries qu'Henri Monnier, le sténographe infatigable
» de la bêtise humaine, n'en a enregistrées dans toute sa vie, et qui
» trouve des curieux, plus encore, des curieux habitués! Ladite cor-
» beille traite de tout, même de l'astronomie transcendante, sous la
» dictée d'Arago (quelle astronomie et quel Arago!). Voyez quelle est
» la force de la logique : la corbeille a toutes les qualités qui peuvent
» faire un tout complet et homogène. Elle est niaise autant qu'igno-
» rante; son outrecuidance n'est pas moindre que son ignorance et sa
» niaiserie. »

tions, et je puis vous affirmer que rien n'est plus authentique et plus sincère que leur production, ainsi que je l'ai raconté dans deux brochures que j'ai eu le plaisir de vous adresser. Je demande donc, monsieur, que ces expériences soient également admises à être examinées, contrôlées; et si ma présence, si mes explications, si ma coopération même pouvaient être utiles, je me mettrais bien volontiers à la disposition du comité d'examen..... Je ne pourrais le faire cependant que dans la limite de mes occupations, qui malheureusement sont nombreuses; ce ne serait jamais la bonne volonté qui me manquerait.

H.-F. MATHIEU,

Ancien pharmacien des armées, boulevard de la Chapelle, 8.

Nous terminerons par une lettre qui n'a pas été provoquée par celle de M. Mabru, puisque, écrite de la capitale d'un pays voisin, elle est datée du 21 février, mais qui se rapporte, comme on va le voir, au sujet dont il s'agit. Ignorant si ce n'est pas aller contre les intentions de l'auteur que de la publier, nous supprimerons du moins le nom du signataire, nous bornant à dire qu'elle émane d'une des célébrités scientifiques de notre temps, d'un homme dont l'esprit égale le savoir : nous n'en dirons pas davantage de crainte d'en trop dire. Voici un extrait de cette lettre (V. Meunier) :

M. X..... à M. Meunier.

... Je tiens une découverte qui m'effraye, je n'ose vous en dire que quelques mots : il y a deux électricités, l'une *brute et aveugle*, produite par le contact des métaux et des acides, l'autre *intelligente et clairvoyante*, produite par des éléments humains dont on peut composer une pile qui produit une électricité intelligente comme la source d'où elle émane. — Je répète souvent cette expérience, et toujours avec succès.

Vous serez le premier informé; X... ne pourra pas dire non.

L'électricité s'est bifurquée sous les mains de Galvani, Nobili et Matteucci. Le courant brut a suivi Jacobi, Bonelli et Moncel, pendant que le courant intellectuel a suivi Bois-Robert, Thilorier et le marquis Duplanty.

Le tonnerre en boule ou l'électricité globuleuse contient une pensée qui désobéit à Newton et à Mariotte pour n'en faire qu'à sa guise.

— Il y a dans les annales de l'Académie des milliers de preuves de l'intelligence de la foudre.

Mais je m'aperçois que je me laisse emporter; peu s'en est fallu que je ne vous lâche la clef qui va nous découvrir le principe universel qui gouverne les deux mondes matériel et intellectuel.

Dieu ne fait pas de cachoterie comme le croient les épiciers qui craignent la concurrence. Il ouvre les portes de ses vastes ateliers et nous dit : *tunc intelligite gentes !* Son principe est simple, et quand vous le connaîtrez vous ne direz plus : Dieu ne veut pas que l'homme approfondisse jamais les mystères de la vie.

Pendant que je vous écris, je dirige vers vous mon électricité qui éveille votre pensée, et je suis sûr que le cadran de votre télégraphe répond à celui de

   Votre serviteur et ami (1),   X.....

L'auteur, — à ce style il est aisé de reconnaître l'écrivain — promet que nous serons le premier informé; par conséquent nos lecteurs seront assurés d'être les seconds. (V. Meunier.)

         —————◆◆◆—————

Trois lettres de magnétiseurs, une seconde lettre de M. Mabru. Le contraste de celle-ci avec celles-là ne laissera pas que d'ajouter à l'intérêt du sujet. Donnons d'abord la parole à M. Mabru. (V. Meunier.)   N° **10** de *l'Ami des sciences.*

L'Auteur à M. V. Meunier.

            Le 5 mars 1856.

Monsieur,

Dans le but de répondre d'une manière complète et satisfaisante aux derniers articles que vous avez publiés sur le

———————————————————————————————

(1) Il faut croire que M. X....., l'auteur de cette lettre, a promis plus qu'il ne pouvait tenir, car il n'a jamais donné communication de son EFFRAYANTE DÉCOUVERTE. Les lecteurs de *l'Ami des sciences* sont toujours dans l'expectative. La promesse de M. X..... ayant été complétement vaine, nous la considérerons comme non avenue, et nous ne discuterons pas les termes de sa lettre. Nous dirons simplement qu'il est toujours triste et regrettable de voir un homme d'autant d'esprit, un homme qui a un nom dans la science, tomber dans de pareilles aberrations.

magnétisme animal, dans votre numéro du 2 mars, permettez-moi d'ajouter ici que, notre appel ayant été public, les personnes qui y auront répondu seront naturellement admises à fournir leurs preuves, non par des théories, non par des exposés de système ou par des récits plus ou moins merveilleux, mais purement et simplement par des FAITS.

Si, par exemple, la science du magnétisme peut réellement produire *un seul fait constant et positif*, je crois que c'est précisément par celui-là qu'il faudra commencer. Si, au contraire, elle n'en possède point, je demande qu'il en soit immédiatement pris acte, et que l'on constate d'une manière authentique que *le magnétisme animal n'a aucun fait constant à sa disposition*. Ce premier acte sera pour nous le premier rayon de lumière, le premier degré de certitude qui éclairera notre esprit et le fixera sur l'état actuel de cette science, puisque science il y a. — Au demeurant, liberté pleine et entière à tous les magnétiseurs qui voudraient annuler cette première décision en produisant au grand jour des faits de l'ordre de ceux dont il est ici question.

Il ne nous appartient pas d'indiquer telle ou telle expérience. Lorsqu'il s'agit de science, celui qui avance un fait doit le prouver. Si la politesse nous fait un devoir de croire tout le monde sur parole, l'intérêt de la vérité exige qu'on vérifie le fait; c'est plus concluant. C'est donc à MM. les magnétiseurs à formuler leur programme et à nous dire d'une manière certaine ce qu'ils peuvent faire. S'ils n'ont à leur disposition aucun fait constant, ils devront alors spécifier les limites dans lesquelles il leur est possible d'opérer avec certitude : condition qu'on doit toujours exiger d'une *science.*

C'est aux magnétiseurs à nous dire s'ils peuvent, oui ou non, garantir, dans une proportion donnée quelconque, la réussite de telle ou telle expérience qu'il leur plaira de choisir et d'indiquer ; expérience qu'ils devront répéter sous les yeux du comité d'examen, en séance publique.

Quand on possède de véritables faits, passés à l'état de science, on peut toujours les reproduire dans les conditions que nous signalons ici : c'est même à ce signe non équivoque qu'on reconnaît d'une manière positive que l'intelligence humaine commande véritablement à la matière.

En un mot, le but de notre appel et celui des expériences que nous provoquons doivent avoir pour résultat de constater, d'une manière certaine et indubitable, tous les faits qui, dans l'état actuel du magnétisme animal, se reproduisent toujours de la même manière, lorsqu'on opère dans les mêmes circonstances. C'est là surtout ce qu'on doit, à mon sens, rechercher avec le plus grand soin, si l'on veut, suivant Descartes, « n'admettre pour vrai que ce qui est véritable. » — Je puis, monsieur, vous affirmer d'avance que les choses seront examinées avec la plus rigoureuse impartialité. — En dehors des conditions qui viennent d'être signalées, il n'y a réellement, pour tout homme éclairé et de bonne foi, que doute et incertitude.

Nous n'admettons pas, comme le prétendent certaines personnes, qu'un homme d'esprit ou de cœur refuse systématiquement son assentiment à un fait patent et irrécusable ; qu'il n'ait point le courage de rendre témoignage à la vérité lorsque les faits qu'on lui présente sont réellement dégagés de toute supercherie. — Évidemment cette assertion est fausse et mensongère. — Quant à moi personnellement, je déclare avec plaisir que j'ai meilleure opinion des gens d'esprit (1).

---

(1) Meilleure opinion de la BONNE FOI des gens d'esprit, c'est-à-dire de leur probité philosophique, car il n'est ici question que de ceux qu'on accuse de refuser *systématiquement* leur adhésion aux prétendus faits magnétiques.

Mais pour répondre d'une manière plus directe à cette captieuse objection qu'on a si souvent reproduite devant nous et que nous avons constamment repoussée, qu'il nous soit permis de poser des exemples.

Ainsi, on nous dit tous les jours que le magnétisme animal jouit des mêmes propriétés que le chloroforme et les autres composés de la même famille; que le magnétisme animal peut, comme eux, produire le sommeil et l'insensibilité. Voici deux ordres de phénomènes qui certes sont essentiellement du domaine des choses positives. Eh bien! qu'on nous les montre, et tout le monde, nous en avons la conviction, se rendra immédiatement à l'évidence d'un tel fait. Que dis-je? nous nous attacherons tous de toutes les forces de notre âme au magnétisme animal, car ce seul fait, bien prouvé, suffirait à nos yeux pour le constituer à l'état de science.

Malheureusement nous n'avons jamais été témoins d'un semblable résultat, nous ne l'avons point vu, nous ne l'avons qu'entendu dire ou lu dans les ouvrages des magnétiseurs.

Si donc le magnétisme animal peut annihiler dans l'homme ou *dans les animaux* le sentiment de la douleur, rien n'est plus facile que de le démontrer par une expérience directe. Pour ma part, je consens bien volontiers à me laisser transpercer la main avec la lame d'un scalpel si l'on veut opérer sur moi, pour porter à jamais ce signe authentique et indélébile de la vérité.

La science et la vérité sont sœurs : l'une nous conduit toujours vers l'autre; elles valent bien la peine qu'on leur fasse ce léger sacrifice qui, du reste, penseront bien des gens, n'expose guère l'intégrité de ma main.

Naguère, l'illustre M. de Humboldt ne paya-t-il pas de sa personne dans des circonstances à peu près analogues? Le disciple n'est pas plus que le maître.

Quoi qu'il en soit, nous espérons toujours que les véritables magnétiseurs, les hommes sérieux, qui font du magnétisme animal une étude consciencieuse, nous sauront gré de toute la bonne volonté que nous y mettons ; nous espérons qu'ils voudront bien profiter de l'occasion qui leur est offerte pour éclairer un nombre immense de personnes qui, comme nous, sont de bonne foi et ne demandent qu'à voir.

Actuellement, si, quittant le domaine des sciences positives, MM. les magnétiseurs désirent entrer dans un autre ordre de choses, — je veux parler du merveilleux, — on les y suivra. S'ils veulent produire des phénomènes de double vue, ils auront alors à répondre aux questions qui leur seront posées par MM. les membres du comité d'examen, et il est probable que ces questions leur seront faites de manière à ne laisser planer aucun doute sur la nature et la valeur réelle de leurs réponses. Mais, comme le dit Voltaire, « si ceux qui se bornent à calculer, à peser, à » mesurer, se trompent souvent eux-mêmes, que faut-il » penser, que sera-ce donc de ceux qui ne veulent que » deviner !... » (Philos. new.)

Quant aux magnétiseurs qui exercent l'art divin de guérir nos maux, il ne tiendrait qu'à eux de nous convaincre immédiatement en nous donnant des remèdes contre l'hydrophobie (la rage), la peste, le choléra, voire même contre l'oïdium, etc... Pourquoi ne remporteraient-ils point le prix *Bréant ?* Cent mille francs ne sont pas à dédaigner ! Puis une gloire immortelle, une vraie gloire, bien acquise, cela vaut bien la peine qu'on y songe. L'humanité entière bénirait le nom des magnétiseurs qui nous donneraient de pareils remèdes (1).

___

(1) Un de nos braves officiers, alors en garnison à Sébastopol, écrivit à M. Meunier que ce passage de notre lettre l'empêchait de considérer

Mais c'est beaucoup trop. — Nul n'a la prétention d'exiger tant de merveilles pour croire au magnétisme animal. — Cependant toutes ces choses se disent, s'écrivent, se publient sous toutes les formes, et l'on trouve même des gens qui affirment les avoir vues.

Nous nous contenterons du plus petit fait possible, pourvu que les magnétiseurs puissent le reproduire à volonté, d'une manière constante et dans les conditions prescrites ; alors nous serons en droit de soutenir que science il y a, et au besoin, nous répondrons par la reproduction de ce même fait à tous les incrédules qui voudraient le nier. — Un seul fait *constant!* l'obtiendrons-nous? Là est toujours mon doute.

Permettez-moi donc, monsieur, de le répéter encore, c'est à MM. les magnétiseurs à s'entendre entre eux, s'ils

---

notre appel aux magnétiseurs comme une chose réellement sérieuse.

Pour toute réponse, nous renverrons l'auteur de cette objection aux livres de tous les magnétiseurs. Contentons-nous d'en citer seulement trois des plus distingués, pour prouver ici que nous n'avons rien exagéré et que nous avons parlé avec pleine connaissance de cause. — M. le comte de Szapary écrit : « J'enseigne le mode de guérison de toutes les » maladies nerveuses et chroniques qui, jusqu'à ce jour encore, sont » l'écueil et l'effroi de la médecine; j'ajoute hardiment que *je les guéris* » *toutes.* » (Szapary, *Magnétothérapie*, page 297.) — Et M. Cahagnet, qui a publié un grand nombre d'ouvrages sur le magnétisme, est encore plus explicite s'il est possible. Voici en quels termes il s'exprime : « Ne pos- » sède-t-il pas (le magnétisme) cent remèdes qui, sans être le *remède* » *universel* des philosophes hermétiques, n'en sont pas moins des *re-* » *mèdes assurés contre la rage, les fièvres, les dyssenteries, les vermines,* » etc., etc., remèdes ignorés de la médecine savante? » (Cahagnet, *Traité* *de magnétisme*, page 25.) — Voici le troisième : « Aujourd'hui que les » sciences ont fait un pas, nous avons découvert les secrets moyens em- » ployés par le Nazaréen Jésus. Comme lui, *par l'imposition des mains,* » nous guérissons les paralytiques, donnons l'ouïe aux sourds, la vue aux » aveugles, la parole aux muets, et rendons enfin le calme aux épilep- » tiques, qui sont, sans aucun doute, ceux qu'en Judée on nommait pos- » sédés. » (Delaage, *Monde occulte*, page 94.)

veulent agir de concert, et de formuler leur programme, soit en commun, soit en particulier. Ceci est d'autant plus important, que les uns admettent les phénomènes de double vue, tandis que les autres ne les admettent point, etc. Dernièrement, je voyais un magnétiseur qui reléguait ces phénomènes avec ce qu'il appelait la science de Robert-Houdin. Il me citait même à ce sujet un ouvrage très-remarquable publié par M. Gandon. (Paris, 1849, chez Lacour.)

Un dernier mot, s'il vous plaît, monsieur. On a parlé de la formation d'un comité d'examen ; cette idée a été adoptée par tout le monde avec empressement. Si, comme nous avons lieu de le croire, on le met à exécution, on fera très-certainement un appel aux personnes dont les lumières et le témoignage seront déjà une garantie pour l'opinion publique. Au fond, je ne suis ici que la mouche du coche ; en émettant mes idées personnelles sur une question que des circonstances fortuites ont fait naître, j'use d'un droit qui est commun à tous. Je ferai certainement tous mes efforts pour apporter mon humble concours à la destruction de cette erreur ou à la propagation de cette vérité, si le magnétisme est une vérité. Mais n'oublions point, monsieur, que M. le docteur Auzoux n'a accepté la responsabilité des expériences qu'à la condition expresse qu'on lui accorderait la faculté de les diriger lui-même. A lui seul donc appartient le droit exclusif de choisir les hommes dont il voudra s'entourer pour former son comité d'examen. Cette condition expresse se trouve mentionnée dans notre première lettre.

J'ai dû m'étendre un peu sur toutes ces questions afin de bien préciser le but des expériences et de démontrer en même temps à tous les yeux que si nous sommes dans le doute, nous y sommes de bonne foi. Ce n'est point une lutte systématique que nous voulons engager, c'est la vérité que nous demandons pour nous et pour tout le monde. On affirme qu'il existe des faits ; nous demandons à les voir et à leur rendre un entier témoignage si l'on veut les produire devant nous dans les conditions prescrites, pour qu'ils soient à l'abri de toute supercherie.

Agréez, monsieur, mes sincères remercîments pour le concours généreux que vous voulez bien nous prêter en cette occasion, et recevez l'assurance de tous les sentiments distingués avec lesquels

J'ai l'honneur d'être votre dévoué serviteur,

G. MABRU.

Donnons maintenant la parole aux magnétiseurs.

M. H. Lecoq, horloger de la marine, à Argenteuil, ne voit point d'utilité aux expériences provoquées par M. Auzoux. Il justifie son opinion de la manière suivante (V. Meunier) :

M. H. Lecoq à M. Meunier.

Les personnes qui croient aux faits ont de quoi se satisfaire largement aujourd'hui : la salle du Vauxhall, de la Redoute, les salons de M. Dupotet, sont chaque semaine témoins d'une variété de phénomènes qui doit satisfaire la curiosité, et ceux qui pourraient se passer dans les salons de M. le docteur Auzoux n'ajouteraient ni ne retireraient rien à tout ce qui a été constaté des milliers de fois, depuis cinquante ans. Dans dix ans, quand M. Auzoux et tous ceux qui vont le suivre seront arrivés à une conviction quelconque, il se présentera un autre docteur qui montrera les mêmes exigences et ne s'occupera pas plus des travaux de ses devanciers que M. Auzoux, et croira, lui aussi, que l'univers entier attend qu'il ait une opinion.

En mon âme et conscience, j'avoue que les magnétiseurs en tenant ce langage, n'outre-passent pas leurs droits ; on ne peut évidemment les tenir pour obligés d'avoir à fournir leurs preuves chaque fois qu'ils sont invités à les exhiber (1). Heureusement,

---

(1) *En mon âme et conscience*, monsieur V. Meunier, vous sortez de la question. Laissez dire ces choses à M. Lecoq si bon lui semble ; il a sans doute

tout en partageant au fond le sentiment de M. H. Lecoq, nos deux autres correspondants, savoir M. J. A. Gentil, auteur de nombreux ouvrages sur le magnétisme animal, et M. Derrien, ex-président de la société magnétique de Paris, ont plus de condescendance que leur confrère en mesmérisme. Ils adhèrent, non pas sans hésitations, non pas sans conditions. N'ayant ici d'autre mobile que la curiosité et l'amour du vrai, il nous sera facile de remplir le devoir que l'impartialité nous impose en laissant parler nos honorables correspondants. Voici un extrait de la lettre de M. Gentil (V. Meunier) :

M. Gentil à M. Meunier.

En ce moment je me demande encore ce que peuvent avoir à faire dans la petite chapelle du docteur Auzoux, tous les praticiens experts en magnétisme qui peuplent les églises que cet enseignement public compte dans divers quartiers de la capitale. Que si, en toute sincérité, les docteurs réfractaires veulent s'instruire, n'ont-ils pas à leur disposition et nos ouvrages publiés sur la matière, et nos sujets, et nos salles d'enseignement, et nos tribunes que nous sommes toujours prêts à leur livrer? Je vous avoue donc, mais péniblement,

---

de fort bonnes raisons pour parler ainsi. — Mais vous qui, comme nous, n'avez d'autre mobile que l'amour du vrai, vous devez, à notre avis, tenir un tout autre langage. — Quel mal y aurait-il donc à ce que le magnétisme fît ses preuves au besoin tous les dix ans? Si le magnétisme est une vérité, est-ce qu'il n'est pas le premier intéressé à ce qu'elle triomphe? — Ah! messieurs, si nous possédions un seul fait de cet ordre et que les académiciens le nient, ce ne serait pas tous les dix ans, mais tous les jours, *partout* et devant *tout le monde*, que nous voudrions le produire pour en prouver l'évidence à la face du ciel. Si nous possédions un fait de cet ordre, mais il n'y aurait pas d'académiciens au monde capables de nous tenir tête ; les couches les plus réfractaires du monde savant seraient bientôt obligées de se rendre en présence d'une vérité aussi formidable. — Mais pour cela, nous ne mettrions pas la lumière sous le boisseau. — Non, messieurs, vous ne possédez pas les faits que vous nous annoncez. Et, par cela même que vous en refusez l'examen, nous avons le droit de les suspecter, sans qu'il vous soit permis de le trouver mauvais. — « *Il est un fait positif*, dit un magnétiseur bien connu, *c'est qu'en matière de magnétisme chacun ne croit que ce qu'il a vu et bien vu.* » (Le docteur Teste, *Magnétisme animal*, page 35.)

que cet appel me semble étrange... En magnétisme, d'ailleurs, tout est effet et résultat d'influences d'être humain à être humain, il faut généralement que l'influence soit favorable pour que les effets se produisent dans des conditions régulières et satisfaisantes pour le praticien et l'observateur sincère (1).

Maintenant, quel sera le programme des expériences? J'aimerais qu'il fût arrêté de concert avec vous et un certain nombre de magnétiseurs d'élite et que vous eussiez à tenir la balance.

Le magnétisme a bien des détracteurs intéressés parmi les médecins; ils ont étouffé la voie de Georget en son vivant et celle de Jules Cloquet lui-même, qui, depuis 1828, n'a plus osé reparler du magnétisme (2), et à qui je pardonne néanmoins de m'avoir intempestivement coupé une jambe au lendemain de 1830.

Que signifie *quelles que soient les dispositions des assistants* (3)? La production de la catalepsie, de la convulsion des yeux, du sommeil, de l'attraction, de l'insensibilité, de l'accroissement ou de la diminution des pulsations artérielles, de l'extase, après des expériences si admirables et si foudroyantes de Regazzoni!!! et ces expériences compteront-elles au programme?...

Ces sortes d'expériences tiennent exclusivement à la *sensitivité* physique et on peut les produire quand même! Mais pour celles qui

---

(1) De quel droit suspecte-t-on ici la sincérité des membres qui peuvent être appelés à former le comité d'examen? — Cette supposition blessante, n'est-elle pas toute gratuite et fort déplacée? — Mais il y a plus, elle est de nulle valeur au point de vue des doctrines professées par M. Gentil lui-même; car, sauf erreur, il est de l'école du magnétologiste Bertrand, qui a dit: « On réussit AVEC la volonté, SANS la volonté, AVEC une volonté » contraire. » M. Gentil a écrit: « Quelques personnes ont avancé et » avancent encore que la *foi* est nécessaire au magnétisme soit pour produire des effets, soit pour en être atteint. Ceci est une erreur grave » qu'il faut se hâter de faire oublier, et qui n'est propre qu'à faire douter » les personnes étrangères au magnétisme de la vérité scrupuleuse des » assertions de *magnétiseurs sincères.* » (Gentil, *Man. du mag.*, page 165.)

(2) M. Gentil fait erreur, car en 1837 (séance du 31 janvier) M. J. Cloquet s'exprimait fort catégoriquement devant l'Académie de médecine au sujet du magnétisme. — Nous allons bientôt y revenir.

(3) Phrase inintelligible. Elle ne se trouve dans aucune de nos lettres précédentes et répond sans doute à celle de M. Derrieu, dans laquelle il dit (voir le numéro *suivant*) que les phénomènes psychologiques réussissent toujours, *quelles que soient les dispositions des spectateurs.* — Nous y reviendrons.

dérivent de la lucidité, c'est bien autre chose; car c'est alors le moral des sujets qui demande à être excité, soutenu à force de bienveillance. Or les influences contraires sont toujours préjudiciables : elles vicient l'atmosphère et indisposent les sujets, qui, dès lors, restent cois. Absolument comme dans un salon perdrait son *ut*, son *la* ou son *sol* et demeurerait interdite, une cantatrice prête à chanter une romance, et devant qui un assistant se mettrait à grimacer. .

. . . .

Quoi qu'il en soit, monsieur, je me fais un devoir, si besoin est, d'avoir l'honneur de me tenir à votre disposition, et j'y suis dès cet instant (1).

Veuillez, etc.   J. A. GENTIL,
Membre de la Légion d'honneur, 73, passage Choiseul.

———

· La lettre dont M. Derrien nous demande l'insertion est à

———

(1) Disons à MM. Lecoq et Gentil que les lieux de réunion où se tiennent les séances publiques de magnétisme ne sont nullement convenables aux études que nous nous proposions de faire.

Citons l'opinion de M. Gentil lui-même :

« Bien des gens se rendent à des séances publiques de magnétisme
» pour juger par rapport direct de la réalité des phénomènes du som-
» nambulisme. Tout en sachant combien ces séances sont précieuses pour
» la propagation et les progrès du magnétisme, je suis forcé de recon-
» naître qu'il est impossible qu'en de telles séances un somnambule,
» quelque lucide qu'il soit, se montre dans le *summum* de sa lucidité.....
» — Pour un homme sérieux et désireux de définir le somnambulisme,
» une séance publique ne doit être considérée que comme un prélimi-
» naire. » (Gentil, *Man. du mag.*, pages 223 et 224.)

Voyons actuellement l'opinion d'un grand magnétiseur, M. Mongruel :

» Pour arriver sûrement à la vérité, il ne faut pas, nous ne saurions
» trop le répéter, se borner à voir des séances publiques. » (Mongruel, *Merveilles de l'esprit hum.*, page 23.)

Citons cette parole de M. Aubin Gauthier, ancien rédacteur de la *Revue magnétique* :

» M. de Puységur appelle les expériences publiques des *moyens de*
» *profanation;* Jussieu, *la magie* du magnétisme; Rouillier, des *tours de*
» *force.* » (*Revue magnétique*, page 186, année 1845.)

Non-seulement les lieux où se tiennent les séances publiques de magné-
tisme ne conviennent pas pour y répéter des expériences scientifiques, mais si nous en croyons un savant magnétiseur, M. le docteur Beaux, toute personne bien élevée et qui a quelque respect de soi-même doit s'en in-

l'adresse de M. Mabru ; elle ne voulait répondre qu'à la première lettre de celui-ci ; il se trouve qu'elle répond aussi à la seconde. (Voir le numéro suivant.) V. Meunier.

---

terdire rigoureusement l'entrée. Laissons parler l'auteur pour que le lecteur en juge :

« La femme la plus pure, la plus sage, dans l'état de veille, ne sait » pas les idées qui lui viendront en somnambulisme. Il faut très-peu de » temps pour qu'il s'établisse, entre elle et son magnétiseur, une intimité » aussi grande que s'ils vivaient ensemble depuis longtemps, et il est rare » que ce dernier ne puisse dire de sa somnambule : *Voilà l'os de mes os* » *et la chair de ma chair.*

» Entièrement soumise aux lois de la nature, elle tient peu compte des » conventions morales, et si elle éprouve des désirs, elle ne sait pas les » cacher. En vain sera-t-elle d'une froideur extrême, en vain aura-t-elle » un magnétiseur incapable d'abuser de sa situation ; il suffira que celui- » ci éprouve involontairement le moindre désir pour que, si elle s'en » aperçoit, elle se mette à l'unisson. Alors on voit dans tout son jour le » combat qui s'élève entre son devoir et ses passions, et, il faut l'avouer, » ce n'est guère le devoir qui l'emporte. Aussi, lorsque je vois tant d'im- » prudents conduire leurs femmes et leurs filles à ces sociétés de magné- » tisme où l'on fait des expériences de curiosité, les livrer au premier » venu, lui laisser prendre sur des personnes qui leur sont chères un » pouvoir aussi redoutable que celui du magnétiseur sur sa somnambule, » je ne puis m'empêcher de dire en moi-même : Insensés que vous êtes! » Si l'avenir vous était dévoilé, il y en a plus d'un parmi vous qui aime- » rait mieux les traîner la corde au cou à la rivière..... »

— Et plus loin le même auteur ajoute :

« Il y a deux ans qu'à une séance magnétique, j'ai été témoin de ce qui » suit : Les nombreux spectateurs étaient occupés à regarder plusieurs » personnes magnétisées en même temps, lorsque des cris se firent en- » tendre dans un endroit de la salle. Le président en demanda la cause, » et on lui dit qu'une dame se plaignait d'être actionnée magnétiquement » par une personne qu'elle ne connaissait pas et qui se trouvait derrière » elle. Le président invita cette personne à rester tranquille ; mais, au » bout de cinq minutes, les cris recommencèrent. Le président, irrité, se » leva et dit : « Monsieur, je vous préviens que si vous continuez d'agir » ainsi, je vous ferai sortir de la salle. » — « Mais je ne magnétise point » madame. » — « Je vous dis que vous la magnétisez ; d'ailleurs je suis » somnambule, et, de ma place, je sens que vous agissez sur elle. » Alors » des cris de colère partent de tous côtés ; on monte sur les banquettes, » on se bouscule ; les femmes effrayées se sauvent par toutes les issues, » et la séance étant levée forcément, je sortis sans attendre la fin de la » dispute. » (Beaux, *Influence de la magnétis.*, pages 61 et 138.)

NOTE

Puisque M. Gentil a fait allusion à la fameuse *affaire Cloquet*, nous profiterons de cette circonstance pour réfuter ici tout ce que les magnétiseurs ont avancé à ce sujet. Il n'en est pas un seul qui ne cite comme un fait *irrécusable* l'opération chirurgicale faite par M. J. Cloquet sur la dame P. — Rappelons les faits en quelques mots. — Un médecin magnétiseur, M. Chapelain, ayant magnétisé sa cliente, madame P., se rendit ensuite chez M. Cloquet et lui proposa d'opérer la dame P., sa malade, qui, depuis quarante-huit heures, était plongée dans un sommeil soi-disant magnétique. Il s'agissait d'extirper une tumeur au sein droit. M. Cloquet se rendit à la proposition du docteur Chapelain, et la dame P. fut opérée comme toujours..... sans douleur ! Nous ne le nions pas, mais nous soutenons que ce fait est loin d'être aussi concluant que les adeptes de Mesmer veulent bien se le figurer. — Pourquoi ne pas avoir magnétisé la malade devant M. J. Cloquet ? Qui affirmera que ce sommeil de *quarante-huit heures* a bien été le résultat des *passes* et que cette dame n'était pas tombée en état de *coma* ou de *carus ?* La manière dont les choses se sont passées laisse planer encore bien des doutes sur cette affaire. Remontons aux sources officielles. Consultons le compte rendu de l'Académie de médecine, séance du 24 janvier 1838. C'est M. Moreau qui a la parole :

« J'étais sociétaire de la section de chirurgie quand
» M. J. Cloquet lui annonça qu'il avait enlevé un sein à une
» femme qui dormait d'un sommeil magnétique, et que
» l'opération n'avait excité aucune douleur. La chose,
» comme on peut penser, parut fort extraordinaire ; toute-

» fois, le caractère de M. Cloquet fit que la section s'em-
» pressa de nommer une commission. J'écrivis en son nom à
» M. Chapelain, médecin ordinaire de la malade, pour lui
» demander la faveur d'être admis auprès d'elle à la levée du
» premier appareil, laquelle devait se faire pendant le som-
» meil magnétique. *Comme on faisait des difficultés* pour re-
» cevoir la commission en masse, les membres offrirent de
» venir un à un, de n'approcher l'opérée que lorsqu'elle
» serait endormie; *tout cela fut inutile!* et M. Chapelain
» répondit que les parents *se refusaient* à nous recevoir.
» Seulement, la malade étant morte quelques jours après,
» la commission eut la liberté d'assister à l'ouverture du
» corps; elle s'y rendit. Avant de commencer l'ouverture,
» je demandai quelles étaient les lésions que cette femme
» avait annoncé qu'on trouverait en elle, car elle était
» aussi douée de *prévision*. Après quelque hésitation, on
» répondit qu'elle avait annoncé une lésion du foie. On
» ouvre le ventre, on examine le foie, il était *parfaitement*
» *sain*. On ouvre la poitrine, et on trouve un épanchement
» purulent dans le côté correspondant à la glande extirpée.
» — Je pense que M. Cloquet a été trompé. »

M. Roux prit aussi la parole dans cette circonstance et
s'exprima en ces termes : « Je crois que M. J. Cloquet a été
» trompé, et ce qui me confirme dans cette opinion, c'est
» que M. Cloquet n'a pas répété l'expérience dont il entre-
» tint dans le temps la section de chirurgie. Ainsi, mes-
» sieurs, point de ménagements; le charlatanisme trouvera
» assez de voix hors de cette enceinte qui le défendront; il
» n'en doit pas trouver parmi nous. »

Dans la séance suivante (31 janvier 1837), M. Moreau
prononça encore les paroles suivantes : « A l'égard du
» magnétisme, je ne demande qu'à voir. J'ai voulu me
» soumettre à des expériences; on a répondu que je n'étais

» pas un sujet propre ; je n'avais rien à dire à cela ; mais je
» suis resté dans le doute. »

M. Cloquet dit alors : « Je n'en sais pas plus que M. Mo-
» reau sur le magnétisme ; J'IGNORE ET JE DOUTE. Le fait que je
» viens de raconter ne m'a rien appris, car je ne m'en suis
» plus occupé. Appelé pour faire l'opération, je l'ai faite, et
» j'en suis resté là. » — A quoi M. Rouchoux répondit :
« M. Cloquet ne dit pas tout ; il ne dit pas que sa malade était
» lucide et se piquait de l'être ; elle voyait, entre autres
» choses, une plaque rouge sur sa plèvre ; cette plaque
» n'existait pas... » — Puis M. Rochoux ajoute en terminant : «... Je suis fâché que le nom de M. Rostan me vienne en
» pensée ; mais vous savez ce qu'il a écrit sur le magnétisme.
» Un jour il me proposa de me guérir de mon incrédulité
» et de me faire voir des choses extraordinaires ; je le
» suivis : arrivé sur les lieux, on ne voulut rien faire devant
» moi : j'attends toujours. »

Telle est l'*affaire Cloquet*, que les magnétiseurs exaltent
avec tant de bruit en disant que ce seul fait a suffi pour
convertir M. Cloquet au mesmérisme. Les magnétiseurs
avaient cependant un moyen bien simple de lever les doutes
de l'Académie de médecine : c'était de renouveler l'expérience du docteur Chapelain. Ils ne l'ont pas fait, et pour
cause sans doute. Pourquoi depuis ce temps n'avoir pas,
dans les opérations chirurgicales, remplacé le chloroforme
et l'éther, dont l'emploi est parfois si terrible, par les *passes*
magnétiques dont l'action est si innocente ? Ce qui est différé
n'est pas perdu ; nous espérons donc que MM. les magnétiseurs voudront bien répéter encore cette expérience, pour
prouver à tous les *incrédules* qu'elle est véritablement irréprochable. Il serait si facile, si utile, de soulager tant de malheureux qui souffrent, ou d'opérer même sur des animaux.

Nous publions ici une lettre qui était adressée à M. V. Meunier, mais qui, par suite d'un incident survenu chez M. le docteur Auzoux, n'a pas été envoyée. Nous aurons bientôt à parler de cet incident. Voici la lettre :

L'Auteur à M. V. Meunier.

Paris, le 9 mars 1856.

Monsieur,

Je ne puis laisser sans réponse la lettre de M. Lecoq et celle de M. Gentil, que je viens de lire dans votre dernier numéro du 9 mars.

Je suis complétement d'accord avec vous, monsieur le rédacteur, quant aux réflexions que ces deux lettres vous ont suggérées, à savoir que MM. les magnétiseurs ne sont nullement OBLIGÉS d'exhiber au grand jour les preuves qu'on leur demande. A mes yeux, cela ne fait même point question ; je ne discute donc pas un tel droit, il est incontestable. Mais vous conviendrez avec moi, monsieur, que si les magnétiseurs ont le droit de s'abstenir, ils ne peuvent user de ce droit sans augmenter encore les doutes déjà si nombreux qui pèsent sur le magnétisme animal. En somme, si ce n'est une défaite, c'est au moins un fort mauvais conseil que M. Lecoq a donné là aux magnétiseurs.

Comme science naturelle, le magnétisme animal est dans une position tout exceptionnelle ; il a besoin de faire ses preuves, et ce n'est pas en conseillant l'abstention qu'on parviendra à éclairer les esprits sur son compte. Il s'en faut de beaucoup que le magnétisme soit, ainsi que le prétend M. Lecoq, une question jugée pour tout le monde. J'en appelle contre lui à l'opinion de ses confrères en magnétisme. Ainsi, M. le docteur Billiard, il y a huit jours, s'exprimait en ces termes sur le point en question : « Infirmé aujour-

» d'hui (le magnétisme), confirmé demain sans qu'on puisse
» prévoir le moment où cette question recevra une solution
» quelconque. » Je m'en réfère encore à la brochure de M. de
Rovère, dans laquelle on lit (page 58) : « J'appelle *sur tout*
» *fait contesté*, non le mépris facile à la paresse et à l'igno-
» rance, mais la lumière et l'examen qui font jaillir les plus
» merveilleuses découvertes. » J'en appelle enfin à la lettre
de M. Mathieu, qui, en parlant du magnétisme, vient de
vous écrire ces mots : « Il y a beaucoup de charlatanisme
dans tout cela. » (Voir le n° 9.) Ce n'est pas moi qui le dis,
ce sont les adeptes de Mesmer, et je pourrais vous en citer
cent autres encore qui tiennent le même langage, si je me
donne la peine d'ouvrir leurs livres.

Et c'est pour lever tant de difficultés que M. Lecoq prêche
l'abstention et veut bien aujourd'hui nous envoyer faire
notre éducation magnétique..... au VAUXHALL ! — En vérité,
cela est par trop fort..... — Là, dit-on, nous trouverons le
grand prêtre qui fera cesser nos doutes; il nous initiera à la
science des fils de Mesmer, des Deslon, des Puy-Ségur, des
Deleuze, des Dupotet, etc. — Et que pensez-vous de
M. Gentil, qui appelle les salons des magnétiseurs des
églises !!!

> Nos prêtres ne sont pas ce qu'un vain peuple pense;
> Notre crédulité fait toute leur science.

Encore un pas et ces messieurs vont bientôt nous dire :
Hors le magnétisme, point de salut. En attendant, nous
pouvons dire : Hors du Vauxhall, point de magnétisme !
La lettre de M. Lecoq, en récusant l'enquête, proscrit
déjà le droit d'examen. — Avec de tels préliminaires, nous
pouvons facilement augurer de l'avenir. — Encore un
coup, tout cela n'est pas sérieux. Malgré le profond respect que nous professons pour les savants expérimentateurs du Vauxhall, on nous permettra sans doute de ne

pas admettre toutes les expériences qui s'y font comme des articles de foi. Les expériences du Vauxhall peuvent satisfaire bien des gens, c'est possible; mais pour nous, qui voulons réellement voir et bien voir, ces expériences ne nous suffisent pas, elles n'ont absolument rien de concluant, parce qu'elles demeurent sans contrôle, parce qu'elles réussissent sur des inconnus et non sur nous, parce que tous les somnambules que nous avons vus répondent avec une lucidité étonnante à toutes les questions..... excepté aux nôtres, etc., etc.

Votre correspondant M. Gentil nous renvoie aux ouvrages *ex professo*, et il trouve étonnant que ses ouvrages ne suffisent pas à l'édification de notre foi. Disons donc hardiment à M. Gentil que nous avons compulsé toutes les archives de cette prétendue science, et qu'au lieu d'y trouver une doctrine sérieuse, basée sur de véritables expériences scientifiques, nous n'y avons trouvé, au point de vue théorique, qu'un amas confus de contradictions et de chimères, une multitude de faits controuvés plus incroyables les uns que les autres, qui répugnent au bon sens et à la raison. Nous en demandons pardon à M. Gentil, mais est-ce notre faute à nous si le magnétisme n'enregistre dans ses annales que des miracles appartenant toujours à l'ordre surnaturel et aux sciences occultes. — M. Gentil lui-même ne se vante-t-il pas de faire apparaître la sainte Vierge et l'enfant Jésus quand bon lui semble !!!,.... (Gentil, *Guide des incrédules*, p. 78.) — Et d'autres magnétologistes n'ont-ils pas été jusqu'à annoncer la RÉSURRECTION des morts, la CRÉATION d'une nouvelle espèce d'insectes; puis il en est même un troisième, presque un nouveau Josué, qui s'est vanté de magnétiser la lune, et par conséquent de produire des perturbations dans notre système planétaire. Ceci n'est pas une plaisanterie; nous citerons les sources et les textes s'il le faut. Ce dernier magnétiseur était du reste, selon nous, très-conséquent, d'après la théorie de Mesmer ; le fluide qui pénètre les plantes, les hommes et les animaux pénètre également tous les corps célestes ; c'est le même, selon Mesmer, qui est répandu dans tout l'univers. Or comme l'esprit est supérieur à la matière, il en résulte indubitablement qu'on peut magnétiser la lune et agir sur elle en lui faisant des passes A DISTANCE...... Voilà pourtant où conduit la *théorie* de Mesmer, si dignement couronnée aujourd'hui par les esprits frappeurs et les tables parlantes, toujours imprégnée de la substance universelle influencée par la volonté humaine.

Il était bien heureux de savoir tout cela M. Mesmer ! — Après tout, cette vieille erreur philosophique qui a soulevé tant de disputes dans les écoles n'est point l'œuvre du thaumaturge de Vienne. Entre le fluide universel de Mesmer, l'âme du monde de Timée de Locre, le grand tout de Spinosa et le fluide éthéré des anciens, je ne vois point de différence ; considérée comme doctrine, c'est toujours la même idée modifiée selon l'esprit de son auteur et basée sur une pure hypothèse. — Voilà pour la théorie ; passons à la pratique.

J'avoue à ma honte que chaque fois que j'ai magnétisé quelqu'un, en m'entourant de toutes les précautions qu'exige une expérience bien faite, je n'ai jamais pu parvenir à produire le plus petit effet sur qui que ce soit. — D'un autre côté, personne n'a jamais pu me magnétiser, quoique je sois excessivement sensible à l'action des courants électriques. — Mes amis, placés dans les mêmes circonstances, n'ont pas mieux réussi. — Assurément, la meilleure manière de me convaincre serait de m'endormir et de produire un phénomène quelconque sur moi-même. — Je reste donc dans nos expérience à la disposition de tous les magnétiseurs possibles. En attendant, constatons, je vous prie, monsieur le rédacteur, que c'est : 1° en présence de tous les faits patents et incroyables que nous venons de citer ; 2° des subtiles et inutiles doctrines du magnétisme, plus subtiles encore que le prétendu fluide de Mesmer, dont personne n'a jamais pu prouver l'existence (1) ; 3° en présence de la nullité de nos propres expériences et des tristes résultats dont nous avons été continuellement témoins, que, d'une part, M. Lecoq, un de vos correspondants, se récuse et commande l'abstention, tandis que, d'un autre côté, M. Gentil ose écrire que tous les médecins ont intérêt à étouffer le magnétisme animal. Cette assertion, en présence de tant de nullités, passe vraiment toutes les bornes et mérite d'être réfutée.

Assurément, le corps des médecins, composé de tant d'hommes de talent et de savoir, n'a pas besoin de moi pour prendre ici sa défense ; mais qu'il me soit permis de demander à MM. les magnétiseurs où sont les secrets nouveaux qu'ils ont découverts et que la médecine ignore, quelle est la source de leurs connaissances anatomiques, physiologiques, pathologiques et thérapeutiques.

Comment! messieurs du magnétisme, depuis quatre-vingts ans vous seriez en possession d'une découverte incontestable, d'une découverte merveilleuse, et cette découverte serait continuellement repoussée, méconnue de toutes les nouvelles générations? — Personne ne le croira. M. Gentil se trompe, il se fait illusion.

Il suffit d'ouvrir les comptes rendus de l'Académie de médecine pour demeurer convaincu que tous les jours l'Académie approuve et encourage les moindres décou-

---

(1) M. de Rovère ainsi que d'autres magnétologistes rejettent complétement aujourd'hui l'hypothèse du fluide.

vertes utiles qu'on soumet à son examen; elle récompense le travail du plus humble artisan, comme nous en avons eu dernièrement un exemple dans la personne de M. Borne (1). Elle s'empare avidement de tous les nouveaux instruments que lui offre la physique, de tous les nouveaux produits que lui prépare la chimie; ses praticiens les plus habiles et les plus distingués poursuivent sans relâche dans nos hôpitaux leurs investigations au lit des malades, exposent généreusement leur santé et leur vie dans nos salles de dissection, et l'Académie de médecine refuserait son concours à une science qui a la prétention de découvrir intuitivement tous les remèdes et de guérir indistinctement tous les maux, une véritable panacée universelle! — Vous voyez bien, messieurs, que c'est là une plaisanterie. — Nous n'exagérons rien. — Vos somnambules de profession ne possèdent-elles pas la science infuse? ne savent-elles pas tout sans avoir rien appris? les études médicales ne sont-elles pas une superfluité pour elles? Et l'Académie de médecine rejetterait un art si divin! Aucune voix consciencieuse ne s'élèverait contre un pareil système! Tous les médecins ne seraient plus que les bourreaux de l'humanité, et vous, vous messieurs du magnétisme, vous en seriez les sauveurs....... moyennant finances, bien entendu; car, s'il faut en croire la *Gazette des tribunaux*, ce n'est pas précisément pour l'amour de Dieu que vous exercez la médecine. — L'objection n'est donc pas sérieuse et ne vaut guère la peine qu'on s'y arrête plus longtemps : cependant c'est une des plus fortes qu'allèguent ordinairement les magnétiseurs. — Soyez de bonne foi et avouez, messieurs, que s'il y a quelqu'un

---

(1) M. Borne, ancien épicier à Versailles, a reçu de l'Académie de médecine une médaille d'argent, qui lui a été décernée pour ses nouveaux procédés appliqués à l'éclosion et à l'élevage des sangsues.

d'intéressé à nous cacher ici la vérité, assurément ce sont les magnétiseurs, et non les médecins.

J'ai dû réfuter les paroles trop hasardées de M. Gentil, dont je me fais un devoir de respecter les convictions personnelles, n'attaquant ici son objection qu'au point de vue général ; mais si je me trompe, si c'est moi qui suis dans l'erreur, il lui sera facile de le prouver par des faits bien plus qu'en suivant les tristes conseils de M. Lecoq. Je m'en rapporte encore là-dessus au comité d'examen. Rien pour lui ne sera plus facile que de vérifier l'état actuel des connaissances médicales des somnambules les plus lucides ou les plus aptes à exercer la médecine. Quelques questions bien choisies, quelque expérience bien positive, suffiront toujours pour constater d'une manière certaine des faits de cette nature, et, dans ce cas, le magnétisme nous trouvera toujours disposé devant une telle autorité.

Agréez, monsieur le rédacteur, etc.   G. Mabru.

Le même numéro de *l'Ami des sciences* contenait la lettre suivante :

M. de Caudemberg, conducteur principal de la Compagnie d'Orléans à M. Meunier.

Saint-Germain-des-Fossés (Allier), 3 mars 1856.

OBSERVATIONS SUR LES EXPÉRIENCES DE M. LE DOCTEUR BILLIARD (DE CORBIGNY).

Monsieur,

Permettez-moi, tout en reconnaissant, comme M. le docteur Billiard, dans le dernier numéro de votre intéressant journal, l'importance de la question à la solution de laquelle MM. Auzoux et Mabru se montrent si dévoués, de ne pas admettre ses conclusions des trois expériences qu'il décrit dans sa lettre, et d'en donner les motifs.

1re *expérience.* De ce que, en approchant la main de l'appareil décrit, les deux balles de sureau réunies par une aiguille de gomme laque dévient de leur position primitive et se rapprochent de la main,

M. Billiard conclut que le corps humain émet un fluide comparable au magnétisme terrestre.

Pourquoi, en se servant du même appareil et en approchant, au lieu d'un corps vivant, une masse quelconque, une sphère de plomb, par exemple, le même effet se reproduit-il?

La masse de plomb émet-elle un fluide magnétique? ou bien, la loi universelle de l'attraction : *tous les corps de la nature s'attirent mutuellement en raison inverse du carré de leurs distances*, n'est-elle pas la seule cause des faits précités?

2ᵉ *et* 3ᵉ *expérience.* De la déviation du fil d'araignée au moment où l'escargot arrive à la hauteur de l'appareil et de celle de l'épingle en gomme laque, M. Billiard conclut que la chaleur n'est pour rien dans la cause de l'effet produit.

J'admets ce fait, non comme une conclusion des deux dernières expériences, mais parce que je regarde comme cause de la déviation constatée l'attraction mutuelle et générale des corps entre eux.

Car, en admettant le fluide magnétique de M. Billiard, il est impossible d'en conclure que la chaleur n'en modifie pas les effets.

Pourquoi le manganèse n'est-il pas comme le fer, l'acier, le cobalt, le nickel, le chrome, magnétique à toute température, et ne le devient-il qu'à 20° au-dessous de zéro?

La chaleur, ou pour mieux dire le calorique, modifie donc les effets magnétiques.

Je ne connais pas les autres expériences relatées dans le mémoire de M. le docteur Billiard; mais, je présume que, puisqu'il avait le choix, il nous a fait part de celles qui lui ont paru le plus concluantes et qui, à mon avis, ne le sont pas, au moins dans le même sens (1).

Recevez, etc.

V. DE CAUDEMREBG.

---

(1) Si M. le docteur Billiard n'avait pas abandonné l'objet principal de notre discussion en déclarant qu'*il ne croit à aucun des faits signalés par les magnétiseurs*, nous aurions pu rapporter d'autres expériences à l'appui de celles de l'honorable M. de Caudemberg. Il nous eût été bien facile de démontrer qu'il n'y a aucune analogie entre le prétendu fluide universel agissant par le seul fait de la volonté à des distances infinies et entre le principe purement physique qui, à une très-petite distance, fait dévier deux balles de sureau de leur perpendiculaire. — Mais la déclaration de M. le docteur Billiard nous suffit, et nous n'avons pas à nous occuper ici de la question physique. Le lecteur la trouvera traitée à fond dans notre étude sur MESMER *ou le fluide universel*.

N° **11**
de
l'Ami des sciences.

La lettre de M. Derrien, ex-président de la Société magnétique de Paris, annoncée dans le précédent numéro, et que l'honorable auteur adresse par l'intermédiaire de l'*Ami des Sciences* à M. Mabru, était écrite en réponse à l'*appel* ou au *défi* adressé aux magnétiseurs par cet habile chimiste et inséré dans notre n° 8. Mais comme nous l'avons dit, il se trouve qu'elle répond en même temps à une seconde lettre de M. Mabru, survenue dans l'intervalle et insérée dans le numéro précédent (n° 10), lettre dans laquelle celui-ci pose ses *conditions* d'expérience (1). Voici la lettre de M. Derrien à M. Mabru : (V. Meunier.)

M. Derrien à M. Mabru.

Monsieur,

Veuillez me permettre de vous faire part des réflexions qu'a fait naître en moi la lecture de votre lettre insérée dans le n° 8 du journal *l'Ami des sciences* et de venir discuter la valeur de la proposition faite par M. le docteur Auzoux de mettre son salon à la disposition des magnésiteurs qui voudront y faire des expériences de magnétisme animal, sous la condition toutefois que *ces expériences seront dirigées par M. Auzoux lui-même.*

Je demanderai tout d'abord comment ces expériences pourront être dirigées par M. Auzoux dont le doute, si ce n'est la négation en fait de magnétisme, me prouve qu'il n'a ni étudié à fond ni pratiqué cette science.

S'il était donné à quelqu'un qui n'eût jamais entendu parler des merveilles de la chimie de voir tout d'un coup l'une de ses plus admirables combinaisons, et que cette personne, pour s'assurer de la vérité du résultat, prétendît diriger l'opération à sa guise, comment taxeriez-vous cette prétention ?

Pourquoi donc cette prétention, qui vous semblerait ici exorbitante, vous paraît-elle raisonnable dans un cas tout identique ?

En magnétisme, comme en chimie, il faut non-seulement du sa-

---

(1) *Ces conditions* n'étaient-elles pas un peu celles de M. Meunier quand il leur donnait son adhésion ? — Nous engageons l'honorable rédacteur à les relire (n° 8).

voir, mais encore l'habitude des opérations, pour arriver à un résultat favorable (1).

Puisque j'ai commencé à prendre cette dernière science pour point de comparaison, je continue avec elle.

En chimie, pour obtenir un résultat qui est tout matériel, on procède avec des éléments tout matériels pour l'emploi desquels il faut connaître parfaitement la loi des équivalents.

En magnétisme, dans les expériences de psychologie,—et ce sont toujours celles que l'incrédulité réclame, aussi est-ce sous le point de vue de la psychologie seulement que je vais traiter la question— dans ces expériences, dis-je, dont le résultat est tout moral, les éléments qu'on doit employer sont nécessairement tout moraux ; ces éléments ont des lois, des conditions qui leur sont propres.

Où M. le docteur Auzoux, dont je suis d'ailleurs, comme vous, un des admirateurs, a-t-il étudié les diverses nuances, les diverses propriétés des éléments moraux qui doivent entrer dans nos opérations?

Le chimiste étudie les propriétés de la matière, le magnétiseur, les propriétés des facultés animiques de l'homme. Celui-ci, comme celui-là, arrivera à exprimer par des formules analogues les phases de ses opérations. Ainsi la lucidité, l'un des plus admirables résultats du magnétisme, pourrait être le terme d'une formule ainsi conçue :

$$
\left.
\begin{array}{l}
\left.\begin{array}{l}\text{Magnétisme.} \ldots \ldots \\ \text{Disposition particulière}\end{array}\right\}\text{somnambulisme} \\
\text{Tranquillité de l'âme chez le magnétiseur} \\ \quad\text{et le magnétisé.} \ldots \ldots \ldots \ldots \\
\text{Bienveillance de la part des assistants.} \ldots \ldots \\
\text{Concours de la volonté des assistants à un résultat favorable.} \ldots
\end{array}
\right\}\text{lucidité} \Big\}\text{bilucidité} \Big\}\text{perlucidité.}
$$

Avant d'aller plus loin, je demanderai *droit de passe* pour les deux néologismes qui terminent la formule dont je me suis servi. Ils expriment bien ma pensée et sont, d'ailleurs, très-compréhensibles. De plus, je ferai observer que le résultat de l'opération croît en raison de son utilité ; ainsi, le plus de lucidité se manifestera

---

(1) M. Derrien est ici dans l'erreur, car

« Chaque homme possède la faculté de magnétiser ; rien n'est plus » simple ! » (Pigiane, l'*Électricité animale*, page 281.)

« Tout homme est magnétiseur, mais tout homme n'est pas somnam- » bule. » (Delaage, *le Monde occulte*, page 123.)

dans le cas où il s'agit de la conservation de l'espèce, seul but du magnétisme.

Veuillez maintenant me dire, monsieur, si le magnétiseur qui se présenterait avec un somnambule chez M. le docteur Auzoux, où serait réuni un aréopage distingué, peut être certain d'y trouver les deux derniers éléments que j'ai annotés : 1° bienveillance de la part des assistants; 2° concours de leurs volontés. Il y aurait dans cet aréopage des médecins, sans doute; en obtiendra-t-on cette bienveillance et cette communion de pensées, affinités morales des corps organiques, quand il est question d'une science qui ne tend à rien moins qu'à renverser la médecine de son piédestal, qu'à la dépouiller de ses brillants oripeaux? Vous m'accorderez que la chose n'est pas possible. Penser autrement, ce serait méconnaître les mobiles éternels de la nature humaine.

Je suppose cet aréopage exclusivement composé des chefs du journalisme. La situation change. Chez ces hommes, dont les intérêts ne sont nullement en jeu, le magnétiseur pourra rencontrer toute la bienveillance désirable et même le ferme désir de la réussite des expériences. Donc, sous ce rapport, chances favorables; mais voyons d'un autre côté. Croyez-vous que devant ce tribunal suprême qui, sur le vu de quelques expériences, va juger la question presque sans appel — pour un temps limité, cependant; car la lumière ne peut pas rester indéfiniment sous le boisseau, — et porter ensuite, par les organes de publicité dont il dispose, son jugement *ubi* et *orbi*, croyez-vous que le magnétiseur et le magnétisé possèdent la tranquillité d'âme nécessaire, indispensable à la manifestation des phénomènes? La crainte de ne pas réussir leur cause une vive émotion; l'un et l'autre savent la terrible responsabilité qui leur incombe. Ils redoutent un insuccès funeste à la science, à leur réputation, à leurs intérêts. Voilà les craintes qui leur sont communes dans le cas dont il s'agit.

Il peut arriver de plus au magnétisé, s'il est devant une nombreuse assemblée, dans laquelle on ne trouve jamais homogénéité de sentiments, d'être soumis pour son compte à bien d'autres causes d'insuccès encore. Ainsi, il est en dehors de ses habitudes, chose grave; il vit au milieu d'une atmosphère d'incrédulité aussi pernicieuse pour ses facultés que le serait pour un chanteur l'aspiration de gaz ammoniacal. — Je poursuis toujours ma comparaison de l'action des agents moraux et de l'action des agents matériels. — Il se trouve placé au milieu des courants humides du mauvais vouloir, qui amoindrissent, anéantissent dans une machine électrique sa propriété de fournir de l'électricité.

Pour éviter toutes ces causes d'insuccès, les magnétiseurs doivent donc se restreindre à opérer dans un salon, où, quoi que vous en pensiez, leurs expériences peuvent bien être concluantes. En effet, s'il s'agit, par exemple, du phénomène de la vision, malgré l'occlusion palpébrale, avez-vous besoin d'être profond anatomiste comme M. le docteur Auzoux, ou d'avoir son opinion, pour être bien assuré que l'occlusion est parfaite?

Pourquoi donc ne pas vous fier à vous-même sur un fait aussi simple? Car c'est ce phénomène de vision sans le secours des yeux qui vous convaincra de la réalité du somnambulisme (1). Vos occupations ne vous permettraient pas, sans doute, de suivre la clinique d'un magnétiseur, d'assister, près de lui, au traitement des malades qu'il soumet à l'action directe du magnétisme, action dont vous reconnaîtriez alors les effets merveilleux, plus merveilleux souvent que tous ceux qui sont le produit du somnambulisme, en ce qu'ils démontrent les lois par lesquelles s'opère une guérison.

J'ouvre ici une parenthèse pour constater que la production du phénomène de vision, selon les exigences de l'incrédulité, peut être funeste à l'existence de l'instinct médical de certains somnambules. Les magnétiseurs instruits le savent, et de là vient souvent leur abstention en face des défis qui leur sont portés. Mais ce n'est pas ici le lieu de traiter à fond une question que le cadre d'une lettre permet seulement d'effleurer. Je ferme donc ma parenthèse.

Pourquoi ne pas accepter les expériences faites dans le salon du magnétiseur, où le sujet est placé dans les conditions les plus favorables? Là, il est plus sûr de lui. S'il n'est pas dans de bonnes dispositions, il le dit; et les expériences sont suspendues et remises à un moment plus opportun. Les facultés des somnambules ne sont pas fixes, invariables. Si elles l'étaient, les magnétiseurs, soyez-en per-

---

(1) Certes, voilà qui est bien parlé, mais nous verrons plus tard si M. Derrien a tenu sa promesse et comment il se tira d'affaire. — Disons pour l'instant qu'arrivé au moment suprême, M. Derrien, au lieu d'opérer, déclara naïvement que son sujet venait de perdre sa lucidité. — Le magnétisme, comme toujours, échoua donc devant l'épreuve du fait. — Il ne fut plus possible, dès lors, de trouver un seul somnambule lucide ni à Paris, ni en France, ni à l'étranger.

> La cour en conseillers foisonne :
> Est-il besoin d'exécuter?
> On ne rencontre plus personne.

suadé, monsieur, accepteraient bien vite la proposition de M. le docteur Auzoux.

Pour mieux vous faire comprendre, enfin, la situation défavorable que ferait aux somnambules l'acceptation de cette proposition, je vais prendre pour terme de comparaison un fait bien ordinaire.

Ne vous est-il pas arrivé maintes fois de voir l'orateur le plus spirituel, le plus brillant d'un salon dont il est l'âme, se troubler tout à coup par suite de la venue d'une personne dont la nature est essentiellement antipathique à la sienne, perdre ses idées, sa verve à l'aspect d'un haussement d'épaules ironique qu'il aura surpris, à une de ses saillies les plus heureuses, chez cette même personne, vers laquelle ses regards, quoi qu'il fasse, seront invinciblement attirés, et cet orateur enfin, se réfugier, tout honteux, dans le silence ?

Cette observation, vous l'avez faite sans doute, et elle est juste et vraie, quoique faite dans un salon.

Autre comparaison.

Prenez ce même orateur dont l'élocution facile vous charmait, toujours dans un salon, et transportez-le sur un théâtre en face de deux mille spectateurs. Croyez-vous que le changement de lieu laisse intactes toutes ses facultés ?

Voyez enfin ce chanteur, ce comédien habitué à paraître sur la scène, et dès lors exempt de l'émotion que cause presque toujours à d'autres la présence d'un nombreux auditoire. Pourquoi, pendant les débuts auxquels l'assujettit sa profession, ses moyens seront-ils moindres, paralysés ? Pourquoi ? C'est qu'il craint que son engagement, c'est-à-dire que ses intérêts ne soient compromis. Tout le monde comprend l'état moral où il se trouve et chacun de ses juges lui tient compte de l'*émotion inséparable des débuts*. C'est l'expression consacrée.

Ces trois observations que je viens de consigner, vous les reconnaîtrez avec moi très-justes, très-vraies...

Et vous n'admettriez pas les influences extérieures sur le somnambule mille fois plus nerveux, mille fois plus impressionnable, par suite de son état particulier, que cet orateur, ce chanteur, ce comédien que j'ai pris pour exemples.

J'ai traité jusqu'ici la question sous le rapport des chances d'insuccès, seulement. Ce n'est pas que je croie que ces chances doivent inévitablement amener un résultat nul. Loin de là, je parierais plutôt pour la réussite, si les expériences étaient tentées successivement dans la même séance par trois ou quatre de ces sujets rares sur lesquels ont peu de prise l'incrédulité systématique, l'hostilité des assistants. Mais je demanderai si le bien que le magnétisme retirerait du succès peut être mis en parallèle avec le mal qui résulterait d'un échec.

Vous me répondrez tout d'abord dans le sens des sentiments qui ont dicté votre lettre. Mais je vais, je l'espère, modifier votre opinion à l'aide d'arguments que je prends dans l'histoire du magnétisme.

Ces expériences publiques que vous demandez comme utiles pour fixer les esprits sur la valeur réelle du magnétisme, ont déjà été faites, et le résultat en est consigné dans un rapport d'une *commission académique* instituée dans le but que vous marquez, rapport lu aux séances de l'Académie des 21 et 28 juin 1831. Je vous en donne quelques extraits :

CONCLUSIONS.

Les conclusions du rapport sont la conséquence des observations dont il se compose :

1° Le contact des pouces et des mains, des frictions ou certains gestes que l'on fait à peu de distance du corps, et appelées *passes*, sont les moyens employés pour se mettre en rapport, ou, en d'autres termes, pour transmettre l'action du magnétiseur au magnétisé.

2° Les moyens qui sont extérieurs et visibles ne sont pas toujours nécessaires, puisque, dans plusieurs occasions, la volonté, la fixité du regard ont suffi pour produire les phénomènes magnétiques, même à l'insu des magnétisés.

5° Le magnétisme n'agit pas en général sur les personnes bien portantes.

8° Un certain nombre des effets observés nous ont paru dépendre du magnétisme seul, et ne se sont pas reproduits sans lui. Ce sont des phénomènes physiologiques et thérapeutiques bien constatés.

13° Le sommeil, provoqué avec plus ou moins de promptitude, et établi avec un degré plus ou moins profond, est un effet réel, mais non constant du magnétisme.

17° Le magnétisme a la même intensité ; il est aussi promptement ressenti à une distance de six pieds que de six pouces, et les phénomènes qu'il développe sont les mêmes dans les deux cas.

18° L'action à distance ne paraît pouvoir s'exercer avec succès que sur des individus qui ont déjà été soumis au magnétisme.

24° *Nous avons vu deux somnambules distinguer, les yeux fermés,*

12

les objets que l'on a placés devant eux. Ils ont désigné, sans les toucher, la couleur et la valeur des cartes. Ils ont lu des mots tracés à la main ou quelques lignes de livres que l'on a ouverts au hasard. Ce phénomène a eu lieu, alors même qu'avec les doigts on fermait exactement l'ouverture des paupières.

25° Nous avons rencontré, chez deux somnambules, la faculté de prévoir des actes de l'organisme plus ou moins éloignés, plus ou moins compliqués. L'un d'eux a annoncé plusieurs jours, plusieurs mois d'avance, le jour, l'heure et la minute de l'invasion et du retour d'accès épileptiques ; l'autre a indiqué l'époque de sa guérison. Leurs prévisions se sont réalisées avec une exactitude remarquable ; elles ne nous ont paru s'appliquer qu'à des actes ou à des lésions de leur organisme.

26° Nous n'avons rencontré qu'une seule somnambule qui ait indiqué les symptômes de la maladie de trois personnes, avec lesquelles on l'avait mise en rapport.

28° Quelques-uns des malades magnétisés sous nos yeux, n'ont ressenti aucun bien ; d'autres ont éprouvé un soulagement plus ou moins marqué, savoir : l'un, la suspension de douleurs habituelles ; l'autre, le retour des forces ; un troisième, un retard de plusieurs mois dans l'apparition des accès épileptiques ; et un quatrième, la guérison complète d'une paralysie grave et ancienne.

29° Considéré comme agent de phénomènes physiologiques ou comme moyen thérapeutique, le magnétisme devrait trouver sa place dans le cadre des connaissances médicales, et par conséquent les médecins seuls devraient en faire ou en surveiller l'emploi, ainsi que cela se pratique dans les pays du Nord.

Ont signé : Bourdois de la Mothe, Fouquier, Gueneau de Mussy, Guersant, Husson, Itard, Leroux, Marc, Thillaye.

L'Académie, malgré ou plutôt à cause de tout ce qu'il y avait de favorable au magnétisme dans ce rapport, a étouffé la question.

Vous ne connaissiez pas ce rapport, monsieur ; maintenant que vous voilà édifié, je vous dirai : Alors que M. le docteur Auzoux reconnaîtrait vrais, incontestables tous les phénomènes du magnétisme, son opinion, de quelque haute valeur qu'elle soit, aurait-elle plus de poids que celle des huit membres de l'Académie signataires du rapport dont je vous ai transcrit quelques-unes des conclusions (1)?

Non.

---

(1) Nous connaissons parfaitement le rapport Husson, et nous prouverons bientôt à M. Derrien qu'il est quelque peu dans l'erreur sur la valeur

Donc, en cas de succès, rien de favorable à attendre; en cas d'insuccès, beaucoup à redouter.

Conséquence : sagesse des magnétiseurs à s'abstenir; mais tous, monsieur, se feront un plaisir, un honneur de convaincre un homme de votre mérite, et je me mets le premier sur les rangs en vous invitant à venir dimanche prochain, à cinq heures très-précises, assister chez moi à quelques expériences que vous jugerez, j'en suis certain, d'une haute valeur, d'un puissant intérêt, quoique obtenues, produites dans un salon.

Permettez-moi de compter sur vous, monsieur; vous serez, je le répète, le très-bien venu, ainsi que toutes les personnes dont vous désirerez vous faire accompagner, et soyez assuré que vous verrez de la science, rien que de la science, simple, vraie et exempte de tout ce qui sent le charlatanisme des tréteaux.

J'ai l'honneur d'être, etc.

DERRIEN,
Ancien président de la Société magnétique
de Paris, 28, quai d'Orléans.

P. S. Je lis à l'instant dans le n° 9 du journal, la lettre de M. Rovère par laquelle il déclare répondre à l'invitation faite aux magnétiseurs.

La résolution de mon savant confrère décide la mienne, car plus nous serons, plus il y aura de chances de succès.

Je vous prie donc de penser à moi pour la convocation qui précédera la séance expérimentale.

Toutefois il est bien entendu que, pour mon compte, je ne souscris pas à la condition inacceptable que les expériences seront dirigées par M. le docteur Auzoux. Je n'accepterais pas non plus que, pour le phénomène de vision, le corps opaque dont on se servira fût éloigné du front au lieu d'y adhérer fortement, condition qui fut sottement posée à M. le docteur Pigeaire (1).

---

scientifique de ce document. — Le lecteur verra si les partisans du magnétisme ont lieu de se glorifier de ce rapport. — Et puis enfin s'il est vrai, comme le prétend M. Derrien, que l'Académie de médecine a *étouffé la question,* pourquoi ne pas le prouver et mettre l'Académie dans son tort en répétant quelques-unes de ces expériences devant un grand nombre de témoins compétents?

(1) On fait bien mieux que cela, dit le docteur Pigeaire. — Effectivement *(s'il faut en croire son livre)* il cite « un enfant de quatorze ans qui, » dans ses accès de somnambulisme, voyait par la main. Les papiers sur » lesquels nous avons écrit les questions les plus imprévues ont été lus

On pourra seulement s'assurer que le corps dont je me servirai intercepte totalement la vue normale.

La lucidité offre pour chaque sujet des conditions dans lesquelles il faut rester. D'ailleurs, le magnétisme comprend une nombreuse série de phénomènes physiologiques. Nous choisirons entre ceux-ci, qui n'ont pas le caractère de variabilité des phénomènes psychologiques. Ils réussissent toujours, quelles que soient les dispositions des spectateurs (1).

M. Derrien et M. Mabru viennent l'un et l'autre de poser leurs conditions ; elles ne sont pas précisément les mêmes, l'impartial lecteur appréciera. Pour nous, si nous avons une opinion, nous n'avons plus de place où l'exprimer (2).

» par le somnambule, à la lumière, dans les ténèbres, AVEC OU SANS BAN-
» DEAU SUR LES YEUX. » (Pigeaire, *Magn. anim.*, page 212.)
— Suivent les témoignages les plus honorables.

Nous autres incrédules nous n'en croyons pas un mot, et nous sommes persuadés que, pour faire échouer le prétendu phénomène de double vue, il suffit de mettre l'opérateur dans l'impossibilité de *se tromper*. — On sait, du reste, que le docteur Pigeaire, qui a écrit les lignes que nous venons de citer, a refusé d'accepter les mêmes conditions qu'il mentionne ici quand il s'est présenté devant l'Académie de médecine comme concurrent pour gagner le prix Burdin. — Ce seul fait parle plus haut que toutes les phrases des magnétologistes. — Et M. Gentil n'opère-t-il pas sans bandeau quand son somnambule « indique *avec une véracité* » *merveilleuse* quels seront à l'ouverture et à la clôture de la Bourse, les » différents cours des valeurs les mieux suivies ? — A-t-il besoin d'un » bandeau quand il se charge de retrouver les objets volés et les chiens » perdus ? » (Gentil, *Guide des incrédules*, page 253.) — Ah ! voilà de la vraie science ! et non pas ce que nous propose M. Derrien. — Nous n'acceptons pas son bandeau.

(1) Nous qui les avons vus si souvent échouer, nous voulons bien croire pour un moment que *les phénomènes physiologiques réussissent toujours !* Reste à savoir si MM. les magnétiseurs peuvent les reproduire sur d'autres sujets que sur les leurs. — Là est toujours la difficulté. — M. Derrien se chargerait-il, par exemple, de faire réussir ces phénomènes qui réussissent *toujours*, sur des sujets qui lui seraient présentés par un comité d'examen ? Assurément non. — Il lui faut un sujet à lui, et, dans ce cas, il détruit le degré de certitude qui rend son expérience irréprochable. Quand il s'agit d'un fait, et d'un fait magnétique surtout, on ne doit suspecter personne, mais se défier de tout le monde.

(2) Il est malheureux que, faute d'espace, nous soyons privé de con-

Il ne nous en reste que juste assez pour accuser réception des lettres suivantes :

1° Lettre de M. A. Morin, auteur de *Comment l'esprit vient aux tables;* — 2° lettre de M. H. Mille-Noé, rédacteur-gérant de *l'Europe artiste;* — 3° lettre de M. Demougeot; — 4° lettre de M. Ch. Mathieu, constructeur d'instruments de physique; — 5° lettre de M. d'Arbaud de Blonzac; — 6° lettre de M. Barnout (1). (V. Meunier.)

———

Ce qui précède était écrit quand nous avons reçu de M. Mabru une troisième lettre intitulée : *Résultat de l'enquête sur le magnétisme animal.* En voici un extrait relatif à un fait qui se serait passé le 9 mars, chez M. le docteur Auzoux :

L'extrait donné par M. Meunier étant insuffisant pour éclairer le lecteur sur le fait dont il est ici question, nous croyons devoir reproduire notre lettre *in extenso*.

———

naître l'opinion de M. Meunier, qui déjà semble ne plus admettre les conditions premières auxquelles il avait spontanément donné son adhésion.

(1) A cette époque, et un peu avant la publication de la lettre qu'on vient de lire, M. Derrien, que nous n'avons pas l'honneur de connaître, nous ayant fait inviter verbalement par M. Meunier à assister chez lui à une séance de magnétisme, nous lui adressâmes la lettre suivante :

L'Auteur à M. Derrien, quai d'Orléans, 28.

« Paris, le 8 mars 1856.

» Monsieur,

» J'apprends de M. V. Meunier que vous avez eu l'obligeance de m'envoyer une invitation pour assister à votre séance de dimanche à trois heures.

» Veuillez, je vous prie, m'excuser si je suis dans l'impossibilité de m'y rendre. La publicité qui a été donnée aux lettres sur le magnétisme me fait une loi, en ce moment, de n'assister qu'aux expériences qui auront lieu en séance publique. Je vous remercie, monsieur, de la bonne volonté dont vous faites preuve en cette circonstance, et je vous serai très-reconnaissant si, dans la séance qui doit avoir lieu chez M. le docteur Auzoux, vous voulez bien me rendre témoin des curieux effets que vous attribuez au magnétisme animal,

» Agréez, etc.   » G. MABRU. »

L'Auteur à M. V. Meunier.

Le 9 mars 1856.

RÉSULTAT DE L'ENQUÊTE SUR LE MAGNÉTISME ANIMAL.

De loin, c'est quelque chose, et de près ce n'est rien.

Monsieur,

J'avais, dès ce matin, répondu aux spécieuses objections d'une des lettres insérées dans votre numéro d'aujourd'hui (voyez notre réponse précédente à MM. Lecoq et Gentil); mais un fait qui domine toute la question et qui vient de se passer à l'instant même chez M. le docteur Auzoux, *en présence de quarante personnes*, annule complétement ma réponse de ce matin, et rend désormais toute discussion impossible.

Un membre de la *Société mesmérienne*, envoyé tout exprès pour s'entendre avec M. le docteur Auzoux sur la nature des expériences qu'on se proposait de répéter, a fini après vingt minutes d'entretien, ou plutôt d'hésitation, par déclarer de la manière la plus complète l'impuissance dans laquelle se trouvent les magnétiseurs de nous exhiber quelques-uns de ces faits tant prônés et qui pour nous, comme pour tout le monde, auraient été cependant si concluants.

En présence d'une pareil aveu, d'un incapacité si notoire, les *écailles* du doute tombèrent subitement de tous les yeux. Quant à moi, reportant aussitôt mon esprit vers la foule des crédules, je pus, à l'aide du rayon lumineux qui venait d'apparaître, mesurer toute l'étendue de la MISÈRE humaine. — C'est donc avec regret qu'au double point de vue de la science et de l'humanité, nous constatons aujourd'hui la nullité absolue du magnétisme animal.

Nous ne demandions cependant rien de plus que ce qui se fait tous les jours dans les salons, rien de plus que ce qui est écrit dans tous ouvrages sur le magnétisme : la double vue, le sommeil, l'insensibilité; mais nous voulions qu'on reproduisît ces expériences dans des conditions véritablement scientifiques pour ne pas nous prêter à une mystification. Nous n'avons rien pu obtenir, on s'est séparé sans avoir rien conclu, rien arrêté.

Comme nous devons, monsieur, prendre acte d'un fait si significatif pour le porter à la connaissance publique, qu'il me soit permis de formuler ici la déclaration tacite de l'honorable membre de la Société mesmérienne, et si quelque magnétiseur plus expert ou plus habile trouve que j'ai commis une erreur ou exagéré mes appréciations, je déclare d'avance que je suis prêt à rectifier cette erreur, pourvu toutefois que la chose nous soit publiquement démontrée par des FAITS :

DÉCLARATION

qui résulte de la conversation générale qui a eu lieu chez **M**. le docteur **Auzoux**, à la fin de la séance du 9 mars 1856.

1° LE MAGNÉTISME ANIMAL EST DANS L'IMPOSSIBILITÉ ABSOLUE DE REPRODUIRE UN SEUL FAIT CONSTANT.

2° L'ÉTAT ACTUEL DU MAGNÉTISME ANIMAL NE PERMET POINT A UN MAGNÉTISEUR DE GARANTIR LA RÉUSSITE D'UN SEUL FAIT POSITIF, (*non constant*), S'IL OPÈRE SUR UNE PERSONNE QUI LUI EST ÉTRANGÈRE.

3° DANS CE SECOND CAS, AUCUN MAGNÉTISEUR NE PEUT RÉPONDRE DE REPRODUIRE LE SOMMEIL MAGNÉTIQUE CONNU SOUS LE NOM DE SOMNAMBULISME ARTIFICIEL, NON PLUS QU'IL NE PEUT RÉPONDRE D'ANNIHILER LA SENSIBILITÉ DANS L'HOMME OU DANS LES ANIMAUX.

4° MALGRÉ TOUT CE QUE L'ON PRÉTEND, MALGRÉ TOUT CE QUE LES AUTEURS ONT ÉCRIT SUR LE PHÉNOMÈNE DIT DE DOUBLE VUE, MALGRÉ LES NOMBREUX CERTIFICATS QUI ONT ÉTÉ PUBLIÉS POUR EN ATTESTER L'EXISTENCE, CES PHÉNOMÈNES N'EXISTENT PAS, ON NE PEUT LES REPRODUIRE.

Ajoutez encore à cela si vous le voulez, monsieur, que *le fluide des magnétiseurs n'est qu'une pure hypothèse*, et vous pourrez vous faire une juste idée du magnétisme animal réduit à sa plus simple expression.

Reste acuellement à tirer de tout ce qui précède les conséquences qu'on en peut déduire; c'est ce que je me propose de faire incessamment pour compléter cette étude sur le magnétisme animal, si vous voulez bien me le permettre.

Agréez, monsieur, etc.

G. Mabru.

Au lieu de cette lettre, M. Meunier en publia tout simplement l'extrait que nous publions dans la note ci-dessous (1).

Puis il ajouta :

Nous insérerions en entier la lettre de M. Mabru, si elle avait le caractère d'un procès-verbal rédigé de concert par les parties adverses : mais il est clair qu'elle n'a pas ce caractère (2).

M. Mabru interprète à sa manière ce qui s'est dit ou fait chez

---

(1) Un membre de la Société mesmérienne, envoyé tout exprès pour s'entendre avec M. le docteur Auzoux sur la nature des expériences qu'on se proposait de répéter, a fini, après vingt minutes d'entretien ou plutôt d'hésitation, par déclarer de la manière la plus complète l'impuissance dans laquelle se trouvent les magnétiseurs de nous exhiber quelques-uns de ces faits tant prônés et qui, pour nous comme pour tout le monde, auraient cependant été si concluants.

En présence d'un pareil aveu d'une incapacité si notoire, les *écailles* du doute tombèrent subitement de tous les yeux. Quant à moi, reportant aussitôt mon esprit vers la foule des crédules, je pus, à l'aide du rayon lumineux qui venait d'apparaître, mesurer toute l'étendue de la MISÈRE humaine. C'est donc à regret qu'au double point de vue de la science et de l'humanité, nous constatons aujourd'hui la nullité absolue du magnétisme animal.

(2) Nous avons, dans une lettre datée du 17 mars 1856, répondu à M. Meunier sur ce point. Nous publions plus loin toute cette lettre, dont le public ne connut jamais qu'un fragment.

M. Auzoux, et c'est l'impression qu'il en a reçue, son sentiment particulier, son opinion enfin qu'il exprime (1).

Il est évident que « le membre de la Société mesmérienne » n'accorderait point qu'il ait « déclaré de la manière la plus complète l'impuissance des magnétiseurs à exhiber un seul fait; » mais qu'à ces expressions il ajouterait celles-ci : « *Dans les conditions imposées par MM. Auzoux et Mabru* (2).

Autrement la déclaration du membre en question équivaudrait à un aveu de stupide ignorance ou de mensonge impudent (3).

---

(1) Nous ne tenions pas, comme M. Meunier, à n'enregistrer que des triomphes; nous voulions, nous devions tout constater, triomphes et défaites.

Comment M. V. Meunier peut-il interpréter avec connaissance de cause une conversation à laquelle il n'a pas assisté, et dont il ignore par conséquent tous les détails? — Mais ce qu'il y a de mieux, c'est de voir M. le rédacteur tirer de son propre chef une restriction imaginaire qu'il prête avec une extrême bienveillance à M. l'envoyé de la Société du mesmérisme.

Nous affirmons (et la lettre publiée par M. le docteur Auzoux en fait foi) que la déclaration du membre délégué par la Société du mesmérisme a été faite sans aucune restriction et devant un nombreux auditoire. — Pourquoi donc M. Meunier tient-il à faire entrer la Société mesmérienne dans un système de *restriction mentale* que rien n'autorise et ne justifie? — D'ailleurs, la Société du mesmérisme, malgré ses dénégations, n'a-t-elle pas plus tard justifié, par sa conduite et son abstention, la déclaration si formelle de son envoyé? Le lecteur qui suivra cette enquête en sera bientôt témoin. — Nous ne comprenons pas que de tels faits ne frappent point l'esprit de M. le rédacteur de *l'Ami des sciences*.

(2) Encore une fois, est-ce que *les conditions* IMPOSÉES *par MM. Auzoux et Mabru* n'avaient pas obtenu l'assentiment de M. Meunier? Est-ce qu'elles ne se bornaient pas purement et simplement à exiger des expériences à l'abri de tout charlatanisme comme de toute erreur?

Nous ne qualifions pas le fait; quel qu'il soit, nous nous bornons à le constater. Ne dirait-on pas que c'est d'aujourd'hui seulement que MM. les magnétiseurs se récusent ou qu'ils s'abstiennent?—Nous en verrons bien d'autres.

(3) Puisque M. Meunier a employé les mots *stupide ignorance*, *mensonge impudent*, et qu'il les considère comme des qualificatifs impossibles quand il s'agit de magnétisme, nous lui demanderons la permission de citer à ce sujet l'opinion de quelques magnétiseurs bien posés; ceux-ci au moins seront compétents! Nous n'oserions certainement pas de nous-

De la lettre de M. Mabru, il n'y a donc qu'une conclusion positive à tirer, savoir que MM. Auzoux et Mabru, maintenant convaincus de la nullité absolue du magnétisme animal, se retirent d'une enqnête pour eux désormais sans motif (1).

---

même émettre des opinions aussi sévères sur MM. les magnétiseurs, dont beaucoup sont assurément de bonne foi ; mais trouvant ces opinions écrites tout au long dans plusieurs de leurs ouvrages où *ils se peignent eux-mêmes*, nous pouvons bien nous permettre de les citer sans craindre qu'on nous fasse le reproche de manquer aux formes les plus parlementaires. En effet, on ne saurait nous imputer de telles paroles, car nous ne les inventons pas, nous les citons, c'est de la photographie toute pure : « Ce qui » distingue en général les magnétiseurs, dit M. Delaage, c'est une grande » débilité d'intelligence ; en sorte qu'il est très-rare de rencontrer parmi » eux des hommes ayant conservé une assez grande rectitude de juge- » ment pour être en état de débrouiller la vérité des ombres dont l'en- » veloppent trop souvent l'artifice et l'illusion.... Ces infortunés, perdus » dans les inextricables détours d'un labyrinthe , sont condamnés au ri- » dicule à perpétuité. » (*Monde occulte*, p. 60.)

M. le docteur Beaux, autre savant magnétiseur, d'une école différente cependant, n'en est pas pour cela moins explicite que son confrère M. Delaage, et d'une main non moins assurée il trace ce qui suit : « Mes- » mer étant mort, on ne craint pas de concurrence de sa part, et l'on » peut le louer sans inconvénient ; cela donne même un air de reconnais- » sance qui ne fait pas mal aux yeux des membres des sociétés magné- » tiques, braves gens d'ailleurs, *la plupart d'une crédulité extrême*, et » qui seraient *capables d'applaudir la peste* si on en faisait l'éloge devant » eux. » (*Influence de la magnétisation*, p. 92.)

Ces aveux sont naïfs et précieux à enregistrer, ce nous semble.

Qu'en pense M. V. Meunier ?...

(1) Encore une chose que M. Meunier se permet de déclarer de son autorité privée. — Il nous ouvre fort poliment la porte sans doute, mais loin d'avoir l'idée de nous retirer comme il le conclut, nous disions personnellement parlant dans la lettre qu'on vient de lire : « *Si quelque ma-* » *gnétiseur plus expert ou plus habile trouve que j'ai commis une erreur* » *ou exagéré mes appréciations, je déclare d'avance que je suis prêt à* » *rectifier cette erreur, pourvu toutefois que la chose nous soit publique-* » *ment démontrée par des* FAITS. » Il est évident que le sens de ces paroles domine toutes les conclusions de la lettre, puisque nous déclarons formellement être prêt à annuler ces conclusions si les faits reconnus impossibles par l'envoyé de la Société mesmérienne pouvaient être véritablement reproduits par un praticien plus habile. C'est donc à tort qu'on a fermé les yeux sur ce passage significatif, ou qu'on l'a considéré comme de nulle valeur. Mais M. Meunier oublia de le publier.

D'où suit que l'enquête entre dans une phase nouvelle. Provoquée par les deux savants qui viennent d'être nommés, elle pourra se continuer sans leur concours, au profit du public tout entier et de la science (1).

Où M. Mabru voit les résultats d'une enquête, le public ne peut apercevoir que des préliminaires d'enquête. Ses doutes sont dissipés, ceux du public subsistent.

Terminons par l'insertion d'une lettre qui nous arrive avec un curieux article intitulé : *de l'électricité brute et de l'électricité intelligente*. (V. Meunier.)

Voici cette lettre qui, datée du 2 mars, ne fut publiée que le 16 :

M. X..... à **M. Meunier.**

De. . . . . ., le 2 mars 1856.

Mon cher Meunier,

Je vois, par votre dernier numéro, que la lutte est engagée et que vous êtes assez indépendant et assez brave pour lui prêter une arène.

Ne soyez que le juge du camp et prévenez les jeunes et fougueux combattants qu'ils aient à se méfier de l'influence maligne des assistants, qui, s'ils sont trop nombreux, feront échouer les expériences dont ils sont le plus sûrs en comité choisi.

Un seul profane à la volonté vigoureuse suffit pour porter le trouble dans les collaborateurs de bonne foi. Je suis certain de ce que j'avance; c'est une loi déduite de cent expériences.

Voilà ce qui a fait échouer Pigeaire, Foissac, et tant d'autres qui l'ignoraient (2).

---

(1) Au profit de la science! nous nous demandons lequel... Au profit du public, c'est différent; nous espérons en effet que cette enquête n'aura pas été inutile, et que le public y trouvera quelque enseignement. — Mais la suite nous fera voir de quel côté doit venir la lumière.

(2) M. X..., qui n'a jamais informé les lecteurs de *l'Ami des sciences* de *l'effrayante découverte* qu'il avait annoncée, et que soi-disant il *tenait*, remplace aujourd'hui cette intéressante communication par un avis qu'il croit fort prudent. — Il donne aux magnétiseurs l'excellent conseil de s'abstenir. — Bon moyen pour ne pas échouer.—Un seul profane, dit-il, suffit pour troubler tous les collaborateurs? — Nous nous permettrons de

Je vous envoie un bien long article; mais il est fondamental (1). C'est avec le célèbre de. . . . . . . que nous opérons.

X...

La lettre et l'article émanent de l'auteur anonyme déjà cité dans l'avant-dernier numéro, anonyme bien transparent, puisque tous ceux qui nous ont écrit à l'occasion de la précédente lettre, en ont nommé l'auteur, ce qui n'empêche pas celui-ci de nous dire : « ne nommez personne : *timeo stultos x y ferentes.* » Voilà un secret bien gardé !

---

lui faire observer en passant que la présence des profanes n'est jamais un obstacle à la réussite des expériences qui se font journellement au Vauxhall ou dans les salons.... — Mademoiselle Pigeaire a toujours été d'une lucidité remarquable chez elle et avec *son bandeau*; mais du jour où M. le docteur Al. Donné imagina de faire construire, par un de nos plus habiles fabricants d'appareils, M. Charrière, un bandeau irréprochable, mademoiselle Pigeaire perdit immédiatement sa lucidité. (*Mademoiselle Pigeaire*, par le docteur Donné, p. 45).

Le lecteur verra plus loin que M. X... a été invité à produire le phénomène de double vue dans des conditions scientifiques qu'il avait lui-même spécifiées (Pigeaire, *Mag. anim.* p. 210), et que cette simple proposition, que nous avions du reste adressée d'une manière générale à tous les magnétiseurs, a suffi pour plonger tout le monde lucide et extra-lucide dans l'obscurité la plus absolue. M. X... lui-même, malgré ses dires, n'a pas répondu à notre appel.

(1) Fondamental ! — Il s'agit d'une table *parlante*, d'une conversation avec un guéridon. — L'auteur, tout émerveillé de trouver tant de savoir dans son interlocuteur, finit par s'écrier : «*Et de quel droit attribuerions-nous à notre cerveau seul le monopole de l'intelligence?* » M. V. Meunier ayant publié cette pièce FONDAMENTALE dans son numéro suivant, nous nous sommes fait un véritable plaisir de la transmettre à nos lecteurs.

Parfois nous nous prenons à douter, et nous nous demandons s'il est bien vrai qu'un homme d'esprit et de savoir puisse prendre de telles baliverres au sérieux. Nous nous figurons assister à une immense mystification, œuvre de quelque esprit frondeur qui a voulu se jouer impunément de la bonhomie du public et tourner en ridicule les lumières de notre XIXᵉ siècle quelquefois si douteuses.—Il n'est pas possible de croire que M. X... ajoute foi à tout cela, et s'il était le seul à donner dans de telles absurdités, nous serions tenté de penser qu'il s'agit tout simplement d'une gageure. — On se rappelle encore ce haut personnage qui, sous la Restauration, fit vendre des écus de six francs pour deux sous, ayant gagé qu'il ne trouverait pas d'acquéreurs, tant le public est naïf, tant il est facile de le tromper ou de le mystifier.

L'enquête reste ouverte. — Nous demandons la permission de prendre la parole à notre tour (1). (V. Meunier.)

Voici encore une lettre que nous adressâmes à M. Meunier, et qui ne fut point publiée en son temps. — Ce ne fut que beaucoup plus tard que *l'Ami des sciences* en livra UN FRAGMENT à ses lecteurs (voyez le n° 15 de *l'Ami des sciences*).

L'Auteur à M. V. Meunier.

Le 17 mars 1856.

Monsieur,

Je regrette vivement que vous n'ayez pas inséré ma dernière lettre *in extenso*.

La forme que j'avais adoptée était utile, en ce sens qu'elle limitait le champ des vaines discussions et qu'elle fixait sur quatre points principaux le véritable terrain des expériences.

Cette lettre, dont seul je prenais provisoirement la responsabilité, eût, au besoin, trouvé des signataires parmi les témoins qui assistaient à la séance de M. le docteur Auzoux. — Elle n'avait point la forme d'un procès-verbal. — Pourquoi? Uniquement parce que personne n'avait été convoqué et qu'elle était née d'un impromptu; en revanche, elle avait l'avantage de constater un résultat sérieux AVOUÉ publiquement, non signé de son auteur, il est vrai, par la raison toute simple que — personne ne signe de tels aveux. — Elle n'engageait, du reste, en rien la solidarité des autres expérimentateurs, elle constatait un fait isolé, mais d'autant plus

---

(1) Nous n'accuserons pas M. Meunier d'avoir abusé de la permission qu'il demande, car le numéro suivant (n° 12) ne contient pas un seul mot de l'honorable rédacteur. — Le n° 13, même silence. — Le n° 14, l'espace manque complétement.......

utile à recueillir qu'il venait d'une source plus élevée. De tels aveux sont loin d'être satisfaisants; malgré tout, nous les avions constatés comme un résultat négatif, et non comme un résultat définitif. Nos doutes s'en sont accrus, faut-il s'en étonner ?

Votre honorable correspondant, M. Derrien, nous dit aujourd'hui qu'il n'accepte pas les expériences dirigées par M. le docteur Auzoux. — Libre à M. Derrien de ne pas se présenter, il en a le droit, et nous ne comprenons même pas qu'on discute une pareille question, tant ce droit est incontestable.

Notre appel ne s'adressait, bien entendu, qu'aux expérimentateurs qui, sûrs d'eux-mêmes, acceptaient les conditions rigoureusement scientifiques dans lesquelles voulait et devait naturellement se placer M. le docteur Auzoux pour être fondé à affirmer en conscience ce qu'on prétendait démontrer par *des faits.* Il va sans dire que M. Auzoux n'entendait pas prendre la place des magnétiseurs, sa direction se réduisait à une simple surveillance, et à faire observer strictement les conditions prescrites dans nos deux premières lettres, conditions que vous avez vous-même adoptées et hors desquelles nous ne devons pas nous laisser entraîner. Quiconque dans les mêmes circonstances se mettra au lieu et place de M. le docteur Auzoux est en droit d'exiger les mêmes pouvoirs, car toute responsabilité implique très-certainement un droit, cela ne fait aucun doute pour personne et suffit, je pense, pour mettre à néant toutes les objections de M. Derrien sur ce point.

Nous ne sommes pas *systématiquement* hostiles au magnétisme comme on l'insinue, mais nous demandons des expériences concluantes, et vous savez très-bien, monsieur, que les meilleures sont celles qui ne laissent point de place aux objections.

Si au contraire on admet toutes les subtilités, si l'on ouvre la porte aux abus, aux échappatoires, aux compères, aux tours de main, à toutes les élasticités possibles, l'enquête que nous avons provoquée, et à laquelle vous avez bien voulu coopérer, n'aboutira absolument à rien pour les hommes qui désirent sérieusement le triomphe de la vérité. Excusez-moi si j'insiste sur ces conditions, mais elles sont capitales, indispensables et toutes dans l'intérêt du but que nous nous étions proposé. Vous avez lu comme moi en cent endroits divers que les magnétiseurs eux-mêmes avouent qu'il y a immensément de charlatanisme au milieu de tout ce qui se fait.

Eh bien! il faut non-seulement fermer la porte au charlatanisme, le mettre dans l'impossibilité de se produire, mais *il faut de plus en rendre l'objection impossible.* Sans toutes ces précautions l'épreuve sera encore une fois nulle, et l'on ne manquera pas d'accuser ceux qui s'y seraient inconsidérément prêtés d'avoir été dupes ou complaisants.

Que faire en de telles circonstances? — Trouver un *critérium* qui rende la vérité évidente pour tout le monde. J'en ai un à proposer. Si l'expérience réussit, elle est de nature à entraîner immédiatement toutes les convictions et à trancher d'un seul coup le nœud de la difficulté. — La chose mérite bien la peine qu'on l'expérimente.

Opérons donc au grand jour, non chez M. le docteur Auzoux, qu'on accuse d'être réfractaire au fluide, non dans les salons des magnétiseurs, mais en plein journal, devant la foule immense de vos lecteurs. J'arrive au fait.

Il s'agit, par exemple, de coustater le phénomène de double vue que nous propose aujourd'hui M. Derrien. — On a dit et écrit à satiété dans les ouvrage *ex professo* des magnétiseurs, que les somnambules voient sans le secours des yeux, qu'ils voient avec une partie quelconque de leur corps, avec l'occiput ou l'estomac, et qu'ils voient même à de très-grandes distances : témoin les magnétiseurs qui emploient tous les jours ce moyen pour traiter des malades d'une ville à l'autre sans jamais sortir de leur salon ; donc il est inutile de bander les yeux. Laissons aux opérateurs de la place publique ce bandeau qui n'est qu'un vain simulacre ; opérons sérieusement. Point de bandeau, partant point de chicane (comme cela a eu lieu) sur l'épaisseur, la hauteur, la longueur, la largeur, la couleur, le calfeutrage, etc., que sais-je ?

Les somnambules et les magnétiseurs resteront chez eux, entourés de leurs amis, dans les conditions qu'ils mentionnent comme étant les plus favorables à l'expérience, au milieu d'une atmosphère épaisse de fluides et de volontés sympathiques. Alors, les somnambules dans un état de *perlucidité* absolue n'auront tout simplement qu'à lire UN SEUL MOT placé dans un coffret dûment scellé que j'offre, monsieur, de déposer entre vos mains. Après la réponse des somnambules, vous ouvrirez vous-même le coffret en présence de toutes les personnes qui voudront assister à cette opération. — Voilà qui est tout à la fois bien simple et bien concluant. — Si les commissions académiques avaient employé autrefois ce moyen, elles auraient à coup sûr constaté publiquement le phénomène de double vue s'il existe, ou bien elles auraient laissé perpétuellement ce mot introuvable, plus terrible que l'épée de Damoclès, suspendu sur la conscience de tous les magnétiseurs. — Cette expérience permanente eût peut-être mieux éclairé l'opinion publique.

J'accepte donc avec bonheur l'expérience qui m'a été offerte par l'honorable M. Derrien ; car il m'a dit : « C'EST CE » PHÉNOMÈNE DE VISION SANS LE SECOURS DES YEUX QUI VOUS CON- » VAINCRA DE LA RÉALITÉ DU SOMNAMBULISME. » L'expérience telle que je la propose est donc dans des conditions beaucoup plus parfaites, puisque tous les lecteurs de *l'Ami des sciences* y assisteront en même temps que vous et moi; de plus, elle a l'avantage immense d'être plus simple, et par conséquent d'être moins suspecte.

En effet, à quoi sert un bandeau quand on dort artificiellement et quand on voit sans le secours des yeux? Je ne sais pourquoi, mais je me défie de cet *inutile* bandeau; c'est une machine de guerre qui peut cacher un piége; éloignons-la, c'est plus sûr.

Habitué aux expériences, nous savons tout ce qu'elles exigent de soin, de prudence et de sagacité pour être véritablement concluantes. Du reste, plein de confiance en la promesse de M. Derrien, nous en attendons l'accomplissement comme les juifs attendent le Messie. Que M. Derrien ou plutôt que MM. les magnétiseurs y réfléchissent, il ne s'agit pas ici de notre conversion personnelle comme on l'a prétendu, mais de celle de tous les lecteurs de *l'Ami des sciences*, qui, comme nous, sont encore dans le doute. S'il le faut, nous aiderons les somnambules. Vous le voyez, on n'est pas plus complaisant; nous ne voulons pas qu'on nous accuse de mauvaise volonté. L'expérience est publique. Nous sommes dans l'expectative.....

Un mot sur le fameux rapport *Husson*, que M. Derrien a pris la peine de nous transcrire. Nous le connaissions; nous aurons bientôt l'occasion de le prouver à M. Derrien. Nous lisons à ce sujet dans le *Manuel pratique du magnétisme animal*, publié par M. Teste (auteur non suspect), les paroles suivantes, qu'en toute justice on doit reproduire ici : « On » ne pouvait pas révoquer la vérité de MM. les commis- » saires, dont la bonne foi, comme le haut savoir, étaient » choses irrévocables, MAIS ON LES SOUPÇONNA D'AVOIR ÉTÉ » DUPES. »

Cela est clair!... C'est aux lecteurs d'apprécier. — *On les soupçonna d'avoir été dupes !* — Que ce mot reste donc à jamais gravé devant les yeux de tous ceux qui seront appelés à examiner les mêmes expériences.

Quant à la formule *scientifique* donnée sous forme de tableau par M. Derrien, elle lui est toute personnelle, puisqu'il n'existe, en fait de magnétisme animal, aucune base de doctrine certaine, — de là sans doute les caprices et l'inconstance des faits. — Pour preuve de ce que nous avançons ici, nous allons mettre sous les yeux du lecteur un tableau que nous avions dressé autrefois, dans le but de résumer toutes nos lectures et nos études théoriques sur le magnétisme. Ce tableau, quoique fort incomplet sans doute, suffira pour donner au public une juste idée du pathos et de la cacophonie mystico-magico-magnétique employés par les magnétiseurs, et il nous fixera en même temps sur la valeur scientifique que nous devons accorder au tableau de M. Derrien.

Je compte, monsieur, sur votre haute impartialité pour porter cette réponse à la connaissance de vos lecteurs, et vous prie d'agréer, etc.

G. Mabru.

TABLEAU SYNOPTIQUE DES DIFFÉRENTES THÉORIES PROFESSÉES PAR LES AUTEURS QUI ONT ÉCRIT SUR LE MAGNÉTISME ANIMAL.
(MM. les magnétiseurs peuvent à leur gré, selon leur goût et leur bon plaisir, adopter une ou plusieurs des hypothèses suivantes.)

« Les magnétistes ne créent que des systèmes, qu'ils ont soin de revêtir de termes bizarres qui effarouchent
» les oreilles les plus courageuses..... Ils espèrent, à l'aide de ce barbare hellénisme et d'une science indigeste,
» en imposer au public, trop intelligent pour ne pas s'apercevoir de leur grossière jonglerie; ces hommes ne
» sont pas seulement ridicules, mais ils sont dangereux. »   (DELAAGE, *Magnétiseur, loc. cit.*, p. 91.)

Les PRÉTENDUS phénomènes magnétiques peuvent être attribués indistinctement à des effets de :

L'ORDRE

NATUREL

PHYSIQUE au moyen :
- des baquets
- des aimants
- des escargots
- des passes au contact
- des passes à distance
- des passes à petit ou grand courant
- de la communication des pouces
- de la jonction des genoux
- de l'insufflation
- de frictions à l'anus (Rap. de Bailly)
- d'une mèche de cheveux
- d'un anneau ou d'un siége électrisé
- de la *baguette divinatoire.*

avec :
- fluide universel (âme du monde),
- fluide magnétique terrestre,
- fluide éthéré, — fluide astral,
- fluide électrique,
- fluide escargotique,
- fluide animal,
- fluide galvanique,
- fluide nerveux,
- fluide sympathique,
- l'électricité cérébrale,
- l'électricité *intelligente* (Jobard),
- le fluide électro-sympathique,
- les ondes vibratoires rovérisantes,

MORAL au moyen :
- des passes spirituelles (Szapary)
- du dynamisme animique (de Rovère)
- des exorcismes
- des prières
- des paroles sacramentales
- de la VOLONTÉ, { tantôt force active / tantôt force virtuelle }

- avec le concours des sympathies,
- sans le concours des sympaties,
- contre toute antipathie,
- par intimidation,
- par amour,
- par pitié, compassion; intérêt (de Rovère),
- par TRANSFORMOLOGIE (*idem*),

SURNATUREL
- par l'apparition et la malice des mauvais *esprits* (démons),
- par la révélation des *esprits* bienfaisants (anges),
- par l'évocation des *ombres* errantes et fugitives,
- par l'évocation des morts revenant en PERSONNE,
- par l'évocation des *âmes* du ciel ou de l'enfer,
- par la sorcellerie et les maléfices (Satan),
- par les miracles (fait de l'intervention divine),
- par la magie noire (commerce avec les *puissances* infernales),
- par la magie blanche (concours des éléments et des forces cosmiques soumises à la volonté humaine),

d'où :
- les manifestations fluidiques de la pensée,
- les manifestations fluidiques de la matière,
- l'âme de la terre aromatisée (V. Hennequin),
- la pneumatologie,
- l'oniroscopie,
- l'onirobonie,
- la phantasiéxousie,

avec ou sans fluide au choix :

d'où :
- les médiums.
- les tables tournantes, dansantes, parlantes, écrivantes.
- les esprits frappeurs.
- le somnambulisme avec { lucidité. / bilucidité. / PERLUCIDITÉ! }

NOTE SUR LE RAPPORT HUSSON

Dédiée à M. Derrien, ex-président de la Société magnétique de Paris.

(*Pièce inédite.*)

Il est faux et complétement faux que l'Académie de médecine ait jamais approuvé le magnétisme animal. Cette supposition toute fallacieuse est l'œuvre de certains magnétiseurs qui l'ont imaginée pour l'exploitation du magnétisme. Le rapport Husson, prospectus de tous les magnétiseurs patentés, est devenu, pour ainsi dire, le passe-port de cette créance, qui, en égarant l'opinion publique, s'est répandue de bouche en bouche et a induit bien du monde en erreur.

Oui, le rapport Husson est tout en faveur du magnétisme, mais la commission a été jouée et trompée par d'indignes somnambules, et l'Académie de médecine n'a jamais admis, jamais sanctionné ce rapport : c'est donc à tort que M. Derrien prétend que l'Académie A ÉTOUFFÉ LA QUESTION. On va voir au contraire que l'Académie s'en est beaucoup et longuement occupée. Si les corps savants (*qui n'ont pas la prétention d'être infaillibles*) ont quelques reproches à se faire à l'égard de plusieurs inventeurs, il est bien certain que le magnétisme n'est pas de ce nombre, et les magnétiseurs, plus que personne, ont fort mauvaise grâce de s'en plaindre, car l'Académie de médecine surtout a été affreusement mystifiée par le magnétisme.

Que M. Derrien veuille bien nous permettre de mieux l'instruire sur ce fait et de retracer ici, pour l'édification publique et pour la sienne en particulier, la triste et peu glorieuse histoire du rapport Husson qu'il vient de citer, en invoquant contre nous le témoignage de l'Académie de médecine, ignorant sans doute que cette Académie a toujours réprouvé de la manière la plus formelle cet incroyable et ridicule rapport.

Pour établir les faits en pareille matière, il faut remonter aux sources officielles, c'est-à-dire aux documents académiques que M. Derrien, bien à tort selon nous, invoque en faveur du magnétisme. Nous leur emprunterons donc la plus grande partie de notre réponse.

Voici ces faits dans toute leur intégrité.

—Dans la séance du 11 octobre 1825, l'Académie de médecine s'occupa d'une proposition de M. le docteur Foissac, grand partisan du magnétisme, qui disait avoir à sa disposition une somnambule sur laquelle on pourrait répéter toutes les expériences qu'on jugerait convenables. En conséquence, M. Foissac priait l'Académie de vouloir bien répéter les expériences de 1784. Une commission fut immédiatement nommée pour savoir si l'on donnerait suite à cette proposition. Elle se composait de MM. PARISET, MARC, HUSSON, BURDIN aîné et ADELON. M. Husson fut nommé rapporteur.

Cette commission ayant conclu qu'il serait donné suite à la demande de M. Foissac, l'Académie, dans les séances du 10, du 24 janvier et du 14 février 1826, discuta les conclusions de sa commission; puis la question, longuement débattue, fut enfin décidée au scrutin, dont le dépouillement donna 25 voix contre et 35 pour la proposition de la commission. En conséquence, l'Académie nomma (dans sa séance du 28 février 1826) une nouvelle commission d'examen composée de *onze membres* et non pas neuf, comme l'indique le rapport cité par M. Derrien. — Ce détail n'est pas sans importance et mérite d'être signalé; on verra pourquoi. —Ces onze membres furent : MM. LEROUX, BOURDOIS, DOUBLE, MAGENDIE, GUERSANT, LAENNEC, THILLAYE, MARC, ITARD, FOUQUIER et GUENEAU DE MUSSY.

Magendie fut nommé secrétaire, et le savant Laennec président, rapporteur de ladite commission.

Quelque temps après, M. Husson, fervent apôtre du magnétisme, sut se faire nommer rapporteur à la place de Laennec, obligé de se retirer pour raison de santé, *dit-on*. Cinq ans après (dans la séance du 21 juin 1831), M. Husson lut effectivement devant l'Académie de médecine un rapport dont les conclusions étaient toutes en faveur du magnétisme ; il admettait pleinement et complétement tous les prétendus phénomènes magnétiques, voire même l'*intuition*, la *prévision* et la *vision* à travers les corps opaques, etc. (Art. 11 du rapport.)

Double et Magendie, qui était le secrétaire de la commission, avaient refusé de signer ce rapport. Pour qui connaît Magendie, ce fait est significatif. Mais si l'on veut connaître le véritable motif de ce refus, il faut s'adresser naturellement au secrétaire perpétuel de l'Académie de médecine dont M. Derrien invoque l'autorité. Voici sa réponse :

« M. Magendie disait, en propres termes, qu'il ne s'était
» retiré que parce qu'on s'était refusé à prendre les précau-
» tions indispensables, aussi bien dans l'intérêt de la vérité
» que pour empêcher toute supercherie.

» Quant à M. Double, il avait d'abord décliné la mission
» qu'on lui avait confiée. Comme dans les discussions préa-
» lables il avait manifesté des opinions contraires au ma-
» gnétisme, par excès de délicatesse il avait d'abord refusé,
» puis accepté ; mais le peu de rigueur apportée dans ces
» expériences l'avait également porté à cesser toutes rela-
» tions avec les magnétiseurs. » (Dubois, d'Amiens, *Histoire académique du magnétisme*, p. 336.)

La commission ainsi modifiée, disloquée, ou plutôt démembrée, passa sans façon sur cette irrégularité et, clopin clopant, commença ses travaux.

Tout d'abord la somnambule de M. Foissac, qui soi-disant

devait éclairer l'Académie sur la question du magnétisme, échoua de la manière la plus misérable. « *Nous n'observâmes aucun phénomène de somnambulisme*, » dit M. Husson dans son rapport (séance du 21 juin 1831). Les choses devaient donc naturellement en demeurer là, puisque le but de la proposition Foissac était rempli et que la commission avait accompli sa mission. — Mais point du tout, il n'en fut pas ainsi. M. Husson, chaud partisan du magnétisme, et qui plus est, grand ami de M. Dupotet, autre magnétiseur dont nous ferons, dans un chapitre spécial, connaître les curieuses expériences, M. Husson, disons-nous, se laissa entraîner par son ami M. Dupotet, qui bientôt prit la place du rapporteur, et accompagné de M. Foissac, se substitua pour ainsi dire à la commission qu'il conduisit là où il lui plut. Notez que M. Dupotet n'avait fait aucune demande à l'Académie, et que par conséquent il n'avait aucun droit de s'immiscer dans les travaux de la commission. Cependant M. Dupotet prit une part des plus actives aux travaux de la commission et à la rédaction de ce mémorable rapport. M. Husson lui-même le proclame en ces termes : « *C'est à la constante* » *et persévérante intervention et au zèle actif de M. Dupotet* » *que nous devons la majeure partie des matériaux que nous* » *avons pu réunir pour rédiger le rapport que nous vous pré-* » *sentons.* » Cette manière de procéder est assez étrange, mais enfin c'est ainsi que, pendant cinq ans, se *boulotta* cette grosse affaire.

Nous voilà donc bien édifié sur l'origine et la fabrication de ce précieux document si longuement, si péniblement élaboré ; tous les autres rapports académiques ont été, comme on le verra plus loin, l'œuvre de quelques mois, celui-ci seul se fit attendre cinq ans ! Contentons-nous de signaler encore cette particularité sans essayer de soulever le voile qui en cache le mystère.

Nous avons dit que l'Académie n'avait jamais approuvé le magnétisme. En effet, M. Husson, après avoir donné lecture de son rapport, refusa constamment de le faire sanctionner par l'Académie en livrant ses appréciations toutes personnelles au jugement de cette assemblée dont il n'était, lui Husson, que le simple commissaire. En vain M. Rochoux (séance du 31 janvier 1837) propose-t-il *pour la* DIXIÈME FOIS la discussion du rapport Husson, en vain M. Émery appuie-t-il la proposition de M. Rochoux en rappelant les usages de l'Académie. « *Ces usages sont que toutes les fois* » *qu'un rapport est fait devant l'Académie il soit discuté.* »

« M. Husson garda le silence, — ajoute l'honorable M. Du- » bois. — Il n'a rien répliqué encore à M. Émery ; c'est qu'il » n'y a rien à répliquer. Tels étaient et tels sont encore les » usages de l'Académie ; mais le rapport de M. Husson ne » serait pas de nature à obéir aux usages. » (Dubois, d'Amiens, *loc. cit.*, p. 465.)

Dans toute autre circonstance on ne comprendrait pas une pareille conduite de la part d'un commissaire-rapporteur ; mais ici il s'agit de magnétisme, et c'est tout dire. Quoi qu'il en soit, ce seul fait, la constatation du refus de M. Husson, détruit de fond en comble toute la valeur de son rapport, et dégage complétement l'Académie de toute solidarité. M. Husson n'ayant jamais voulu soumettre son travail à la sanction académique en a fait par cela même sa propre affaire ; ce rapport est son œuvre et non celle de l'Académie qui la réprouve, et qui y est restée étrangère puisqu'elle n'a pu ni examiner, ni discuter, ni juger les faits dont il l'a entretenue.

Comment ! un mandataire, un fondé de pouvoir s'arrogera des droits qui ne lui ont pas été conférés ; il s'établira seul juge dans l'examen des *faits* qu'il interprétera à sa manière, et quels faits, bon Dieu ! des miracles ! et l'on viendra nous donner cette appréciation toute personnelle pour une décision, pour un jugement académique! Qu'on ne vienne pas nous objecter que d'autres membres de la commission ont signé ce rapport, car cet acte n'engagerait tout au plus que la responsabilité personnelle des commissaires qui ont signé l'œuvre de M. Husson. Mais il n'en est pas même ainsi : consultons encore sur ce point le secrétaire de l'Académie de médecine.

« Si les faits qu'il expose (M. Husson), — dit M. Dubois
» (d'Amiens), — ont pour garant la sincérité bien connue
» des membres de la commission, si le *matériel* en quelque
» sorte de ces faits est attesté par eux, leur interprétation
» appartient exclusivement au rapporteur ; la commission y
» est étrangère, et encore plus l'Académie. » (Dubois, *loc.
cit.*, p. 448.)

Quant à nous, nous comprenons parfaitement que quelques membres de la commission, esprits moins rigides que Laennec, Double et Magendie aient pu se laisser prendre aux apparences trompeuses des prétendus phénomènes magnétiques ; nous n'avons que trop d'exemples d'hommes intelligents qui sont tombés dans ce piége. A cette époque surtout, on ne connaissait pas encore tous les petits moyens employés par les somnambules pour simuler ces phénomènes et tromper tantôt le public, tantôt leur propre magnétiseur. — Nous dévoilerons plus loin tous ces mystères du charlatanisme somnambulique. — Il nous suffit pour l'instant de constater que la commission de l'Académie de médecine a été complétement trompée, mystifiée, qu'elle n'a assisté qu'à une indigne comédie, dont les magnétiseurs ont tort de se glorifier.

Nous sommes persuadé que M. Derrien, actuellement mieux édifié sur la triste valeur du rapport Husson, partagera entièrement notre sentiment, qui du reste est celui de plusieurs de ses confrères, et notamment de M. le docteur Beaux, savant magnétiseur, dont nous ne pouvons nous empêcher de citer textuellement l'opinion. Voici comment il s'exprime en parlant du rapport Husson et de la manière dont les expériences ont été faites. Nous aimons à citer les magnétiseurs, car leur témoignage ne saurait être suspect.

« Je rapporterai — dit le docteur Beaux — un tour pen-
» dable qu'une jeune femme en somnambulisme joua à la
» Faculté de médecine de Paris, *dont elle voulait se moquer.*
» Cette somnambule était clairvoyante, et elle n'eut pas de
» peine, en lui parlant avec assurance, à faire croire à son
» magnétiseur, M. le docteur Chapelain, que le 11 mars 1828,
» à onze heures du soir, elle rendrait, en allant à la selle,
» un ver solitaire de la longueur du bras. Le magnétiseur
» enchanté courut bien vite chez M. Husson, rapporteur de
» la commission du magnétisme animal, nommée par l'Aca-
» démie royale de médecine de Paris, lui annoncer cette
» bonne nouvelle : *celui-ci, donnant dans le piége,* avertit
» ses collègues. »

— Ici le docteur Beaux rapporte le passage suivant qu'il emprunte littéralement au rapport de M. Husson. Nous le reproduisons à regret, mais il le faut dans l'intérêt de la vérité. — Il faut qu'on sache à quel ridicule M. Husson a exposé la commission académique. Laissons donc parler M. Husson cité par le docteur Beaux. — Nous avons vérifié cette citation; elle est exacte. — « La commission avait un
» trop grand désir de voir le résultat de cette annonce pour
» négliger l'occasion qui lui était offerte : MM. Itard, Thil-
» laye et le rapporteur, auxquels se joignirent deux membres
» de l'Académie, MM. Caille et Virey, ainsi que le docteur
» Dance, actuellement médecin de l'hôpital Cochin, se rendi-
» rent le lendemain 15, à dix heures cinquante-cinq minutes

» du soir, au domicile de cette femme. Elle fut à l'instant
» magnétisée par M. Chapelain et endormie à onze heures.
» Elle annonce alors qu'elle voit dans son intérieur quatre
» morceaux de vers dont le premier est enveloppé dans une
» peau ; que, pour les rendre, il faudrait qu'elle prît de
» l'émétique et de la poudre aux vers. On lui objecte qu'elle
» avait dit qu'elle rendrait ce premier morceau à onze
» heures ; cette objection la contrarie, elle se lève brusque-
» ment ; le rapporteur la saisit, s'assure qu'elle ne cache
» rien sous ses jupons et l'assoit, ses jupons levés, sur une
» chaise percée qu'il avait bien visitée auparavant. Au bout
» de dix minutes, elle dit éprouver du châtouillement à
» l'anus ; elle se lève encore brusquement, et on profite de
» ce mouvement pour s'assurer que rien ne sort de l'anus.
» A onze heures quarante-deux minutes, elle est réveillée, fait
» des efforts pour aller à la garde-robe et ne rend rien.
» M. Chapelain la magnétisa de nouveau, l'endormit, et lui
» donna à deux heures et demie du matin l'émétique, qui
» procura des vomissements sans morceaux de vers. Le 16,
» à dix heures du matin, elle rendit par l'anus des matières
» fécales moulées, dans lesquelles il n'y avait aucune ap-
» parence de vers. » (*Rapport* sur les expériences magnétiques faites par la commission de l'Académie royale de
médecine, lu dans les séances des 21 et 28 juin 1831 par
Husson, rapporteur.)

— Le docteur Beaux reprend :

« Conçoit-on la candeur de ce rapporteur qui va raconter
» à l'Académie une scène aussi plaisante !... Quelle mystifi-
» cation ! Une commission tout entière venir, à onze heures
» du soir, faire cercle autour d'une chaise percée pour voir
» rendre un ver solitaire par une somnambule ! » (Beaux,
Infl. de la mag., p. 129.)

Nous n'ajouterons rien aux réflexions de M. le docteur

Beaux. Après de tels aveux de la part d'un magnétiseur aussi distingué, il n'y a plus à insister sur ce point. Disons seulement que si la conduite, les démarches et le travail de M. Husson ont été de nature à compromettre l'Académie de médecine, cette Académie s'en est glorieusement lavée en flétrissant, par sa réprobation universelle, le rapport Husson. — « Nous aussi, disait le digne secrétaire de cette Aca- » démie, nous aussi nous avons fait partie de commissions » académiques, mais on n'aurait pas osé nous proposer une » expédition de cette nature. » (*Loc. cit.*, p. 379.)

Qu'on cesse donc de nous opposer ce rapport comme une autorité, comme un fait acquis à la science et concluant en faveur du magnétisme; l'Académie, dont on invoque le témoignage au nom de ce document, le désavoue et le réprouve; elle ne l'a pas sanctionné par son vote, elle le rejette comme indigne d'elle, et en renvoie toute la responsabilité, tranchons le mot, toute la honte au rapporteur Husson, qui, jusqu'à sa mort, refusant toute discussion, a continuellement soustrait son œuvre aux formalités rigoureusement obligatoires imposées pas les usages académiques.

Croirait-on actuellement qu'une multitude de magnétiseurs et de magnétisés se sont basés sur les termes de ce rapport (plus que suspect) pour établir comme chose certaine que le magnétisme possède des faits positifs, et que mille faits négatifs ne peuvent détruire un seul fait positif? Croirait-on que c'est sur de pareilles données que sont fondées toutes les nouvelles doctrines des magnétiseurs? Sans doute que s'il existait réellement en magnétisme un seul fait positif bien prouvé, bien constaté, sans doute que ce seul fait serait indestructible, inébranlable; mais c'est précisément là la question : la difficulté est de trouver ce fait unique, ce fait positif. Jusqu'à présent, toutes les expériences bien faites n'ont eu pour résultat que des faits négatifs (1). Mais les partisans du magnétisme n'en veulent pas tenir compte. Laissons le savant secrétaire de l'Académie de médecine réfuter péremptoirement cette spécieuse objection par ces foudroyantes paroles :

« Arrière donc cette troupe de jongleurs et de dupes qui s'en viennent avec la prétention d'annihiler d'un trait de plume les faits négatifs produits et reproduits depuis plus d'un demi-siècle ; qui s'en viennent, dans leur suffisante ignorance, nous déclarer que tous les faits, négatifs qu'ils sont, ne prouvent rien contre leur doctrine ! Mais, encore un coup, où est-elle cette doctrine ? Où sont ces dogmes, à l'encontre desquels des faits doivent prouver ou ne point prouver ? Quand ou aura donné un degré de certitude quelconque, un degré de réalité, quelque minime qu'il soit, à cette prétendue doctrine, alors nous avouerons que nos faits négatifs ne prouvent rien ; mais jusque-là, par cela même que ces faits n'*établissent* pas cette doctrine, ils la font rentrer dans le *néant*. »

G. MABRU.

M. V. Meunier n'ayant point publié les pièces que nous lui avions envoyées en réponse à la lettre de M. Derrien, il nous adressa par la poste la lettre particulière que nous donnons ici :

M. V. Meunier à l'Auteur.

Paris, le 20 mars 1856.

Monsieur,

Je me suis décidé à ne donner aucune des lettres que j'ai reçues à l'occasion du magnétisme animal. Je vais vous exposer mes motifs que vous apprécierez, je l'espère.

---

(1) « Il n'y en a jamais eu d'autres de constatés académiquement. » (Dubois, *loc. cit.*, p. 355.)

MM. Derrien, Gentil, de Rovère ont accepté votre proposition; vous paraissez pouvoir vous entendre, au moins avec le premier. Il, n'y a plus qu'à régler les conditions d'expérience; c'est ce qui sera bien mieux, bien plus nettement et plus rapidement fait si vous entrez en relations directes avec ces messieurs que si l'entretien continue par l'intermédiaire d'un journal avec huit jours d'intervalle entre la demande et la réponse. Si j'inscris votre lettre, M. Derrien voudra prendre la même voie pour répliquer. Je suppose, ce qui est probable, qu'il modifie votre proposition : nouvelle lettre de votre part suivie d'une nouvelle réplique de M. Derrien. Ne vous paraît-il pas bien plus rationnel qu'il y ait une entrevue ou relation épistolaire directe entre vous? C'est lorsque enfin vous aurez arrêté quelque chose qu'il conviendra d'informer le public; autrement celui-ci se fatiguera certainement de ces préliminaires. Notez que ces trois messieurs ayant accepté, c'est à vous maintenant de les mettre en demeure. M. de Rovère, dans une lettre qu'il m'écrit, se plaint de ce que son adhésion semble être considérée comme non avenue, et qu'on paraît la regarder comme annulée par la déclaration, à son avis toute personnelle, du membre de la Société du mesmérisme qui s'est présenté chez M. Auzoux. On ne peut nier que ses plaintes ne soient motivées. — A votre place, je proposerais une entrevue entre ces trois messsieurs et trois personnes de votre camp, en vue de régler les conditions d'expérience. Procès-verbal des conventions acceptées serait rédigé séance tenante, et le procès-verbal serait publié. Plus tard, le public serait informé du résultat des expériences.

Je désire, mon cher monsieur, que les raisons tout à fait impersonnelles que je viens de vous développer vous paraissent prouvées, et je vous prie d'agréer l'assurance de mon entier dévouement.

V. MEUNIER.

RÉPONSE A LA PRÉCÉDENTE.

L'Auteur à M. V. Meunier.

Le 21 mars 1856.

Monsieur,

J'apprends par votre lettre datée d'hier, que vous avez changé d'avis depuis notre dernière entrevue et que vous renoncez actuellement à publier ma réponse à la lettre de M. Derrien.

Permettez-moi de vous dire que si vos lecteurs avaient eu

connaissance de celle que je vous ai adressée le 9 de ce mois, on ne soulèverait pas aujourd'hui les objections que vous me transmettez, et auxquelles cette lettre répondait.

Après le refus de M. Derrien d'expérimenter sous la direction de M. Auzoux, en présence d'un comité d'examen, je ne m'explique pas comment M. de Rovère, son ami, peut accepter ces mêmes conditions sans détruire, par ce seul acte, toutes les raisons alléguées par M. Derrien.

Quoi qu'il en soit, dans le but d'échapper à toutes ces contradictions, j'ai proposé un autre moyen simple et facile de résoudre *publiquement* le problème du magnétisme animal.

Ce moyen a été unanimement approuvé de toutes les personnes qui en ont eu connaissance ; on a reconnu qu'il était empreint d'un caractère de sincérité et de bonne foi qu'on ne saurait lui enlever.

Si donc MM. les magnétiseurs acceptent réellement ma proposition, veuillez en prendre acte et mentionner leur acceptation à la suite de ma lettre du 17 courant. C'est la première chose à faire si nous voulons opérer avec quelque régularité.

Le comité d'examen qu'on devait former n'existant pas, je ne puis rien accepter en particulier, je n'ai point qualité pour cela ; le public seul devient l'unique juge et appréciateur des moyens et des résultats. — Puisqu'on est, dit-on, d'accord sur l'expérience, la discussion ne saurait se prolonger aussi longtemps que vous le supposez, car on ne peut tout à la fois accepter sérieusement ma proposition, et prétendre y introduire des modifications qui en détruiraient les garanties ou les rendraient équivoques. Dans une question de cette nature, il est utile, indispensable de tout enregistrer. La publicité est donc une des conditions essentielles de notre opération : on ne saurait accumuler trop de lumière sur tant de controverses.

Hors de ces conditions, je me verrai dans l'impossibilité d'accepter la moindre responsabilité personnelle, et dans ce cas, je vous laisserai le soin de poursuivre la seconde phase de cette enquête, telle que vous l'avez annoncée.

Agréez, monsieur, l'assurance de mon entier dévouement.

G. Mabru.

C'est à cette époque (le 22 mars) que M. Amédée Latour, rédacteur de *l'Union médicale*, publia les lignes suivantes :

Extrait de L'UNION MÉDICALE.

A propos des magnétiseurs, l'agitation est dans leur camp. On en peut voir le retentissement dans *l'Ami des sciences*, l'intéressant journal de M. Victor Meunier. Un honorable correspondant de cette feuille, M. Mabru, a demandé en très-bons termes une enquête sur les faits magnétiques. Il se contente d'un seul fait, mais il le veut probant et présentant toutes les garanties d'une expérimentation sérieuse et d'une rigoureuse observation. Pour cela, l'expérience se fera dans l'amphithéâtre de M. le docteur Auzoux, qui demande à la diriger. Il paraît que cette proposition, qui semble très-simple et très-innocente au premier aspect, serait, au contraire, pleine de malice, au dire des magnétiseurs. Il faut lire, dans *l'Ami des sciences*, toutes les échappatoires qu'ils cherchent, soit pour refuser l'enquête, soit pour en annuler d'avance les résultats. Ce spectacle, nous devons le dire à M. Victor Meunier, n'est pas nouveau pour nous. C'est la répétition exacte de ce qui s'est passé toutes les fois que l'Académie de médecine a voulu intervenir dans cette question, toutes les fois que d'autres compagnies savantes, moins officielles que l'Académie, ont cherché à expérimenter, toutes les fois enfin que des hommes sérieux, impartiaux et de bonne foi ont tenté de s'éclairer sur ces phénomènes prétendus magnétiques.

M. V. Meunier, qui craignait si fort d'ennuyer ses lecteurs en produisant au grand jour toutes les pièces du débat, se décide à publier aujourd'hui, en guise de hors-d'œuvre, un morceau de la façon de M. X....., son fameux article FONDAMENTAL sur les tables parlantes!!! etc... — Il existe des cordonniers qui ont la spécialité de ne chausser que les boiteux; le magnétisme et ses annexes sont un peu de ces cordonniers, mais à notre avis, *l'Ami des sciences* ne devrait pas se charger d'une telle mission : pareille chaussure ne convient pas à tout le monde. Nous comprenons l'insertion de la lettre de M. Mathieu, demandant à la veille d'une enquête, l'examen d'un fait attribué au magnétisme; mais en dehors de cette enquête, nous ne voyons pas la nécessité d'insérer un article *scientifique* sur les tables *parlantes*. Que M. Meunier nous permette en passant de lui faire cette simple observation.

M. X .... à M. V. Meunier.

DE L'ÉLECTRICITÉ BRUTE ET DE L'ÉLECTRICITÉ INTELLIGENTE.

Mens agitat molem.

Je sors d'une maison des plus honorables où on a eu la bonté de me laisser discuter pendant quatre heures avec un charmant guéridon laqué. Voici les points saillants de cette discussion :

— Dis-nous d'abord si tu es un être indépendant et différent de nous? — Non. — Mais qu'es-tu donc? — Je suis votre âme? — Tu ne peux donc agir que par nous et avec nous? — Si je le pouvais, est-ce que je ne me manifesterais pas sans vous? — Oui, mais c'est que tu as besoin de nos organes pour te manifester.— Certainement, puisque c'est vous qui me créez. — Comment se fait-il que tu es plus intelligent que chacun de nous pris à part? — C'est que vous êtes plusieurs et que la résultante est plus grande que l'unité. — Mais comment sais-tu des choses que nous ne savons pas? — Sais-tu ce que tu sais? Sais-tu ce que tu peux! — Quand tu frappes au loin ou que tu fais apparaître des lueurs, comment cela se fait-il? — Par l'électricité. — Ah! oui, l'électricité mise en mouvement par l'âme? —L'âme, c'est l'électricité, c'est la vie. — Il y a pourtant des athées qui nient l'existence de l'âme? — En connais-tu? — Oui, W... — Il le dit, mais il ne le pense pas. — L'esprit est-il subordonné à l'âme? — C'est la même chose. — Si de grands savants s'associaient pour interroger les tables, ils obtiendraient donc des résultats magnifiques?—C'est selon; il y a des âmes qui s'ignorent faute d'exercice, et cela dépend de l'unité et de l'harmonie des pensées. — Mais si des criminels s'asseyaient autour d'un guéridon, quel serait le sujet de leur conversation? — Ils parleraient crimes, vol, assassinat, etc. — Si c'étaient des imbéciles? — Ils diraient des *imbécillités*. — Il n'y a donc pas de moyen sûr de s'instruire avec les tables? — Qui donc pourrait mieux t'instruire que ton âme, qui est la *reproduction* du divin Créateur?

Je vous prie de croire que je n'ajoute rien à cette relation que j'ai fait collationner par les personnes présentes à la séance, séance dont elles avouent n'avoir jamais eu de plus explicite, à cause de la parfaite unité qui régnait dans l'assemblée ce soir-là.

Reprenons la discussion.

— Ainsi, toi que je croyais un esprit indépendant de ceux qui te font agir, tu n'es que notre création éphémère; il est donc inutile de te consulter, puisqu'on n'en peut rien retirer? — N'est-ce donc rien qu'un miroir pour voir plus clair dans ta conscience et celle des autres?

A ce compte, l'invention de la table parlante correspondrait dans l'ordre moral à l'invention du microscope dans l'ordre physique, puisqu'ils servent tous les deux à rassembler des rayons épars pour éclairer des choses souvent confuses, embrouillées ou imperceptibles à l'œil nu. La table serait donc un réflecteur parabolique des lumières diffuses de notre conscience, qui viennent converger en un point avec un degré d'intensité que nous serions incapables d'obtenir dans notre isolement. *Væ soli.*

Quand ce ne serait que cela, en effet, il est évident que les tables parlantes seraient d'impayables secrétaires, susceptibles de rédiger en termes choisis, non-seulement nos pensées vagues, mais de débrouiller nos intentions les plus nébuleuses, de corriger nos vers boiteux, de nous dicter les lettres d'affaires les plus prudentes, et de nous composer des chants et des paroles de première facture. C'est en cela surtout que la pratique des tables en petit comité peut être d'un grand secours, bien qu'elles n'évoquent, en résumé, que ce qui est en nous, mais qui n'en serait peut-être jamais sorti; comme le statuaire ne tire d'un bloc que la statue qui s'y trouvait, et qui pouvait y rester éternellement sans l'évocation du sculpteur. La table a confirmé cette explication.

Remarquons bien que c'est toujours l'esprit familier de la maison ou du petit comité qui se manifeste. La table sera peintre ou poëte, religieuse ou impie, triste ou gaie, d'après la société qui la fait agir; cela ne fait plus l'objet d'un doute. Les tables turques sont mahométanes, les tables protestantes sont calvinistes ou luthériennes, etc.

Il n'y a donc pas d'autre esprit dans la table, que l'esprit de ceux qui l'entourent et l'influencent. Ceux qui n'obtiennent que des esprits ignares, menteurs, sales ou bêtes, ne font pas l'éloge du leur. Ce miroir magique dévoile l'état piteux de leur conscience.

Cette explication a plus d'un point de contact avec celle de M. *Morin* que j'ai combattue jusqu'aujourd'hui ; mais j'avoue mon erreur et comme lui je ne crois plus aux esprits, aux sorciers, aux revenants en dehors de notre création, puisque le phénomène peut s'expliquer autrement, et d'une façon plus rationnelle et plus directe.

Je suis d'avis que si Morin avait gardé l'anonyme dans ses écrits, il aurait fait, dans l'ordre scientifique, la même sensation que *Junius* dans l'ordre politique. Morin est un penseur et un écrivain samsonnien capable d'ébranler le dôme de la Sorbonne et de l'Institut, si on le laissait faire.

Chacun de nous possède donc un fonds de richesse intellectuelle inépuisable dont nous ne connaissons que les affleurements. C'est une mine dont il ne peut qu'égratigner la surface, mais qu'il serait en état d'exploiter par l'association, d'autant plus profondément que ses collaborateurs seraient plus nombreux, plus dévoués et plus laborieux.

Voilà une comparaison physique qui s'applique on ne peut mieux à l'exploitation de la conscience et donne raison à l'Église, et motive la prière en commun.

Il n'y a pas de miracles qui ne puissent résulter de la collaboration spirituelle d'un nombre de fidèles rassemblés autour de la sainte table pour communier avec Dieu.

La difficulté consiste à produire l'unité d'aspirations et la sincérité de la foi chez les collaborateurs qui seraient capables de soulever des montagnes, aux termes de l'Évangile, s'ils agissaient d'accord; mais on sait que les résultats peuvent être annulés par la présence d'une action mentale, d'un seul intrus malintentionné, précisément comme dans le magnétisme, ce qui prouve l'identité des deux phénomènes. Les expérimentateurs ne doivent jamais perdre cela de vue, car c'est ce qui a fait échouer tous les essais tentés en présence des académiciens, éléments négatifs s'il en est.

Serait-ce là ce qui a fait repousser, avec tant de soin, les profanes de tous les temps et de tous les temples, pendant la célébration des mystères? Je n'en doute pas.

Ce que tu me demandes, m'avait dit le guéridon, n'est rien moins que la révélation du phénomène tout entier.

Il y avait huit ou neuf témoins silencieux et attentifs, qui n'ont pas perdu un mot de la discussion; j'en ai probablement perdu plus qu'eux.

Encore un souvenir :

— Est-ce que les esprits, après la mort, ne vont pas choisir spontanément chacun leur place dans le monde spirituel, d'après le degré de pureté qu'ils ont acquise pendant leur temps d'épreuve sur la terre, comme l'a dit Swedenborg?

Le guéridon, après avoir fait un mouvement d'étonnement, répond : — Pas mal trouvé! C'est dommage que ce ne soit pas vrai!

C'est cependant très-séduisant, car beaucoup de faits semblent mieux s'expliquer en admettant l'existence des esprits : mais quand on aura la mesure de la puissance de l'âme humaine, tout s'éclaircira plus simplement encore, jusqu'au transport des objets matériels, ce qui est prévu déjà par le soulèvement des tables, en violation des lois de Newton.

Si l'âme est un foyer d'électricité, un électro moteur *self-acting*, intelligent, il peut produire de la lumière, du calorique et de la force, par la multiplication des éléments. Une table de trois ou quatre personnes ne serait autre chose qu'une batterie vivante de trois ou quatre éléments, dont les volontés combinées mettraient en mouvement les corps inertes, aussi bien qu'elle y met nos muscles, même à notre insu, comme dans l'acte de la respiration. Pourquoi notre seule présence ne produirait-elle pas un effet quelconque, sympathique ou antipathique sur ce qui nous entoure, même à distance, sous la pression du libre arbitre qui nous reste acquis dans tous les cas?

On expliquerait ainsi le mauvais œil, la *jettatura*, les sorts et les malédictions qui semblent planer sur certaines gens qui se sont attiré, par quelques mauvaises actions, des haines vigoureuses et persévérantes.

Plus d'une personne de nature choisie nous a confié que les individus qui lui ont gratuitement fait du mal, finissaient misérablement; comme si le don de les obséder par la pensée lui était octroyé par la justice distributive universelle, cette électricité statique du monde moral dont l'équilibre indûment rompu tend sans cesse à se rétablir.

Nous ajouterons que, puisqu'une torpille peut tuer une grenouille à distance, par une décharge électrique dirigée à sa volonté, un homme peut bien renverser certains bipèdes venimeux comme on est exposé à en rencontrer dans la vie.

Ceci expliquerait parfaitement l'*envoûtement* et les *obsessions*, ainsi qu'une foule de phénomènes anciens dont on avait pris le parti de nier l'existence dans l'impossibilité de les expliquer d'après notre ignorance de cette partie des lois de la nature qui n'a jamais fait l'objet des études officielles.

Si nous admettons l'existence d'une électricité morale analogue à l'électricité matérielle, le phénomène de la vie tout entière devient explicable ; l'électricité émanée de l'âme du monde, devient le moteur universel, qui fait couler le sang dans nos veines, monter la séve dans les végétaux, rassembler les molécules minérales dans les filons terrestres et tourner les globes célestes.

L'électricité serait le principe unique dont la Providence se sert pour régir l'univers entier. Cette simplicité, cette unité de moyens est un des attributs les plus remarquables de la puissance du Créateur qui n'a pas besoin, comme nous, de la complication des rouages et des ressorts.

Le célèbre chimiste *Van Mons* nous a certifié qu'il avait, par sa seule présence et sa volonté, déterminé des combinaisons chimiques qui refusaient de s'opérer sous la main de ses élèves.

Les anciens étaient plus près de la vérité que nous en disant que l'esprit régit ou remue la matière, *mens agitat molem.*

Cela compris et admis, tous les phénomènes du monde objectif et subjectif deviennent explicables d'une manière intelligible.

Si, au lieu de ne considérer l'électricité que comme agent aveugle (1) qui ne suit que le chemin matériel qu'on lui trace, vous lui accordez de l'éclectisme quand il procède des règnes miné-

---

(1) Nous avons déjà émis l'opinion que le tonnerre en boule ou l'électricité globulaire qui se promène lentement autour d'un appartement comme pour l'examiner, qui se dirige vers un trou recouvert, décolle le papier et se précipite dans la cheminée, paraissait doué d'une certaine intelligence.

On en peut dire autant d'une foule d'effets produits par la foudre, tels que l'impression des monnaies tirées de la bourse d'un avare sur la peau de son dos. Ne serait-ce pas la preuve de l'existence d'une électricité intelligente ? Et de quel droit attribuerions-nous à notre cerveau seul le monopole de l'intelligence ? Une boule de feu ne peut-elle pas en contenir autant qu'une boule de chair ?   (Note de M. X....., auteur de cet article.)

ral et végétal, de l'instinct quand il procède du règne animal, et de l'intelligence quand il part du cerveau de l'homme, vous aurez la clef des arcanes qui ont été jusqu'ici lettres closes.

Notre pensée, qui se transporte aussi vite que l'électricité d'un lieu à un autre, présente un air de parenté ou de similitude qui pourrait au besoin passer pour de l'identité. La différence de qualité de ces diverses électricités ne peut-elle pas être attribuée à la différence des éléments qui les produisent? Pile minérale, pile végétale, pile animale, car il vient d'être démontré par M. Becquerel, à l'Académie des sciences, que « la vie est le résultat d'une action de piles » voltaïques fonctionnant continuellement à l'aide de leurs pôles » négatifs et positifs correspondant entre eux, et qui cessent d'é- » mettre de l'électricité aussitôt que l'action des piles n'a plus lieu. » Cette découverte de la science physique coïncide parfaitement avec celle de la science psychique. M. Becquerel aurait dû faire entrevoir que l'électricité engendrée par le contact d'un acide on d'un métal pouvait différer de celle que produisent des éléments végétaux ou animaux, et que l'électricité cérébrale humaine était plus apte à produire des pensées que des chocs et des étincelles. Vous voyez que la science matérielle n'est plus très-éloignée de la science spirituelle depuis que leur point de contact est trouvé.

Je n'entrerai pas plus loin dans cette forêt vierge où je ne serai suivi que de ces rares adeptes qui ne font nulle difficulté de dépouiller les vieilles défroques qu'ils ont longtemps portées, pour essayer un habit neuf et le garder s'il leur va.

X***.

M. le docteur Billiard à M. V. Meunier.

Corbigny (Nièvre), 14 mars 1850.

Monsieur le Rédacteur,

Permettez-moi de répondre à la lettre de l'honorable M. de Caudenberg relative aux expériences que je signalais dans un de vos derniers numéros. L'auteur de cette lettre sur ma première expérience émet cette opinion que le phénomène observé est le résultat de la loi universelle de l'attraction. Je suis loin, assurément, de vouloir en rien infirmer cette loi, mais ici il n'y a pas lieu de croire qu'elle soit en action, car, en prenant les précautions convenables indiquées par moi dans les mémoires cités, on s'assure facilement que les corps inertes ne possèdent point la faculté de dévier mes appareils. Les aiguilles placées horizontalement tournent sur elles-mêmes

sous une cloche. Dans mes expériences, il faut, pour ne point altérer les résultats, se placer de telle sorte que le corps de l'individu
qui les fait soit entièrement caché : que son regard seul vienne, par
une légère ouverture, observer les faits ; il faut que les objets que
l'on met près de la paroi externe de la cloche soient tenus, non pas
avec la main, mais présentés de telle sorte que l'on n'ait pas le
moindre contact avec eux ; dans ces circonstances, on s'aperçoit
bien vite que l'appareil reste immobile en présence des métaux, de
la pierre, du bois, des animaux morts, tandis que ces mêmes animaux, vivants, ont une action rapide. Je n'ai point signalé les expériences les plus décisives, n'ayant point consulté mes mémoires
pour faire l'objet de ma première lettre ; j'ai donc laissé des faits
dont je vais rappeler quelques-uns.

Si l'on construit un appareil avec des feuilles d'or battu attachées
à un fil sans torsion, on le verra tourner sur lui-même en approchant la main ; mais si l'on élève la température dans l'intérieur de
la cloche à $+40°$, le fluide que nous émettons sera sans action sur
lui, d'où la conclusion qu'à une température supérieure à la nôtre,
notre fluide ne peut se fixer sur les corps. Dans les études que j'ai
faites sur les plantes ou parties de plantes, la déviation des aiguilles
suspendues horizontalement a toujours lieu ; seulement, pour les
unes elle se fait de droite à gauche, pour les autres de gauche à
droite. Ce fait se présente, mais point constamment pour la main de
l'homme ; la droite fait dévier à gauche, et *vice versâ;* l'action est
nulle de la part de certaines plantes, les malvacées, faible dans les
crucifères, puissante dans les solanées. Les tubercules sains de la
pomme de terre ont une action très-manifeste ; elle est nulle de la
part des tubercules malades.

Admettant donc, d'après ces expériences, que les animaux, les
plantes possèdent un fluide propre, j'explique ainsi le phénomène
qui jusqu'à présent ne l'a point été et que présente le *mimosa pudica*
au contact de la main de l'homme, en disant que le fluide qui s'é-
chappe de nos organes chasse celui qui est naturel à la plante et sans
lequel son existence ne peut se continuer. J'appuie cette manière de
voir sur cet autre fait, que si l'on met une plante en germination
(une fève, par exemple), dans une cloche qui contient un de ces appareils, ce dernier ne peut se mouvoir sous l'influence des autres
plantes qui avant possédaient une action sur lui. Le même fait se
présente à l'égard de l'homme ; lorsqu'une aiguille en gomme laque
placée horizontalement a été influencée par lui, elle ne peut être
mise en mouvement par un autre que lorsque le fluide dont elle est
chargée est entièrement dissipé, et, chose singulière ! elle se met en

mouvement sous l'influence du fluide qui émane, soit d'un animal, soit d'une plante (1).

Ces expériences qui, je crois, doivent suffire, ont été entreprises, non dans le but de venir en aide au magnétisme ni aux tables tournantes (car, jusqu'à présent, je ne crois à aucun des faits signalés par les magnétiseurs), elles l'ont été dans celui d'éclairer les phénomènes que présentent le choléra et les plantes malades.

Recevez, etc.   BILLIARD.

M. le docteur Leboucher à M. V. Meunier.

Paris, le 14 mars 1856.

Monsieur le Rédacteur,

Ce n'est point comme apôtre du magnétisme que j'ai l'honneur de vous écrire ; c'est tout simplement pour rectifier une accusation beaucoup trop absolue lancée aux médecins par M. J.-A. Gentil. Dans votre numéro de *l'Ami des sciences* du 9 mars, il dit : « Le magnétisme a bien des détracteurs intéressés parmi les médecins... » J'ai meilleure opinion, et pour cause, du corps qu'il attaque ainsi, je suis convaincu que tous les médecins ont trop le sentiment des devoirs de leur profession pour repousser, par motif d'intérêt, un moyen quelconque qui pourrait être utile à leurs semblables. C'est en cela que pèche l'accusation de M. Gentil.

Mais en dehors de la profession, les médecins sont des hommes comme les autres, et à ce titre ils peuvent quelquefois avoir leur dose d'incrédulité mal placée. Tout ce qui leur semble trop en dehors des habitudes et des conventions ordinaires des humains de notre époque, ils le repoussent trop souvent sans enquête et sans examen ; ou bien ils ne veulent y donner qu'une attention tellement superficielle qu'elle devient nulle par rapport à certains faits.

---

(1) Les phénomènes d'attraction déjà cités par M. le docteur Billiard n'ont aucun rapport avec ceux que présente le soi-disant fluide magnétique mis en jeu par les *passes* ou bien par le fait de la volonté humaine. — La prétendue existence d'une électricité intelligente est une hypothèse toute gratuite et sans fondement, nous le démontrerons en traitant la question du fluide animal. — On trouvera plus loin une lettre de l'illustre baron de Humboldt qui confirme ici notre sentiment, et dans laquelle le savant auteur du *Cosmos* se rit fort agréablement de la haute école fluidico-magnético-spiritualiste dont M. X..... se fait aujourd'hui le coryphée.

De ceci je conviens sans peine, j'en ai trop la preuve tous les jours. Mais c'est l'organisation humaine, c'est l'éducation actuelle qu'il faut accuser, et non l'intérêt personnel.

Qu'on me dise que la condition de médecin a des obligations particulières ; d'accord. Mais ne sait-on pas que toute science a sa petite somme de préjugés et que toute école a ses traditions ? C'est là qu'il faut frapper. En général, on peut dire que la médecine prend sa bonne part du dévouement qu'on doit à la société et à ses semblables. En cette considération, mettons de côté toute accusation d'intérêt.

Et pour donner la preuve à l'appui de mon affirmation, je veux bien dire à M. J.-A. Gentil, qu'il m'est arrivé à moi-même de magnétiser et de produire un assez haut degré d'insensibilité pour avoir pu extraire une dent molaire sans que le sujet de l'opération ait témoigné le moindre signe de douleur (1). Je sais tel et tel académicien qui pourraient en dire autant ; je leur laisse le soin de prendre leur temps et leur jour.

Recevez, etc.

LEBOUCHER.
Docteur-médecin-praticien.

M. le docteur Auzoux à M. V. Meunier.

N° **13**
de
l'Ami des sciences.

Paris, le 20 mars 1856.

Monsieur le rédacteur,

Je n'ai point demandé à être classé dans les croyants ou dans les incrédules en fait de magnétisme.

Je n'ai point posé de défi aux magnétiseurs.

Je n'ai point demandé à diriger les expériences, comme vos lecteurs pourraient le croire (2).

---

(1) Cette expérience, dont nous ne contestons nullement la véracité, ne prouve absolument rien en faveur du magnétisme ; car telle personne souffre horriblement de l'extraction d'une dent, tandis que telle autre peut s'en faire extirper plusieurs de suite sans sourciller et sans en souffrir ; ce fait est à la connaissance de tous les dentistes qui d'ailleurs, comme on le sait, opèrent toujours leurs clients..... SANS DOULEUR ! ! !

Nous n'avons donc rien à répondre à M. le docteur Leboucher, qui ne mentionne, du reste, ni le somnambulisme ni aucun des autres signes caractéristiques à l'aide desquels il aurait pu constater que c'est bien positivement au magnétisme animal plutôt qu'à toute autre cause qu'il faut attribuer l'état d'insensibilité dont il parle.

(2) Le mot *diriger*, employé par nous dans notre première lettre

J'ai tout simplement accepté la proposition qui m'a été faite de mettre mon local à la disposition des membres de la Société mesmérienne, pour des expériences auxquelles assisteraient mes auditeurs : laissant aux magnétiseurs le choix des épreuves à la condition qu'elles seraient de la nature de celles dont les effets sont constants, positifs et à l'abri de toute supercherie.

Voici les faits : dans ma leçon du 7 février, on me demanda ce que je pensais du magnétisme ; j'ai répondu que depuis trente ans j'en avais beaucoup entendu parler par des hommes très-recommandables, très-exercés et très-croyants ; que j'avais souvent, chez moi ou ailleurs, assisté à des expériences, qui, me disait-on, devaient porter la conviction dans mon esprit, et que, malgré beaucoup de bonne volonté, je n'avais rien vu qui fût de nature à me faire croire aux effets magnétiques.

J'ajouterai que, dans mon cours de 1853, parlant de l'action du chloroforme sur le système nerveux, quelques-uns de mes audi-

---

adressée à M. le docteur Auzoux, a été mal interprété par plusieurs mesmériens, qui lui ont donné la même signification qu'au mot *magnétiser*. —Dans notre lettre *inédite* du 17 mars, on a vu que nous nous expliquions très-catégoriquement sur ce point, de manière à ne laisser subsister aucun doute dans l'esprit du lecteur. Si M. Meunier n'a pas cru devoir publier cette lettre, que nous lui adressions en réponse à celle de nos adversaires, nous n'en sommes pas responsable. Il la retrouvera dans ses archives.

Ajoutons ici, pour clore la discussion, qu'Arago se sert exactement du même terme pour exprimer la même pensée. Voici sa phrase : « Je n'admets les réalités de lectures ni à travers un mur, ni à travers tout autre corps opaque, ni par la seule entremise du coude ou de l'occiput ; je croirais manquer à mon devoir d'académicien si je refusais d'assister à des séances où de tels phénomènes me seraient promis, *pourvu qu'on m'accordât assez d'influence dans la* DIRECTION *des épreuves* pour être certain de ne pas devenir victime d'une jonglerie. » (*Biographie de Bailly*, p. 449.)

C'est donc dans ce même sens qu'il faut prendre ici le mot de M. le docteur Auzoux. Il n'a pas demandé à magnétiser, mais il est clair qu'il n'a pas eu l'intention de se prêter bénévolement à une mystification quelconque. Cet honorable savant est parfaitement d'accord avec nous sur ce point, puisque après avoir donné généreusement son adhésion à l'objet de notre première lettre (dans laquelle se trouve le passage dont il est ici question), il a lui-même prié un de ses auditeurs d'en faire publiquement la lecture à haute voix ; ce qui eût lieu dans l'amphithéâtre après la leçon du 24 février dernier.

leurs, que j'ai su plus tard appartenir à la Société mesmérienne, m'assurèrent que par le magnétisme on obtenait des effets en tout semblables à ceux du chloroforme, c'est-à-dire le *sommeil* et l'insensibilité, et ils me proposèrent de produire dans mon cabinet, en présence de mes auditeurs, des effets de cette nature, et pour ne laisser de place ni au doute ni à la supercherie, on me proposa de désigner les sujets qui seraient soumis aux expériences, affirmant que, sur six sujets, cinq au moins subiraient l'influence du magnétisme.

Un des assistants demanda si la présence des *mécréants* était un obstacle à la manifestation des effets du magnétisme, il fut répondu que non; le jour de l'expérience fut fixé au jeudi suivant.

M. Hébert, président de la Société mesmérienne, M. le docteur Louyet, secrétaire, et quelques autres membres dont on ne m'a point dit les noms, dirigèrent les expériences.

Un premier sujet désigné par moi, pris dans l'auditoire, fut, pendant environ dix minutes, soumis aux épreuves magnétiques et déclaré rebelle au fluide ; aucun changement ne se manifesta en lui, le pouls continua à battre pendant comme avant l'épreuve.

Un deuxième, un troisième, un quatrième, un cinquième, un sixième sujets furent uccessivement soumis aux épreuves, et le résultat fut le même : on n'obtint ni sommeil ni insensibilité.

Après cette épreuve négative, on me proposa de renouveler l'expérience en apportant quelques modifications dans la disposition de la salle, qui avait pour but d'isoler momentanément des spectateurs le sujet soumis aux expériences.

Une nouvelle tentative eut lieu sur six nonveaux sujets pris dans les mêmes conditions, le résultat fut aussi négatif.

Huit jours plus tard, nouvelle épreuve sur six sujets nouveaux, même insuccès.

Total, dix-huit épreuves négatives sur des sujets d'âge, de tempérament et d'organisation bien différents, entre autres sur une dame qui nous demanda à se soumettre aux épreuves. Parmi les personnes désignées, quelques-unes étaient très-disposées à croire aux effets du magnétisme; une d'elles ne consentit à se rendre à mon invitation qu'à la condition que j'interviendrais si les épreuves me paraissaient porter trop loin.

A la suite de cette dernière séance, un des magnétiseurs nous assura qu'il avait magnétisé des chevaux; qu'il avait pu, par l'influence seule du magnétisme, *les faire monter dans la crèche, les foudroyer.* On me proposa de renouveler l'épreuve devant moi ; beaucoup d'auditeurs demandèrent la faveur d'y assister, faveur qui fut refusée ; refus motivé sur ce que les chevaux s'intimidant facilement, on ne pouvait admettre, pour être sûr du résultat, qu'un ou deux spectateurs. M. Richard (du Cantal) fut désigné par les assistants pour m'accompagner dans cette épreuve, qui fut tout aussi négative que les précédentes.

C'est à l'occasion de cette narration que je citais comme des faits qui s'étaient passés en 1853, qu'un jeune Allemand de mes auditeurs me proposa, au nom de MM. Hébert et Louyet, de renouveler les épreuves dans les mêmes conditions, proposition qui fut acceptée avec empressement par mes auditeurs, qui, comme vous, monsieur le rédacteur, sont désireux de fixer leur opinion sur une question aussi controversée que celle du magnétisme animal.   —

Le jour de l'expérience fut laissé au choix des expérimentateurs ; d'abord il nous fut dit que la Société mesmérienne, dans une prochaine séance, fixerait le jour ; plus tard, on nous informa que la Société se réunirait le 29 février, et enfin par une lettre du 7 mars, signée G. Weidling, que vous avez bien voulu me remettre, je lis que :

« Dans la séance particulière du 13 mars, la Société du mesmérisme
» s'occupera de l'invitation de M. le docteur Auzoux adressée surtout
» à M. Hébert (de Garnay), et M. le docteur Louyet, et je ne doute
» pas que la Société vienne renouveler les expériences devant le
» célèbre docteur. »

Nous attendions, lorsque dimanche, 16 mars, le jeune Allemand, émissaire de la Société mesmérienne, m'a informé et répété à l'auditoire que la Société avait décidé que l'expérience n'aurait pas lieu, parce que *dans l'état actuel de la science magnétique, il n'y avait pas d'expériences dont les résultats fussent assez positifs, assez constants pour se reproduire en public d'une manière certaine.*

Tels sont les faits qui se sont passés chez moi et que je vous livre pour en faire tel usage que vous jugerez convenable,

Et en vous renouvelant, monsieur le rédacteur, l'assurance de ma parfaite considération.

AUZOUX.

La lettre de M. le docteur Auzoux, datée du 20 mars, ne parut que le 30 dans *l'Ami des sciences*. Cinq jours après (le 4 avril), le journal *la Vérité* insérait cette lettre, en la faisant précéder des réflexions et de la pièce suivante :

Nous placerons ici, sous forme de notes, quelques citations empruntées aux plus célèbres magnétiseurs, pour prouver d'une manière positive que, sous la forme la plus burlesque, le savant et spirituel auteur de cette facétie, M. Dubois (d'Amiens), n'a, quant au fond, rien amplifié, rien outré dans le bouffon tableau qu'il a tracé d'une consultation magnétique. Les personnes étrangères au magnétisme reconnaîtront à nos citations, que l'esprit et les doctrines des magnétiseurs y sont conservés dans toute leur intégrité et sans aucune exagération.

EXTRAIT DU JOURNAL LA VÉRITÉ.

Le magnétisme animal, qui occupa si singulièrement la société française pendant les huit à dix années qui précédèrent notre première révolution, et qui ne donne plus aucun signe de vie de 1788 à 1830, se réveilla à cette dernière époque sous des formes à demi scientifiques, et, à l'aide de ce déguisement, parvint, en 1837, à entraîner l'Académie de médecine dans la mémorable mystification que l'on connaît. Les résurrectionistes des rêveries du charlatan Mesmer obtinrent alors, en effet, que cette savante Académie nommât une commission pour examiner les merveilleux phénomènes qu'ils se vantaient de produire. Cette commission se composait de MM. Bouillaud, Cloquet, Caventou, Cornac, Dubois (d'Amiens), Émery, Oudet, Pelletier et Roux. Roux en fut nommé, à l'unanimité, président; M. Dubois en devint le secrétaire rapporteur.

La commission de l'Académie de médecine eut le courage d'assister à une suite d'expériences dans lesquelles le magnétisme officiel de l'école mesmérienne échoua de la manière la plus misérable.

Le rapport de M. Dubois fut écrasant pour les exploiteurs du magnétisme. L'auteur de la Physiologie du médecin en traduisit alors fidèlement l'esprit dans le facétieux article que nous allons reproduire.

« Voici comment se donne une consultation médico-somnambulo-charlatano-magnétique :

» Vous allez chez le docteur auquel vous avez résolu de donner toute votre confiance... et 10 francs. La bonne pour tout faire vient vous ouvrir la porte ; vous annoncez l'objet de votre visite, et la bonne pour tout faire vous fait passer dans le cabinet du docteur. Après quelques minutes d'entretien, que fait le docteur? Il sonne à son tour, et la même bonne pour tout faire vient dans le cabinet et se place dans le grand fauteuil où se passe invariablement la même scène de comédie : non, je veux dire de haute médecine. Après une douzaine de passes, la somnambule ferme l'œil, s'endort et ronfle comme une contre-basse.

» C'est l'instant! c'est le moment!..... Le docteur à la dame, qui a les yeux fermés : Voyez-vous le monsieur? — Oui, je le vois. — Comment le trouvez-vous? — Bien laid. — Non, ce n'est pas cela que je vous demande..... je vous parle de sa santé. — Ah!..... il est malade. — Où est le siége du mal? — Heu..... heu..... heu..... heu.....

» — Vous dites? — Heu... heu... heu... heu...

» Le *docteur* au monsieur : Elle dit que vous avez mal à l'estomac. — Pardon, monsieur, mais c'est dans l'épaule droite que je croyais souffrir.

» Voilà où était votre erreur..... C'est l'estomac qui chez vous est malade..... fort malade même (à la somnambule) : Quel remède doit-on faire prendre à monsieur? — Je ne sais pas.

» *Le docteur* au monsieur : Voici ce qui vous prouve combien le magnétisme est exempt de charlatanisme..... Madame ne connaît pas un seul terme de pharmacie..... quand elle dit je ne sais pas, cela veut dire qu'elle ne sait pas la dénomination que les conventions pharmaceutiques ont donnée à ce remède... Et cependant elle connaît parfaitement ce remède lui-même..... Elle va nous l'indiquer d'une autre manière. Comment est ce remède? — Brun. — Où est-il situé? — Dans une petite bouteille placée sur la deuxième planche de votre armoire..... Je le vois d'ici..... Monsieur doit en prendre trois cuillerées matin et soir..... pendant trois ans..... pour commencer (1).

―――――――――

(1) ..... « En vertu de sa faculté sensitive, il (le somnambule) est
» atteint momentanément de la maladie de la personne avec laquelle il
» entre en rapport; désireux de s'en guérir, il se transporte immédia-
» tement dans une pharmacie ou autre lieu. Là, avec une sagacité intel-

» *Le docteur* : C'est admirable... C'est bien, en effet, le remède qui convient à votre genre de maladie, monsieur! — Vous croyez?— Comment, monsieur!..... mais j'en suis sûr..... et je vois avec peine que vous n'ayez pas l'air d'avoir une confiance entière dans le magnétisme..... et pourtant il n'y a pas de guérison possible sans cela. Or, bien plus même, si du jour où je vous dis : vous êtes guéri, vous ne vous croyez pas guéri..... eh bien ! j'en suis fâché pour vous, mais vous ne seriez pas guéri.

» *Le monsieur* : Diable! diable!... — Mais pour peu que vous doutiez des admirables phénomènes produits par le sommeil magnétique, je puis, monsieur, vous faire assister à une expérience concluante... . Je vais faire lire madame par l'épigastre..... Tenez, je lui applique mon journal sur l'estomac..... Que lisez-vous, madame? — *Le Constitutionnel.* — Vous le voyez, monsieur, c'est admirable..... Le sens de la vue s'est déplacé....., madame vient de lire par l'épigastre (1)..... Et pour que rien ne manque au prodige..... ; tenez, il se trouve que j'avais mis le journal à l'envers.

» *La dame* : J'ai soif.....

» *Le docteur* (faisant un verre d'eau sucrée) : Je vais la désaltérer..... (Il boit le verre d'eau sucrée). Car, par suite du courant magnétique établi entre nous, nous sommes assimilés l'un à l'autre..... Ce que je bois la désaltère parfaitement (2).

» ligente, il indique les remèdes qui doivent le rendre à la santé ; ce sont » quelquefois des médicaments vendus par les pharmaciens, mais, le plus » souvent, ce sont des herbes ou des baumes dont quelque vieille femme » est dépositaire par tradition. » (Delaage, *le Monde occulte*, p. 141.)

(1) Voyez le docteur Teste, tout son chapitre sur la transposition des sens. (*Manuel pratique*, p. 146) — Voyez également l'ouvrage du docteur Pigeaire, dont nous citons plus loin (dans notre correspondance du 21 avril) de nombreux extraits.

(2) « Peut-on faire voir, toucher et manger des productions réelles en » apparence, mais idéales au fond? — Oui. » (Cahagnet, *Traité magnétique*, p. 29.)

« Un jour, à la suite d'une grande contrariété, je me trouvai gravement » malade. J'avais une très-grande irritation de poitrine ; je parlais et je » respirais difficilement. Je pus cependant, avec beaucoup de peine, en- » dormir mon somnambule, qui me tira d'affaire en très-peu de temps ; » mais mon peu de force ne me permit point de le dégager ; tout ce que

» *La dame* : Je boirais encore bien quelque chose?— Non, ma bonne; c'est assez pour le moment..... : ça pourrait nous faire du mal.

» *Le monsieur* : C'est admirable.— Monsieur, quand vous désirerez une autre consultation, je suis à votre disposition..... Si vous n'êtes pas à Paris, envoyez-moi tout simplement une mèche de vos cheveux..... : cela suffira pour vous mettre en communication avec ma somnambule. — C'est que je porte perruque, docteur. — En ce cas, monsieur, un léger fragment de votre perruque...Cela reviendra absolument au même, je vous prie de le croire (1). — Au plaisir, docteur. — A l'avantage, monsieur. »

Depuis le mémorable rapport fait au nom de l'Académie de médecine, le magnétisme animal, ou mesmérisme, ou somnambulisme, se tenait dans des conditions d'obscurité peu difficiles à expliquer; doctrinalement, on le croyait mort. Les annonces de quelques pythonisses de bas étage, quelques cartes clandestinement glissées dans la main des passants à tournure annonçant

----

» je pus faire fut de le réveiller. Ce pauvre garçon a gardé mon irritation » de poitrine pendant trois jours. » (Millet, rédacteur de l'*Union magnétique*, 10 septembre 1856)

Un autre magnétiseur encore fort distingué, M. Delaage, que nous venons déjà de citer, nous raconte ce qui suit : — « L'identification est telle » que ce n'est plus le somnambule, mais le magnétiseur qui vit en lui. » Nous avons vu M. Derrien se faire tirer les cheveux dans une pièce » séparée de celle occupée par la somnambule, et celle-ci aussitôt de se » plaindre qu'on lui eût tiré les cheveux, et porter la main à l'endroit de » la tête où l'on venait de tirer ceux de son magnétiseur. » (*Le Monde occulte*, p. 140.)

(1) « Toute demande de consultation par correspondance doit être » adressée FRANCO à M. Mongruel et doit contenir :

» 1° Le programme des questions;

» 2° Une mèche de cheveux de la personne qu'on doit étudier, ou, à » *défaut, un autre objet.* »

— « Une lettre, une mèche de cheveux envoyée dans une lettre, un » fragment de vêtement porté par le malade, un ruban ayant été passé » autour de son cou, un morceau de papier blanc froissé entre ses mains, » un rien quelquefois suffit pour établir le rapport, et pour qu'on puisse » ainsi donner, A DISTANCE ET PAR CORRESPONDANCE, tous les détails, soit » sur la santé du malade, soit sur ses affaires, etc. » (*Prospectus* de M. Mongruel, p. 15, *Traité de magnétisme.*)

la bêtise, et les comptes rendus de la police correctionnelle n'avaient, en effet, rien qui révélât la persistance d'une école ayant encore des adeptes assez convaincus pour oser affronter, provoquer l'examen et le jugement des maîtres de la science.

Une lettre, adressée par un savant professeur, le docteur Auzoux, au rédacteur de *l'Ami des sciences*, nous prouve que le magnétisme animal n'est pas précisément réduit à n'avoir plus pour représentants que les associés des bohémiens.....

Le numéro de ce jour ne contenait que les trois lignes suivantes :

N° **14**
de
l'Ami des sciences.

Le défaut d'espace nous contraint de renvoyer au prochain numéro notre conclusion sur la question du magnétisme animal, ainsi que la mention de diverses lettres reçues par nous à cette occasion. (V. Meunier.)

Le lendemain (7 avril 1856) on lisait l'article suivant qui parut dans *la Gazette de France :*

OPINION DU BARON DE HUMBOLDT SUR LES TABLES PARLANTES.

Plusieurs psychologues ayant cité l'immortel auteur du *Cosmos*, comme inclinant vers le mysticisme des tables parlantes, à raison de l'appui qu'il a prêté aux expériences de M. de Bois-Raymond sur l'électricité musculaire, et de celles qu'il a faites lui-même en Amérique sur l'électricité des *gymnotes* et des *torpilles*, M. Jobard, cet autre insatiable curieux, a voulu savoir ce qu'il en était, en consultant le Nestor des académiciens, sur les dernières découvertes des spiritualistes de la haute école.

Nous regardons comme un devoir de la presse sérieuse, de reproduire la charmante réponse de l'illustre et toujours spirituel vieillard (Brissel) :

Berlin, 2 avril 1856.

Vous m'écrivez, mon cher monsieur, comme toujours, une lettre spirituelle et des plus aimables; mais ce n'est pas moi qui suis en état de répondre sur la simple possibilité de différents genres d'électricité, *minérale*, *végétale*, *animale*, *cérébrale*, douée ou non de libre arbitre.

J'ai toujours *la faiblesse* d'avoir une sainte horreur de la *spiritualisation du bois de sapin* et du mysticisme des psychographes.

Vous augmentez ma frayeur par le fantôme de cet *être de raison éphémère* pourvu d'intelligence par l'effet de la concentration des pensées, rayonnant du cerveau des personnes qui entourent l'instrument.

Vous savez que Geoffroy Saint-Hilaire disait avoir *sué* en Égypte, de l'*oxyde de pensées*.

Vous direz, mon cher directeur, que mon incrédulité est un simple effet de ma paresse; je me soumets volontiers à ce blâme; mais, persuadé que le regret que j'éprouverais de vous croire engagé dans cette route ténébreuse ne diminuera pas l'amitié que vous m'avez vouée depuis si longtemps, je compte sur votre indulgence.

A. DE HUMBOLDT.

N° 15
de
l'Ami des sciences.

Enfin *l'Ami des sciences* (du 13 avril) se décida à soumettre à MM. les magnétiseurs la proposition que nous lui avions adressée à peu près un mois avant (17 mars); proposition qui coupait court à toutes les discussions, puisqu'en somme nous acceptions tout simplement l'expérience de M. Derrien, qui consistait à nous prouver qu'on peut voir sans le secours des yeux.

Voici l'article de M. Meunier :

NOUVELLE PROPOSITION.

A l'enquête que nous considérions comme close dans sa première phase après la lettre de M. Mabru dont nous avons donné un extrait dans notre numéro du 16 mars, nous allions proposer de substituer un plan d'étude. Mais M. Mabru indique une expérience décisive et qui paraît tout à fait acceptable. Nous nous faisons un devoir d'en transmettre l'indication à MM. Derrien, Gentil et de Rovère, sur la bonne volonté desquels nous croyons pouvoir compter.

Voici un extrait de la lettre de M. Mabru (1) :

. . . .

Sur l'observation que tout en acceptant en principe l'expérience proposée, il pourrait se faire qu'on demandât des modifications de détail, M. Mabru nous a répondu qu'il s'y prêterait volontiers pourvu que l'expérience fût faite dans des conditions à ne laisser aucun doute sur la sincérité du résultat. Ainsi, par exemple, préfère-t-on que la boîte soit remise aux mains des magnétiseurs? la boîte scellée, cachetée leur sera remise, et on la leur laissera tout le temps qu'ils jugeront convenable, huit jours, quinze jours, un mois.

Cette expérience est de celles que les magnétiseurs racontent avoir maintes fois répétées avec succès. La proposition de M. Mabru paraît donc ne devoir soulever aucune objection.

En vue de donner plus de retentissement au résultat, on pourra prier tel membre influent de l'Académie des sciences, qui ne se refusera pas à un rôle aussi peu compromettant, d'écrire à huis clos un mot dont il gardera le secret et qu'il renfermera dans une boîte scellée par lui-même; la boîte serait remise par M. Mabru, ignorant de son contenu, au magnétiseur qui se prêterait à l'expérience.

Supposez que cette expérience réussisse, on pourra demander à l'Académie de la répéter, et l'Académie édifiée sur la réalité des faits par les confidences de celui de ses membres qui aurait pris à la précédente épreuve la part ci-dessus décrite, part qu'il ne craindrait plus d'avouer, l'Académie ne refusera certainement pas de nommer une commission.

La commission aurait nécessairement un succès à constater.

Cette constatation serait le triomphe du magnétisme animal.

Une telle perspective ne peut laisser les magnétiseurs indifférents. Elle décidera certainement ceux, comme MM. Derrien, Gentil et de Rovère, à qui suffisait l'espoir d'un résultat beaucoup moins éclatant. (V. Meunier.)

----

(1) Suit un fragment de notre lettre inédite du 17 mars : tout le paragraphe commençant par ces mots : *Les somnambules et les magnétiseurs resteront chez eux.* (Voyez ci-dessus, p. 192.)

ABSTENTION DES MAGNÉTISEURS.

N° 16
de
l'Ami des sciences.

La proposition faite dans notre précédent numéro n'a pas eu de succès.

Il ne s'est présenté aucun **magnétiseur** pour l'accepter ; en échange, il s'en est présenté beaucoup pour la déclarer inacceptable.

Au lieu de faits, on nous a apporté des théories : nous en avons des volumes !

Qu'ont-ils à objecter, cependant ? L'expérience est de celles qu'ils prétendent avoir mille fois répétées avec succès. Et jamais ils n'ont pu la produire dans des conditions plus favorables. Le temps, le lieu, les personnes, tout reste à leur discrétion !

Nous ne pouvons, disaient-ils, garantir le succès d'une entreprise tentée hors du théâtre de nos expériences habituelles. — Eh bien ! que celle-ci ait lieu chez vous ! — Un seul profane, disaient-ils encore, peut tout entraver par sa présence. — Les profanes resteront chez eux. — Nous ne saurions reproduire à heure fixe des phénomènes de ce genre. — Prenez huit jours, un mois, trois mois, un an ! — Chaque somnambule a sa spécialité, et aucune n'est apte à manifester tous les effets du magnétisme. — Nous ne tenons pas à celle-ci plutôt qu'à celle-là : l'appel est fait à tous et à toutes ; cherchez qui aura l'aptitude requise. N'en est-il pas à Paris, en France, en Europe ? adressez-vous ailleurs. En savez-vous en Australie, au Cap, en Amérique ? Envoyez-lui notre pli cacheté, etc., etc...

C'est en présence d'une telle proposition que les magnétiseurs s'abstiennent.

Mais peuvent-ils honorablement le faire ? Non.

Nous nous bornerons donc à constater qu'ils s'abstiennent (1).
(V. Meunier.)

---

(1) On voit qu'ici M. Meunier est resté dans son véritable rôle. Nous ne saurions trop l'en féliciter. Pourquoi n'en a-t-il pas toujours été ainsi ?... — Quoi qu'il en soit, voici une fois de plus encore l'abstention des magnétiseurs, et par conséquent la nullité du magnétisme bien authentiquement constatée. Nous verrons, comme le disait dernièrement M. Amédée Latour, que, dans toutes les expériences, chaque fois qu'il s'agit d'opérer SÉRIEUSEMENT, cette prétendue *science* n'a jamais donné d'autres résultats !

FORFANTERIE ET INCAPACITÉ.

Après avoir ainsi constaté de nouveau, par un fait public, l'incapacité cent fois prouvée du magnétisme animal, il nous restait encore à placer sous les yeux des lecteurs la preuve authentique de ses nombreuses contradictions et de ses assertions erronées ou mensongères si souvent imprimées dans tous les ouvrages sur le magnétisme; il nous restait de plus à exposer publiquement la preuve de sa honteuse et inqualifiable conduite à l'égard de toutes les sociétés savantes. — C'est ce que nous fîmes le lendemain même de son abstention en adressant à M. V. Meunier un article dans lequel nous rendions, à l'aide de simples rapprochements, tous ces faits évidents et sensibles pour tout le monde. — Malheureusement notre article, trop long sans doute pour le cadre de *l'Ami des sciences,* demeura en grande partie inédit, et ce ne fut que plus tard que M. Meunier put en reproduire quelques extraits. — Nous allons le rapporter ici dans tout son entier, pour que le lecteur puisse juger par lui-même, sur quelques citations prises au hasard, des nombreux écrits qui attestent le phénomène de double vue, et des gracieuses aménités de certains magnétiseurs envers les corps savants qui sont assez malavisés ou d'assez mauvaise foi pour ne pas croire au magnétisme..... sur parole.

L'Auteur à M. Meunier.

Paris, le 21 avril 1856.

Monsieur,

Je vous envoie ci-joints les faits suivants que j'extrais de différents auteurs qui ont écrit sur le magnétisme animal; je vous livre toutes ces citations sans commentaire, il suffit de les indiquer. — Si vous en voulez encore cent autres de la même force et même plus, je les tiens à votre disposition.

Agréez, etc., etc.

G. Mabru.

J. DE ROVÈRE :

JOURNAL DE DUNKERQUE.

« Les soussignés, habitants de Dunkerque, certifient que M. Jules
» de Rovère a donné, soit en séances publiques, soit pendant son
» cours en sept leçons, des démonstrations sur le magnétisme au
» point de vue psychologique, physiologique et expérimental, du
» plus haut intérêt pour la science et l'humanité; et qu'il a appuyé
» ces démonstrations par des expériences de magnétisme ou mesmé-
» risme, dans lesquelles des phénomènes vraiment surprenants sont
» produits, tels que *somnolence, ambulation involontaire*, VISION A
» DISTANCE, OU A TRAVERS LES CORPS OPAQUES, *prédictions*, etc....,
» toutes choses dont on ne peut bien se former une idée qu'en les
» voyant. »

A. EVERHAERT.

PÉROT,
Secrétaire de la Société philosophique
et littéraire de Dunkerque.

Dunkerque, 30 février 1853.

(*Fiction et réalité.*)

.*. « Le magnétisme donne à certaines gens doués d'organisations
» particulières une seconde vue, tellement subtile, qu'elle pénètre
» les corps opaques qu'on lui oppose. »

.*. « Sa lucidité (il est question d'un somnambule) est tellement
» grande quand il est dans l'état de somnambulisme, *qu'il voit par-*
» *faitement au travers de plusieurs corps opaques.* »

.*. « M. Quenet, arpenteur-géomètre à Dunkerque, déclare
» qu'un de ses amis présent dans l'auditoire, marchand de bois en
» Belgique, n'a aucune foi dans les prétendus phénomènes soumis à
» son appréciation; il défie tout magnétiseur de produire aucun effet
» sur lui seul. M. de Rovère répond qu'*il ne considère pas la foi*
» *chez le sujet à magnétiser comme indispensable au succès.* »

.*. « Les doigts d'une femme, dans l'état si sottement appelé som-
» nambulique, auront la faculté d'agir comme des cisailles manœu-
» vrées par un serrurier. (Ce n'est pas *endormie*, mais *isolée* qu'on
» devrait dire.) — On aurait la chair prise dans un cercle de fer qu'un
» ouvrier aurait vissé par un écrou, qu'on ne sentirait pas ce collier
» aussi durement que les doigts d'une femme ainsi *isolée*. Son poi-

» gnet est de l'acier inflexible ; elle pourrait briser les os et séparer
» la main du poignet..... *On n'ose plus assigner de limites à la force
» nerveuse.....* Il y a *transformologie.* »

.*. « Je lus ainsi les premiers ouvrages de Mesmer ; je pris con-
» naissance des injustices commises à son égard, des avanies qu'on
» lui fit subir. — Là je reconnus et m'armai moi-même contre les
» effets de ce *tolle systématique,* de ces *clameurs de l'ignorance aux
» abois* ou du savoir froissé, qui s'élèvent à l'apparition de toute idée
» nouvelle. » (*Idem.*)

M. DERRIEN :

« C'est ce phénomène de vision *sans le secours des yeux* qui vous
» convaincra de la réalité du somnambulisme. » (Lettre de M. Derrien à l'auteur.)

M. JOBARD :

« J'ai fait, m'a dit M. Jobard, insérer dans les journaux la pro-
» position suivante : Que l'Académie de médecine de Paris envoie
» à l'Académie de Bruxelles un tube de porcelaine ou de métal fait
» d'une seule pièce, et dans lequel on aura mis un objet quelconque
» d'une forme déterminée, et dont le nom soit connu. Cet étui sera
» en outre recouvert de cachets, il me sera remis, et je le rendrai
» intact après avoir désigné ce qu'il renferme. » (Pigeaire, *Magnétisme vital.*)

M. RICARD :

« M. Ricard, de Bordeaux, fit directement la même proposition
» à l'Académie de médecine. Il avait pensé, avec juste raison, que
» le seul fait à vérifier *était l'existence de la vue sans le secours des
» yeux,* c'est-à-dire la vision manifestée, soit par l'occiput, ou tout
» autre point différent du sens anatomique de la vue. » (*Idem.*)

PIGEAIRE :

« . . . Dans une séance qui eut lieu quelques jours après, M. André,
» capitaine en retraite, remet sa tabatière à madame Pigeaire, qui
» demande à sa somnambule ce qu'elle contient ; la petite presse,
» tourne et retourne la boîte dans sa main. Sa maman lui dit : « Eh
» bien ! mon amie ? — Eh ! laisse-moi chercher ! » Cinq minutes après
» avoir tenu et pressé la boîte, elle répondit : « Il y a dedans du tabac

» et une bague. » La boîte ouverte, on trouva, au milieu du tabac,
» un anneau d'or. . . . . »

.*. « Après cette lecture, M. le docteur Pongoski sortit un autre
» livre, et demanda à la somnambule si elle pourrait y lire sans
» l'ouvrir..... L'enfant frotta rapidement ses doigts sur cette feuille
» et dit : « *Fables de la Fontaine.* »

.*. « Sophie Laroche *voit et lit, sent, goûte et touche* par les pieds
» et les mains..... »

.*. « M. le docteur Aymar (Sylvain) de Grenoble, dans son opus-
» cule intitulé *le Loup et l'Agneau*, ou *l'Académie de médecine et*
» *mademoiselle Pigeaire*, dit en parlant d'un de ses sujets : Cette
» somnambule ne voit que *confusément* les objets qu'on lui présente
» au creux de *l'estomac, siège accidentel de la vision,* tandis qu'elle
» entend parfaitement par le bout des doigts, et voit *très-clairement,*
» sans qu'on sache comment, les corps qui sont éloignés d'elle. »

.*. « Les papiers sur lesquels nous avons écrit les questions les
» plus imprévues ont été lus par le somnambule, à la lumière, *dans*
» *les ténèbres,* AVEC OU SANS BANDEAU sur les yeux. »

.*. « Madame de Félix de la Mothe, qui s'est acquis un nom dis-
» tingué dans la littérature, mère de madame Mahauden, dont la
» lucidité est si étonnante, dressa un procès-verbal des faits observés
» chez la somnambule. Il a pour titre : VUE SANS LE SECOURS DES
» YEUX NI DU TOUCHER. — VUE D'UN ÉTAGE A L'AUTRE AU TRAVERS
» DES MURS. — VUE ET LECTURE PAR LES DOIGTS. — CONNAISSANCE
» DES PENSÉES. — AUTOMATISME OU RAPPORTS PHYSIOLOGIQUES DES
» MAGNÉTISEURS AUX MAGNÉTISÉS. »

.*. « Le somnambule voit-il par ses yeux fermés ou recouverts
» d'un bandeau opaque? Voit-il par ses yeux, lorsqu'il désigne un
» objet placé derrière sa tête ou *enfermé dans une boîte* ou *situé*
» *dans une pièce voisine,* ou se trouvant même *à une distance très-*
» *grande?.....* Notre somnambule désigne un objet mis *à son insu*
» dans une boîte..... »

.*. « Un somnambule voit à travers les corps opaques, à des dis-
» tances très-grandes, et que, pour mieux dire, *aucun obstacle*
» *n'empêche la relation,* la communication qui s'établit entre ses
» facultés perceptives et les objets qu'il considère..... »

.*. « Le 9 juillet dernier, notre somnambule, qui semblait plongé
» dans une méditation profonde, se met à dire *ex abrupto*, sans
» qu'aucun propos précédent eût dirigé sa pensée : « Il va se passer
» de grands événements en Orient, *Mahmoud est mort, je vois le*
» *sérail en deuil.* » M. Lesseps, M. Henri Lafont et une autre per-
» sonne étaient présents. Le lendemain il nous répéta la même

» chose : « Je vous l'affirme, nous dit-il, et vous verrez si je me
» trompe. » Huit à neuf jours après, une personne à qui j'avais
» raconté ce que nous avait dit le somnambule, s'empressa de venir
» m'informer de la dépêche télégraphique qui annonçait la mort du
» sultan. »

.*. « Les faits physiologiques et thérapeutiques dont nous avons
» parlé seront-ils dédaignés encore de nos savants? Ne serait-il pas
» temps qu'ils voulussent s'en occuper d'une manière philosophique?
» Y a-t-il une doctrine médicale qui puisse s'étayer de preuves plus
» positives et plus nombreuses que celles du magnétisme? N'apporte-
» t-elle pas des témoignages assez imposants pour l'admettre au rang
» des autres sciences? Les phénomènes intéressants qu'elle produit
» pour ainsi dire A VOLONTÉ ne sont-ils d'aucune valeur?.. ..» (*Idem.*)

J.-A. GENTIL, Chevalier de la Légion d'honneur :

« Quelques personnes ont avancé et avancent encore que la *foi*
» est nécessaire au magnétisme, soit pour produire des effets, soit
» pour en être atteint. Ceci est une erreur grave qu'il faut se hâter
» de faire oublier, et qui n'est propre qu'à faire douter les personnes
» étrangères au magnétisme de la vérité scrupuleuse des *assertions*
» *de* MAGNÉTISEURS SINCÈRES.

» Et en effet, qu'est-ce la foi, si ce n'est une confiance aveugle?...
» Et comment veut-on que, de nos jours, avec les idées exactes
» que chacun s'efforce d'acquérir sur toutes choses, on puisse *croire*
» aveuglément?...

» Que tous les hommes s'occupant du magnétisme cessent donc
» d'en faire un *article de foi;* et, sachant que toute chose désormais,
» pour être crue, a besoin d'être comprise, qu'ils formulent un
» autre langage : eux et leur cause y gagneront en considération.

» Non! la *foi* n'est nécessaire à aucun degré, pour *produire* et
» *ressentir* des effets magnétiques. »   (*Manuel de l'aspirant.*)

.*. « Le somnambule voit *par tous les pores de son être*, alors
» qu'après s'être spiritualisé, sa matière propre s'expand fluidi-
» fiée... »

.*. « *L'opacité des corps n'existe pas* et ne peut exister pour notre
» état lucide, état durant lequel nous fluidifions la matière déjà spi-
» ritualisée dans le cerveau... »

.*. « Nous jouissons à l'état lucide de la vue à travers les corps
» les plus opaques... QUELS QUE SOIENT D'AILLEURS LES OBSTACLES
» existants pour nous lors de notre état de veille. »

.*. « Les somnambules peuvent prédire l'avenir... »

.*. « J'ai été très-souvent sollicité de diriger, de mon cabinet
> d'expériences de la rue du Vingt-Neuf-Juillet, un sujet dont la lucidité
» remarquable est très-fréquemment consultée le matin par des gens
» de bourse (1). Voici comment les choses se passent : de dix heures
» à midi, j'envoie, par le fait de ma volonté impulsive, mon sujet
» à la salle Paganini, aux passages de l'Opéra, Jouffroy, des Pano-
» ramas, où en général, se donnent rendez-vous les joueurs avant
» l'ouverture de la bourse ; je l'envoie aussi chez les principaux
» banquiers et capitalistes de Paris, afin de lui faire *flairer* la situa-
» tion et les dispositions d'esprit prises en masse. Ceci fait, il se
» résume et indique *avec une véracité merveilleuse* quels seront, à
» l'ouverture et à la clôture, les différents cours des valeurs les
» mieux suivies. »

Les titres des trois chapitres suivants indiquent que l'auteur dont il est ici question veut bien se charger des

— RECHERCHES D'OBJETS ET VUE DE LIEUX ÉLOIGNÉS. —

— OBJETS VOLÉS. —

— CHIENS PERDUS (2). —

(Guide des incrédules.)

---

(1) « On demande pourquoi les somnambules ne jouent pas à la
» Bourse ; à cela nous répondrons que, les chiffres sautillant devant la
» vue vacillante du somnambule, un 6 qui cabriolerait aurait pour lui
» une trompeuse analogie avec un 9. » (Delaage, *Monde occulte*, p. 119).
La cabriole de M. Delaage est assurément fort jolie, mais pourquoi
donc ce *divin* magnétiseur, — car il est de l'école *spiritualiste*, — écrit-il
un peu plus loin (p. 140) que l'esprit des somnambules porté sur l'aile de
la volonté parcourt « *avec une effrayante précision de détails* » tous les
lieux qu'on lui fait visiter. Ce sont là de ces contradictions que nous
devons signaler, mais que nous ne nous chargeons pas d'expliquer.

(2) Ici se trouvait placé un long récit dans lequel M. Gentil fait intervenir M. Alexandre Dumas comme témoin d'un phénomène de double
vue qui aurait eu lieu à Monte-Cristo. — Nous avons rapporté cette citation tout au long dans notre chapitre des *Excentricités*.
Nous avons encore extrait du même auteur la description d'un procédé
à l'aide duquel il fait apparaître la sainte Vierge et l'enfant Jésus quand
bon lui semble. Cette pièce fort curieuse que nous avions adressée à
M. Meunier n'a pas été publiée. Le lecteur la trouvera également au
chapitre des *Excentricités*.

Ailleurs M. Gentil s'exprime ainsi sur son propre compte :

« Mon instruction avait été faible dans ma jeunesse, bien faible,
» et elle est très-faible encore, mais mon intelligence s'est ouverte
» à l'aspect des vérités magnétiques. »

Et trois pages plus loin, ce savant magnétiseur ajoute :

« Les savants, ces vrais moutons de Panurge, ces gens toujours
» du lendemain, qui, sommés d'expliquer ce qui est aujourd'hui
» l'objet des plus grandes préoccupations (il s'agit de tables tour-
» nantes) se trouvent pris au dépourvu, et baissent piteusement
» leurs grandes oreilles pour s'être obstinément tenus en dehors du
» magnétisme. » (*Man. du Magn.*)

.*. « Combien, par leur babil, se montrent riches en théorie,
» campés en matadors sur un piédestal que le moindre fait ren-
» verse!... Lecteurs, allez aux faits, toujours aux faits, et songez
» sans cesse que, voulant disserter sur les choses qu'ils ignorent,
» nos soi-disant savants, leurs préjugés aidant, sont généralement
» plus sots que le plus humble d'entre les praticiens. » (*Guide des
incrédules.*)

◄►

CAHAGNET :

« Peu m'importe à moi que tel nécromancien indien ou égyptien
» ait le pouvoir d'évoquer les ombres, de fasciner une assemblée
» entière, guérir telle maladie ou la faire naître, etc., etc.? *N'ai-je
» pas moi-même le pouvoir, par le somnambulisme, d'évoquer ces
» morts?* N'ai-je pas le pouvoir, par de simples attouchements ma-
» gnétiques, de guérir les maladies, et mille et un moyens de pro-
» duire des effets bienfaisants ou malfaisants?... Le magnétisme *ne
» rajeunit-il pas mes organes affaiblis par la vieillesse, par le se-
» cours de quelques philtres desquels ma jeune épouse ne se plaint
» pas?...* Ne possède-t-il pas (le magnétisme) cent remèdes qui, sans
» être le *remède universel* des philosophes hermétiques, n'en sont
» pas moins des remèdes assurés contre la rage, les fièvres, les dys-
» senteries, les vermines, etc, remèdes ignorés de la médecine sa-
» vante?

» Il n'y a, mon ami, que deux manières pour les savants d'ex-
» pliquer ces choses. Par la première, ils les nient, en rient et les
» ridiculisent; par la deuxième, ils empruntent aux langues *hébraïque,
» égyptienne, arabe, grecque, latine,* tous les barbarismes de leur
» dictionnaire, ils en forment une cacophonie indéchiffrable, qu'ils

» enferment dans une création de mots non moins barbares, en font
» des livres volumineux qu'on ne peut lire sans éprouver des con-
» vulsions et pour éviter le complément de l'attaque épileptique qui
» en résulterait, on jette le livre de côté, en disant : quel génie
» qu'est cet homme, quel savant est cet auteur, que de recherches,
» quelle immensité d'études! etc., etc. Oh! *vanité des vanités*, pour
» être savant aux yeux de ses frères, il faut donc être un fourbe. Ne
» suivons pas cet exemple, mon ami, étudions ces questions obscures
» avec toute la patience, la bonne foi, l'expérience, l'observation
» et le jugement possibles. Ne disons jamais cela est, si cela ne peut
» être démontré et généralisé...

» Mais je voudrais que nous pussions procéder avec ordre, pour
» ne pas errer; aussi vais-je à cet égard poser très-catégoriquement
» les questions.

» Par l'action du magnétisme humain, peut-on produire l'état
» cataleptique? — Oui, — Peut-on soustraire ou tripler les forces
» d'un sujet magnétique soumis à votre action? — Oui. — Peut-on
» opérer sur ce sujet des effets d'attraction que tous les magnétiseurs
» assurent avoir produits, non même sur les êtres animés, mais sur
» les corps inanimés? — Oui. — Peut-on, par le même effet d'at-
» traction, opérer la suspension des corps matériels? — Oui. —
» Certains sujets, dans l'état magnétique, peuvent-ils exécuter des
» poses gymnastiques, ainsi que des mouvements inadmissibles par
» les lois de l'anatomie? — Oui. — Un être dans cet état peut-il
» atteindre à des hauteurs hors mesure avec celle de sa grandeur
» naturelle? — Oui. — Peut-il marcher sur des points d'appui con-
» trairement à la constitution de son être et aux lois de l'équilibre?
» — Oui. — Peut-il produire sur sa personne des inflammations
» locales et générales démesurées? — Oui. — Dans cet état, peut-il
» voir les yeux clos, soit par la nuque, les plexus ou les talons, à
» des distances incommensurables et entendre ce qui s'y dit?—Oui.
» — L'esprit soi-disant séparé de la matière peut-il faire des apports
» matériels? — Oui. — Le lucide peut-il parler plusieurs langues
» qui lui sont inconnues, ainsi qu'acquérir une connaissance de
» sciences qu'il a toujours ignorées?—Oui.—Peut-il, dans cet état,
» braver l'action du feu et des poisons?—Oui. — Peut-il commu-
» niquer avec les morts, leur parler et connaître d'eux des choses
» utiles? — Oui. — Peut-il, à son tour. fasciner son magnétiseur, en
» se rendant invisible à ses yeux ou rendre tels quelques objets à
» sa volonté?— Oui. — Le magnétiseur peut-il lui-même obséder
» son sujet par des sons qu'il lui fait entendre à distance, opérer sur
» lui des effets d'attraction également à distance, lui produire des

» apparitions d'êtres ou d'objets fantastiques, et le forcer ainsi à
» faire des choses contre son repos, la morale et l'honneur? — Oui.
» — Le magnétiseur peut-il de cette manière rendre idiot, fou, ou
» tuer même, *sans traces aucunement visibles*, la victime soumise à
» son action? — Oui. — Peut-il lui donner une maladie quelconque
» ou la priver de l'usage d'un membre? — Oui. — Peut-il lui donner
» des coups à des distances très-grandes? — Oui. — Peut-il l'égarer
» dans sa route, lui faire sauter des fossés, lui créer des buttes
» dans des chemins droits, le faire boire au chalumeau, lui faire
» apparaître des voleurs ou des animaux féroces? — Oui. — L'homme
» peut-il jeter des pierres dans des lieux éloignés, sans être vu, en-
» voûter des terres, des jardins, des bestiaux et des hommes, comme
» le disent tous les livres de sorcellerie? — Oui. — Peut-on agir
» sur des masses à la fois, leur faire voir toucher et manger des
» productions réelles en apparence, mais idéales au fond. — Oui.
» — L'homme peut-il avoir des esprits dégagés de là matière à ses
» ordres et recevoir d'eux des services? — Oui. — L'homme peut-il
» provoquer des pluies, des vents, de la grêle, ou les faire cesser à
» sa volonté? — Oui.... (*Traité du magn.*)

  .*. « Le lucide dispose d'une lumière électrique alimentée par
» des courants ambiants qui lui permettent de voir à de très-grandes
» distances comme le chat et d'autres animaux en possèdent une qui
» leur permet de voir pendant la nuit... Le lucide voit à mille
» lieues. » (*Arcanes dévoilés.*)

  « Ce qui m'a fait croire à ces faits nommés surnaturels, c'est l'étude
» soutenue que j'en ai faite, jointe et appuyée des recherches aux-
» quelles je me suis livré, recherches qui m'ont prouvé tout le ridi-
» cule de notre orgueilleux jugement envers cette science, et m'ont
» conduit à comparer les savants de nos jours à ces chiffonniers qui
» trouvent un lambeau de vieux linge dans un tas d'ordures, le ra-
» massent avec plaisir et le vendent avec profit. » (*Traité de Magn.*)

  « Nous ne faisons pas de nos études une question de boutique ni
» de suprématie quelconque; nous désirons au contraire rester tou-
» jours un simple étudiant, frère des hommes en général, les aimant
» tous et ne les exploitant aucunement. » (*Arc. dév.*)

  M. Cahagnet donne aussi la relation d'un voyage somnambulique dont nous nous contentons d'indiquer le titre :

  « VOYAGE AUX PÔLES DE LA TERRE. — *Fait par Adèle Maginot, sous
la conduite de l'esprit de sir William Herschell, — le 1er novembre 1851. — Renseignements sur John Franklin.* »

Puis un *Voyage dans la lune.* — Laissons-le parler. Il est
en *rapport* avec mademoiselle Maginot, sa lucide.

« J'ai de suite appelé notre bien bon protecteur Emmanuel Swe-
» denborg, et je l'ai prié de si bonne grâce de conduire ma lucide
» dans la lune, afin qu'elle y prenne des impressions de voyage plus
» complètes, s'il est possible, que les quelques détails qu'il a eu
» l'obligeance de me donner dans la séance précédente, que le bon
» esprit s'est chargé de ce compagnon de voyage et allait partir avec
» elle, lorsque je me suis *ravisé* en lui demandant s'il la garderait
» longtemps, vu que j'ai lu dans ses *Voyages dans les astres* qu'il
» avait été jusqu'à dix heures en route pour arriver à certaine terre
» astrale. Swedenborg m'a rassuré en me disant qu'il ne connaissait
» pas alors ce qu'il connaît aujourd'hui. Il voyageait à l'aise, comme
» le ferait un aéronaute ; mais qu'à présent il n'avait qu'à désirer
» être dans le lieu qu'il veut visiter pour y être instantanément......
» Oh ! que de montagnes..... que de montagnes, mon Dieu ! Il n'y
» a donc que cela ?... Je n'y vois pas de boutiques, chacun a quelque
» chose et suffit à ses besoins..... Je n'y vois que des marchands
» ambulants qui vendent de ces pommes de terre dont je t'ai parlé...
» Là se termine cette étude ; la prolonger eût été trop tomber
» dans le ridicule, diront les sceptiques, mieux vaut paraître à
» moitié fou aux hommes que tout à fait. Nous laissons donc à nos
» lecteurs l'appréciation libre de ces révélations, et nous laissons
» aux opticiens le soin de les contrôler par le perfectionnement de
» leur art : ce jour n'est peut-être pas éloigné ; c'est alors où nous
» nous présenterons pour recevoir les adhésions des savants à ce que
» nous venons de dire. » (*Arcanes dévoilés.*)

Le docteur TESTE :

« Voici une de ces questions capitales (la double vue) dont la
» solution définitive ne laissera pas de retraite à l'incrédulité, et fera
» tout au moins regarder comme raisonnables les autres *visions* des
» magnétiseurs. Nos lecteurs nous pardonneront donc la minutie de
» nos détails.
» Ignorez-vous, en effet, qu'il y a de par le monde une cer-
» taine académie..... Oh ! si c'était ici le lieu de tout dire ! Mais,
» patience ! le temps des représailles approche, et justice sera
» faite.
» La vision à travers les paupières closes *et à travers les corps
» opaques* est non-seulement un fait réel, mais un fait *très-fréquent.*

» Il n'est pas de magnétiseur qui ne l'ait observé mille fois, et je
» connais aujourd'hui, dans Paris seulement, un fort grand nombre
» de somnambules qui pourraient en fournir la preuve........... Les
» livres de magnétisme sont d'ailleurs remplis d'observations plus
» ou moins semblables. »

Le même auteur écrit encore :

« Voici une boîte, mes chers confrères (MM. Frappart et Amédée
Latour) : que l'un de vous y écrive lisiblement la phrase qu'il
jugera convenable, que cette boîte soit encore ficelée et cachetée
par vous : si demain je vous envoie le tout intact avec la reproduction littérale de votre phrase, croirez-vous ?

» — Oui, sans aucun doute. »

» Le lendemain, j'écrivis au docteur Frappart : « Il y a dans votre
boîte : *le possible est immense.* »

» Frappart me répondit : Mon cher ami, votre partie est gagnée ;
car madame Hortense a réellement lu dans la boîte l'hémistiche de
Lamartine que j'y avais écrit :

» *Le possible est immense :* seulement, il s'y trouve précédé de
celui-ci : *Le réel est étroit.* »

» Il est évident qu'il n'y avait rien à objecter à cela ; mais comme
M. Amédée Latour, qui jusqu'alors ne s'était défié que du magnétisme, nous fit l'honneur de se défier de nous (il sait bien que je le
lui pardonne), il fallut recommencer l'expérience pour lui. Ce fut
donc lui qui cacheta la boîte après y avoir écrit, sans témoin, cette
phrase qu'une dame n'imaginera jamais : *l'eau est composée d'hydrogène et d'oxygène.* Or, trois jours après, je me rendis chez le docteur Amédée Latour, je lui remis sa boîte ; il l'examina, il reconnut
ses cachets (et Dieu sait s'il en avait mis !)

» — Eh bien ? me dit-il après cet examen fait.

» — L'eau est composée d'hydrogène et d'oxygène. Eh bien ?

» — Vous êtes le diable, s'écria-t-il, ou le magnétisme est une
vérité !

» L'expérience que je viens de rapporter a été faite, il est vrai,
» *sans autre témoin que moi ;* mais n'est-il pas évident que, d'après
» sa nature, cette circonstance ne lui ôte rien de son authenticité ?
» Cette expérience prouve donc sans réplique que non-seulement
» les somnambules lucides peuvent voir et distinguer à travers des
» corps opaques des objets aussi ténus que des caractères d'impri-
» merie, mais encore qu'ils peuvent voir ces objets sans l'interven-
» tion, au moins apparente, de la lumière, puisqu'un morceau de

» papier enfermé dans une boîte de carton ou de bois s'y trouve à
» coup sûr dans une obscurité complète. » (*Manuel de magnétisme*).

DELAAGE :

Le magnétiseur spiritualiste, M. Delaage, qui passe pour
l'*ange de l'école*, a écrit tout un chapitre sur les *mystères de
l'éternité dévoilée par la lucidité somnambulique*, ce qui n'empêche pas ce séraphique et béat écrivain d'oublier parfois
les divins concerts pour braver impunément les lois de la
politesse et apostropher toutes les sociétés savantes dans
une langue qui n'est pas toujours celle des dieux, mais à
laquelle tout bon magnétiseur se croit obligé de sacrifier au
moins une fois en sa vie. Voici comment, après avoir attesté
le phénomène de double vue, s'exprime ce mesmérien
fluidico-magnético-religieux :

« L'Académie peut avoir en son sein la lumière, mais elle refusera
» toujours d'en faire part au somnambule dont la lucidité frappe au
» cœur le matérialisme de ses doctrines en manifestant par des faits
» l'existence de l'âme..... Les savants sans convictions religieuses
» ont depuis déjà trop longtemps la despotique prétention de faire
» voir avec leur vue faussée, penser avec leur cerveau incapable de
» concevoir rien de grand, de noble et de généreux, aimer avec
» leur cœur mort étouffé dans les étreintes immondes de leur véna-
» lité quotidienne. Leur école, nous la dénonçons comme malsaine
» pour le cœur, l'esprit et le corps ; il faut être idiot pour prêter
» l'oreille aux enseignements de ces hommes, qui aspirent à guider
» et à instruire l'humanité... Ce ne sont pas les hommes cependant
» qui sont à plaindre, mais ces pauvres jeunes femmes unies pour la
» vie à des êtres grossiers, qui ne sont plus que des sacs à pain et à
» viande... » (*Le Monde occulte.*)

Le docteur BEAUX :

Autre phénomène de double vue.

« Au même instant, Zizine (c'est la somnambule) s'écrie : « Ah !
» que c'est bête, de voir de ces choses-là ? — Quoi donc ? — Je vois
» un petit garçon qui fait caca au bas du pont, auprès d'un rêver-

» bère. — Est-il allumé? — Oui. — Tourne la tête et bouche-toi
» le nez. » Zizine après avoir obéi : « Je le vois encore. — Vision
» disparaissez. » — Zizine : « Ah! je ne vois plus rien. » . . . . . .

    .*. « Il est impossible de ne pas être frappé d'étonnement en
» voyant la profonde ignorance dans laquelle sont plongés les
» savants de nos jours sur tout ce qui concerne le magnétisme ani-
» mal; ces hommes, qui composent les académies, les sociétés sa-
» vantes, chargés, par devoir, par honneur, de recueillir et de
» transmettre aux générations à venir le trésor des connaissances
» humaines, ne sont pas plus avancés sur l'existence du fluide ma-
» gnétique..... »
    .*. « Interrogez ces *princes de la science*, si bouffis d'orgueil et
» d'arrogance, sur les questions les plus relevées des mathématiques,
» de la physique, de la philosophie, etc.; et vous verrez combien
» peu d'entre eux sont dignes de leur réputation. » (*De l'influence
de la magnétisation.*)

Toutes les citations que nous venons de rapporter ici ne
sont pas, on le voit, empruntées à des magnétiseurs vulgaires
et sans nom, à des bateleurs de la place publique; au contraire, quelques-uns d'entre eux portent le titre honorable
de docteur, et les autres appartiennent aux sommités de la
science mesmérienne. — Notre chapitre des EXCENTRICITÉS
MAGNÉTIQUES complétera d'ailleurs d'une manière brillante et
par beaucoup d'autres citations non moins extraordinaires
tout ce que les plus grands magnétiseurs ont écrit sur la
science du fluide et les merveilles de la PERLUCIDITÉ.

--------- ✥ ---------

AU LECTEUR IMPARTIAL.

(Pièce inédite.)

N° 17
de
l'Ami des sciences.

Après avoir lu toute notre correspondance, après avoir
été plusieurs fois témoin de l'incapacité notoire du magnétisme animal en personne, après avoir lu le dernier article
du rédacteur de *l'Ami des sciences* à ce sujet, ce ne sera pas
sans surprise ni sans étonnement que la lecteur lira au-

jourd'hui les singulières réflexions que publie l'honorable M. V. Meunier à notre adresse. Son opinion personnelle est d'un trop grand poids aux yeux de beaucoup de lecteurs pour qu'il nous soit permis de garder ici le silence.

C'est donc avec le plus profond regret que nous nous voyons dans la triste nécessité de répondre aux imputations que cet article laisse planer sur nous et de réfuter, dans l'intérêt de la cause que nous soutenons, tout ce que la théorie et le système d'investigation exposés par M. V. Meunier ont de faux et d'erroné dans l'application qu'il en fait. Nous rectifierons en passant d'assez nombreuses inexactitudes échappées à M. V. Meunier pour ne laisser à son écrit que la juste valeur que nous lui attribuons. Nous analyserons et nous jugerons son travail avec d'autant plus de loyauté, d'impartialité et de bonne foi que nous nous adressons à un homme qui eut toujours droit à nos sympathies, et dont personne plus que nous n'apprécie mieux l'esprit, le talent et la science. Certes, nous étions loin de prévoir qu'en combattant les grossières ERREURS du magnétisme animal, nous nous trouverions un jour, comme adversaire, devant M. le rédacteur de *l'Ami des sciences.*

Pourquoi faut-il que le besoin de *préciser sa position* (devant les magnétiseurs sans doute) ait poussé M. V. Meunier à sortir de son véritable rôle! A notre sens, ce rôle devait se borner à tenir la balance d'une main inflexible et à présider c'est-à-dire à diriger l'enquête, avec la plus rigoureuse impartialité.

L'a-t-il fait? — C'est ce que le lecteur appréciera. Non-seulement plusieurs de nos lettres n'ont été reproduites qu'en partie, mais sa voix, comme nous l'avons fait remarquer précédemment, est venue quelquefois se mêler au débat pour y faire entendre une approbation ou y jeter une parole de blâme *touchant le fond de la question.*

Évidemment, M. Meunier sortait alors de la neutralité de son rôle qui lui faisait une obligation rigoureuse de n'être ni pour ni contre. Il ne présidait plus, il discutait, il jugeait.

Qu'en est-il résulté ? C'est qu'une fois sur la mer orageuse des vaines discussions magnétiques où il s'est laissé entraîner, M. V. Meunier devait voir indubitablement notre enquête se briser contre les écueils où tant de gens avaient intérêt à la pousser.

En demeurant ferme et inébranlable au poste qu'il avait généreusement accepté, M. V. Meunier n'aurait eu très-probablement à constater qu'une nouvelle abstention de la part des magnétiseurs. Il l'eût fait publiquement, authentiquement, avec une véritable impartialité, et cette abstention, jointe à la déclaration expresse faite en *séance publique*, par l'envoyé de la Société mesmérienne, chez M. le docteur Auzoux, n'eût pas été moins éloquente que les faits négatifs reproduits sans cesse par le magnétisme animal chaque fois qu'on le met en demeure d'opérer au grand jour.

Nous sommes profondément convaincu qu'il eût été plus sage, plus prudent à M. V. Meunier d'éliminer toute discussion étrangère au programme que les magnétiseurs devaient formuler. M. le rédacteur de *l'Ami des sciences* devait s'en tenir exclusivement *aux termes de notre appel*, auquel il avait donné tout d'abord son adhésion. En agissant ainsi, il restait exactement dans son rôle, il était conséquent avec lui-même. Une telle conduite eût ramené sans cesse tous les fuyards mesmériens sur le domaine des faits, et M. V. Meunier n'eût pas laissé l'enquête aller à la dérive. — Une fois la discussion admise, il devait reproduire intégralement toutes les pièces du débat. — Telle est l'opinion personnelle que nous n'avons cessé d'exprimer dans toutes nos lettres. — Le magnétisme étant une question de fait, qu'est-il besoin de discuter ? Il n'y avait qu'un seul point sur lequel on pouvait tolérer la discussion, c'était celui du programme, et ce point regardait les magnétiseurs entre eux. Nous n'avions pas à nous en occuper.

De quoi s'agissait-il au fond? — Non pas d'étudier le magnétisme, comme le prétend M. V. Meunier, car pour étudier une science, il la faut longuement pratiquer. Il s'agissait purement et simplement d'examiner, de vérifier, de contrôler par des procédés scientifiques les phénomènes si douteux qu'on attribue au magnétisme pour en constater AUTHENTIQUEMENT l'existence et rendre un public témoignage à la vérité.

Tel était notre but.

Notre désintéressement personnel dans cette question et l'indépendance absolue dans laquelle nous nous trouvons placé nous permettaient d'espérer qu'on pouvait y atteindre....

Loin de nous la pensée d'élever jamais le moindre doute contre la bonne foi et la droite intention de l'honorable rédacteur de *l'Ami des sciences*, mais, nous devons le dire, il a parmi les partisans du magnétisme de nombreux amis, et l'on verra que ces amitiés ont parfois, à son insu, influencé d'une manière fâcheuse l'impartialité de son jugement. — On lit ceci, par exemple, dans *l'Union magnétique* du 25 avril 1856 : « Comment M. V. Meunier, qui, dans ses » feuilletons scientifiques de *la Presse*, en 1854, a écrit sur » le magnétisme, les tables parlantes et tournantes, M. Meu- » nier, qui compte des magnétiseurs parmi ses amis, éprou- » ve-t-il le besoin, lui aussi, en mars 1856, de voir cesser » ses doutes en ce qui concerne le magnétisme animal? C'est » en vérité par trop drôle, et cela ressemble à une comédie » imitée de Molière!............ Nous devons le faire remar- » quer à M. V. Meunier,—QU'IL NE CONTINUE PAS CETTE ENQUÊTE » S'IL N'EN CHANGE LE BUT : *Les magnétiseurs n'ont pas à prou-*

» *ver que le magnétisme existe.* » Nous n'ajouterons rien à ces lignes peut-être un peu trop significatives; le lecteur appréciera. — Examinons actuellement l'article si regrettable que nous reprochons à M. V. Meunier. En voici la teneur (1) :

MAGNÉTISME ANIMAL.

Avant de sortir cette enquête manquée de l'impasse où la voilà, résumons. Nous tenons d'ailleurs à préciser notre position.

S'il fallait absolument se décider *à priori* pour ou contre ce qu'on appelle le magnétisme animal, nous serions pour — nos raisons seront exposées.

Il est sans doute superflu de faire observer que nous n'accepterions pas la responsabilité de tout ce que les magnétiseurs ont écrit ; notre adhésion signifierait simplement que le magnétisme est pour nous autre chose qu'une illusion ou un tour d'escamotage et qu'il offre de graves sujets d'étude.

Et nous ne justifierions pas notre détermination seulement par des raisons morales, par la difficulté d'admettre que pendant trois quarts de siècle, pendant toute la première moitié du XIXᵉ siècle, une multitude de gens d'honneur et d'intelligence, convaincus de la réalité du magnétisme, n'en faisant pas marchandise et dont la conviction repose sur des expériences personnelles, ont tous été dupes de vaines apparences. Nous invoquerions le témoignage de la physiologie, de l'histoire, de la physique, de la pathologie, particulièrement de la pathologie cérébrale.—Du reste, en fait de magnétisme, nous n'avons rien vu jusqu'ici, j'entends rien de véritablement sérieux, car cette disposition bienveillante où nous sommes ne nous rend pas plus facile que de raison sur l'article des preuves, et une hypothèse est pour nous une hypothèse, lors même qu'elle est induite d'une longue série de faits.

Assurément il n'y a ici aucune nécessité de se déterminer *à priori*, mais du moins tiendrions-nous à nous comporter à l'égard du magnétisme animal, si nous éprouvions le besoin de contrôler ses titres,

---

(1) Le nombre et l'importance des questions soulevées par M. V. Meunier, dans cet article, nous ont empêché, vu l'étendue de nos observations, d'y répondre dans de simples notes au bas des pages. Nous le ferons donc en les intercalant dans son propre texte que nous allons d'abord reproduire en entier.

comme la saine méthode scientifique veut qu'on se conduise vis-à-vis de toute nouveauté, c'est-à-dire sans parti pris, en nous dépouillant autant que possible de tout préjugé, cherchant une occasion d'étude et non de blâme, et y apportant cette simplicité d'esprit qui convient à qui veut apprendre et sans laquelle on n'apprend rien.

L'apparence merveilleuse de la plupart des phénomènes compris sous le nom de magnétisme animal ne nous paraîtrait point un motif de se départir à son égard de cette règle de conduite dont chacun admet la rigueur en principe, tout en la faussant le plus souvent dans l'application. Nous ne sommes pas assez blasé sur la contemplation de la nature pour ne plus voir en elle la plus grande de toutes les merveilles. Nous professons d'ailleurs que nul ne connaît les limites du possible; que la nature n'est pas bornée à ce que nous savons d'elle; qu'elle s'apprend et ne se devine pas; que ce que nous savons ne peut servir à mesurer ce qui nous reste à apprendre; qu'en toute nouveauté le premier point n'est pas d'expliquer, mais de connaître, et nous ne nous croyons jamais autorisé à nier pour cela que nous ne comprenons pas. À quoi se réduirait notre *credo* si nous en agissions autrement?

Devant la nature, le rôle de l'homme est à perpétuité celui d'un écolier, et l'attitude d'un écolier est celle qui convient à tout homme, fût-il le plus grand de tous, devant quiconque, — celui-ci fût-il le plus humble des hommes — qui se présente comme porteur d'un fait nouveau, d'une notion nouvelle.

Ceci posé, si nous allions au-devant des magnétiseurs, ce ne serait pas l'ironie, l'accusation ou le défi à la bouche, nous posant en juge et les assignant à notre barre : — nous leur demanderions simplement la permission d'aller chez eux à l'école.

Et nous n'aurions pas la pensée de leur prescrire, à eux les maîtres, un programme d'enseignement pour nous, les disciples. Étrange prétention d'écolier à pédagogue! Nous ne leur dirions pas impérieusement : Montrez-nous ceci, et non cela, et montrez-le-nous de telle façon, en tel lieu, en tel temps, dans telles circonstances. Nous comprendrions qu'une exigence qui nous semblerait juste pourrait ne nous paraître fondée qu'en raison de notre ignorance. Nous nous garderions surtout de vouloir substituer à un cours complet d'études la démonstration d'un seul fait par nous arbitrairement choisi. Nous irions tout bonnement là où sont exposées, où sont expérimentées les choses que nous aurions le désir d'apprendre, réclamant uniquement le droit de les examiner de près, afin de ne nous déterminer qu'à bon escient.

C'est ainsi qu'en toute circonstance, qu'il s'agisse de magnétisme ou d'autre chose, doivent se comporter ceux qu'anime le pur amour de la science. C'est ainsi qu'on devrait en agir envers tout novateur. Aussi n'aimons-nous pas ce titre de *juges* que prennent au sein des académies ceux auxquels incombe le soin d'examiner les découvertes et inventions ; des juges supposent des coupables. Et, en effet, ne commence-t-on pas par mettre en suspicion quiconque apporte une vérité nouvelle ?

Ce n'est pas sous d'aussi bienveillants auspices, nous le disons en toute sincérité, que l'affaire s'est engagée dans ce journal (voir la première lettre de M. Mabru, dans notre n° 8). Bien que le but de M. Mabru fût, dit-il, de dissiper « le doute et l'incertitude » de son esprit sur la réalité des phénomènes magnétiques, à son langage on reconnaissait plutôt un lutteur quêtant l'occasion de dessiller les yeux des dupes et de confondre des imposteurs, qu'un homme d'étude cherchant en toute sincérité l'occasion d'un agrandissement de savoir.

Aussi essayâmes-nous de retirer à la propostion son caractère trop personnel et le caractère de défi, et dans le numéro 9 nous mettions en avant l'idée d'un *comité d'étude* composé à la fois de magnétiseurs et d'hommes désireux de s'éclairer sur le magnétisme animal. « Si un tel comité se forme, disions nous, il devra à notre avis :

» 1° Dresser l'inventaire complet des phénomènes à constater ;

» 2° Établir entre eux une suite, une continuité, un enchaînement ;

» 3° Enfin procéder expérimentalement à la vérification de chacun d'eux, dans l'ordre de classement préalablement établi, en donnant la conduite de chaque expérience à l'homme compétent dans la question spéciale qu'il s'agira d'élucider. »

Cette idée accueillie, il ne se fût agi ni de la simple constatation d'un seul fait, ni de la conversion de quelques incrédules, mais bien de la constitution et du progrès de la science et de l'édification du public tout entier.

M. Mabru ne se prêta pas à cet élargissement de la question, et dans une nouvelle lettre (n° 10) plus précise que la précédente, il restreignit toute l'affaire à la production d'un *seul fait constant.*

A la place des magnétiseurs, nous nous fussions abstenu. Relever le gant ainsi jeté, c'était à notre sens ou pousser la complaisance à ses extrêmes limites ou faire trop bon marché de la dignité scientifique, les hommes adonnés à la culture d'une science ne pouvant être tenus de répondre à la sommation de quiconque exige la production de leurs preuves. Sentiment que nous exprimâmes en même temps que nous insérions la seconde lettre de M. Mabru.

Trois magnétiseurs, MM. Derrien, Gentil et de Rovère, répondirent à l'appel de ce savant (n° 10); nous rendîmes hommage à leur empressement témoignant d'une grande conviction et de beaucoup de dévouement.

Le premier, M. Derrien, acheva d'engager la question dans la voie où M. Mabru voulait la pousser, en offrant (n° 11) de produire le phénomène de *la vision à travers les corps opaques.*

M. Mabru, saisissant l'occasion au vol, défia les magnétiseurs de déchiffrer un seul mot placé dans un coffre dûment scellé (n° 15).

C'est, du reste, une expérience que les magnétiseurs ont faite des millions de fois au témoignage de leurs livres.

M. Meunier cite ici quelques extraits de notre article précédent (*Forfanterie et incapacité*), puis il ajoute :

Ces citations sont prises entre des milliers de passages semblables.

On voit que l'expérience proposée par M. Mabru passe pour avoir maintes fois réussi.

Rien n'est plus réel, rien n'est plus fréquent, dit M. Teste, que cette faculté de lire à travers les corps opaques, et il connaît à Paris un grand nombre de somnambules qui en sont doués.

Au récit de M. Pigeaire, M. Jobard a même demandé qu'on le mît en demeure de faire ce qu'aujourd'hui on prie les magnétiseurs de produire.

Le somnambule qui assiste de Paris à la mort du sultan ou qui voit dans la lune fait, assurément, un tour de force très-supérieur à celui dont on sollicite aujourd'hui l'exhibition.

La proposition étant d'ailleurs faite à tous et à toutes, dans les circonstances les plus favorables, sans limites de temps ni de lieu, sans exclusion d'individus, il nous paraissait impossible qu'elle ne fût relevée par personne. Nous espérions, d'ailleurs, qu'elle serait acceptée par MM. Gentil et de Rovère, qui, comme nous le verrons, disent avoir pratiqué avec succès des expériences de ce genre.

MM. Derrien et de Rovère nous ont écrit pour se récuser. L'impartialité exige que nous produisions leurs lettres : nous les donnerons la première fois. Cette insertion mettra fin à la première phase de l'enquête. (V. MEUNIER.)

Reprenons le travail de M. Meunier.

Avant de sortir cette enquête manquée de l'impasse où la voilà, résumons. Nous tenons d'ailleurs à préciser notre position.

S'il fallait absolument se décider *à priori* pour ou contre ce qu'on appelle le magnétisme animal, nous serions pour. Nos raisons seront exposées.

Un individu peut *à priori* se former une opinion quelconque sans aucun examen, il est libre (et nous savons d'ailleurs ce que vaut la méthode *à priori*), mais comme juge, cela n'est pas admissible. L'impartialité exige qu'il ne soit ni pour ni contre, l'équité lui en fait un devoir. M. V. Meunier commence donc ici par se placer dans une fausse position. — En examinant les raisons qu'il va produire, nous démontrerons bientôt comment, dans la question cauteleuse du magnétisme animal, s'il fallait absolument se décider *à priori*, la raison nous commanderait d'être contre.

Écoutons d'abord M. V. Meunier.

Il est sans doute superflu de faire observer que nous n'accepterions pas la responsabilité de tout ce que les magnétiseurs ont écrit; notre adhésion signifierait simplement que le magnétisme est pour nous autre chose qu'une illusion ou un tour d'escamotage et qu'il offre de graves sujets d'étude.

Tout ceci est bien vague, bien élastique. Nous aimons les questions nettement posées, et nous eussions été bien curieux de connaître ce que M. V. Meunier admet ou ce qu'il rejette en fait de magnétisme. Son silence à ce sujet est d'autant plus regrettable, qu'en comblant cette petite lacune il eût très-certainement fixé les véritables points qui forment notre dissidence.

Quoi qu'il en soit, nous prévenons nos lecteurs qu'en combattant ici les idées émises par M. V. Meunier en faveur du magnétisme, nous prenons ce mot dans toute l'acception que les grands maîtres lui ont donnée, et nous lui attribuons tous les phénomènes consignés dans les ouvrages de Mesmer, de Puységur et de M. le baron Dupotet. Nous ne prétendons pas que Mesmer, Puységur et M. Dupotet soient infaillibles, mais M. V. Meunier nous permettra d'avoir en cette matière autant de considération pour leur autorité que pour la sienne, car, pour nous servir des propres expressions de M. V. Meunier, *nous n'avons pas la pensée de leur prescrire à eux, les maîtres, un programme d'enseignement pour nous, les disciples. Étrange prétention d'écolier à pédagogue!*

Et nous ne justifierions pas notre détermination seulement par des raisons morales, par la difficulté d'admettre que pendant trois quarts de siècle, pendant toute la moitié du XIXᵉ siècle, une multitude de gens d'honneur et d'intelligence, convaincus de la réalité du magnétisme, n'en faisant pas marchandise, et dont la conviction repose sur des expériences personnelles, ont tous été dupes de vaines apparences.

Ce que M. V. Meunier appelle ici la *raison morale* ne peut jamais, dans la question controversée qui nous occupe, devenir un critérium de vérité. — La vérité ne compte pas les voix, elle examine *ce qui est* sans s'inquiéter des vains bruits du dehors.

Quelle difficulté y a-t-il donc à admettre qu'une erreur puisse durer des siècles, puisque cela se voit encore tous les jours, et qu'une multitude de gens d'honneur et d'intelligence y trouvent néanmoins la raison de leur *credo?* Tous les hommes qui sont dans l'erreur ne sont pas de mauvaise foi; on pense comme on peut et non comme on veut. Toutes les écoles de philosophie, toutes les sectes religieuses, la scolastique, la magie, la cabale, la sorcellerie, les rêveries de l'alchimie et de l'astrologie judiciaire ont eu et ont encore, on n'en saurait douter, des disciples fervents et des hommes de bonne foi pour défenseurs. Eh! mon Dieu, le fanatisme pris à son origine n'est pas autre chose; il a toujours sa source dans la crédulité et la bonne foi! Toutes les erreurs et toutes les folies dont se compose l'histoire de l'humanité n'en resteront pas moins la honte de l'esprit humain.

« Est-ce par hasard que les attestations manquèrent aux miracles du cimetière Saint-Médard? Le conseiller au parlement Mongeron n'a-t-il pas consigné, dans trois gros volumes in-4°, les noms d'une multitude d'individus qui garantissaient, sur leur honneur d'illuminés, que la tombe du diacre Pâris avait rendu la vue à des aveugles, l'ouïe à des sourds, la force à des paralytiques? qu'elle guérit en un clin d'œil des rhumatismes goutteux, des hydropisies, des épilepsies, des phthisies, des abcès, des ulcères, etc.? Ces attestations, quoique plusieurs émanassent de personnes distinguées, du chevalier Folard, par exemple, empêchèrent-elles les convulsionnaires de devenir la risée de l'Europe?.... Ce qu'il faut chercher dans un témoin, c'est le calme de l'esprit et de l'âme ; ce sont des lumières, c'est une chose bien rare, malgré le nom qu'elle porte, *le sens commun;* ce qu'il faut redouter surtout, c'est le goût inné de certaines personnes pour l'extraordinaire, le merveilleux, le paradoxal. » (Arago, *Biog. de Bailly.*)

Celui qui, comme M. V. Meunier, voyant le succès du magnétisme, en conclut que cette *science* repose donc sur quelque base solide, prouve par cela même qu'il connaît bien peu les hommes. — Le rusé Mesmer les connaissait mieux, lui.

Nous invoquerions le témoignage de la physiologie, de l'histoire, de la physique, de la pathologie, particulièrement de la pathologie cérébrale.

A notre époque, quand un homme de science et de savoir comme M. V. Meunier en appelle au témoignage de la physiologie, de l'histoire et de la pathologie pour justifier moralement de son adhésion au magnétisme, il semble tout d'abord que sur des données aussi nettes, aussi précises, susceptibles de vérifications, il n'y ait plus qu'à remonter aux sources indiquées pour asseoir son jugement et acquérir immmédiatement les mêmes convictions. — Eh bien! non, il n'en est rien. — Plus que personne, nous voudrions incliner notre raison devant l'autorité d'un fait bien caractérisé et généralement constaté par la science, mais c'est en vain qu'on le chercherait; il n'y en a pas. Interrogez toutes les sciences dont M. V. Meunier invoque le témoignage, et vous les trouverez aussi muettes que si vous leur parliez une langue inconnue. Les auteurs les plus recommandables et les hommes compétents en matière de science semblent véritablement vous tourner le dos et lever les épaules de pitié quand vous les questionnez *sérieusement* sur le magnétisme animal.

Mais voyons la *physique*. — Remontez jusqu'à Franklin (1), puis descendez le cours des années jusqu'à Biot, Becquerel, Desprez, Pouillet, Arago, etc., et vous ne trouverez aucun mémoire, aucun ouvrage *ex professo* mentionnant le plus petit *fait* en faveur du magnétisme... *animal* et non terrestre, ne confondons pas. Les passes, les tringles et les baquets de Mesmer n'ont jamais pénétré dans aucun laboratoire. Voilà pour la physique!

Passons à l'*histoire*. Ici, c'est différent. Dans la nécessité de parler quand même et d'enregistrer les faits, quel qu'en soit d'ailleurs le résultat, Clio va vous répondre. — Ouvrez donc nos biographies à l'article *Mesmer*, et vous verrez que partout, le médecin viennois, tout médecin qu'il est, y est traité d'*imposteur*, d'*aventurier*, de *jongleur* et de *charlatan*. Souvent on l'assimile à son digne contemporain Cagliostro,

____

(1) Franklin faisait partie de la grande commission académique de 1784 pour l'examen du magnétisme animal. Ce fut dans son jardin, à Passy, qu'eurent lieu une partie des expériences; par conséquent ce physicien était parfaitement au courant de la question qui nous occupe.

autre thaumaturge, auquel la biographie universelle pro-
digue sans façon les épithètes de *chevalier d'industrie* et
d'*escroc voyageur* (*sic*). Nous en sommes fâché pour la mémoire de Mesmer et pour ceux qui ont marché sur ses traces,
mais tel est le jugement de l'histoire.

En voulez-vous un autre? Nous avons sous les yeux
l'article *Mesmer* dans la biographie publiée par M. Boquil-
lon. Copions : « Mesmer (Antoine), médecin allemand, cé-
» lèbre par sa doctrine du *magnétisme animal*, avec laquelle
» il a fait un si grand nombre de dupes, surtout à Paris, où
» il finit par être berné. Toutefois son système a encore
» quelques partisans, parmi lesquels on cite des personnes
» qui font profession de la plus complète incrédulité sur les
» matières religieuses, et néanmoins, sans la *foi* au *magné-*
» *tisme*, il est de principe qu'on ne peut s'en servir. »

Voulez-vous actuellement voir quelque chose de moins
accentué, écrit *par un partisan du magnétisme?* Ouvrez à la
page 385 le livre que M. Descuret vient de publier il y a à
peine six mois. — « A quoi faut-il s'en tenir sur le magné-
» tisme animal? — Les ouvrages publiés en Europe, pour ou
» contre le magnétisme, s'élèvent aujourd'hui à plus de
» huit cents; et, malgré toutes les expériences tentées,
» tous les travaux entrepris par ses partisans comme par
» ses détracteurs, il s'en faut de beaucoup que la ques-
» tion soit résolue pour les sociétés savantes (1), pour
» les médecins, pour le clergé. L'orgueil, l'ignorance, la

---

(1) Nous ferons observer en passant que, sur ce point M. Descuret,
comme tant d'autres, est dans l'erreur. Il nous suffira d'indiquer l'*Histoire académique du magnétisme animal* pour en donner la preuve. Mais
ce qui le prouve d'une manière bien péremptoire, c'est la proposition
de M. Double que l'Académie de médecine vota par acclamation (*Bulletin
de l'Académie*, t. VI, p. 22, 23, 24, 25), proposition sur laquelle nous
reviendrons en son lieu.

» nouveauté, les préjugés, la paresse, l'enthousiasme, la
» mauvaise foi, un aveuglement ridicule, la précipitation,
» le charlatanisme, tels sont les principaux obstables que
» l'on rencontre dans l'examen de ce problème scienti-
» fique, par lui-même si difficile, et rendu encore plus
» obscur par le nombre et l'imperfection de la plupart des
» écrits publiés à son sujet! » — Voilà la *raison morale* de
M. Meunier.

Adressez-vous donc actuellement à la *physiologie*, à la
pathologie. — Mais si nous avons bonnne mémoire, les
magnétiseurs récusent la compétence des médecins (1);
n'importe, allez-y en toute confiance puisque M. V. Meunier
vous y envoie.

Consultez les travaux de Bordeu, de Vicq d'Azyr, de
Barthez, de Chaussier, de Hallé; compulsez depuis Bichat,
le père de la physiologie moderne, cet infatigable et laborieux physiologiste « qui ouvrit six cents cadavres dans un
seul hiver, » lui qui avait fait de la pathologie son étude de
prédilection; allez, disons-nous, de Bichat à Cuvier, de
Cuvier à Magendie (2), de Magendie à MM. Bérard, Richerand, Cl. Bernard, Béclard et Flourens, aujourd'hui secrétaire perpétuel de l'Académie des sciences, et dans tous les
auteurs que nous venons de citer vous ne trouverez pas un
mot, un seul mot en faveur du magnétisme animal et attestant les phénomènes qu'on annonce aujourd'hui. — Donc,
absence encore de *raison morale !*

Depuis quatre-vingts ans que Mesmer commença à pro-

---

(1) Voir la lettre de M. Derrien (n° 11) et celle de M. Gentil (n° 10).
« *Le magnétisme a bien des détracteurs intéressés parmi les méde-*
» *cins,* etc., etc. »

(2) Magendie fut un des membres de la commission de l'Académie de
médecine dont Husson devint plus tard le rapporteur. Il refusa de signer
ce rapport et ne voulut plus assister aux prétendues expériences magnétiques. Il avait vu ce qui se passait.

pager sa funeste doctrine en Europe, M. V. Meunier pourrait-il nous dire quels sont les progrès que le magnétisme ait
réalisés dans les sciences dont il invoque ici le témoignage?
Assurément non, puisque le magnétisme, malgré ses brillants succès de salon et ses pompeuses annonces, ne possède réellement aucun des faits dont il se glorifie; et si
cette preuve évidente de la nullité absolue du magnétisme
animal, envisagé au point de vue scientifique, ne suffit pas
à M. V. Meunier pour le convaincre du néant du magnétisme, il faudra bien nous résoudre à admettre que toutes
les *raisons morales* sur lesquelles repose sa foi magnétique,
se réduisent à croire au magnétisme quand même.

Semblable à un mauvais débiteur, le magnétisme animal
a tout emprunté aux sciences sans jamais rien leur rendre
ni les enrichir d'un seul fait nouveau. Il les dénigre toutes,
parce qu'elles seules peuvent lui arracher son masque. A
juste titre, il peut voir en elles son plus implacable ennemi.
— Il a pris à la physique sa technologie, ses théories, ses
hypothèses et son langage sur la lumière, le calorique, le
magnétisme terrestre et l'électricité; à la physiologie, ses
théories et ses hypothèses sur le galvanisme ou fluide nerveux (HYPOTHÈSE de Galvani), le vitalisme, l'animisme, le
dynamisme, le contro-stimulisme, etc.; mais notez-le bien,
et ceci est digne de remarque, c'est toujours l'analogie, le
côté hypothétique qu'il emprunte aux sciences, c'est-à-dire
le côté faible, plus ou moins douteux et boiteux. Jamais le
magnétisme ne s'adressera au côté positif, au côté sérieux de
la science. Il n'en a que faire; il aime le *positif* cependant,
car avant tout il vise aux dollars, et la vérité pure et simple
ne suffirait pas aux besoins de son escarcelle.

C'est donc sur le sable mouvant de toutes les hypothèses
scientifiques dont il s'est fait un piédestal que le magnétisme, ou plutôt le charlatanisme animal, est venu fonder son

empire. Mais qu'on le sache bien, il n'a jamais contribué en rien au progrès des sciences dont il se pare. Eh! bon Dieu, comment l'aurait-il pu faire le misérable? il ne possède rien. En vérité, cet âne vêtu de la peau du lion ne fera jamais peur qu'aux enfants et aux ignorants; il n'en imposera jamais qu'aux aveugles et aux sots.

> De la peau du lion l'âne s'étant vêtu,
> Était craint partout à la ronde;
> Et bien qu'ANIMAL sans vertu,
> Il faisait trembler tout le monde.
> Un petit bout d'oreille échappé par malheur
> Découvrit la fourbe et l'erreur.

Aussi le rédacteur de *l'Ami des sciences* se hâte-t-il de déclarer très-formellement *qu'en fait de magnétisme il n'a rien vu*. Mais n'anticipons pas sur le récit de M. V. Meunier.

Du reste, en fait de magnétisme nous n'avons rien vu jusqu'ici, j'entends rien de véritablement sérieux.

Cependant tout ce qui se dit dans le monde au sujet du magnétisme; le nombre énorme de livres publiés continuellement en sa faveur; les *faits* plus que merveilleux qu'on lui attribue, et que les feuilles mesmériennes nous rapportent périodiquement deux fois par mois, *faits* qui sont souvent attestés par *une multitude de gens d'honneur et d'intelligence*, tant de récits merveilleux, disons-nous, si bien étayés, si bien attestés, ont dû piquer vivement la curiosité de M. V. Meunier. Il n'est pas sans avoir quelquefois cherché à s'éclairer sur cette obscure question; on ne s'occupe pas de science ou de philosophie pendant des années, sans vouloir examiner et juger par soi-même des faits de cette nature, — ne serait-ce que pour connaître l'esprit humain. — Si donc, malgré le désir dont M. V. Meunier doit être animé et malgré tout ce qu'il a pu faire pour voir, il n'a rien vu, il faut nécessairement en conclure que c'est parce qu'il n'y a rien, *rien de véritablement sérieux*, comme il le dit lui-même.

Quant à nous, nous avons fait plus et mieux que de ne rien voir, nous avons reconnu qu'on nous trompait, et c'est parce que nous avons toujours surpris le magnétisme animal en flagrant délit d'imposture et de compérage, que nous n'assimilons pas, comme le fait trop complaisamment M. Meunier, l'examen des prétendus phénomènes magnétiques à l'étude des sciences « dont la marche sévère » nous enseigne à ne pas nous payer de vaines paroles. » (Arago.)

Car cette disposition bienveillante où nous sommes ne nous rend pas plus facile que de raison sur l'article des preuves, et une hypo-thèse est pour nous une hypothèse, lors même qu'elle est induite d'une longue série de faits.

D'accord, mais ce n'est pas ici le cas. Le magnétisme est loin de posséder une longue série de faits!

En physique, l'hypothèse de Franklin et celle de Dufay, toutes deux imaginées pour expliquer les phénomènes élec-triques, sont fondées sur des faits *positifs* et *constants*. Le magnétisme n'en a aucun. — Ces hypothèses nous facilitent l'intelligence des phénomènes qu'elles interprètent ; loin de choquer le bon sens, elles satisfont la raison qui en sent le besoin et la nécessité, mais qui sait aussi s'en passer et pré-fère attendre plutôt que de se payer de vaines paroles. Les phénomènes de l'aimant, par exemple, sont constatés par l'expérience de plusieurs siècles, et nous en attendons en-core la théorie!

Mais dans le magnétisme dont les *faits* sont plus que dou-teux, puisqu'ils n'existent que pour certains cerveaux dis-posés à tout admettre, même l'impossible, qu'est-il besoin d'hypothèses? Pourquoi donc courir si vite à la cause, quand la vérité première, celle du fait matériel, n'est nullement établie? N'est-il pas tout à la fois ridicule et plaisant de voir les bons adeptes de Mesmer se torturer l'esprit et imaginer des centaines d'hypothèses plus absurdes les unes que les autres pour trouver la cause de ce qui n'existe pas?

Le fluide hypothétique de Mesmer expliquant les phénomènes problématiques de Puységur, biffé d'un seul coup de plume par les miroirs magico-magnétiques de M. le baron Dupotet, nous donne en trois mots la clef et la mesure de toutes les doctrines magnétiques.

Assurément il n'y a ici aucune nécessité de se déterminer *à priori*, mais du moins tiendrions-nous à nous comporter à l'égard du magnétisme animal, si nous éprouvions le besoin de contrôler ses titres, comme la saine méthode scientifique veut qu'on se conduise vis-à-vis de toute nouveauté.

Une nouveauté!!! Le magnétisme n'est pas plus une nouveauté qu'il n'est une science. Les nouveautés qui datent d'un siècle passent vite pour des vieilleries en France. Une nouveauté! Cet argument, que les feuilles mesmériennes réchauffent tous les jours pour le servir éternellement à leurs bons adeptes nous étonne singulièrement sous la plume de M. V. Meunier. Une nouveauté! dont les magnétologistes eux-mêmes font, *au besoin*, remonter l'origine *et la pratique* au delà des Égyptiens, de Moïse et des prophètes. Une nouveauté! avec huit cents volumes de controverses depuis un siècle! Allons donc, monsieur V. Meunier, c'est pour plaisanter; vraiment, ceci n'est pas sérieux. Si le magnétisme est *trop jeune*, trop nouveau pour fournir ses preuves, qu'a-t-il besoin d'aller frapper à la porte des académies? Pourquoi se vante-t-il de faire des miracles?

Depuis trente ans et même moins, toutes les sciences ont marché à pas de géant; si le magnétisme n'a rien produit, si, depuis un siècle, il est demeuré stationnaire malgré ses nombreuses variations, qui ont été autant de tentatives infructueuses dans le domaine des sciences, c'est évidemment parce qu'il ne possède rien..... que des miracles. Un fait est un fait, et quand on le possède réellement, il ne faut pas un siècle pour le faire authentiquement constater. Toute la question est là. Répéter éternellement que le mesmérisme est une nouveauté, c'est faire de la tactique, c'est-à-dire de la ruse à la façon dé Mesmer, et rien de plus. Abandonnons donc tous ces faux arguments aux bons adeptes, car nous devons rendre à César ce qui appartient à César, et laisser à Mesmer ce qui appartient à Mesmer.

Ne savons-nous pas que tout le système politico-magnétique de nos révérends pères en Puységur, en Deslon, en Mesmer, et *tutti quanti*, consiste à temporiser ? Le magnétisme demande sans cesse des délais, des atermoiements ; il se dit, comme tous les souteneurs de mauvaise cause : *Qui gagne du temps gagne son procès.*

Avant l'affaire,
Le roi, l'âne ou moi nous mourrons,

se disait aussi le charlatan de la fable et — *il avait raison,* — ajoute le bonhomme.

« Accordez-nous dix ans ! dix ans ! disait un célèbre orateur, et avec cela on se tire d'affaire. » — C'est partout le même système.

C'est-à-dire sans parti pris.

On insinue ici qu'il y avait *parti pris* chez nous de combattre le magnétisme, et c'est M. V. Meunier qui nous accuse d'être systématiquement hostile à cette prétendue science parce que nous avons voulu la faire entrer dans le cercle étroit de la réalité, dans le domaine de la certitude en soumettant ses expériences à une rigoureuse observation. Toutes les personnes qui liront nos lettres avec quelque attention demeureront toujours convaincues de notre loyauté. N'avons-nous pas été jusqu'à ne demander qu'un seul fait, mais un fait probant, pour admettre l'existence du magnétisme? — Plus loin, M. V. Meunier nous reprochera lui-même cet excès de bonne volonté. N'importe, passons sur cette inconséquence. — Quoi qu'il en soit, nous avons suffisamment prouvé que nous n'étions hostile qu'à l'imposture et non à la science. En exigeant des faits à l'abri de toute erreur et de tout charlatanisme, nous sommes persuadé que nous avons servi la cause de la vérité, mais nous ne confondons pas la complaisance avec la justice. La grande question ou plutôt la grande duperie qu'on appelle le magnétisme animal ne peut être résolue, c'est-à-dire démasquée, que par ceux qui sont fermement décidés à tout enregistrer et à tout dire, succès ou défaite. La science est une vérité, le magnétisme est un mensonge.

C'est donc avec un profond regret que nous voyons dans ce débat M. V. Meunier confondre indistinctement ces deux ordres de choses, la science et le magnétisme, et par là prêter involontairement des armes aux ennemis de toute science et de toute vérité. M. V. Meunier semble n'avoir point compris que ce qu'il appelle ici un *parti pris* nous suppose l'intention formelle de récuser le témoignage des faits, car l'incrédulité systématique consiste réellement à nier l'évidence envers et contre tout, et à vouloir obstinément rester incrédule quand même. Or, nous le demandons à M. V. Meunier, *qui n'a jamais rien vu de sérieux*, où sont donc les faits qu'on prétend arguer contre notre incrédulité? Nous insistons longuement sur ce point parce que tous les mesmériens ont éternellement adressé, sans plus de justice, le même reproche aux corps savants, comme ils l'adresseront éternellement à quiconque prendra contre eux la défense de la vérité. N'est-il pas déplorable de rencontrer chez le rédacteur de *l'Ami des sciences* les mêmes tendances et les mêmes arguments qu'on retrouve chez la plupart des mesmériens dont toute la tactique consiste à demander continuellement l'enquête et à l'esquiver sans cesse? Oui, il y a *parti pris* d'avance, mais c'est de la part de ceux qui, au lieu de répondre par des faits, prennent à tâche de tout noyer dans d'interminables discussions.

En nous dépouillant autant que possible de tout préjugé, cherchant une occasion d'étude et non de blâme, et y apportant cette simplicité d'esprit qui convient à qui veut apprendre et sans laquelle on n'apprend rien.

Quel étrange abus des mots et des préceptes! Comment M. V. Meunier ne s'aperçoit-il pas qu'en prêtant au mot *simplicité* appliqué au magnétisme un sens aussi absolu, il détruit par la lettre ce que l'esprit doit vivifier? Est-ce donc à nous de lui rappeler cette vérité si méconnue? Sachons au moins quel est le chemin qui conduit à la vérité. Laissons aux prétendus somnambules le soin de fermer leurs yeux pour mieux y voir, mais nous, ayons des yeux d'Argus, si nous ne voulons pas qu'on nous trompe. — Prêchez la défiance et non la *simplicité*.

On ne saurait le nier, la simplicité d'esprit a des limites qu'il est impossible de franchir sans tomber dans la niaiserie. Jamais nous n'accepterons comme principe la ridicule *simplicité* que veut nous imposer ici M. V. Meunier. *C'est un précepte bien beau et bien utile que celui de la simplicité, mais il a été bien mal entendu*, a dit M. de Sénancourt. Combien de fois n'a-t-on pas pris l'imbécillité et l'ignorance pour de la simplicité!—M. V. Meunier, à cheval sur la simplicité, oublie beaucoup trop que nous avons affaire au magnétisme animal, et que, devant cet imperturbable menteur, le rôle de SIMPLE n'appartient qu'à ceux qui ignorent son histoire; histoire dont M. V. Meunier, rappelons-le en passant, a bien mal à propos invoqué le témoignage, car la sagesse et la prudence exigent qu'on tienne compte du passé quand on veut se servir de l'expérience d'autrui ; voilà pourquoi nous disions qu'*à priori* on serait plutôt contre que pour le magnétisme. — Qui donc, en effet, considérera comme non avenues :

Ses ineptes et incohérentes doctrines (1) ;

Son incapacité notoire cent fois prouvée ;

Son impudent charlatanisme ;

Ses tendances à la magie, à la sorcellerie et autres turpitudes ;

Sa flagrante mauvaise foi dévoilée par le professeur Gerdy (2) ;

Ses condamnations académiques ;

La proposition d'Arago ;

Les relations du docteur Donné avec la famille Pigeaire ;

Le prix Burdin ;

Et enfin son dossier judiciaire devant la police correctionnelle ?

Qui donc tiendra encore pour nul :

Ce qui vient de se passer ou plutôt de se renouveler dans l'amphithéâtre de M. le docteur Auzoux ;

D'un autre côté, l'abstention honteuse dont nous venons d'avoir le spectacle dans *l'Ami des sciences* ;

Et enfin l'ancienne et mémorable mystification dans laquelle fut entraînée l'Académie de médecine en 1831 (3) ?

Si tous ces faits, et beaucoup d'autres que nous omettons, ne portent avec eux aucun enseignement, il faut renoncer à

---

(1) Voir le tableau synoptique de toutes les doctrines professées par les magnétiseurs.

(2) Voir les notes publiées à ce sujet par le professeur Gerdy.

(3) Voir la *note sur le rapport Husson* (p. 196).

juger les hommes sur leurs œuvres et les choses par leur passé. — Eh bien! malgré le passé accablant qui pèse sur le magnétisme animal, malgré tous les faits que nous venons d'énumérer, nous nous sommes placé *méthodiquement* dans la condition d'un homme qui doute ; nous avons demandé un fait, un seul, pourvu qu'il soit véritable, et nous n'avons pu l'obtenir..... — On nous a renvoyé au Vauxhall. — Au point de vue scientifique, nous avons le droit de récuser les expériences du Vauxhall, parce que nous ne sommes pas libre de les contrôler ; et quand nous les suspectons, nos doutes sont légitimes, parce que nous savons très-bien qu'elles ne réussissent que là ou dans les salons des mesmériens *patentés*, là où le droit d'examen est presque une impolitesse.

Nous nous sommes donc tenu dans des conditions rigoureusement scientifiques et à l'abri de toute partialité, sans faiblesse et sans complaisance. Mais ce que M. V. Meunier demande ici, ce n'est plus le doute méthodique de Descartes qui a pour but la vérité, c'est de la crédulité systématique, c'est-à-dire de la niaiserie, c'est en un mot le rôle de dupe érigé en principe et décoré du nom de *simplicité*..... dans toute la force du terme.

L'apparence merveilleuse de la plupart des phénomènes compris sous le nom de magnétisme animal ne nous paraîtrait point un motif de se départir à son égard de cette règle de conduite dont chacun admet la rigueur en principe, tout en la faussant le plus souvent dans l'application.

M. V. Meunier nous permettra de ne pas adopter avec lui *la règle de conduite dont chacun admet la rigueur en principe*. Nous l'avons déjà dit, tout en nous plaçant loyalement et avec impartialité dans la condition d'un homme qui doute, nous n'assimilons pas l'étude du magnétisme à l'étude des sciences, et nous conseillons sciemment à tous ceux qui désireront s'éclairer sur cette question, de se méfier des *endor-*

meurs et des faiseurs de miracles. Le renversement général de toutes les lois de la nature n'est pas chose aussi facile que l'annoncent les magiciens et les magnétiseurs. La constatation d'un fait exige nécessairement de l'impartialité; mais quand le magnétisme *est en jeu*, on doit à l'impartialité unir la méfiance, *mère de la sûreté*. Trop de gens d'honneur et d'intelligence ont joué le rôle de dupes pour avoir négligé cette précaution. En ceci, le mal est que tout le monde croit avoir bien vu; l'amour-propre s'en mêle, et personne ne veut s'être laissé tromper.

Mais M. V. Meunier, qui n'a jamais *rien vu de sérieux* en fait de magnétisme, a tort de vouloir, en principe, élever cette jonglerie au rang des sciences. Les magnétiseurs lui devront bien certainement un magnifique tribut d'hommages, car il réhabilite cette ridicule prétention à laquelle plusieurs d'entre eux avaient déjà renoncé.

Voici, du reste, comment s'exprimait, en discutant cette même question, le judicieux secrétaire de l'Académie de médecine, après avoir constaté lui-même la nullité et *les ficelles* du magnétisme (1) : « Il ne s'agit pas ici de science,
» il s'agit de magnétisme, de manœuvres qui n'ont aucun
» rapport avec les faits dont la science se compose; com-
» ment se fait-il donc que d'un trait de plume on fasse
» rentrer le magnétisme dans le domaine de la science,
» qu'on élève sans plus de façon les *passes* à la hauteur des
» faits scientifiques? »

Nous ne sommes pas assez blasé sur la contemplation de la nature pour ne plus voir en elle la plus grande de toutes les merveilles.

---

(1) M. Dubois (d'Amiens), *loc. cit.* — Cet honorable membre de l'Académie de médecine venait de suivre avec la plus scrupuleuse attention toutes les expériences que la commission de 1837 (dont il fut nommé rapporteur) avait longuement examinées.

C'est précisément parce que les merveilles du magnétisme sont contraires à toutes merveilles de la nature, que nous les rejetons comme des erreurs ou des mensonges. Nous sommes d'autant plus fondé dans notre incrédulité qu'aucun magnétiseur ne peut ou ne veut nous initier scientifiquement aux merveilles de Mesmer ou de Puységur.

Quoi de plus contraire au bon sens et à la nature que de *transposer* le sens de la vue à la nuque ou au talon ! Cependant ceci est consigné dans tous les ouvrages *ex professo* (1) des grands maîtres, des docteurs en Israël, comme parle M. de Mirville. Et, notez-le bien, ce ne sont plus des charlatans de bas étage qui nous annoncent ces merveilles, elles émanent, monsieur, des mesmériens les plus éminents et les plus distingués. Lizez, monsieur, lisez notre chapitre des *excentricités magnétiques*, et vous y verrez bien d'autres merveilles qui sont toutes plus ou moins opposées à l'ordre général de la nature, sans même en excepter ici les miroirs magico-magnétiques de M. le baron Dupotet, et cependant toutes ces merveilles sont attestées, prônées (c'est le mot) (2), par des gens d'intelligence et de savoir ; elles sont signées par les noms les plus honorables en Mesmer, Puységur et autres.

Sans doute que nous ne connaissons pas toutes les merveilles de la nature, mais l'ignorance des uns fera-t-elle jamais la science des autres ? et dès lors, qu'est-ce que cela prouve en faveur du magnétisme ? A quoi se réduit donc votre objection ! Nous n'y voyons réellement pas, quant à nous, une raison suffisante pour admettre dans le giron du possible toutes les rêveries et les contre-vérités de MM. les docteurs mesmériens.

Oui, le merveilleux existe dans la nature : chaque atome

---

(1) Voir tous les traités de magnétisme.
(2) Voir les conférences du R. P. Lacordaire à Notre-Dame, année 1846.

de poussière, chaque brin d'herbe, chaque goutte d'eau, chaque insecte, chaque infusoire contient un monde infini de merveilles. Mais quel rapport ces merveilles ont-elles avec celles des magnétiseurs? Aucun. Pour eux, le merveilleux c'est l'impossible, c'est la magie, la sorcellerie, les sciences occultes en un mot, le merveilleux c'est l'absurde. « La nature n'est-elle pas assez étonnante par elle-même, disait Buffon, sans chercher encore à nous surprendre en nous étourdissant de merveilles qui n'y sont pas et que nous y mettons? Le Créateur n'est-il pas assez grand par ses ouvrages, et croyons-nous le faire plus grand par notre imbécillité? Ce serait, s'il pouvait l'être, la façon de le rabaisser. » (*Dissertation sur la nature des animaux.*)

Nous professons d'ailleurs que nul ne connaît les limites du possible.

Décidément M. V. Meunier est destiné à enfourcher aujourd'hui tous les arguments des mesmériens. On sait que celui-ci est leur grand cheval de bataille. — Nous y reviendrons donc à nouveau. — Pour les fils de Mesmer il n'y a rien d'impossible; le magnétisme animal *est capable de tout.* On sait qu'avec son concours, l'esprit humain n'a plus de bornes et que l'homme peut prétendre au don des miracles. Comme les magnétiseurs d'aujourd'hui, Mesmer, le thaumaturge de Vienne, l'avait compris dès l'origine de *sa découverte*, il prétendait guérir toutes les maladies incurables, et aujourd'hui encore bien d'autres magnétiseurs affichent les mêmes prétentions. — On sait que si les mages de l'Orient, les prêtres de l'Égypte, Moïse et le Christ lui-même firent des miracles, c'est parce qu'ils eurent connaissance du magnétisme animal; en somme, ils ne furent que des magnétiseurs, et par conséquent rien ne leur a été impossible. Tout cela a été consigné dans les ouvrages des magnétologistes.

Nous savons aussi, avec l'empereur Napoléon Ier, que le mot *impossible* doit être rayé de la langue française..... quand il s'agit d'enlever d'assaut une place de guerre, quels que soient d'ailleurs la force de ses murailles, la hauteur de ses créneaux et le nombre de ses canons.

Malgré tant d'impossibilités tombées dans le domaine du possible par la vertu du magnétisme animal ou par la valeur de nos armées, la science, toujours rebelle à l'action du fluide magnétique, ne partage pas complétement les idées de M. V. Meunier sur sa doctrine du possible et de l'impossible; elle distingue toujours certaines limites infranchissables à l'esprit humain, auquel Dieu semble avoir dit comme à l'Océan : Tu n'iras pas plus loin.

« *Ignari quid queat esse, quid nequeat,* » écrivait naguère le savant M. Babinet, de l'Institut, en invoquant Lucrèce. «*Ils ne savent pas reconnaître ce qui est possible et ce qui est impossible.* »

Effectivement, la science positive, la science expérimentale, la vraie science, toujours d'accord avec le fait, la nature et le bon sens, repousse en toute certitude et de la manière la plus formelle, la vision à travers les corps opaques, comme chose tout à fait impossible; c'est pourquoi, profondément convaincu de ces vérités, nous avons, sans hésitation aucune, et sans la moindre crainte d'être jamais démenti par les prétendus faits de MM. les magnétiseurs, nous avons, disons-nous, formulé ainsi notre opinion à cet égard : « MALGRÉ TOUT CE QUE L'ON PRÉTEND, MALGRÉ TOUT CE » QUE LES AUTEURS ONT ÉCRIT SUR LE PHÉNOMÈNE DIT DE DOUBLE » VUE, MALGRÉ LES NOMBREUX CERTIFATS QUI ONT ÉTÉ PUBLIÉS » POUR EN ATTESTER L'EXISTENCE, CES PHÉNOMÈNES N'EXISTENT » PAS, ON NE PEUT LES REPRODUIRE. »

On trouvera peut-être notre ton bien tranchant; mais ce qui fait ici notre force, c'est que dans cet ordre de choses, *nous connaissons* la limite du possible ; *nous savons* que le fait est *matériellement* impossible. Et dès lors, fort de notre conviction, nous l'avons prouvé publiquement en *défiant* (c'est le mot qu'on nous prête) les magnétiseurs et les somnambules de déchiffrer, non pas des volumes, non pas une lettre, mais *un seul mot* placé dans un coffret convenablement scellé. — Le lecteur a pu voir comment les mesmériens s'en sont tirés.

Nous aimons cependant à nous rappeler ces deux vers si consolants pour l'esprit et pour l'humanité :

> Croire tout découvert est une erreur profonde,
> C'est prendre l'horizon pour les bornes du monde.

Mais encore un coup, ceci ne réduit pas à néant toutes les limites du possible, et nous soutenons que, dans un certain ordre de choses au moins, ces limites nous sont très-positivement connues. Nous protestons donc, au nom de la vérité et du bon sens, contre la vue à travers les corps opaques et contre toutes les autres excentricités magnétiques que nous avons signalées dans le cours de cet ouvrage. — On aura beau nous affirmer que la dernière comédie de madame E. de Girardin a été faite par les pieds de son guéridon, M. V. Meunier nous permettra toujours d'en douter, car les magnétiseurs sont, au besoin, les premiers à nous dire qu'il y a certaines choses qu'il faut voir soi-même pour y croire. — Seulement nous demandons à les voir ailleurs qu'au Vauxhall !

Non, Dieu n'est jamais contraire à lui-même, et la nature, semblable à l'être intelligent qui la régit, ne connaît point de caprices ; dans ses écarts mêmes, elle confirme l'immuabilité des lois.

Quoi qu'en dise l'honorable rédacteur de *l'Ami des sciences*, nous savons, de science certaine, que l'homme ne voit pas par le talon, comme NOUS SAVONS qu'il ne vient pas au monde par l'oreille (qu'on nous passe la comparaison);

NOUS SAVONS qu'il ne nous est pas possible de ressusciter les morts et que nul de nous ne peut anéantir le phénomène de la gravitation;

NOUS SAVONS encore que nous sommes inhabiles à créer un atome de matière; que nous sommes impuissants à en anéantir un seul, et que, par conséquent, nous ne saurions créer de nouvelles espèces d'insectes, etc., etc., comme le prétendent certains magnétiseurs. (Voyez le chapitre des *Excentricités.*)

On aura beau nous dire que *nul ne connaît les limites du possible*, nous répondrons que nous savons avec la science et la logique qu'on peut aller du connu à l'inconnu, du simple au composé, mais non pas du connu à l'impossible, et que les adeptes de Mesmer ne sauraient unir ces deux ordres de choses sans jongler avec les mots.

Nous distinguons, nous ne confondons pas la vérité avec le mensonge, et surtout avec le magnétisme, toujours partisan de l'absurde, qu'il s'obstine sottement à prendre pour le merveilleux. — Il ne faut que du bon sens pour saisir ces vérités si simples et si élémentaires. — « Qui ne sait
» qu'il est impossible de voir à travers les corps opaques?
» Qui ne sait qu'il est impossible de voir sans le secours des
» yeux? qu'il est impossible de voir ce qui se passe dans
» son propre corps et dans celui des autres? qu'il est impos
» sible enfin de prévoir à heure et à minute fixes les événe
» ments à venir? Mais il était bon de le répéter, puisqu'on
» a été jusqu'à traiter d'insensés ceux qui prétendent que
» les somnambules, pas plus que d'autres, ne sauraient
» franchir ces étroites limites. » (Dubois, d'Amiens.)

Ceci est bien simple, bien élémentaire, en effet; mais les amis du merveilleux à la façon de Mesmer et de Cagliostro

comprendront-ils jamais que « *toute conformité à la raison
est une vérité*, » et que l'impossible est toujours en contradiction avec les faits? Il faut malheureusement le reconnaître,
« pour plusieurs esprits ardents, mais irréfléchis, il n'est
» point d'impossibilité. Ils sont toujours sur le point d'ac-
» cuser d'incrédulité aveugle ceux qui n'admettent pas que
» la nature puisse à tout instant démentir ses lois..... Peut-
» on concevoir qu'au milieu du xixe siècle ces vérités phy-
» siques, si vulgaires pour les écoles et pour le peuple lui-
» même, aient été méconnues par un grand nombre d'esprits
» éclairés, mais entraînés par l'imagination vers un espoir
» chimérique? » (M. Babinet.)

C'est ainsi que M. V. Meunier lui-même, malgré toute
sa sincérité et son dévouement au progrès des sciences,
prête, sans s'en douter, un dangereux appui à la magie,
à la superstition et à la fourberie morale. Nous ne pouvons
que lui répéter, avec l'illustre membre de l'Institut que nous
venons de citer : « On est surpris et péniblement affecté de
» voir des esprits de premier ordre se faire un jeu de dé-
» fendre tous les préjugés que nos pères avaient secoués
» avec tant de supériorité. »

Que la nature n'est pas bornée à ce que nous savons d'elle.

En distinguant l'ordre du possible et de l'impossible, nous
avons naturellement répondu à cette objection toute spécieuse
par la fausse application qu'on en fait au magnétisme. Nous
répliquerons donc simplement ici à M. V. Meunier, qu'en
marchant dans une voie qui nous est déjà *connue* nous pouvons, chemin faisant, découvrir des choses inattendues dans
l'ordre du possible, c'est vrai, mais nous avons la certitude
de ne jamais y trouver ce que Dieu n'y a pas mis : l'absurde!
— On ne tire pas de farine d'un sac de charbon, dit un vieux
proverbe populaire. — Il n'y a que Pierrot qui pense avoir

gagné à la loterie sans y avoir mis, et il n'y a au monde que le magnétisme pour afficher les mêmes prétentions que Pierrot en voulant trouver dans la nature ce qui n'y est pas: or l'absurde n'est pas dans la nature. Les découvertes les plus surprenantes provoquent notre admiration, loin de choquer jamais notre raison. La vérité et le bon sens sont deux choses tellement identiques, qu'elles se confondent à chaque pas. « *Quand nous découvrons une vérité pour la première fois*, dit Fontenelle, *il nous semble que nous rencontrons une vieille connaissance.* » Certes, ce n'est point là le caractère de la sorcellerie et de toutes les sciences occultes, œuvres de cerveaux malades ou d'esprits pervers qui les ont inventées pour effrayer l'imagination des faibles, ou pour dominer et exploiter la crédulité des sots qu'ils veulent dominer.

Qu'elle s'apprend et ne se devine pas.

Mais qui donc plus que les magnétiseurs a voulu deviner la nature? Il suffit de jeter un coup d'œil sur la multiplicité de leurs stupides doctrines pour demeurer convaincu qu'il n'y a là que rêveries et confusion.

Quels sont donc les travaux de Mesmer? Par quelle expérience positive a-t-il été conduit à la découverte de son prétendu fluide? sur quelle base solide a-t-il fondé ses inductions et sa doctrine? M. V. Meunier devrait bien nous l'apprendre!!! — Le thaumaturge d'outre-Rhin, considéré comme savant, n'a rien étudié, rien expérimenté, rien observé, si ce n'est la crédulité humaine, seule et triste auréole de sa gloire (1). *Sa* doctrine n'est même pas de lui : il a

---

(1) Le seul travail qu'on connaisse de Mesmer est une thèse inaugurale ayant pour titre : *De l'influence des astres et des planètes sur la guérison des maladies.* Tel fut son début dans la carrière médicale. *L'idée fixe* lui en est restée.

tout pris, tout emprunté à Paracelse, qui lui-même l'avait renouvelé des anciens, ainsi que nous le démontrerons en son lieu.

Oui, la nature s'apprend; mais vous conviendrez, monsieur, que ce n'est pas au Vauxhall!... Que font-ils donc ceux qui, au xixe siècle, exhument tous les poudreux bouquins du moyen âge pour ressusciter parmi nous les *sciences* occultes et le règne des magiciens et des sorciers? Que font-ils, est-ce la nature qu'ils étudient? Et qui donc plus que les DEVINS a la prétention de la deviner? — Est-ce que souvent encore le magnétisme animal ou l'art de deviner et de voir sans le secours des yeux, n'affiche pas ses réclames à la quatrième page de nos journaux, ici sous le nom de la pythonisse, là sous celui de la sibylle moderne, etc., etc.? — Direz-vous que ce n'est pas le vrai magnétisme, le côté sérieux de la *science* qui procède ainsi? — Mais alors, ouvrez les ouvrages *ex professo* de magnétiseurs, et vous y retrouverez toujours les mêmes prétentions et les mêmes *doctrines!* Que direz-vous, par exemple, des miroirs magiques du grand maître, M. le baron Dupotet? sur quelle science positive sont-ils fondés? M. V. Meunier pourrait-il nous l'enseigner? — Il est bien permis de penser que sans les miroirs magiques de Swedenborg et ceux de Cagliostro, jamais l'idée ne serait venue à M. le baron Dupotet d'en imaginer de sa façon.

Est-ce là étudier la nature?

Est-ce là de la science?

Est-ce là du bon sens? — Nous le demandons à M. V. Meunier.

Que ce que nous savons ne peut servir à mesurer ce qui nous reste à apprendre.

C'est toujours la même thèse répétée sous toutes les formes.

Pour en terminer enfin avec cette interminable doctrine du possible et de l'impossible, nous ne saurions faire mieux que de reproduire ici la brillante réfutation qui en a été faite par l'illustre secrétaire de l'Académie de médecine. — Voici comment il réduit en poudre ce grand dada des magnétiseurs : « C'est encore un bien vieil argument que celui qui » consiste à dire : — Vous ne sauriez assigner de limites au » possible ; — mais, pour le faire tomber, il suffira d'établir » quelques distinctions. Pour tout ce qui tient aux » découvertes de l'esprit humain, dans le champ des sciences » comme dans celui des arts industriels, nul ne saurait en » effet lui assigner de limites. Ainsi que l'a fort bien dit Pascal, *la société est un homme qui apprend toujours*, sa perfectibilité paraît indéfinie, et comme désormais le dépôt de nos » connaissances ne saurait périr, chaque âge devra y apporter » son contingent et en augmenter indéfiniment la somme.

» Qui pourrait dire où s'arrêtera l'intelligence humaine » dans ce grand conflit qu'elle soutient avec la nature physique, dans cette espèce de lutte que l'esprit d'investigation soutient avec la matière qui nous environne ? *Mens » agitat molem !* Ainsi, sous tous ces rapports, point de » bornes, point de limites assignables, car ce qui paraît » impossible aujourd'hui peut devenir demain d'un usage » journalier et à la portée de tous les hommes.

» Mais il est un autre ordre de faits dans lequel il y a » nécessairement, et il y aura toujours de fatales limites : » c'est que ces limites, c'est la nature elle-même qui se les » est imposées ; ce sont des lois que rien ne peut altérer, ne » peut modifier ; elles suivent un cours immuable, et ici » Dieu lui-même semble avoir dit : *Tu n'iras pas plus loin*.

» C'est dans cet ordre de faits que rentrent les fonctions » dévolues aux êtres organisés, les fonctions de l'humaine » nature ; ici nous ne parlerons plus de cette parcelle d'in-

» telligence qui nous est départie, mais bien de nos fonc-
» tions d'individualité animale ; et pour arriver aux exemples
» pris dans la question elle-même, nous dirons qu'une de
» ses lois fondamentales est que la *vision* ne peut s'opérer
» dans la série animale qu'au moyen d'un appareil de sen-
» sations spéciales, et qu'elle ne peut s'opérer que dans des
» limites déterminées.....

» Enfin, et c'est le dernier ordre des faits dont nous vou-
» lons parler ici, si des esprits sagaces et judicieux peuvent,
» par le seul fait de la contemplation et de la méditation des
» événements passés et des événements actuels, entrevoir ou
» plutôt présumer, jusqu'à un certain point, quelle sera
» l'issue probable des événements qui ne font que d'éclore, le
» temps présent, comme on l'a dit, étant en quelque sorte
» *gros* du temps à venir, il n'en est pas moins vrai que la
» nature humaine trouve encore ici des limites infranchis-
» sables ; les prévisions des sibylles et des augures n'ont été
» que des fables grossières : à Dieu seul est réservée la con-
» naissance des événements à venir. » (Dubois , d'Amiens.)

Qu'en toute nouveauté, le premier point n'est pas d'expliquer, mais de connaître.

Nous l'avons déjà dit, avant de s'enquérir des causes, on doit s'assurer de l'existence du fait ; c'est le premier point à constater. Or les magnétiseurs ont déclaré formelle- ment que leur science ne possède pas encore *un seul fait con- stant* (voy. la lettre de M. le docteur Auzoux) : ce qui, du reste, a toujours été constaté par toutes les expériences véritable- ment académiques. Ceci peut bien paraître un peu étrange, puisqu'il s'agit d'*une science* (le magnétisme) qui affiche ostensiblement la prétention de se substituer à toutes les sciences. N'avoir pas un seul fait constant quand on *ne vise à rien moins qu'à renverser la médecine de son piédestal*

(M. Gentil), quand on dit que *si on laissait faire* le magnétisme (dans la personne de M. Morin), *il ébranlerait le dôme
de l'Institut et celui de la Sorbonne* (X.....); n'avoir pas un seul
fait à sa disposition pour convaincre au besoin des mécréants comme nous, c'est être bien pauvre et bien misérable. Vraiment, il faut au magnétisme animal tout l'aplomb
et l'imperturbable audace qu'on lui connaît pour ne pas
courber humblement son front sous le poids de son impuissance. Mais le magnétisme est de ceux qui se rient de toutes
les humiliations, et le lendemain d'une défaite, il fera
gaiement, non pas des expériences, mais..... des miracles
au Vauxhall ou dans ses salons. Il pourra bien, il est vrai,
s'y glisser quelques compères, qu'importe? Les abonnés du
Vauxhall n'y regardent pas de si près, et le magnétisme
animal portera toujours la conviction dans l'esprit de cet
excellent public, pour qui le nombre est une autorité, et
dont la gaieté proverbiale en a fait le plus facile et le plus
débonnaire de tous les publics.

Mais revenons à l'argument de M. V. Meunier. Le premier
point n'est pas d'expliquer, mais de connaître. — Ce n'est
pas à nous bien certainement que M. V. Meunier s'adresse.
Toutes nos lettres disent assez que nous n'avons jamais
demandé que des faits, et que nous nous soucions fort peu
des explications et des théories magnétiques. M. V. Meunier
le sait bien. Lui-même un jour, poussé à bout, il s'écriait : *Au
lieu de faits, on nous apporte des théories : nous en avons des
volumes* (n° 16)! — Mais ne vous en étonnez plus, monsieur, car il en sera toujours ainsi; les théories ont été,
sont et seront l'éternel refuge des magnétiseurs aux abois.
—Vous ne possédez pas un seul fait constant; vous n'avez
point de faits sérieux véritables à reproduire. Qu'importe!
M. le docteur Teste ne vous a-t-il pas donné son *magnétisme
animal expliqué?* que demandez-vous de plus?... Expliquer

ce qui n'existe pas, voilà assurément un très-beau tour de
force, et en même temps la meilleure manière de faire croire à
beaucoup de monde qu'il y a quelque chose là où il n'y a
que des mots. Nous savons très-bien que le magnétisme
existe, mais c'est au Vauxhall et dans les salons; aussi
les théories et les explications n'ont-elles jamais failli aux
adeptes de Mesmer lorsqu'on les éloigne du théâtre de leurs
exploits. — Quant aux faits véritables que vous demandez,
monsieur, nenni, vous n'en aurez point.— Se rendre chez le
docteur Auzoux? Fi donc! Pour qui nous prenez-vous!!!—
Mesmer, dans ses premières relations avec l'Académie des
sciences, n'a jamais refusé d'expliquer son système; il
poussa même la condescendance jusqu'à vouloir bien présenter des certificats; mais quand le président Leroi et l'immortel Franklin lui demandèrent des expériences, lui aussi,
Mesmer, prit de ces grands airs qui en imposent si bien à la
foule, et de toute la hauteur de son jabot doctoral, il
répondit avec une inimitable gravité qu'oser lui demander
des faits, à lui, Mesmer, c'était là *un enfantillage* (sic).
C'est qu'aussi Mesmer aurait voulu tout simplement, et suivant son usage avec les gens du monde, *endoctriner* l'Académie des sciences.

Et nous ne nous croyons jamais autorisé à nier pour cela que nous
ne comprenons pas. A quoi se réduirait notre *credo* si nous en agissions autrement?

En fait de science, notre *credo* devrait se borner à affirmer
ce qui est, et à n'admettre pour tel que ce qui peut se démontrer par des expériences véritablement irréprochables. Les
hypothèses ne doivent être prises que pour ce qu'elles sont;
disons plus, que *pour ce qu'elles valent*. Ouï-dire est souvent
un sot; mais que n'est-il pas quand il s'agit de *merveilleux!*

C'est en ne sortant point des bornes de la science expérimentale que nous apprendrons à distinguer le possible

de l'impossible. L'analyse et l'observation sont les deux grands éléments qui doivent assurer à jamais l'avenir de nos progrès, aussi bien dans l'ordre physique que dans l'ordre moral. Tels sont les principes sur lesquels sont fondées toutes nos connaissances, et d'où sont sorties toutes nos conquêtes scientifiques. Si nous voulons demeurer dans le vrai, évitons, autant que possible, que l'imagination rédige notre *credo*. — « Le réel est étroit, » a dit M. de Lamartine, — c'est possible, mais au moins il est certain, et c'est bien là quelque chose. Certitude, c'est sagesse, c'est puissance.— Rappelons-nous que nos erreurs (qui sont bien un peu celles de nos devanciers) nous ont été plus nuisibles que notre ignorance. C'est parce que nous croyons savoir ce que nous ne savons pas que nous ne cherchons plus à apprendre et à connaître. Nous nous payons de mensonges, que nous acceptons comme des articles de foi, et que, malheureusement, nous propageons ensuite comme des vérités : « *Il vaut mieux ne rien savoir que de savoir des choses fausses.* » (Babinet.)—Ajoutons en passant que ce mot du célèbre académicien pourrait bien être encore applicable à quelque autre ordre de choses... « Il vaudrait mieux n'avoir » aucune idée de la Divinité que d'en avoir des idées » basses, fantastiques, injurieuses, indignes d'elle ; c'est » un moindre mal de la méconnaître que de l'outrager. » J'aimerais mieux, dit le bon Plutarque, qu'on crût qu'il » n'y a point de Plutarque au monde, que si l'on disait que » Plutarque est injuste, envieux, jaloux, et si tyran, qu'il » exige plus qu'il ne laisse le pouvoir de faire. » (Rousseau.)

Devant la nature, le rôle de l'homme est à perpétuité celui d'un écolier.

Devant la nature, oui, mais non pas devant les expériences du Vauxhall et de la Redoute. — *Distingo*, *monsei-*

gneur ! — Nous disions dans notre première lettre : « Ce n'est pas en voyant expérimenter continuellement chez les personnes qui en font métier, qu'on apprendra jamais ce qu'il y a de faux ou de vrai dans le magnétisme. » — M. V. Meunier, en adhérant à cette première lettre, répondait : « La publicité de *l'Ami des sciences* est acquises aux » expériences qui pourraient être tentées DANS LES CONDITIONS » PRESCRITES. »

Si c'est réellement la *nature* que nous voulons interroger, ne sortons donc point, monsieur, je vous prie, de ces excellentes conditions. Laissons aux marchands d'erreurs l'exploitation du magnétisme industriel ; — à chacun ses œuvres. — N'allons ni au Vauxhall, ni à la Redoute, ni dans les salons, pour assister *scientifiquement* aux expériences publiques qu'on y fait. Les magnétiseurs eux-mêmes avouent que là n'est pas toujours la vérité. — Tenons compte de cet aveu. — Ne savons-nous pas d'avance que ces expériences réussissent toujours, même en présence des incrédules et des esprits réfractaires qui peuvent s'y rencontrer, et qu'on ne prend jamais la peine d'éliminer. Encore une fois, quand nous sommes en présence du magnétisme, nous ne sommes pas précisément en face de la nature. N'oubliez pas les lettres du professeur Gerdy, démasquant la fraude et l'imposture ; n'oubliez pas les méticuleuses discussions sur le bandeau Pigeaire ; n'oubliez pas enfin *la Double vue dévoilée*, ouvrage dans lequel M. Gandon nous découvre les moyens frauduleux employés par les magnétiseurs pour exécuter dextrement le *phénomène* de double vue. Quand nous sommes devant des somnambules, nous sommes en présence de gens qui savent simuler le sommeil, la catalepsie, voire même l'insensibilité, et qui jouent parfaitement au colin-maillard. Nous avons nous-même été témoin de ces faits. Si vous voulez que l'expérience soit scientifique et véritablement concluante, il faut opérer à l'abri de toutes ces supercheries. Plusieurs magnétiseurs ne nous ont-ils pas déclaré que pour opérer, *selon eux,* dans de bonnes conditions et avec quelque certitude, il leur fallait des sujets à eux, un public à eux, un local à eux..... et très-probablement beaucoup d'autres choses *à eux?* On comprend qu'en de telles conditions le fluide ne soit plus réfractaire; il y aurait réellement mauvaise grâce de sa part! — S'il faut de l'*humilité* et de la modestie devant la nature, il faut aussi de la sagacité et surtout de la clairvoyance devant le magnétisme. M. V. Meunieur semble ne point le comprendre. La fausse application qu'il fait continuellement de ses excellents principes en détruit toute la valeur.

Et l'attitude d'un écolier est celle qui convient à tout homme, fût-il le plus grand de tous, devant quiconque, — celui-ci fût-il le plus humble des hommes, — qui se présente comme porteur d'un fait nouveau, d'une notion nouvelle.

Nous avons déjà réfuté assez longuement le système qui consiste à faire passer le magnétisme pour une *nouveauté.* Nous n'y reviendrons pas.

Ceci posé, si nous allions au-devant des magnétiseurs, ce ne serait pas l'ironie, l'accusation ou le défi à la bouche, nous posant en juge et les assignant à notre barre.

Nos deux premières lettres ne portent très-certainement pas le caractère ironique que nous reproche ici M. V. Meunier. Elles sont empreintes d'un doute immense, il est vrai, mais à côté du doute se trouve toujours exprimé le désir bien sincère de voir ce que le magnétisme contient, dit-on, de sérieux. — Il n'est pas étonnant qu'après avoir vu et constaté si souvent la nullité du magnétisme animal, qu'en présence des tristes aveux que firent *publiquement* les magnetiseurs au cours de M. le docteur Auzoux, il n'est pas étonnant, disons-nous, que nous nous soyons permis de plaisanter sur un sujet que nous ne saurions désormais prendre au sérieux alors même que certaines personnes conserveraient encore, après tant d'échecs, la ridicule prétention de lui attribuer le don des miracles.

En réponse à ce reproche d'ironie que nous adresse M. V. Meunier, nous pourrions lui citer la mémorable séance du sénat de Washington au moment où il fut saisi de la question des esprits frappeurs. M. V. Meunier verrait comment les honorables membres du sénat qui prirent la parole en cette circonstance, MM. Schields, Petler et Weller, traitèrent la fameuse pétition signée par quinze mille personnes, et parmi lesquelles devaient nécessairement se trouver *des gens d'honneur et d'intelligence!* Nous n'avons jamais eu la prétention d'être plus grave que le sénat de Washington.

Mon Dieu, le reproche d'ironie n'est pas nouveau en pareille matière, et si peu nouveau, qu'un jour M. le secrétaire de l'Académie de médecine empruntait au savant P.-L. Courier, passé maître en cet art, une partie de sa réponse qu'il faut citer encore ici pour l'édification de M. V. Meunier. « Il en est sans doute qui ne pourront nous » pardonner d'avoir fait sentir le ridicule de ce qui n'était » que ridicule, d'avoir parlé en termes plaisants de sujets » qui n'étaient que plaisants, d'avoir enfin accommodé les » formes de la discussion à la valeur des sujets en litige.

» Au reste tel a toujours été le reproche que les syco- » phantes et les charlatans ont adressé à ceux qui n'ont pas » voulu prendre au sérieux leurs ridicules prétentions.

» On reprochait au grand Pascal, a dit P.-L. Courier (et » ici qu'on veuille bien pour un moment nous pardonner » ce rapprochement), on reprochait à ce beau génie de » s'être permis des plaisanteries. C'était peu de chose, » disait-on, que ses petites lettres, misérables bouffonneries,

» capables tout au plus d'amuser un moment par la médi-
» sance et le scandale; écrits de nulle valeur, sans fonds ni
» consistance, ni substance, comme on dit maintenant, lus
» le matin, oubliés le soir; en somme indignes de lui, d'un
» tel homme, d'un savant! l'auteur se déshonorait en em-
» ployant ainsi son temps et ses talents, écrivant des feuilles,
» non des livres, et tournant tout en raillerie au lieu de rai-
» sonner gravement. C'était le reproche qu'on lui faisait,
» poursuit cet autre maître en l'art de penser, vieille et cou-
» tumière querelle de qui n'a pas pour soi les rieurs....., ni
» la vérité, ni la raison. » — Avis à M. V. Meunier.

Nous leur demanderions simplement la permission d'aller chez eux
à l'école.

Ne partageant pas toute l'humilité de M. V. Meunier,
nous ne demanderons pas aux magnétiseurs *la permission
d'aller chez eux à l'école*..... Nous en sommes revenu. Nous
avons déjà prouvé d'ailleurs que beaucoup de magnétiseurs
rejettent tout à fait ce moyen d'investigation dont M. le docteur Beaux a signalé d'une manière très-peu édifiante les
nombreux inconvénients.

Et nous n'aurions pas la pensée de leur prescrire, à eux les maîtres, un programme d'enseignement pour nous, les disciples.
Étrange prétention d'écolier à pédagogue!

Que penser de tant de légèreté? Comment M. V. Meunier,
qui a lu nos lettres et qui les a fait insérer dans son journal,
peut-il nous prêter la pensée d'avoir voulu *prescrire un programme* à MM. les magnétiseurs?
Voici en quels termes nous nous exprimons à ce sujet :
« Il ne nous appartient pas d'indiquer telle ou telle expé-
» rience... C'est donc à MM. les magnétiseurs à formuler
» leur programme et à nous dire d'une maniere certaine
» ce qu'ils peuvent faire. » (N° 10).

Et plus loin, dans la même lettre :

« Permettez-moi donc, monsieur, de le répéter encore,
» c'est à MM. les magnétiseurs à s'entendre entre eux, s'ils
» veulent agir de concert, et de formuler leur programme,
» soit en commun, soit en particulier. »

Pour trouver un sens équivoque dans ces phrases, il faut
vraiment y mettre beaucoup de bonne volonté.—Convenez,
monsieur, que si vous n'aviez jamais lu nos lettres, vous
ne nous prêteriez pas une conduite plus contraire à nos sentiments et à la vérité des faits.

Nous ne leur dirions pas impérieusement : Montrez-nous ceci, et
non cela, et montrez-le-nous de telle façon, en tel lieu, en tel
temps, dans telles circonstances.

Impérieusement! ce mot est de trop, monsieur. Notre
appel vous le savez s'adressait aux hommes de bonne
volonté et non à d'autres (n° 8). Il nous était bien permis de
prendre au sérieux l'examen si souvent demandé dans
un grand nombre d'écrits publiés par MM. les magnétiseurs, et l'enquête que nous leur proposions dans notre
première lettre vous paraissait alors si juste et si désirable
que vous-même, *éprouvant les mêmes doutes* (*sic*) et les
mêmes besoins que nous, vous vous unissiez de tous vos
vœux à notre demande, et vous offriez la publicité de votre
journal aux expériences qui pourraient être tentées *dans les
conditions prescrites.* Ce sont vos propres expressions, monsieur, pourquoi donc les changer aujourd'hui? — Il n'y
avait là rien d'impérieux, ce nous semble; profitant des
heureuses circonstances qui nous étaient offertes si loyalement par M. le docteur Auzoux, nous invitions les magnétiseurs à venir opérer dans son amphithéâtre et sous les
yeux de plusieurs hommes compétents en matière d'expérience, ce qui ne pouvait être qu'agréable aux magnétiseurs,
en supposant toutefois qu'ils eussent quelques expériences

irréprochables à produire devant des hommes peu suspects de compérage, mais nous ne *commandions*, nous n'intimions à personne l'*ordre* de s'y rendre. Dieu merci, notre pouvoir ne s'étend pas jusque-là.

Quant au *temps*, au *lieu*, à la *façon* d'opérer, nous n'avons jamais admis en principe le rigorisme exagéré que vous nous reprochez aujourd'hui. — Nous n'avons recherché qu'une seule chose, mettre les expériences à l'abri de toute fraude; laissant du reste à MM. les magnétiseurs le soin d'opérer comme bon leur semblerait. Vous ne l'ignorez pas, monsieur, puisque vous-même, après que nous eûmes proposé à tous les magnétiseurs l'expérience publique de la double vue, vous constatiez d'une part leur incapacité et de l'autre toute notre bonne volonté en cette circonstance. « Qu'ont-ils à objecter cependant? disiez-vous alors : le *temps*, » le *lieu*, les *personnes*, *tout* reste à leur discrétion (*sic*). » (N° 16). Pourquoi donc changer ainsi de langage?

En vérité, les reproches que vous nous adressez aujourd'hui sont dénués de tout fondement.

Nous comprendrions qu'une exigence qui nous semblerait juste pourrait ne nous paraître fondée qu'en raison de notre ignorance.

Nous confessons très-humblement notre ignorance, mais en faisant observer toutefois à M. V. Meunier que nous sommes une ignorance qui se connaît, et que, par cela même, nous savons en quoi consiste notre ignorance : « Certes, c'est une grande misère que d'être misérable, mais c'est une bien plus grande misère encore que d'être misérable et de ne pas le savoir. » (Pascal.) — Or c'est ne point connaître sa misère que de croire à la double vue, à la sorcellerie et à toutes les excentricités magnétiques que tant *de gens pleins d'honneur et d'intelligence* ont signé avec la meilleure foi du monde; c'est ne pas connaître sa misère que de confondre l'impossible avec le possible.

« De tout, l'homme ne connaît rien, » a dit Montaigne avec raison, en prenant ce mot dans un sens absolu. Mais d'homme à homme, la chose est un peu différente. Il y a des ignorants et des gens instruits. — On n'arrive guère à savoir quelque chose que par l'observation. A qui sait voir, c'est-à-dire observer, appartient le savoir, et non pas à qui veut deviner. Les devins et les sorciers n'ont jamais su qu'une chose, exploiter la crédulité des sots et des niais. — La nature semble nous dire à tous, avec Rousseau : *« Je ne sais pas l'art d'être clair pour qui n'est pas attentif. »* Observer attentivement, c'est épeler, c'est lire dans la nature, c'est s'éclairer et s'instruire. — Les mesmériens n'ont que faire de toutes ces choses. La raison et la nature sont lettres closes pour eux. Les *passes*, les *baquets*, les *miroirs magiques*, le diable et son grimoire, peu importe, voilà ce qu'il leur faut, et cela leur tient lieu de tout, mais la nature n'a rien à démêler avec une pareille *science !*

M. V. Meunier, qui, envers et contre tous ses principes, semble avoir pris à tâche de ressasser ici tous les vieux arguments des magnétiseurs, n'a pas oublié celui de l'*ignorance humaine.* C'est un champ toujours largement exploité ; de là à proscrire l'usage de la raison, il n'y a qu'un pas. — Ce qu'il y a de certain à nos yeux, c'est que l'ignorance humaine est véritablement la base la plus solide sur laquelle se fondent toutes les doctrines du magnétisme. L'ignorance des peuples a toujours fait la fortune et la *science* des charlatans de toute robe. — Quoi qu'il en soit, nous ne saurions voir dans l'ignorance qu'on nous reproche une raison suffisante pour admettre comme article de foi toutes les folies et les chimères que Mesmer, Puységur et autres nous ont débitées à titre de vérité.

Malgré toute notre ignorance, nous nous écrierons encore

avec Voltaire : « O atomes d'un jour ! O mes compagnons
» dans l'infinie petitesse, nés comme moi pour tout souffrir
» et pour tout ignorer, y en a-t-il parmi vous d'assez fous
» pour croire savoir tout cela ? Non, il n'y en a point ; non,
» dans le fond de votre cœur, vous sentez votre néant,
» comme je rends justice au mien. Mais vous êtes assez or-
» gueilleux pour vouloir qu'on embrasse vos vains sys-
» tèmes. »

Nous nous garderions surtout de vouloir substituer à un cours
complet d'études la démonstration d'un seul fait par nous arbitrairement choisi.

Répétons à M. V. Meunier qu'il ne s'agissait pas d'établir ou de faire un cours de magnétisme. Nous ne voulions
pas apprendre à magnétiser, car, pour réussir, il faut avoir
la foi, dit-on, et nous sommes un peu de l'école de saint
Thomas. — Notre *appel* avait simplement pour but de vérifier, de constater authentiquement la réalité des phénomènes dits magnétiques. Nous n'en avions désigné aucun
en particulier, celui-ci plutôt que celui-là ; nous attendions
le programme des magnétiseurs (qui n'est jamais venu) et
nous eussions été très-curieux, au contraire, de voir tous
ces prétendus phénomènes, si l'on avait pu les reproduire
devant nous dans des conditions acceptables.

On peut relire toute notre seconde lettre à ce sujet, et
l'on verra jusqu'à quel point M. Meunier se trompe au sujet
des torts qu'il nous impute. Nous étions loin d'*imposer impérieusement* aucune condition. — Mais désirant aller droit
au but, et fermer la porte aux échappatoires, nous expri-
mions notre opinion *personnelle* en disant : « *Si la science du
magnétisme peut réellement produire un seul fait constant et
positif*, JE CROIS (ce qui n'a rien de bien impérieux) *je crois
que c'est par celui-là qu'il faudra commencer*. — Puis nous

laissions aux magnétiseurs le soin de choisir librement tous les phénomènes qu'il leur plairait de reproduire (n° 10), et voilà ce que M. V. Meunier appelle *un fait par nous arbitrairement choisi!*

Dans le numéro suivant (n° 11 de *l'Ami des sciences*), M. Derrien nous disait : « C'est ce phénomène de vision sans le secours des yeux qui vous convaincra de la réalité du somnambulisme. » — M. Derrien avait parfaitement raison, il n'en faut pas davantage pour être convaincu. La vision *sans le secours des yeux* est tellement contraire à l'ordre naturel que ce fait seul suffirait pour convaincre tous les incrédules possibles, et peut attester l'existence d'un nouvel ordre de choses. Ah! si ce fait existait, on n'aurait plus alors aucun droit de révoquer en doute les excentricités magnétiques que nous avons, sans aucune crainte, taxées de folie. Si ce fait existait, le mot *absurde* n'aurait plus de sens dans notre langue; la magie, la sorcellerie, les tables parlantes, les esprits frappeurs, les opérations cabalistiques, tout en un mot rentrerait dans le domaine du possible; réellement parlant, il n'y aurait plus rien d'impossible. Et c'est ce fait, si important, si colossal, si capital en lui-même, que M. Derrien nous a proposé, que nous avons accepté, *et que personne n'a jamais pu reproduire;* c'est ce fait si extraordinaire, si décisif, ce fait sans pareil que M. V. Meunier nous reproche d'avoir accepté et qu'il considère comme une chose de peu d'importance! — Loin de partager en cela les opinions de l'honorable rédacteur de *l'Ami des sciences*, nous persistons à croire et à soutenir que la constatation réelle de ce fait unique serait à elle seule la plus grande, la plus étonnante, la plus éclatante de toutes les découvertes que l'homme ait jamais faites; bien autre chose que la télégraphie électrique, bien autre chose que la navigation aérienne, que l'invention de l'imprimerie et

que la découverte de l'Amérique, une découverte IMPOSSIBLE,
introuvable, aussi impossible que la résurrection des morts...
et les voyages dans la lune.

M. V. Meunier, qui nous blâme aujourd'hui d'avoir AC-
CEPTÉ *la proposition de M. Derrien*, nous aurait sans doute
blâmé encore si nous l'eussions refusée, et dans ce dernier
cas, il aurait eu parfaitement raison.

M. V. Meunier ne sait donc pas que la vision sans le secours des yeux est un phénomène si extraordinaire et si
capital, qu'à lui seul il domine toute la question du magnétisme, et ceci est tellement vrai, que M. Burdin, membre distingué de l'Académie de médecine, M. Burdin qui
avait fait partie de la commission de 1837, ennuyé enfin
d'assister à toutes les jongleries du magnétisme animal, et
voulant arriver à une solution définitive, proposa (séance
du 5 septembre 1837) un prix de 3,000 francs en faveur
de la personne qui pourrait lire *sans le secours des yeux*.
L'Académie accepta ; elle nomma une commission spéciale,
et le *prix Burdin* fut institué (séance du 12 septembre 1837).
L'expérience resta ouverte pendant trois années (jusqu'au
1er octobre 1840), et personne ne put gagner ce malheureux prix qui fera à jamais la honte et le désespoir de
tous les somnambules et de leurs magnétiseurs. — Tous les
concurrents qui se présentèrent échouèrent de la façon la
plus complète et la plus ridicule. — M. le docteur TESTE,
dont le nom figure parmi ceux qui se vantent d'avoir reproduit ce phénomène, FUT DU NOMBRE. Sa somnambule, ordinairement si lucide, ne put devant les académiciens, déchiffrer un seul mot pour gagner le prix, mais en revanche,
elle put lire très-distinctement ce qui n'était pas écrit.

Quand tout un corps académique se décide ou se borne à
la constatation *d'un seul fait* pour reconnaître l'existence
d'une nouvelle découverte, il faut bien admettre que ce fait

est réellement de quelque importance. C'est ce que M. V. Meunier semble n'avoir pas compris.

Nous irions tout bonnement là où sont exposées, où sont expérimentées les choses que nous aurions le désir d'apprendre, réclamant uniquement le droit de les examiner de près, afin de ne nous déterminer qu'à bon escient.

Il n'est pas possible d'y mettre plus de complaisance, et nous ne comprenons vraiment pas comment MM. les magnétiseurs n'ont pas ouvert à M. V. Meunier les deux grandes portes de leur temple, c'est-à-dire du Vauxhall. Ne voulant pas se rendre chez M. le docteur Auzoux, pourquoi donc n'ont-ils point répondu au simple désir de l'honorable rédacteur de *l'Ami des sciences?* L'aurait-on, lui aussi, jugé *à priori* rebelle au fluide? Ou bien, le *droit d'examen* réclamé par M. V. Meunier serait-il un obstacle aux sympathies magnétiques? Il pourrait bien se faire que le magnétisme soit naturellement antipathique à toute espèce d'examen. —Nous ne nous chargeons pas, du reste, de résoudre toutes ces difficultés.

C'est ainsi qu'en toute circonstance, qu'il s'agisse de magnétisme ou d'autre chose, doivent se comporter ceux qu'anime le pur amour de la science.

Erreur, monsieur, erreur! Le pur amour de la science n'est au fond que l'amour de la vérité, et n'exige, dans la question qui nous occupe, qu'une seule chose : l'impartialité *dans l'examen des faits.* Et l'impartialité, loin d'exclure la juste défiance que feront toujours naître les antécédents du magnétisme, veut au contraire qu'on tienne compte de tous ses méfaits et de toutes les manœuvres mises par lui en usage.

Vous permettrez, monsieur, à ceux qui connaissent l'histoire du bandeau Pigeaire, etc., de ne pas accepter comme

des phénomènes naturels, toutes ces expériences merveilleuses qui réussissent si admirablement dans les salons.

Vous nous permettrez, monsieur, de ne pas aller chercher
la vérité dans les séances publiques du Vauxhall !

Vous nous permettrez enfin de croire un peu au bon sens et
de repousser loin de nous, comme des fables grossières, toutes
les *excentricités magnétiques* attestées cependant par tant de
gens d'honneur et d'intelligence.

Quoi ! les magnétiseurs se poseront en victimes ; accuseront toutes les sociétés savantes de l'Europe d'entêtement
ou d'ignorance ; ils en appelleront partout à l'examen ; puis
quand l'occasion d'une enquête sérieuse se présentera, ils
discuteront sur l'opportunité de l'enquête, pour nous renvoyer ensuite aux expériences du Vauxhall, et vous,
monsieur, vous persisterez à considérer le magnétisme
comme une question de bonne foi !!! — Ah ! c'est y mettre
par trop de bonne volonté.....

C'est ainsi qu'on devrait en agir envers tout novateur. Aussi n'aimons-nous pas ce titre *de juges* que prennent au sein des académies
ceux auxquels incombe le soin d'examiner les découvertes et inventions.

Pour être exact, nous devons dire que les académies
nomment des commissions et non des tribunaux. *Le titre de
juge* n'est pas précisément, comme le prétend M. V. Meunier,
celui que prennent les COMMISSAIRES ; du reste, nommez-les
des *examinateurs* si bon vous semble, peu importe le mot,
c'est la chose qu'il faut voir. Or, pour nous, l'art de *juger*
ou l'art de raisonner est absolument le même. C'est pourquoi
nous ne voyons aucun inconvénient à les appeler des juges,
car en appeler au jugement d'une commission, c'est en appeler à sa raison suprême. — C'est ce que doit faire tout novateur de bonne foi, car la vérité ne craint pas l'examen ;
elle le provoque, elle sait qu'elle ne peut qu'y gagner. Le

magnétisme au contraire, semblable aux oiseaux de nuit,
ne peut vivre que dans les ténèbres.

Mesmer goûtait fort les principes de M. Meunier; il n'aimait pas *les juges* et leur objectait *qu'il ne pouvait se laisser juger par ses élèves (sic)*. Ses élèves! Franklin et Lavoisier!!!
— Après avoir provoqué la formation d'une commission
dans le sein d'une société savante, à l'effet, disait-il, de
constater des guérisons par lui opérées, il refusait formellement de laisser *examiner* ses malades; or comment *constater* sans *juger?* observe judicieusement l'honorable M. Dubois (d'Amiens).

Les commissions devaient, selon Mesmer, se contenter de
la *parole d'honneur* des malades. En un mot, Mesmer veut
bien faire constater sa découverte par l'Académie, mais à
la condition que si les commissaires ne sont pas de son avis,
il les récusera comme juges.

Depuis Mesmer jusqu'à nos jours, le magnétisme animal
a continuellement joué la même comédie. Nous venons d'en
avoir une nouvelle répétition chez M. le docteur Auzoux.
Le magnétisme demande à grands cris qu'on l'examine :
veut-on le faire, la lumière l'effraye et il met tout en œuvre
pour se soustraire à l'examen. C'est un renard qu'on est
obligé de traquer jusque dans son terrier pour le saisir. —
«La tactique de Mesmer, dit M. Dubois (d'Amiens), sera
» désormais suivie par tous les magnétiseurs qui viendront
» après lui.» Voilà bien à coup sûr une prophétie qui ne
manque pas d'une certaine lucidité. — Et M. Amédée Latour, déjà cité, n'écrivait-il pas il y a quelques jours, en
parlant des magnétiseurs fuyant devant l'enquête : «Il faut
» lire dans *l'Ami des sciences*, tous les échappatoires qu'ils
» cherchent, soit pour refuser l'enquête, soit pour en annuler d'avance les résultats. Ce spectacle, nous devons le
» dire à M. V. Meunier, n'est pas nouveau pour nous. C'est

» la répétition exacte de ce qui s'est passé toutes les fois que
» l'Académie de médecine a voulu intervenir dans cette
» question, toutes les fois que d'autres compagnies savantes
» moins officielles que l'Académie, ont cherché à expéri-
» menter, toutes les fois, enfin, que des hommes sérieux,
» impartiaux et de bonne foi ont tenté de s'éclairer sur ces
» phénomènes prétendus magnétiques. » (*Union médicale* du
22 mars.)

Nous avons toujours eu peine à comprendre comment
M. V. Meunier, qui, *en fait de magnétisme, n'a jamais rien vu
et ne peut rien affirmer*, mais qui n'est pas sans avoir entendu parler des précédents historiques de cette prétendue
science, a pu se laisser entraîner jusqu'à épouser tous les
pauvres et tristes arguments des magnétiseurs.

Des juges supposent des coupables. Et, en effet, ne commence-
t-on pas à mettre en suspicion quiconque apporte une vérité nouvelle.

Du tout. — Devant une commission académique, ce n'est
pas l'homme qui est assis sur la *sellette*, c'est l'inventeur
qui a lui-même réclamé, sollicité cette épreuve. Presque
toujours l'individu est absent, et c'est sa découverte ou
son invention qu'on juge. M. V. Meunier oserait-il soutenir
que tous les inventeurs qui vont frapper à la porte des académies sont irréprochables d'exagération, et qu'ils tiennent
tout ce qu'ils promettent, qu'ils ne se font jamais d'illusion
et qu'ils sont toujours dans le vrai ?

M. V. Meunier devrait reconnaître en toute justice qu'en
fait de science, si les progrès sont lents à s'établir, si les
vérités nouvelles percent avec tant de difficultés, ce n'est
pas toujours, comme on le prétend communément, par le
fait d'un mauvais vouloir qui prendrait plaisir à élever des
barrières devant la marche du progrès, ou bien par le fait

d'une réprobation hostile et systématique à l'avancement de toute chose, mais bien plus parce que le charlatanisme, la spéculation industrielle, l'ambition de celui-ci, les rêveries chimériques de celui-là encombrent inutilement tous les jours les secrétariats des académies, dont les portes restent continuellement ouvertes à tout le monde. Telles sont, en réalité, les véritables causes qui entravent la marche du progrès. — Partout l'ivraie étouffe le bon grain. — L'homme de bien, le véritable inventeur souffre et subit malgré lui le mal de ceux qui l'entourent. Mais comment améliorer ce triste état de choses? à qui s'adresser pour le faire cesser et pour mieux faire?.... Aux magnétiseurs sans doute!!!

Oui, les plus grands hommes sont comme les autres et quelquefois plus que les autres sujets à l'erreur, car il n'y a que celui qui ne fait rien qui ne se trompe pas, mais on ne saurait sans injustice les accuser de mauvaise foi. Si certaines inventions n'ont pas été immédiatement reconnues et adoptées dès leur première apparition dans le monde, il faut bien reconnaître que c'est uniquement parce qu'elles n'étaient pas encore arrivées au degré de perfectionnement et de maturité où le temps, l'expérience et l'étude les ont amenées plus tard. Comment admettre, en effet, que, parmi tant d'hommes d'honneur et de probité dont la vie tout entière est livrée à l'amour de la science, comment admettre que devant une découverte sérieuse et positive, il ne s'en trouve pas un seul pour prendre la défense de la vérité quand le fait est évident et palpable pour tout le monde?

Avouons plutôt que nous sommes à une époque où l'industrie a pris un tel essor, où le charlatanisme *scientifique* exploite ses découvertes mensongères sur une si vaste échelle, et avec tant d'impudence, qu'on doit savoir gré aux hommes compétents de s'opposer de tout leur pouvoir à *ces fléaux d'inventions hasardées*. — Il y a nécessité indispensable à répandre le plus possible les saines notions du vrai, car partout « *l'ignorance pousse les esprits actifs et zélés à la recherche de l'*IMPOSSIBLE » (M. Babinet).

Ce n'est pas sous d'aussi bienveillants auspices, nous le disons en toute sincérité, que l'affaire s'est engagée dans ce journal. (Voir la première lettre de M. Mabru dans notre n° 8.)

Celui qui a écrit ces trois lignes à la date du 27 avril est-il bien le même qui, il y a deux mois (24 février), répondait sympathiquement à notre appel? — Il est permis d'en douter. — Voici comment s'exprimait M. V. Meunier, après la réception de notre première lettre dont il invoque ici le témoignage, assurément parce qu'il en a perdu le souvenir :
« L'appel du savant chimiste auteur des lettres qu'on vient
» de lire, mérite d'être entendu : nous espérons avoir à dire
» bientôt qu'il l'a été. Beaucoup d'hommes sincères éprou-
» vent, sur le point de science dont il s'agit, la même incer-
» titude dont se plaint M. Mabru; nous avouons être du
» nombre et nous n'avons pas moins que lui le désir de voir
» cesser nos doutes. Aussi la publicité de *l'Ami des sciences*
» est-elle acquise aux expériences qui pourront être tentées
» DANS LES CONDITIONS PRESCRITES. »
Et le 22 mars suivant, M. Amédée Latour écrivait dans *l'Union médicale* : « Un honorable correspondant de cette
» feuille (*l'Ami des sciences*), M. Mabru, a demandé en très-
» bons termes une enquête sur les faits magnétiques. » —
EN TRÈS-BONS TERMES ! ceci est clair sans doute. On voit que M. Meunier nous *juge* bien sévèrement aujourd'hui, à quoi cela tient-il; est-ce au besoin de *préciser sa position*? Nous ne saurions le dire, mais ce qu'il y a de certain, c'est qu'il est devenu plus magnétophile que les magnétiseurs ; comme autrefois on vit des gens qui, par excès de zèle, devinrent plus royalistes que le roi.

En voici la preuve : un écrivain magnétiste, M. Morin, adressa à M. Meunier, après la publicité donnée à notre appel, deux lettres (qui demeurèrent inédites), la première commençait ainsi :

« Mon cher Meunier, toute idée généreuse n'attendant » jamais à votre porte, en en prenant le masque on était » sûr de se faire ouvrir. » Et l'auteur continuait sur le même ton. Mais ayant pris ensuite connaissance de nos lettres qu'il n'avait point lu, M. Morin modifia singulièrement ses idées et ses termes à notre égard. Voici ce qu'il écrivit à M. Meunier dans une seconde lettre : « Malgré le désir et même un peu » le droit que j'avais de prendre part au débat magnétique » ouvert dans votre journal, je suis heureux cependant » que la longueur de ma première lettre vous en ait fait dif- » férer la publicité, car *l'honorable condescendance de* » *M. Mabru en eût singulièrement modifié les termes (Sic)*. — » Je me plais donc à reconnaître que cet estimable savant » ne demande rien de trop, et que les magnétiseurs sont » désormais tenus de lui fournir ce qu'il exige pour sa con- » viction. Seulement, permettez-moi de le proclamer à l'a- » vance, MM. les magnétiseurs ne le feront pas, etc... » En voilà certes plus qu'il n'en faut pour confondre et dé- truire les malencontreuses interprétations de M. V. Meunier.

Bien que le but de M. Mabru fût, dit-il, de dissiper le doute et l'incertitude de son esprit sur la réalité des phénomènes magné- tiques, à son langage on reconnaissait plutôt un lutteur quêtant l'occasion de dessiller les yeux des dupes et de confondre des im- posteurs, qu'un homme d'étude cherchant en toute sincérité l'occa- sion d'un agrandissement de savoir.

Nous ne saurions mieux combattre encore ces interpréta- tions hasardées qu'en citant à M. Meunier nos propres pa- roles. Voici donc ce que nous écrivions dans notre seconde lettre (numéro 10 de *l'Ami des sciences*) :

« Ce n'est pas une lutte systématique que nous voulons
» engager, c'est la vérité que nous demandons pour nous et
» pour tout le monde. On affirme qu'il existe des faits ;
» nous demandons à les voir et à leur rendre un entier té-
» moignage si l'on veut les reproduire devant nous, etc. »

Nous disions encore dans cette même lettre :

« Je ferai certainement tous mes efforts pour apporter
» mon humble concours à la destruction de cette erreur et
» à la propagation de cette vérité, si le magnétisme est une
» vérité. » — Que voulez-vous de plus ; que peut-on répondre à de telles paroles ? Rien.

Il faut bien l'avouer, nous ne sommes pas de ceux qui ne
savent chanter que les succès ; nous aimons entendre la
trompette de la victoire, mais nous sommes profondément
convaincu que la destruction d'une erreur est la meilleure
manière de préparer les esprits à recevoir la vérité. — On
ne s'appelle pas *l'Ami des sciences* sans être un peu l'ennemi
du mensonge. M. V. Meunier, plus que personne, doit en
ceci partager notre conviction.

Aussi essayâmes-nous de retirer à la proposition son caractère
trop personnel et le caractère de défi.

Défi ! Encore un mot que nous n'avons jamais prononcé,
et que M. V. Meunier veut bien nous prêter. Le *caractère* de
défi qu'il attribue si bénévolement à nos premières lettres
n'est pas mieux fondé, ainsi que nous l'avons prouvé plus
haut. Mais passons outre, ceci n'est qu'un détail.

Dans le numéro 9, nous mettions en avant l'idée d'un comité
d'étude composé à la fois de magnétiseurs et d'hommes désireux de
s'éclairer sur le magnétisme animal. « Si un tel comité se forme,
» disions-nous, il devra, à notre avis :

» 1° Dresser l'inventaire complet des phénomènes à constater ;

» 2° Établir entre eux une suite, une continuité, un enchaî-
» nement ;

» 3° Enfin procéder expérimentalement à la vérification de chacun
» d'eux dans l'ordre de classement préalablement établi, en don-
» nant la conduite de chaque expérience à l'homme compétent dans
» la question spéciale qu'il s'agira d'élucider. »

Il faut bien peu connaître l'histoire du magnétisme pour
proposer un pareil moyen de vérification. — Quand on sait
tout ce que les magnétiseurs font chez eux et tout ce qu'ils ne
peuvent plus faire hors de chez eux, doit-on considérer comme
possible la formation d'un comité mixte! Ne nous a-t-on pas
allégué cent fois l'impossibilité d'opérer devant des médecins, des physiciens, des chimistes ; tous, tant qu'ils sont,
rebelles au fluide, mécréants et MATÉRIALISTES, des hommes
de science en un mot. — Pour que les expériences réussissent, comprenez-le donc bien, M. Meunier, il faut nécessairement un comité de magnétiseurs, comme pour les
empêcher de réussir, il ne faut qu'un comité d'hommes
experts dans l'art d'interroger la nature.

Cette idée accueillie, il ne se fût agi ni de la simple constatation d'un seul fait, ni de la conversion de quelques incrédules,
mais bien de la constatation et du progrès de la science et de l'édification du public tout entier.

Nous nous estimerions très-heureux de pouvoir édifier le
public tout entier sur la question du magnétisme; mais nous,
qui après avoir longtemps cherché à voir n'avons jamais rien
vu que des *compères*, nous ne saurions avoir la prétention de
constituer une pareille *science*.

Puisque M. Meunier revient encore ici sur notre prétendue
demande d'un *seul fait*, prions-le, pour en terminer avec ce
reproche, de relire notre lettre du 9 mars, voici ce qu'elle
contient : « Nous ne demandions cependant rien de plus
» que ce qui se fait tous les jours dans les salons ; rien de
» plus que ce qui est écrit dans tous les ouvrages sur le ma-
» gnétisme : la *double vue*, *le sommeil*, *l'insensibilité*, etc. »

Voilà ce que M. V. Meunier, qui ne se pique pas d'une très-grande exactitude à notre égard, appelle demander *un seul fait!*

M. Mabru ne se prêta pas à cet élargissement de la question.

Ah! pour le coup, monsieur le rédacteur, ceci est par trop fort et dépasse vraiment toutes les bornes.....

Ne croirait-on pas, à entendre M. V. Meunier, que nous étions revêtu d'un pouvoir en vertu duquel nous avions la faculté d'accepter ou de rejeter telle ou telle combinaison. — Nous déclarons hautement (et toute la correspondance en fait foi), que nous n'avons jamais eu la peine de refuser à M. V. Meunier ce qu'il proposait, pas plus que nous n'avons eu la peine de rejeter le programme des magnétiseurs, puisque ce malheureux programme mort-né n'a jamais salué la lumière. — Le projet de M. V. Meunier n'a été l'objet d'aucune discussion, et nous pourrions défier l'honorable rédacteur de *l'Ami des sciences*, de citer un seul mot de nous, à l'appui de ce qu'il vient d'avancer.

Nous avons, aujourd'hui seulement, exprimé pour la première fois notre opinion personnelle sur la proposition de M. V. Meunier, mais nous nous serions bien gardé de le faire devant les magnétiseurs, ne voulant opposer aucun obstacle à leurs expérimentations. — Il nous suffisait de pouvoir constater le moindre fait, pourvu qu'il fût exempt de charlatanisme.

Le 16 mars (n° 11), M. V. Meunier, de son autorité privée, annonçait à ses lecteurs que « MM. Auzoux et Mabru, » convaincus de la nullité absolue du magnétisme animal, » se retiraient d'une enquête pour eux désormais sans motif, » — et que l'enquête allait entrer dans une phase nouvelle. » — Aujourd'hui encore, M. V. Meunier annonce en terminant son présent article, la fin de la première phase de l'en-

quête. — Là-dessus vous vous attendez peut-être, lecteur,
à voir la seconde phase? Point du tout, vous verrez bientôt
qu'une-éclipse totale et perpétuelle de magnétisme va succéder à la première phase. — L'enquête est morte, l'enquête
est enterrée. — Pourquoi M. V. Meunier ne nous accuse-t-il
pas d'en être aussi la cause?

A notre tour n'aurons-nous pas le droit de lui demander
pourquoi l'enquête ne s'est point continuée comme il l'a
annoncé? Est-ce parce que les magnétiseurs auraient étouffé
cette seconde phase à sa naissance, ou bien parce que
M. V. Meunier ne se serait pas, lui aussi, *prêté à l'élargissement de la question?* — Pourquoi *l'Ami des sciences* ne
l'a-t-il pas dit?

Pourquoi ce silence absolu?

Pourquoi ne pas faire retomber le blâme sur ceux qui le
méritent?

— Est-ce là de l'impartialité?....

Et dans une nouvelle lettre (n° 10) plus précise que la précédente,
il restreignit toute l'affaire à la production d'un seul *fait constant.*

Encore et toujours *un seul fait!* admettons donc pour un
moment cette assertion. — Un fait! c'était bien peu sans
doute, mais trop encore, puisque nous n'avons pu l'obtenir.

Est-ce à M. Meunier de nous imputer à tort un excès de
condescendance envers le magnétisme, quand les magnétiseurs ont continuellement fui devant l'enquête? Ne dirait-on
pas qu'il craint de les voir acculer jusque dans leurs derniers retranchements?

Puisque le magnétisme animal ne peut rien produire,
constatez sa nullité, monsieur le rédacteur, mais ne trouvez
pas là le motif de nous en faire un reproche, car ce seul
fait par nous soi-disant demandé témoignait encore de
notre bonne volonté.

A la place des magnétiseurs, nous nous fussions abtenus.

On a peine à comprendre que M. V. Meunier ait écrit de telles lignes. C'est à n'y pas croire.

Comment, à la place des magnétiseurs vous vous fussiez abstenus? — Pourquoi donc alors avez-vous donné votre adhésion et prêté votre concours à notre appel?.... Ne savez-vous pas, monsieur, qu'*immédiatement* après notre première lettre (à laquelle vous adhériez, ne l'oublions pas), M. Lecoq tenait aux magnétiseurs le même langage que vous leur tenez aujourd'hui, leur donnant absolument le même conseil que vous leur donnez, et que son cri de retraite fut joyeusement répété par tous les fuyards.

Il n'était pourtant point question de *défi*, comme vous le dites maintenant, il s'agissait d'un appel franc et loyal auquel, monsieur, vous étiez associé. Mais déjà vous-même, dès le lendemain, vous approuviez cette abstention conseillée par M. Lecoq, en enregistrant les tristes réflexions suivantes : « En mon âme et conscience, j'avoue que les » magnétiseurs, en tenant ce langage, n'outre-passent pas » leurs droits. On ne peut les tenir pour obligés d'avoir à » fournir leurs preuves, etc. » (n° 10). Leurs droits! il s'agissait bien de cela. Jamais personne ne l'avait contesté ce droit, en tant que droit. — La question que vous soulevez là était pour le moins inopportune. — Vous ne sauriez en douter, monsieur, puisque dans les mêmes circonstances, en signalant la seconde abstention des magnétiseurs, vous disiez vous-même : « *Peuvent-ils honorablement le faire? — Non.* »

Étrange contradiction !

Vous n'aviez, disiez-vous, *pas moins que nous le désir de voir cesser vos doutes* (n° 9) : vous faites avec nous un appel aux magnétiseurs de bonne foi; puis, vous les approuvez implicitement de ne pas s'y rendre. — Vous leur disiez la veille avec nous, venez, et le lendemain, avec monsieur Lecoq, ne venez pas. — Quelle inconséquence! Il faut pourtant opter. On ne peut servir deux causes à la fois sans passer, et à juste titre, pour être guelfe aux gibelins et gibelin aux guelfes.

Permettez-nous de vous le dire, monsieur, moins qu'à tout autre il vous appartenait de conseiller l'abstention. — Votre zèle, nous en avons peur, vous a entraîné plus loin que vous ne vouliez, car voici ce que nous lisons à ce sujet dans le *Journal du magnétisme* (février 1856, p. 109), dirigé par M. Dupotet : « Les amis du magnétisme sont toujours » disposés à en propager la connaissance, et se font un » plaisir de rendre témoins de leurs expériences les per- » sonnes qui désirent s'instruire ; *c'est même là le but prin- » cipal des sociétés.* »

Malgré cette déclaration si formelle, les sociétés mesmé-riennes se sont toutes abstenues. Elles ont compris qu'il ne s'agissait plus ici d'expérimenter comme on le fait au Vauxhall. — L'une d'elles a déclaré chez M. le docteur Au-zoux : « que la science du magnétisme n'était pas encore assez » avancée, etc., etc. » — Et, dans *sa sagesse*, cette société a décidé à l'unanimité qu'elle suivrait les *prudents* conseils de MM. Lecoq et V. Meunier, c'est-à-dire qu'elle s'abs-tiendrait.

Les magnétiseurs en ont le droit, et nous n'insistons pas sur ce point ; mais répétons avec M. V. Meunier :

« *Peuvent-ils honorablement le faire? — Non.* »

Relever le gant ainsi jeté, c'était à notre sens ou pousser la com-plaisance à ses extrêmes limites ou faire trop bon marché de la dignité scientifique.

Pour Dieu, monsieur, ne nous parlez pas de la dignité du magnétisme! Ces doléances ne conviennent qu'aux adeptes. La dignité scientifique du magnétisme animal! voilà qui est curieux sous la plume de M. le rédacteur de l'*Ami des*

sciences. Est-ce qu'on parle de la dignité de Pierrot ou de celle de Robert-Macaire? — Loin de nous la pensée de blesser en quoi que ce soit l'honorabilité personnelle des magnétiseurs de bonne foi. Nous parlons *de la chose* en elle-même, c'est le magnétisme que nous attaquons. Accordons donc, puisque M. V. Meunier le veut, accordons au magnétisme une dignité qui n'existe ni dans ses livres, ni dans ses expériences, ni dans ses relations académiques, ni même au Vauxhall ou dans tout autre salon : témoin la scène tragico-comique racontée par le docteur Beaux. Mais en voulez-vous encore un autre exemple, ouvrez, s'il vous plaît, l'ouvrage de ce magnétiseur distingué, et vous verrez que le magnétisme prend quelquefois un air de dignité et de gra-vité... à nul autre pareil. Laissons parler le docteur Beaux :
— « Un soir, en somnambulisme, Zizine me dit : Monsieur, » défendez-moi donc de manger du papier; chaque fois que » j'en vois un morceau, je m'en empare, et l'envie que j'ai » de le manger est si grande que je l'avale souvent sans me » donner la peine de regarder ce que c'est. » — « Ah ! est-» ce que tu fais cela partout où tu te trouves? Alors tu n'es » pas dégoûtée. » — Prenant un ton grave :
« Mademoiselle, je vous ordonne de ne plus manger de » papier. » Zizine : « Merci, monsieur. » Huit jours après, elle me dit : « Vous ne savez pas, hier, mon envie de » manger du papier est revenue; j'en ai mis un morceau » dans ma poche, et je crois même que j'en ai mangé un » peu.» Je renouvelai ma défense, et depuis ce temps-là » l'envie ne lui en est pas revenue.» (*De l'influence de la magnétisation,* p. 67.)

Voilà, quant à nous, la *dignité scientifique* que nous re-connaissons au magnétisme. Ah, pardon ! il nous en revient encore une autre à l'esprit : quand on le prie d'expérimenter SÉRIEUSEMENT (lui d'ordinaire si grave et si compassé quand il fait ses passes), il se met à siffler, à gambader, à rire et railler.

— A défaut d'expériences, le magnétisme fait des couplets. — C'est amusant. — En voici un qui fut chanté au dernier banquet des magnétiseurs trinquant à la naissance de Mesmer :

AIR : *Un beau chevalier*, *etc.*

J'ai chanté Mesmer... Grand Dieu ! je m'arrête...
Je sens que mon cœur se glace d'effroi.
Un fait récent vient me gâter ma fête,
Et le frisson s'est emparé de moi.
Ce banquet, messieurs, est un barbarisme,
Un scandale affreux, un acte incongru !
Car vous oubliez que le magnétisme
N'est pas reconnu par monsieur Mabru.

Les hommes adonnés à la culture d'une science ne pouvant être tenus de répondre à la sommation de quiconque exige la production de leurs preuves.

Ont-ils le droit de s'abstenir ? — Oui.

« *Mais peuvent-ils honorablement le faire ?* — Non. » (V. Meunier)..... Et cela, parce que le magnétisme est loin d'être, pour beaucoup de gens, ou une science ou une question jugée. Le vulgaire n'y voit souvent qu'une controverse.

— Croyez-le bien, monsieur, si le magnétisme avait pour lui la vérité, il aurait tout intérêt à en faire briller le flambeau ; s'il possédait *un seul* fait, loin de se réfugier dans un coupable silence, il monterait plutôt sur les toits pour le crier à tous les passants. Quelle est donc cette prétendue *science* qui annonce des vérités nouvelles, qui se pose en victime et qui crie au scandale contre toutes les Académies de l'Europe, qui se place au-dessus de tout, feint d'en appeler à l'examen des faits, et emploie ensuite tous les moyens possibles pour échapper à toute espèce d'examen comme à toute espèce de juridiction ?

Quant à votre QUICONQUE, monsieur, permettez-nous de vous le dire, cette expression est vraiment trop forte. — Comment! quand un professeur de bonne foi, un savant distingué comme M. le docteur Auzoux, jouissant de l'estime générale et de la haute considération de tous ses auditeurs; quand un tel homme, entouré de plus de deux cents personnes, pouvant appeler à son aide le concours de beaucoup d'autres savants, veut bien offrir son local, l'autorité de son témoignage, et au besoin celle des hommes les plus élevés dans la science; quand une telle réunion de personnes n'ayant d'autre mobile que l'amour de la vérité, offre de lui rendre publiquement témoignage; c'est là ce que vous qualifiez d'un QUICONQUE! — L'expression nous semble quelque peu déplacée.

Il ne s'agissait pas non plus d'une *sommation* comme vous le dites, mais d'un appel aux hommes de foi et de conscience. — Tout le monde n'a-t-il pas le droit de prendre fait et cause pour la vérité qui n'appartient à personne, et par cela même, qui est le patrimoine de tous? La parole n'appartiendrait-elle qu'aux *prêtres* de l'erreur ou du mensonge? — QUICONQUE enseigne et répand *publiquement* une doctrine vieille ou nouvelle, est tenu, quand la question est douteuse ou suspecte, de fournir ses preuves au grand jour et ne peut s'abstenir sans se déshonorer, comme vous l'aviez fort bien dit, monsieur.

Seul, réduit à l'exiguïté de nos propres forces, nous n'eussions peut-être jamais eu la pensée de provoquer une enquête sur le magnétisme; c'est du reste ce que nous vous écrivions le 21 mars 1856, alors que vous nous engagiez d'entrer en pourparlers avec MM. les magnétiseurs (voir la lettre de M. Meunier du 20 mars), nous vous répondions : « Le comité d'examen qu'on devait former n'existant pas, » je ne puis rien accepter en particulier, je n'ai point qua-

» lité pour cela ; le public devient seul juge et apprécia-
» teur, etc. » — C'est à cette condition que nous acceptions,
car pour couvrir notre responsabilité personnelle nous demandions une chose, la publicité entière et complète de
tout ce qui se ferait. — Cela n'a pas été toujours admis.

Vous prétendiez il y a un instant, monsieur, que l'enquête avait en quelque sorte échoué par notre faute, car
nous ne nous étions *pas prêté à l'élargissement de la question,*
disiez-vous. — Ceci est fort adroit sans doute. — Mais actuellement vous alléguez que les magnétiseurs *ne peuvent
être tenus de répondre à la sommation de quiconque exige la
production de leurs preuves.* — Voilà de ces inconséquences
qu'il suffit de signaler pour les faire connaître. Et vous n'a-
vez pas assez d'éloges ni de bravos à donner aux magnétiseurs pour approuver du geste et de la voix leur abstention.

Constatez cette abstention, flétrissez-la de tout votre talent, comme vous l'avez fait dans votre numéro du 20 avril,
c'est un devoir. Mais n'en rejetez pas la faute sur nous, qui
avons provoqué et non pas étouffé l'enquête. Reconnaissez
avec MM. Arago, Dubois (d'Amiens) et Amédée Latour que
ce spectacle n'est pas nouveau pour nous.

Reconnaissez que, malgré les phrases du journal de M. Dupotet, s'exprimant ainsi : «les amis du magnétisme sont tou-
» jours disposés à en propager la connaissance.—C'est même
» là le but principal des sociétés ! » — Reconnaissez, disons-
nous, que non-seulement les magnétiseurs, mais la Société
mesmérienne elle-même, s'est encore abstenue, alléguant que
la science du magnétisme n'était pas assez avancée (lettre
de M. le docteur Auzoux). —Reconnaissez avec M. Morin,
que tout ce que nous demandions était juste et fondé, que
nous en avions le droit, et que, malgré toutes ces raisons,
les magnétiseurs n'y ont point répondu.

Reconnaissez tous ces faits qui sont patents, car il demeure bien avéré que le magnétisme animal demandera ÉTERNEL-LEMENT l'enquête, l'examen, le *fiat lux* et la vérification de ses titres, etc., etc.; qu'il criera à l'injustice, au scandale, au mauvais vouloir, à l'ignorance contre tous les corps savants, mais qu'il mettra tout en œuvre et fera en même temps tout ce qui dépendra de lui pour se soustraire à toute espèce d'examen sérieux.

Sentiment que nous exprimâmes en même temps que nous insérions la seconde lettre de M. Mabru.

Sentiment contraire à celui que vous exprimiez à la suite de notre première lettre, ainsi que nous l'avons constaté; sentiment sur lequel nous ne reviendrons pas.

Trois magnétiseurs, MM. Derrien, Gentil et de Rovère, répondirent à l'appel de ce savant (n° 10); nous rendîmes hommage à leur empressement, témoignant d'une grande conviction et de beaucoup de dévouement.

Trois magnétiseurs! trois! Ce chiffre demande à être vérifié.

A ne prendre les choses que pour ce qu'elles valent, il n'y eut, en réalité, qu'un seul magnétiseur, M. de Rovère, qui répondit à notre appel, et encore, fidèle au mot d'ordre général, ne produisit-il jamais son programme. Tout fut noyé dans d'oiseuses discussions. — M. Lecoq, ce jour-là, n'avait pas chanté victoire, il battait la retraite dans le camp de Mesmer, et son cri d'alarme était répercuté par tous les échos du monde magnétique.

Quant à MM. Derrien et Gentil, dont M. V. Meunier cite ici les noms, voici en quels termes ils répondirent.

Laissons d'abord parler M. Derrien :

« Je vous prie de penser à moi pour la convocation qui » précédera la séance expérimentale. »

Ceci est l'acceptation, non pas pure et simple, car suit immédiatement la restriction.

«Toutefois il est bien entendu que, pour mon compte, je » ne souscris pas à la *condition inacceptable* que les expé- » riences seront dirigées par M. le docteur Auzoux.» (N° 11.)

Nous nous sommes trop longuement expliqué sur le sens du mot *dirigé* (mot adopté aussi par Arago) pour y revenir encore ici.

M. V. Meunier avait spécifié en insérant notre appel que les expériences auraient lieu DANS LES CONDITIONS PRESCRITES. — C'était donc à MM. les magnétiseurs de se soumettre aux *conditions prescrites* ou de ne point répondre à l'appel. — Nous avions de très-bonnes raisons pour n'accepter que des expériences bien faites.

Un magnétiseur ne pouvait pas venir dire j'accepte votre défi, pour parler comme M. V. Meunier, ou je me rends à votre appel, mais à la condition que vous me laisserez opérer comme on opère au Vauxhall, par exemple, etc. Quelle dérision !

On comprend très-bien qu'accepter ainsi, ce n'est pas accepter.

M. Gentil aussi *accepta*, lui, mais comment? Est-ce purement et simplement, sans difficultés et sans ambages? C'est ce qu'on va voir. Voici en quels termes il le fit :

« Je vous avoue donc, mais péniblement, que cet appel » me semble étrange..... Le magnétisme a bien des détrac- » teurs intéressés parmi les médecins..... Les influences con- » traires sont toujours préjudiciables ; elles vicient l'atmo- » sphère et indisposent les sujets, qui dès lors restent cois. » (N° 10). — N'oublions pas, je vous prie, que c'est M. Gentil qui a écrit : « *Lecteur, allez aux faits, toujours aux faits!* etc. »

Ainsi, l'un de ces messieurs récuse la direction de M. le

docteur Auzoux, qui serait incompétent pour juger le magnétisme; l'autre récuse LA PRÉSENCE des médecins et des incrédules comme gens contraires à la production du fluide, etc. — Voilà ce que M. Meunier nomme répondre à l'appel, ce qui ne l'empêche pas d'écrire de tout son cœur : nous rendîmes hommage à tant d'empressement, de conviction et de dévouement.

Quant à nous, nous sommes loin de nous associer aux hommages rendus par M. V. Meunier... Nous l'avons déjà dit, les magnétiseurs lui devront un tribut d'éloges.

Le premier, M. Derrien acheva d'engager la question dans la voie où M. Mabru voulait la pousser, en offrant (n° 11) de produire le phénomène de *la vision à travers les corps opaques.*

Il est certain que nous voulions pousser l'enquête dans la voie des expériences, nous ne nous en défendons pas. L'expérience est pour nous le grand élément de la vérité. Peu nous importent les discussions magnétiques, à nous qui tenons pour nulles toutes les doctrines qu'on débite sur cette prétendue science.—RES, NON VERBÀ.— Il ne nous faut que des faits; on nous en offre un qui est sérieux et concluant, nous l'acceptons.

M. V. Meunier le regretterait-il ? — Il nous le donnerait presque à penser par la manière dont il en parle ici.

Est-ce notre faute à nous si M. Derrien n'a pu tenir sa promesse et remplir son court programme, s'il n'a pu reproduire ce fait *impossible?* Nous savions bien d'avance (il ne faut pas être un grand sorcier pour cela) qu'on ne voit pas avec le talon ou avec le gros orteil; qu'on ne voit pas *sans le secours des yeux;* qu'on ne voit pas à travers les corps opaques, etc. Mais enfin, puisqu'on l'écrit partout, puisqu'il y a de grands noms qui l'affirment, puisqu'il y a des gens d'honneur et d'intelligence qui le certifient, il fallait bien le voir, et le voir une bonne fois; non pas au Vauxhall, mais au grand jour de la publicité, dans un journal qui pouvait donner de l'extension à l'expérience, en même temps que le fait eût donné une *leçon* à tous les académiciens. — MM. les magnétiseurs ne l'ont point voulu.

Est-ce notre faute à nous, si l'expérience donne toujours le démenti à tous ceux qui se vantent de produire de pareils phénomènes? Nous n'en pouvons mais, et nous en appelons à tous *les gens d'honneur et d'intelligence* qui reconnaîtront avec nous que l'autorité des noms doit s'incliner devant l'autorité du fait!

M. Mabru, saisissant l'occasion au vol, défia les magnétiseurs de déchiffrer un seul mot placé dans un coffre dûment scellé (n° 15).

Nous venons de relire le numéro 15 indiqué par M. Meunier, et les meilleurs yeux du monde, même ceux des lucides, n'y trouveront pas le mot *défi* qu'il persiste à nous prêter. Pure question de forme, il est vrai, mais enfin question utile à relever, puisqu'on s'autorise ici de ce mot *défi* pour approuver l'abstention des magnétiseurs et justifier le rejet de l'enquête. Voici au contraire comment le rédacteur de *l'Ami des sciences* parlait de notre *proposition* dans son numéro 15 : «*M. Mabru indique une expérience décisive et qui » paraît tout à fait acceptable.*»

Quoi qu'il en soit, il faut convenir que chaque fois qu'une personne se vante de pouvoir faire *l'impossible* et qu'on la prie d'opérer pour vérifier *le fait*, on a toujours l'air de lui jeter un défi. — M. V. Meunier, dans ce cas, se garderait bien *de relever le gant ainsi jeté,* car *ce serait à son sens pousser la complaisance jusqu'aux extrêmes limites.* — Mesmer, nous l'avons dit, n'eut pas d'autres raisons à donner devant les académiciens; il appelait la vérification des faits un *enfantillage,* et jamais il ne voulut *relever le gant ainsi jeté.*

Cette occasion que nous avons *saisie au vol*, et que M. Meunier a l'air de nous reprocher, a cependant donné lieu à un sérieux résultat, puisque nous avons pu constater à nouveau et d'une manière authentique, que les somnambules sont impuissants à voir *sans le secours des yeux*. Notre enquête n'eût-elle porté que ce seul fruit, nous serions loin de juger un tel résultat comme chose inutile.

Nous ne tenions pas, nous, à ne constater que des résultats positifs; quand il s'agit du magnétisme, les résultats négatifs doivent être également enregistrés, car ils jettent bien plus de lumière que les premiers qu'on ne voit jamais, si ce n'est au Vauxhall.

Mais, dira M. V. Meunier, si vous tenez compte des faits négatifs, vous vous posez en *lutteurs!* — Avouons que c'est malheureusement un peu le nom qui convient à tous ceux qui défendent la vérité. — A Dieu ne plaise que nous ayons ici l'orgueilleuse prétention de nous mettre en parallèle avec Voltaire, mais le mot de M. V. Meunier nous rappelle malgré nous celui du défenseur de Calas, de ce fier lutteur qui a attaqué tant de superstitions, et qui a dit si souvent en parlant de lui-même: « *Ma vie est un combat.* » —N'enregistrez que des faits positifs, dites toujours oui! trouvez que tout est bien dans le meilleur des mondes possibles, et partant vous n'aurez plus de combats, plus de luttes à soutenir; il ne vous restera plus qu'à mettre votre bonnet de coton et à dormir paisiblement du *sommeil des justes.* — A tort ou à raison, est-ce que M. V. Meunier, est-ce que tous les partisans du magnétisme ne se posent pas un peu en lutteurs quand ils attaquent les académiciens, etc., etc. ?

C'est, du reste, une expérience que les magnétiseurs ont faite des millions de fois au témoignage de leurs livres.

Au témoignage de *leurs livres!* Voilà qui est très-bien

dit et qui répond merveilleusement à tout. — C'est charmant... sur le papier.

M. V. Meunier reproduit ici une partie de ces témoignages qu'il extrait de la longue note que nous lui avions adressée, et que suivant l'ordre chronologique, nous avons nous-même reproduits avant le présent article. (Voyez *Forfanterie et incapacité.*)

Puis après toutes ces citations qui *témoignent* du phénomène de double vue, M. V. Meunier termine son article par les réflexions suivantes :

Ces citations sont prises entre des milliers de passages semblables.

M. V. Meunier a parfaitement raison, tous les livres des magnétiseurs ne contiennent que des *faits* de ce genre. En les lisant, on croirait lire les contes de fées ou l'histoire des miracles.

On voit que l'expérience proposée par M. Mabru passe pour avoir maintes fois réussi.

Parbleu, cette expérience réussit encore tous les jours dans les salons et où tous les *fluides* d'élite se trouvent réunis et admirablement disposés pour en assurer le succès.

Peste soit du métier! Si les somnambules allaient rester *cois* devant les clients qui leur apportent des *budjous*, que dirait donc le bon public qui va là pour s'assurer de l'existence du magnétisme?

Rien n'est plus réel, rien n'est plus fréquent, dit M. Teste, que cette faculté de lire à travers les corps opaques, et il connaît à Paris un grand nombre de somnambules qui en sont doués.

N'oubliez pas, lecteur, n'oubliez pas que c'est ce même M. Teste qui s'est présenté comme concurrent devant l'Académie de médecine pour gagner le prix Burdin en 1837; écueil contre lequel sont venus échouer tous ceux qui se

vantaient de reproduire le phénomène de double vue. —
Pourquoi faut-il que la lucidité la plus parfaite se détraque
ou s'obscurcisse continuellement devant toutes les épreuves
un peu sérieuses?

**Au récit de M. Pigeaire, M. Jobard a même demandé qu'on le
mît en demeure de faire cequ'aujourd'hui on prie les magnétiseurs
de produire.**

Malgré sa demande, malgré même ses brillantes théories,
M. Jobard, comme tous les autres, a cru qu'il était prudent
de s'abstenir. Il a donc gardé le plus profond silence, ce qui
ne laisse pas que d'être assez triste pour un penseur de la
force de M. Jobard. Du reste, cela n'est pas nouveau, nous
ne l'avons que trop prouvé; tous les magnétiseurs demau-
dent l'enquête, l'examen, et ils forment de magnifiques
projets sur ce chapitre; mais, hélas! il faut bien le dire, ici
plus que partout ailleurs,

Il y a loin du projet à la chose.

**Le somnambule qui assiste à Paris à la mort du sultan ou qui voit
dans la lune fait assurément un tour de force très-supérieur à celui
dont on sollicite aujourd'hui l'exhibition.**

M. V. Meunier est bien bon de trouver qu'il est plus facile
de lire dans un livre *sans le secours des yeux* que de lire à
travers les murailles. Mon Dieu, pour nous c'est tout un, du
moment que les yeux ne servent plus, que le phénomène de
la vision s'opère par la nuque, le gros orteil, les plexus ou
le talon, il n'y a réellement plus de raison plausible à alléguer
pour limiter le phénomène de la vision. Les magnétiseu s et
les somnambules qui ont prétendu qu'on pouvait voir dans
la lune sont parfaitement conséquents avec la théorie qui
place tous les phénomènes d'optique dans le talon. Seulement, nous ferons observer que ce talon qui voit si bien à

des distances incommensurables a terriblement d'analogie
avec le talon d'Achille; il est si vulnérable, qu'on ne l'expose
pas volontiers au grand jour.

La proposition étant d'ailleurs faite à tous et à toutes, dans les circonstances les plus favorables, sans limites de temps ni de lieu, sans
exclusion d'individus, il nous paraissait impossible qu'elle ne fût
relevée par personne; nous espérions d'ailleurs qu'elle serait acceptée par MM. Gentil et de Rovère, qui, comme nous le verrons,
disent avoir pratiqué avec succès des expériences de ce genre.

Puisque M. V. Meunier veut bien espérer encore, nous
pouvons, sans être un grand prophète, lui prédire qu'il
espérera longtemps. — L'espérance est, du reste, une vertu
chrétienne; on ne saurait trouver une plus belle occasion de
la pratiquer... longuement.

MM. Derrien et de Rovère nous ont écrit pour se récuser.

Il est vraiment plus facile de se récuser que de faire des
miracles; il n'est pas à la portée de tout le monde de prouver
de pareilles choses par des faits, mais on a toujours la
ressource de se récuser. C'est commode, c'est facile :

> Je me récuse,
> Tu te récuses,
> Nous nous récusons, etc.

Bonnes gens qui voulez du magnétisme, allez donc au
Vauxhall!!!

L'impartialité exige que nous produisions leurs lettres : nous les
donnerons la première fois. Cette insertion mettra fin à la première
phase de l'enquête.

A la première phase de l'enquête! vous l'entendez, ami
lecteur. — Le magnétisme n'étant pas de ceux qui tiennent
tout ce qu'ils promettent, la seconde phase, implicitement

annoncée n'est et ne sera jamais qu'à l'usage de ceux qui ont foi en cette *religion* et qui savent espérer en Mesmer, son divin maître. Mais c'est ici le cas de dire :

> Belle Philis, on désespère
> Alors qu'on espère toujours.

———— ⸙ ————

En publiant aujourd'hui les lettres de récusation qu'il avait annoncées, M. Meunier prend la parole contre leurs auteurs et parle actuellement dans notre sens. Nous n'insisterons donc pas davantage sur l'objet de cette discussion; nous croyons d'ailleurs avoir accumulé un assez grand nombre de citations et de preuves militantes contre tous les sophismes des magnétiseurs, pour que le lecteur soit désormais fixé sur le véritable esprit et la nature de tous les débats magnétiques.

N° **18**
de
l'Ami des sciences.

On verra avec quelle facilité le magnétisme animal sait se tirer d'embarras; c'est toujours sa même et vieille tactique : on peut la résumer en peu de mots :

S'agit-il d'opérer? — On peut se récuser.

Des faits négatifs sont-ils authentiquement constatés? — On les nie.

Des aveux d'incapacité sont-ils publiquement produits? — On proteste.

Rien au monde n'est plus simple, plus commode et plus expéditif; le magnétisme n'est jamais gêné, jamais emprunté, jamais à bout de subtilités ou d'expédients...

L'abstention est générale, c'est vrai; mais qu'importe? cela n'infirme rien; au contraire, c'est sagesse. — *Car un profane, un seul profane peut tout compromettre.* — M. Jobard n'en a-t-il pas *déduit la loi de cent expériences?*...

Bientôt M. Derrien va nous annoncer que son sujet a perdu sa lucidité en se fatiguant la *vue* (c'est-à-dire l'estomac, les plexus ou le talon) à déchiffrer trois lettres placées sous un cachet.— C'est vraiment jouer de malheur! s'abîmer ainsi... le *talon* à force de regarder un cachet! quand on lit si facilement dans la lune! quand on découvre les objets volés ou les chiens perdus! etc. — Enfin, il faut se résigner; nous l'avons déclaré dès le commencement, le magnétisme ne tient pas tout ce qu'il promet. Hélas! s'il tenait seulement ce tout petit phénomène de la vision à travers les corps opaques, nous ne lui en demanderions pas davantage pour être convaincu que cette prétendue science n'est pas un leurre; mais puisque ce maudit cachet a renversé nos plus belles espérances en rendant impossible l'expérience capitale proposée par M. Derrien, contentons-nous de faire observer que ce cachet, cette goutte de cire, joue ici un bien grand rôle! — C'est le grain de sable de Cromwell dont parle Pascal.

N'est-il pas bien regrettable, bien malheureux pour les partisans du somnambulisme, que le seul sujet de qui dépendait le triomphe d'une telle cause ait ainsi perdu subitement et si mal à propos sa PERLUCIDITÉ? Cependant, s'il faut en croire un savant magnétologiste, les facultés des somnambules ne se perdraient pas aussi facilement que le suppose M. Derrien. Elles ont un caractère de ténacité et de persévérance qui est bien digne de fixer l'attention de MM. les magnétiseurs. Voici ce que raconte le docteur Beaux : « Deux sœurs endormies l'hiver près du feu n'ont été » réveillées que trois mois après au parc de Monceau. » Le même auteur cite encore un magnétiseur qui laissa sa femme en état de magnétisme jusqu'à la fin de ses jours. (*Influence de la magnétisation*, p. 139.)

Laissons actuellement la parole à M. Meunier :

Rien n'est donc plus commun, si l'on s'en rapporte aux citations précédentes, que le phénomène de la vision à distance ou à travers les corps opaques dont on prie les magnétiseurs de renouveler l'exhibition. Aucun d'eux cependant n'accède à la prière, ne relève le défi. Loin de là, des trois magnétiseurs dont nous avions loué l'empressement, deux nous ont adressé les récusations qu'on va lire; le troisième n'a dit mot, ce qui, cette fois, n'est pas consentir. (V. Meunier.)

M. Derrien à M. Meunier.

Monsieur,

M. Mabru s'était éloigné du débat magnétique. Il y rentre, non plus par une proposition, mais par une provocation qui déplace complétement la question.

Il s'agissait d'abord d'une enquête sérieuse sur le magnétisme animal. Des expériences de toute nature, *au choix des magnétiseurs*, devaient avoir lieu devant un comité dont feraient partie même des partisans du magnétisme. C'est alors que nous nous sommes mis en avant, mes collègues et moi, pour soumettre théoriquement et pratiquement cette science, *suivant un plan d'étude convenu*, à l'examen d'hommes impartiaux et éclairés.

Aujourd'hui cette enquête se bornerait, non pas même à l'étude du somnambulisme, mais à la constatation d'un seul phénomène, qui ne se produit que rarement sur des sujets très-rares, dans les conditions définies par M. Mabru.

Nous ne pouvons suivre celui-ci sur le terrain où il veut nous placer. En effet, que le phénomène demandé réussisse ou échoue, le résultat ne prouvera absolument rien *pour* ou *contre* le magnétisme envisagé comme moyen thérapeutique; et c'est sous ce seul point de vue que les magnétiseurs doivent tenir à le présenter. Quel est donc celui qui voudrait assumer la responsabilité de faire dépendre des facultés psychologiques d'un sujet, c'est-à-dire des facultés les plus variables, la décision à intervenir dans la question?

D'ailleurs, il ne revient pas au même, pour un somnambule, de voir des surfaces malgré l'occlusion palpébrale, ou de reconnaître dans l'intérieur d'une boîte un objet qu'on y aurait inséré. Ce sont deux phénomènes essentiellement distincts.

Si, dans le premier cas, les yeux du somnambule sont couverts d'un bandeau, il lui reste, en dehors, assez de points libres pour que de l'un de ces points un rayon s'échappe et vienne, traversant l'*espace*, prendre avec une surface quelconque un contact qui détermine en lui une impression transmise au cerveau par suite d'un phénomène analogue à celui qui donne lieu aux reproductions daguerréotypiques (1). — Le plus souvent la faculté de vision, résultat de l'électricité animale modifiée, s'arrête à la superficie des corps, ayant d'ailleurs cela de commun avec l'électricité atmosphérique. Ne voit-on pas même celle-ci, toute force brute qu'elle est, affectionner telle partie d'une surface, selon sa forme, préférablement à telle autre? — Ce que la forme fait ici, le sentiment le fait chez l'homme.

Dans le second cas, il faut que l'essence de la vision pénètre à travers un corps matériel, — ce qui est bien différent et beaucoup plus rare; si rare que huit fois sur dix, le résultat du phénomène peut être attribué, plutôt qu'à la vision, à la faculté de transmission de pensée, possédée à un si haut degré par les somnambules (quand il s'agit toutefois d'expériences en dehors de l'instinct médical); or, pour que le phénomène se produise à l'aide de la transmission de pensée, il est indispensable qu'il y ait un rapport entre le sujet magnétisé et la personne qui a inséré l'objet à découvrir; que, surtout, cette personne ne l'ait pas touché avec la volonté ou le sentiment qu'il ne soit pas aperçu; et qu'enfin, elle soit sympathique et non hostile : toutes conditions qui n'existent pas dans l'expérience qui nous est demandée.

Quand une telle expérience est obtenue à l'aide de la vision, il est à remarquer que c'est, sinon toujours, du moins très-souvent, par suite d'une initiative prise par le somnambule. Si, dans ce cas, le magnétiseur imposait sa volonté, ce serait risquer de perdre les facultés de son sujet. — Il est des limites auxquelles est soumise la conservation de ces facultés.

Et n'est-il pas également dans la nature de ces phénomènes qui n'arrivent que lorsqu'on ne les cherche pas? Des masses de charbon s'enflamment subitement; de même, des meules de foin — par suite, dit-on, du mélange d'eau avec ces matières. — Nous fournirons le tout à MM. les chimistes qui prétendront nous rendre témoin du phénomène d'ignition de ces mélanges à volonté.

---

(1) Je raisonne sur une spécialité, un mode particulier de perception. Il me fallait un exemple; j'ai chosi celui qui m'a paru le plus compréhensible. (Note de M. Derrien.)

Enfin, comme il a toujours été écrit et reconnu que les dispositions des somnambules sont en raison de celles de leurs magnétiseurs, et que, pour ma part, j'ai toujours appliqué le magnétisme dans le seul but de préserver et de guérir, répugnant, par nature, à toutes expériences sans résultat utile, vous comprendrez, monsieur, que les sujets dont je pourrais disposer ne seraient point aptes à celles qui s'écarteraient de la voie dans laquelle je les ai toujours maintenus.

Permettez-moi, pour terminer, de relever une assertion de M. le docteur Auzoux : un membre de la Société du mesmérisme, délégué par cette Société, lui aurait déclaré que, dans l'état actuel de la science, on ne pourrait compter sur aucun phénomène assez constant pour s'engager à le produire en public.

Comme une telle déclaration me semblait impossible, attendu que tous les phénomènes physiologiques — et ils sont nombreux — sont invariables et constants, par rapport aux sujets sur lesquels ils ont été obtenus une fois, j'ai été aux renseignements, et je puis affirmer :

1° Que la Société du mesmérisme a décidé — par des raisons qu'il ne m'appartient pas de développer ici, mais toutes différentes de celle qui a été citée — qu'elle ne répondrait pas à l'appel de MM. Auzoux et Mabru ;

2° Que, dès lors, elle n'a pu donner mission à l'un de ses membres de se rendre près de M. le docteur Auzoux.

Le magnétiseur dont parle ce dernier agissait donc en son nom personnel; et, d'ailleurs, le *Journal du magnétisme*, n° 230, du 25 février, contient un désaveu du propos qu'on lui attribue.

Vous avez été, monsieur, le juge du camp dans la discussion qui, je le crois, se termine aujourd'hui. Cette position vous oblige à une impartialité que j'invoque une seconde fois, pour obtenir l'insertion de ma lettre dans votre prochain numéro.

J'ai l'honneur,   DERRIEN.

Il serait aisé de discourir longuement et agréablement sur cette lettre. Mais trop de place a été inutilement sacrifiée à cette vaine discussion.

On pourrait dire à l'auteur : Moins que personne vous avez le droit de vous plaindre des étroites proportions du débat réduit à la production d'un seul fait, car vous en avez vous-même tracé les limites en écrivant : « C'est ce phénomène de la vision sans le secours des yeux qui vous convaincra de la réalité du somnambulisme. » (N° 11 de *l'Ami des sciences*.) Ses doléances sur ce point ont donc tout l'air (apparence trompeuse sans doute) d'une échappatoire ; d'autant que les derniers mots de la lettre : « la discussion qui, je crois, se termine aujourd'hui, » n'indiquent point un pressant besoin de prolonger le débat.

On pourrait encore faire remarquer que la singulière prétention de réduire le magnétisme à n'être qu'un moyen thérapeutique, doit être du goût de ceux qui veulent s'en faire un moyen d'existence. Ce serait le cas de demander à l'auteur s'il n'est pas orfévre. Nous nous bornerons à faire observer qu'en matière scientifique une question de fait se règle par l'observation, et non par la considération de l'emploi dont ce fait peut être susceptible.

On pourrait répondre également qu'il n'importe pas du tout pour le moment de savoir « s'il revient au même, » pour un somnambule, d'avoir les yeux bandés devant un objet découvert, ou les yeux ouverts devant un objet mis sous clef ; mais qu'il importe beaucoup de savoir si l'on doit ajouter foi aux récits innombrables de centaines et de milliers de magnétiseurs déclarant unanimement, depuis un demi-siècle, que la vision à distance sans les yeux à travers les corps opaques est un fait réel.

On pourrait aussi, en passant, s'amuser à dégonfler d'un coup d'épingle la théorie de la vision ci-dessus présentée.

Enfin on aurait le droit de faire remarquer à l'auteur que ce phénomène de la combustion du charbon et du foin cités par lui à titre de représailles contre les chimistes, étant qualifié par ceux-ci de *spontané*, on outre-passe la permission en exigeant des chimistes qu'ils le produisent « à volonté. »

Nous ne ferons rien de tout cela, et nous arrêtant seulement à ce passage où l'auteur déclare que l'expérience proposée « répugne à sa nature » (essentiellement médicatrice peut-être), je me bornerai à rapporter, comme le tenant de M. Derrien lui-même, qui l'affirme, que tout récemment sa somnambule a, sur son invitation, déchiffré plusieurs lettres (les premières et les dernières) d'un mot mis sous une enveloppe et scellé de cinq cachets ; si elle n'a pas lu tout le mot, c'est, nous a dit l'expérimentateur, parce que l'un des cachets en couvrait le milieu.

Voici la seconde lettre (V. Meunier) :

M. J. de Rovère à M. Meunier.

14 avril 1856.

Monsieur,

Plus affligé que surpris de tout ce qui se passe relativement à l'enquête sur ce qu'on appelle (à tort, suivant moi), *magnétisme animal*, je voudrais pouvoir m'abstenir d'encombrer les colonnes de votre journal de ma très-chétive phraséologie; mais je suis forcé, vu les circonstances, de vous prier de vouloir accorder aux quelques lignes suivantes une hospitalité devenue indispensable.

Le 24 février dernier, M. Mabru faisait un appel aux magnétiseurs en déclarant qu'il était approuvé par M. Auzoux.

Je me suis empressé de répondre à cet appel, car M. Mabru déclarait d'une manière formelle que nous sommes tous intéressés à savoir ce qu'il faut croire et ce qu'il faut rejeter, ce qui est certain et ce qui est douteux. Le savant chimiste ajoutait qu'après avoir sérieusement songé aux meilleurs moyens à employer pour parvenir à savoir enfin à quoi s'en tenir sur le *magnétisme animal*, il considérait comme suffisant de provoquer des *expériences publiques* et *d'opérer au grand jour dans des conditions telles*, qu'il deviendrait impossible de placer sérieusement la plus petite objection. Puis il ajoutait qu'il était persuadé que M. V. Meunier, rédacteur de *l'Ami des sciences*, se ferait un véritable plaisir de prêter son concours à cette œuvre de *lumière* et de *vérité*.

Vous avez approuvé cet appel, monsienr le directeur, et je n'ai point balancé à accepter la proposition de MM. Mabru et Auzoux, parce que j'étais bien convaincu que, sous vos auspices, l'impartialité présiderait et à la direction des travaux et à la constatation des faits, de quelque nature d'ailleurs qu'ils pussent être.

Plus tard, M. Mabru a introduit d'autres conditions plus ou moins acceptables; je ne m'en suis point occupé, attendant toujours le moment où je serais appelé pour être entendu. Mais tout change, et M. Mabru, d'après, dit-il, la déclaration d'un délégué de la Société mesmérienne, adopte pour conclusion *la nullité absolue du magnétisme animal*.

J'ai protesté au point de vue de la science et de la vérité contre les conclusions de M. Mabru, et si cette protestation n'a pas paru dans votre journal, monsieur, elle n'en est pas moins déposée dans vos archives, car j'ai eu l'honneur de vous la faire parvenir immédiatement après avoir eu connaissance de ce fait tout à fait étrange.

Aujourd'hui encore, M. Mabru, oubliant sans doute les moyens qu'il avait proposés d'abord, veut réduire la science dite magnétologique à un seul fait, et quel fait? un fait de *seconde vue*. Mais où sommes-nous donc et où allons-nous?

Quand à moi personnellement, je ne m'occupe guère de ce genre de démonstration, et dans mes cours d'enseignement ce n'est pas là le terrain sur lequel je cherche à poser les fondements du temple de la vraie science. Je proteste contre le projet de faire des expériences dans les cabinets particuliers des démonstrateurs. C'est en public, c'est chez les savants même, c'est au grand jour qu'il faut des expériences de nature à faire naître la conviction.

Je désire ardemment que vous vouliez bien nous faire connaître votre plan d'étude. Vous pouvez compter d'avance sur ma bonne volonté et mon zèle à toute épreuve, car il est temps que l'étude des modifications corporelles et intellectuelles que l'homme peut exercer sur lui-même, soit enfin connue et appréciée ; mais, hélas! les sublimes vérités du magnétisme animal sont noyées dans un vaste océan d'erreurs, et nous nous trouvons assiégés entre la *négation* de la part des magnétophobes, et *l'exagération* de la part de plusieurs magnétophiles.

Recevez, etc.   J. DE ROVÈRE.

L'auteur dit de l'expérience proposée : « Quant à moi, je ne m'occupe guère de ce genre de démonstration, et dans mes cours d'enseignement ce n'est pas là le terrain sur lequel je cherche, etc..... »

Voici cependant ce que nous lisons dans un livre publié, il y a quelques mois, par M. de Rovère lui-même, sous ce titre : *Fiction et Réalité* (page 56).

M. Meunier reproduit ici une partie des citations que nous lui avions adressées (*Forfanterie et incapacité*), et après avoir rappelé à M. de Rovère ce que ce célèbre magnétiseur a lui-même écrit sur la *vision à distance*, la *vision à travers les corps opaques* et la *prédiction*, etc., etc., le rédacteur de *l'Ami des sciences* reprend :

Alors où est la *fiction*, où est la *réalité?* dans le livre ou dans la lettre? et des deux qui faut-il croire?...

M. Gentil n'a pas répondu à l'appel. Nous devions cependant

compter sur lui, car voici ce qu'il atteste dans un de ses livres,
dont il a bien voulu nous envoyer un exemplaire il y a quelques
semaines :

Suit encore notre citation de la fameuse expérience de
Monte-Cristo, expérience faite en présence de M. Alexandre
Dumas et autres personnes. (Le lecteur la trouvera tout
entière au chapitre des *Excentricités*.)

Nos conclusions dimanche prochain. (V. Meunier.)

———— ❧ ————

Avant de prendre la parole à notre tour, nous devons la
donner à M. Gentil. Il la réclame ; il y a droit. Voici sa lettre
(V. Meunier.) :

N° **19**
de
l'Ami des sciences.

M. Gentil à M. Meunier.

Paris, ce 4 mai 1856.

Monsieur,

Où qu'en soit aujourd'hui la question du *magnétisme animal*, j'ai
beaucoup trop d'estime pour vous et infiniment trop de considération pour vos lecteurs pour garder encore le silence après les invi-
tations implicites qui, dans l'un et l'autre de vos deux derniers
numéros, semblent m'être faites de rentrer dans le débat.

Lorsqu'il a été mention, sans spécification particulière, de la production et de la reproduction de faits *positifs et constants* provoqués
sous l'influence du magnétisme, j'ai considéré comme un devoir
d'honneur de m'empresser à répondre à l'appel — et non pas au défi
— qui était fait aux magnétiseurs. Des faits *positifs et véridiques*,
vous le savez certainement et assurément mieux que moi-même,
on en peut produire et répéter à satiété ; aussi, placé sur le terrain
des propositions premières, je reste inébranlablement à votre disposition.

Mais du jour où il plut à M. Mabru d'insérer qu'un délégué d'une
société magnétique avait récusé la possibilité de produire à volonté
des faits de nature positive et constante ; lorsque par cette allégation
inadmissible, M. Mabru crut avoir réduit à néant l'influence du magnétisme, et que, prenant un air de triomphateur, il jeta inconsi-

24

dérément le *défi à la lucidité*, ne me considérant pas comme un vaincu impitoyablement attaché à son char et forcé de le suivre par monts et par vaux, je laissai passer son char et me repliai dans l'étude.

Or il résulte de mes études que, si la catalepsie partielle ou totale, l'occlusion et la convulsion des yeux, la cessation complète de constatation des pulsations artérielles ou leur redoublement d'activité, le refroidissement des surfaces ou leur transpiration abondante, le sommeil, l'insensibilité, la perversion et la paralysie des sens, la turgescence et l'induration des seins, pris les deux ensemble ou chacun séparément, celles des joues — la bouche restant ouverte, — l'extase, etc., etc., sont des faits *positifs* pouvant être reproduits *constamment et itérativement*, non-seulement à l'aide de sujets somnambules, mais rien même qu'avec des sujets *sensitifs* déjà éprouvés; et ces faits sont chaque jour produits et reproduits par le célèbre Régazzonni, homme de cœur et de dévouement, aussi modeste que prodigieusement puissant; il m'a aussi été donné de constater que la *lucidité* est un fait réel, mais bien difficile à fixer, lequel rentre dans la catégorie de tous ceux qui, provoqués, éclatent souvent spontanément sous l'influence de l'action provocatrice, mais sont loin cependant de toujours éclater au gré de la volonté.....

Et qu'ai-je besoin d'affirmer ce fait devant vos lecteurs et surtout devant M. Mabru? Ne savent-ils pas, lui et eux, aussi bien que vous et moi, que la science médicale le reconnaît, après l'avoir constaté souvent dans ce qu'elle appelle un certain état de crise dont fournissent fréquemment témoignage les *somnambules naturels?* Or, humainement ou anatomiquement parlant, en quoi diffèrent les somnambules naturels des somnambules magnétiques? et si, ici, la situation peut se trouver donnée *naturellement* chez des êtres particulièrement doués, cette situation donnée et constatée, et inhérente à l'être humain, ne peut-elle pas être produite, là, par des moyens tels ou tels, chez des êtres de même souche et tout aussi particulièrement doués? En un mot, l'homme peut-il ou non arriver à produire, au milieu de crises provoquées par des moyens artificiels ou magnétiques, ce dont la nature fournit témoignage au milieu de crises produites soi-disant naturellement? Mes observations et mes études m'obligent à répondre par l'affirmative, bien que je ne puisse prouver à toute heure.

En outre, et comme le rappelle fort à propos M. Derrien dans sa lettre insérée au précédent numéro, « les dispositions des somnambules sont en raison de celles de leurs magnétiseurs. » Effectivement, Alexis, autrefois et peut-être encore le modèle du genre, n'aurait jamais été aussi merveilleusement développé par un homme sérieux. *A Alexis il fallait Marcillet !* Marcillet, homme aimable, curieux, très-énergique et très-puissant alors à force d'engouement, mais frivole et aimant beaucoup plus à jouer qu'à raisonner avec le magnétisme, bien que souvent se piquant d'honneur en face des difficultés et en triomphant de la façon la plus heureuse, la plus inattendue. Alexis est son identique.

J'ai parfois comparé Marcillet à Adolphe Franconi, j'en demande pardon à tous et surtout à qui de droit, mais l'un et l'autre obtenaient facilement, en vertu de leur caractère propre et des attraits qui les enchaînaient, ce que d'autres n'obtiendraient jamais.

En terminant, monsieur, je demanderai à M. Mabru, qui nie le magnétisme d'un bout à l'autre, mais surtout les faits qui ne sont pas d'ordre *positif et constant*, s'il nie l'éternuement. Cette question peut vous sembler fort bizarre à première audition ; mais voici ce qui vient de m'arriver, tandis que je commençais à vous écrire la présente. N'étant pas enrhumé le moins du monde (je l'attesterais devant des gendarmes), je fus pris d'un irrésistible besoin d'éternuer, tandis que fort tranquillement je taillais le bec de ma plume ; quelque peu doué que je sois de cet esprit d'observation si nécessaire aux chimistes, je me suis demandé pourquoi j'avais éternué : le pourquoi et non le comment, la physiologie des organes n'étant pas ce que j'avais à rechercher. Je n'ai rien pu résoudre. Alors j'ai repris mon canif et ma plume, et, toujours à la même place, toujours dans la même position de corps, toujours aussi tranquillement j'en ai taillé et retaillé le bec, cherchant ainsi, comme à l'aide du même moyen, à provoquer de nouveau l'éternuement qui ne s'est pas reproduit.....
Qu'est-ce à dire, et M. Mabru va-t-il nier, comme il nie la lucidité, que j'aie pu éternuer en taillant ma plume, parce que sous l'influence des mêmes causes *apparentes*, je ne puis, malgré mon désir, éternuer à ma volonté, étant surtout moi-même mon propre sujet imbu du désir ?

Je sais bien que M. Mabru peut me répondre sans hésiter qu'il connaît, lui, mille moyens de me faire éternuer et rééternuer à sa volonté ; mais, nous autres magnétiseurs, nous en sommes encore à ne connaître qu'un seul moyen de provoquer la manifestation de la lucidité, et encore ne réussit-il pas aussi souvent que nous le souhaiterions. Venez à nous et cherchons tous ensemble : il y a place pour tous dans cette immense salle d'études que nous offre la nature tant ici-bas que là-haut ; car, hélas ! que d'étoiles au ciel, que de mystères entre chaque et combien cependant de vérités luisent !.....

Après avoir accordé à M. Derrien la faveur de l'insertion *in ex-*

tenso de ses *deux* lettres, est-ce trop espérer, cher maître, que de compter sur l'entière insertion de la présente? j'y compte et vous remercie à l'avance, tout en vous assurant de ma parfaite considération.

J'ai l'honneur, etc.   J.-A. GENTIL.

De M. Derrien dont nous avons déjà inséré deux lettres (l'une de quatre colonnes petit texte), nous recevons une lettre nouvelle dont voici un passage (V. Meunier.) :

M. Derrien à M. Meunier.

C'est à la suite de l'expérience même que vous mentionnez d'après mon affirmation : la perception de la première et des deux dernières lettres d'un mot mis sous enveloppe, ou plutôt de la fatigue qu'en a ressenti mon sujet en persistant à voir les trois autres placées sous le cachet, que sa faculté de vision a disparu. Ce résultat qui a amené, il y a un mois, la clôture de mes séances *gratuites* du dimanche, je l'ai déploré surtout en ce qu'il m'a mis dans l'impossibilité de réaliser l'espérance que j'avais conçue de gagner à la cause du magnétisme une intelligence telle que la vôtre.

Nous pouvons sans doute nous borner à cet extrait sans encourir le reproche de manquer, envers M. Derrien, aux lois de l'hospitalité, ni à celles de l'impartialité. (V. Meunier.)

Toutes les pièces du débat épistolaire étant reproduites, il ne nous reste plus qu'à clore la discussion ; mais avant, nous ferons observer au lecteur, simplement pour mémoire, que M. V. Meunier a oublié de donner ses conclusions comme il l'avait annoncé à la fin du précédent numéro. — Qu'il nous soit donc permis de formuler ici les nôtres, puisque là se termine notre enquête dans *l'Ami des sciences.*

CONCLUSIONS.

Au point de vue scientifique, le magnétisme ne possède aucune doctrine ; toutes ses prétentions à ce sujet n'aboutissent qu'à d'oiseuses et vaines discussions dont la plupart sont fort exposées à passer pour des manœuvres plus ou moins frauduleuses, mais enfin pour des manœuvres. Les théories magnétiques sont parfois si bizarres, si fantasques, si extravagantes, qu'on peut dire des magnétiseurs ce que Cicéron disait des augures : *Ils ne peuvent se regarder sans rire.* Il est impossible d'en trouver deux qui soient d'accord, si ce n'est sur ce point qu'ils disent et écrivent les choses du monde les plus monstrueuses et les plus bouffonnes avec un aplomb et un sang-froid imperturbables.

A part toute doctrine et toute discussion, la prétendue science du magnétisme se réduit tout simplement à une question de faits, mais de faits inouïs, introuvables, de faits qui n'existent que dans les livres des magnétiseurs ou dans certains cerveaux plus ou moins fluidifiés, et que par conséquent il est absolument impossible de constater ailleurs. Une fois sorti du domaine du charlatanisme et de l'imagination, ou plutôt des aberrations de l'esprit, il est de toute impossibilité de constater l'existence d'un fait scientifique, puisqu'il n'en existe pas un seul qui soit véritablement irréprochable ou sans *ficelle* (qu'on nous passe l'expression). — De là les succès du magnétisme dans le monde et ses échecs continuels devant les corps savants ; de là l'invincible répugnance des magnétiseurs à opérer devant un comité d'hommes experts ; de là leurs vaines et interminables discussions ; de là enfin leurs nombreuses et inqualifiables abstentions. Nous l'avons déjà dit,

> MESMER en conseillers foisonne :
> Est-il besoin d'exécuter?
> On ne rencontre plus personne.

Ainsi donc, fort de nos convictions, de nos études et de notre expérience, nous maintenons plus que jamais nos premières conclusions formulées et réduites à quatre points principaux (voyez p. 183). Nous nous en référons à ce sujet aux termes de notre lettre du 9 mars 1856, et cette fois nous DÉFIONS, mais dans toute la force du terme, tous les fils de Mesmer, de Puységur et autres d'annuler ces conclusions par un seul fait positif; nous les défions d'en produire un seul véritablement irréprochable !..... Et dans l'intérêt de la cause mesmérienne, nous demandons de préférence le phénomène de double vue :

1° Parce que ce prétendu phénomène a été mille fois attesté, *prôné*, imprimé, certifié, constaté, etc., etc. ;

2° Parce qu'il est admis de tous les magnétiseurs et de tous les magnétologistes modernes, sans aucune exception ;

3° Parce qu'il peut être considéré comme la base de tout le *merveilleux* attribué au magnétisme ;

4° Parce qu'il permet aux magnétiseurs de se placer dans toutes les conditions qu'ils indiquent eux-mêmes comme étant les plus favorables à l'expérience ;

5° Parce qu'il peut être constaté pour ainsi dire sous les yeux de tout le monde, en opérant au grand jour de la publicité ;

6° Parce que l'existence de ce seul fait bien prouvé introduirait immédiatement un nouvel élément dans les sciences philosophiques et dans les sciences naturelles, LE MERVEILLEUX ;

7° Parce que si l'expérience échoue, les magnétiseurs n'auront plus le droit qu'ils s'arrogent si ridiculement de se poser en victimes, le droit de récriminer et de crier à l'obscurantisme contre tous les corps savants ;

8° Parce qu'ils n'auront pas à se plaindre que notre programme est trop long, que nous sommes trop exigeant et que nous demandons l'IMPOSSIBLE ;

9° Parce que le docteur Pigeaire, le docteur Teste, le magnétiseur Delaage, le magnétiseur Cahagnet, MM. de Rovère, Gentil, Derrien, le savant M. Jobard et cent autres encore ont écrit que les somnambules peuvent voir *à mille lieues, à travers les corps opaques, avec ou sans bandeau*, etc.;

10° Parce qu'enfin, si tous les magnétiseurs se sont *trompés*, s'ils ont été dupes eux-mêmes d'une illusion ou d'une erreur aussi grossière, il est bon, il est utile que le public (et même le parquet du procureur impérial) en soient instruits, pour qu'on se défie à l'avenir des lumières et du savoir des magnétiseurs sincères.

Après avoir posé longuement nos conclusions et nos preuves, nous terminons donc par un DÉFI formel que nous portons à nos adversaires : nous en avons le droit; car nous ne demandons qu'à être confondu pour humilier notre orgueilleuse raison sous l'évidence d'un fait dit surnaturel. — Mais *le gant ainsi jeté sera-t-il relevé?* Assurément non ! Nous savons trop bien que personne au monde n'est en mesure de relever un pareil défi. — Mais si nul n'a ce pouvoir, notre *audace* ne sera pas châtiée, et nous demeurerons dans l'impénitence finale ; car, disent certains magnétiseurs, *il est des phénomènes qu'il faut avoir vus pour y croire :* loin de proscrire l'examen et d'admettre la nécessité de la *foi*, ces messieurs engagent au contraire les incrédules à observer et à examiner par eux-mêmes. (Voyez de Rovère, Delaage, Derrien, Gentil, Teste, Pigeaire, etc.) — Mais si la chose est *impossible*, si cette provocation à l'examen n'est qu'une feinte, si ce prétendu phénomène n'est qu'un impertinent mensonge, pourquoi donc le laisserait-on subsister dans l'esprit des hommes, pourquoi en empoisonnerait-on *l'âme des paoures et simples gens?* (Rabelais.)

Une fois le mensonge ou l'erreur bien constaté par l'incapacité des magnétiseurs qui se trouvent réellement dans l'impossibilité de relever LE DÉFI, nous demandons, et ce n'est rien exiger de trop, que tous les certificats attestant ce phénomène ou plutôt cette duperie soient déchirés, lacérés, détruits, ou bien qu'ils soient recueillis dans nos archives, nos musées et nos bibliothèques comme une œuvre d'insigne fourberie, un monument de la folie humaine, en plein siècle de lumières; nous demandons qu'on en perpétue ainsi la mémoire, car ce n'est qu'à ce prix que nos erreurs et nos fautes deviennent profitables aux générations futures et à nous-mêmes; nous demandons que les gens d'esprit s'amendent et se guérissent, et que les fils de Mesmer avouent simplement leur impuissance, car nous ne voulons pas la mort du pécheur, mais sa conversion; nous demandons qu'on cesse d'annoncer comme vrai ce prétendu phénomène dans la chaire de vérité, et que les gens d'honneur et d'intelligence, qui ne font ni métier ni marchandise du magnétisme, y regardent désormais à quatre fois avant de donner si légèrement leur signature ou leur adhésion pour affirmer, en toute sécurité de conscience, de pareilles absurdités.....

                              AINSI SOIT-IL.

SECONDE PARTIE.

MESMER

OU LE FLUIDE UNIVERSEL.

> « Tous ces charlatans (Mesmer et Cagliostro)
> » disent des choses fort spirituelles ; leurs rai-
> » sonnements peuvent être justes, ils séduisent ;
> » seulement la conclusion est fausse, PARCE
> » QUE LES FAITS MANQUENT. »
>
> (NAPOLÉON, *Mém. de Ste-Hél.*, t. I, p. 520.)

Pour compléter ce que nous avons déjà dit de la biographie de Mesmer, et pour continuer à justifier le titre de notre
livre, nous citerons les lignes suivantes que nous empruntons à un célèbre partisan du magnétisme, M. le baron
d'Hénin de Cuvillers : « Mesmer (Frédéric-Antoine), né en
» 1734, mort en 1815. Ce fameux médecin est trop connu
» et sa mort est trop récente pour qu'il soit nécessaire d'en-
» trer ici sur de longs détails à son sujet. Tous les auteurs
» biographiques en ont porté un JUGEMENT DÉFINITIF. *On doit*
» *encore se ressouvenir de l'adresse avec laquelle il emporta*
» *l'argent de ses nombreux souscripteurs.* Je ne serais pas
» éloigné de penser que sa croyance à un fluide magnétique
» animal fût équivoque. Son véritable but était l'intérêt, et
» le système absurde qu'il proclama lui était nécessaire pour
» faire des dupes. Il connaissait sans doute l'esprit humain,
» qui est toujours porté ve s le merveilleux. Il sut aisément

» s'entourer d'un nombre assez important de prosélytes et
» d'enthousiastes, d'autant plus faciles à tromper, que l'ab-
» surdité même des faits miraculeux qu'il imposait à leur
» croyance servait d'aliment à leur crédulité et en fortifiait
» les motifs à leurs yeux. Un petit nombre d'adeptes per-
» sistent encore aujourd'hui à le regarder comme un grand
» homme; mais il est généralement considéré comme un
» habile charlatan, qui s'attacha principalement à séduire
» une certaine classe d'hommes, la plus nombreuse dans la
» société, mais la moins instruite dans les sciences physio-
» logiques et la plus facile à s'en laisser imposer par des illu-
» sions. » — (*Archives du magn.*, t. II, p. 244.) — Tel est le
jugement porté contre Mesmer par l'ex-secrétaire de la Société du magnétisme de Paris. Le baron d'Hénin, quoique
magnétiseur, n'était pas *fluidiste;* il appartenait à ce qu'on
appelle aujourd'hui l'école *animique*, sorte de secte dissi-
dente qui a remplacé le fluide animal par le pouvoir *occulte*
de la volonté. D'autres adeptes en ont fait le *fluide mental*
et le *fluide de la pensée.* Cette substitution de principes est
plus qu'une réforme, c'est tout une révolution.

Cependant, suivant la doctrine de Mesmer, toute la
science du magnétisme repose sur l'existence du fluide animal. Pas de fluide, pas de magnétisme. — « Mesmer prétendait avoir découvert un agent jusque-là totalement inconnu
aux hommes de l'art et aux physiciens : un fluide universellement répandu, et, à ce titre, servant de moyen de
communication et d'influence entre les globes célestes; un
fluide susceptible de flux et de reflux qui s'introduisait
plus ou moins abondamment dans la substance des nerfs
et les affectait d'une manière utile : de là le nom de *magnétisme animal* donné à ce fluide. « Le magnétisme animal, disait Mesmer, peut être accumulé, concentré, trans-
porté, sans le secours d'aucun être intermédiaire. Il se

réfléchit comme la lumière ; les sons musicaux le propagent et l'augmentent…. La nature nous offre en lui un moyen universel de guérir et de préserver les hommes. » (*Prop. de Mesm.*)

Bien avant Mesmer, les anciens alchimistes, vieux disciples d'Hermès, avaient eu, au milieu de toutes leurs folies, les mêmes prétentions que le docteur allemand. Ils se vantaient d'avoir trouvé l'élixir de longue vie, la médecine universelle et le secret de faire de l'or ; comme Mesmer, et avant lui, ils professaient la doctrine du fluide magnétique animal. Il suffit de citer les ouvrages suivants, qui sont tous antérieurs à Mesmer, pour en acquérir immédiatement la preuve : PARACELSE, *Opera chimica paragrani tract.* — VAN HELMONT, *De magnetica vuln. curat.* — GOCLÉNIUS, *De magnetica vuln. curat., etc.* — MAXWEL, *De medecina magnetica.* — SEB. WIRDIG, *Nova medecina spirituum.* — FERD. SANTANELLI, *Philosophica recondita.* — BURGRAVIUS, *De cura morb. magnetica.* — KIRCHER, *Magnetissimus animalium.* — Malheureusement pour les alchimistes, — et pour nous, — aucune expérience ne vint confirmer les précieuses découvertes dont ils se vantaient si faussement de posséder le secret. Au milieu de l'ignorance et du charlatanisme scientifique de cette époque, il y eut comme toujours des hommes de bonne foi qui crurent sincèrement à toutes les rêveries de la philosophie hermétique, et qui engloutirent des fortunes considérables en poursuivant la recherche chimérique de la pierre philosophale ; c'est ce qui faisait dire à Harris que l'alchimie est « *un art sans art, dont le commencement est de mentir et la fin de mendier.* » — Si Mesmer avait réellement découvert *quelque chose*, sa découverte ne serait pas tombée dans le domaine du charlatanisme, elle appartiendrait aujourd'hui à la science. La génération qui a vu passer Mesmer est actuellement dans la tombe, des hommes nouveaux sont venus remplacer ceux de cette époque, et l'impartiale postérité, toujours sans haine et sans prévention, rend déjà justice à cet insigne charlatan qu'elle juge sur ses œuvres.

L'idée vague et indéterminée d'un principe, d'un fluide ou d'une substance universelle, dont Mesmer s'attribue si faussement la découverte, remonte donc aux alchimistes, mais elle ne leur appartient pas plus qu'à Mesmer. Cette idée a toujours été l'objet des méditations d'un grand nombre de philosophes et de savants; elle est une de celles que l'esprit humain a contournées, tourmentées en tout sens, une de celles que chaque siècle a modifiées selon ses croyances, et chaque individu suivant ses rêveries. Pour en retrouver l'origine, il faut remonter dans la nuit des temps, jusqu'aux époques les plus reculées de la philosophie des mages et des brahmes. Véritable Protée, renaissant de ses cendres, on la retrouve à toutes les périodes de l'histoire revêtant continuellement des formes nouvelles, et agglomérant pour ainsi dire tous les systèmes en un seul; confondant, entassant pêle-mêle les sciences naturelles avec les sciences cabalistiques, la psychologie avec l'astrologie, la médecine avec la magie, la transformation des métaux avec la transmigration des âmes, la théologie avec la démonologie, le fluide universel avec le principe vital, le phlogistique avec les gaz, l'électricité avec le fluide nerveux, la théogonie avec le chaos, pour se résumer enfin dans un être universel : l'âme du monde, Dieu lui-même. — Rien n'est plus propre à vous dégoûter des systèmes que tout ce qui a été écrit et imaginé pour établir l'existence de cet agent, principe universel et moteur du grand tout. Considérés isolément, beaucoup de ces systèmes offrent un côté très-séduisant, très-spécieux; mais, comme l'a fort bien dit Napoléon, les conclusions sont fausses parce que *les faits manquent.* — Le savant auteur des *Ruines* nous a laissé un monument remarquable de cette vieille doctrine que Mesmer a essayé de rajeunir, et qui a retrouvé tant d'adeptes vers la fin du xviiie siècle.

Voici comment s'exprime Volney : « D'autres, répugnant » à cette idée d'un *être* à la fois *effet* et *cause*, *agent* et *pa-* » *tient*, et rassemblant en une même nature des natures » contraires, distinguèrent le *principe moteur* de la *chose* » *mue*, et posant que la *matière* était *inerte* en elle-même, » ils prétendirent que ses propriétés lui étaient communi- » quées par un agent distinct dont elle n'était que l'*enveloppe* » et le *fourreau.* Cet *agent*, pour les uns, fut le *principe* » *igné*, reconnu l'auteur de tout *mouvement;* pour les autres, » ce fut le fluide appelé éther, un plus actif et plus subtil; » or comme ils appelaient dans les animaux le *principe vital* » et *moteur*, une âme, un esprit, et comme ils raisonnaient » sans cesse par comparaison, surtout par celle de *l'être* » *humain*, ils donnèrent au principe *moteur* de tout l'univers » le nom d'*âme*, d'*intelligence*, d'*esprit;* et *Dieu* fut *l'esprit* » *vital* qui, *répandu dans tous les êtres, anima le vaste corps* » *du monde.* Et ceux-là peignirent leur pensée, tantôt par » *You-Piter, essence* du *mouvement* et de *l'animation, prin-* » *cipe de l'existence*, ou plutôt *l'existence* elle-même; tantôt » par *Vulcain* ou *Phtha, feu principe* et *élémentaire*, ou par » l'autel de *Vesta*, placé centralement dans son temple, » comme le *soleil* dans les *sphères;* et tantôt par *Kneph*, être » humain vêtu de *bleu foncé*, ayant un *sceptre* et une *cein-* » *ture* (le Zodiaque) coiffé d'un bonnet de *plumes*, pour » *exprimer* la *fugacité* de sa *pensée*, et produisant de sa » bouche le *grand œuf.*

» Or, par une conséquence de ce système, chaque être » contenant en soi une portion du fluide *igné* ou *éthérien*, » moteur *universel* et commun, et ce fluide, *âme du monde*,

» étant la *Divinité*, il s'ensuivit que les *âmes* de tous les êtres
» furent une *portion de Dieu* même, participant à tous ses
» attributs, c'est-à-dire étant une substance *indivisible*,
» *simple*, *immortelle*; et de là tout le système de *l'immorta-*
» *lité* de l'âme, qui d'abord fut *éternité*. De là aussi ces
» *transmigrations* connues sous le nom de *métempsycose*,
» c'est-à-dire de passages du *principe vital* d'un corps à un
» autre; idée née de la transmigration véritable des élé-
» ments *matériels*. »

Souvent la nature semble se jouer des hommes, ou plutôt
l'esprit humain bâtissant ses systèmes sur de simples apparences et demandant plus à l'imagination qu'à l'observation, se fait illusion à lui-même, et se contente de toutes les
fausses doctrine que la rêverie enfante, pourvu qu'elles
soient revêtues de quelque apparence de vérité. — Avant
qu'on eût découvert que les feux follets sont le résultat
d'une combinaison d'hydrogène et de phosphore, leur apparition dans les cimetières avait naturellement fait naître
cette croyance populaire si répandue qu'ils étaient l'âme ou
l'esprit des morts. La propriété qu'ils ont de suivre les courants d'air en produisant un bruit qu'on a assimilé aux
éclats de rire n'a pas peu contribué à faire admettre tous
les récits merveilleux dont ils ont été l'objet. D'un autre
côté, les personnes d'un esprit plus élevé et plus philosophique ont été singulièrement surprises des rapports appa-
rents qui semblent exister entre les feux follets, *l'âme des
morts* et le prétendu feu universel. Les observations qui ont
été recueillies à ce sujet, toujours fondées sur des faits positifs, mais mal interprétés, ont constamment fourni un ensemble de preuves très-favorables à la doctrine si confuse
du principe vital considéré comme âme du monde. Ainsi les
revenants sous forme de flamme (*feux* ou *esprits follets*)
l'âme du monde sous forme de feu élémentaire et même la

métempsycose des anciens, dont le principe se rattache aux idées du même ordre , sont venus simultanément se briser sur une simple analyse chimique, celle de l'hydrogène phosphoré.

Les anciens ont continuellement radoté chaque fois qu'ils ont voulu raisonner sur la nature du feu. Avant les immortelles découvertes de Priestley et de Lavoisier, cette question était complétement insoluble. On ne possédait pas les éléments du problème. Non-seulement l'oxygène n'était pas connu , mais l'existence des gaz était à peine soupçonnée des premiers fondateurs de la science moderne : Scheele, dans son *Traité de l'air et du feu*, les confond à chaque instant avec l'air, qui était alors considéré comme un corps simple. Aux quatre éléments des anciens, Nicolas Lefèvre en avait ajouté un nouveau , il en admettait cinq : le phlegme ou l'eau , l'esprit ou le mercure , le soufre ou l'huile , le sel et la terre. Cependant l'horizon des sciences allait s'élargissant de jour en jour, on ne tenait pas encore le mot de l'énigme , mais une fois débarrassé des quatre éléments des anciens, l'esprit des chimistes se familiarisa avec un autre ordre de choses, on s'habitua à regarder la nature d'un autre œil. Les vieilles idées néanmoins dominaient toujours, et Stahl , dans sa *Théorie du phlogistique*, continuait encore à confondre les gaz avec l'élément du feu. On était sur la voie d'une grande découverte, on le sentait , mais tout était obscur et confus dans les esprits comme dans les systèmes. C'était le crépuscule de la science actuelle qui commençait à poindre. Le principe du feu que Paracelse appelait l'*esprit universel* ou la *quintessence des êtres*, parce qu'il l'avait retrouvé dans tous les corps combustibles, restait encore uni aux idées des péripatéticiens qui avaient vu dans la flamme le symbole de la vie ; on pensait que la *matière du feu* émanait des astres sous forme de lumière et se corporifiait dans l'air pour produire ensuite tous les effets observés dans les plantes, les animaux et les minéraux. Les partisans du phlogistique ne voyaient partout que du feu libre ou du feu combiné. La présence de l'hydrogène, si répandue dans la nature, venait encore, dans les expériences de laboratoire, embrouiller et compliquer la question; on confondait sans cesse *l'air vital* (oxygène) avec *l'air inflammable* (hydrogène), et cette confusion donnait une grande apparence de vérité à la doctrine des anciens, qui avaient pris le principe ignée et le principe vital pour une seule et même chose, chose dont ils n'avaient pas la moindre idée, puisqu'ils en avaient fait un seul et unique principe universel émanant des astres, et que souvent, dans leurs rêveries, ils avaient confondu avec le principe de l'intelligence, l'âme du monde, les anges, les démons et la Divinité elle-même (1). — Ainsi une multitude d'expériences venaient tour à tour confirmer et infirmer toutes les vieilles théories des philosophes, des alchimistes et des savants, quand la découverte de l'oxygène par Priestley apparut tout à coup comme un brillant éclair au milieu des ténèbres de la science naissante et vint démontrer par un enchaînement de faits irrécusables que l'air est un corps composé, que le prétendu fluide universel élément du feu, âme du monde, principe de la vie animale et végétale, n'a jamais été autre chose que le gaz oxygène ou *air vital*, parce qu'il est indispensable aux fonctions de la vie, à la respiration, à la combustion, et *universel*, parce qu'il se combine (selon les anciens) à tous les corps simples.

---

(1) Platon, dans son *Épinomis*, admet trois sortes de dieux : des dieux supérieurs, des dieux inférieurs et des mitoyens. Les dieux supérieurs habitent le ciel et sont si élevés au-dessus des hommes que ceux-ci ne peuvent avoir commerce avec eux que par l'entremise des dieux mitoyens qui habitent l'air et qu'on appelle *démons;* les dieux inférieurs habitent le fond des rivières. Toutes les parties de l'univers en sont remplies. Voilà sur quoi sont fondés les *sylphes*, les *salamandres*, les *ondins* et les *gnomes* de la cabale. — Voyez la *Vie de Platon*, par Fénelon.—Voyez encore Pythagore, Thalès et Timée de Locre sur l'âme universelle du monde.

Il appartenait à l'illustre Lavoisier de mettre le sceau de son génie sur toutes ces immortelles découvertes, et de leur donner un dernier degré de certitude mathématique en venant, non-seulement les accroître, mais encore les vérifier la balance à la main.

Telle est au fond l'histoire du prétendu fluide universel des anciens, que Mesmer crut *naïvement* avoir découvert et qu'il annonça comme une panacée universelle. Mesmer, docteur arriéré de la vieille école, n'était pas à la hauteur des progrès scientifiques de son époque, car la découverte de l'oxygène date du mois d'août 1774; Mesmer arrivait à Paris en 1778, il présenta *sa découverte* à l'Académie des sciences en 1784. Il y avait par conséquent dix ans que tous ces faits étaient connus, et Mesmer paraît les avoir complétement ignorés. La preuve, d'ailleurs, que Mesmer n'avait aucune confiance dans sa doctrine, c'est qu'il ne voulut jamais opérer lui-même devant l'Académie des sciences; ce fut le docteur Deslon, son disciple, qui se chargea d'expérimenter en l'absence du maître. L'hypothèse du fluide universel sur laquelle reposait, selon Mesmer, toute la doctrine du magnétisme animal, ayant été ruinée par l'impuissance des magnétiseurs autant que par toutes les découvertes de la science moderne, a été depuis remplacée par une multitude d'autres hypothèses qui n'ont pas été plus heureuses que les premières, et aujourd'hui chaque magnétiseur a pour ainsi dire son petit système, qui n'a plus, il est vrai, rien de commun avec celui du maître, mais qui n'empêche nullement ces adeptes dégénérés de s'intituler encore les fils de Mesmer.

Mesmer, pour produire les prétendus phénomènes magnétiques, avait absolument besoin de ses baquets; ils étaient pour lui l'appareil générateur du fluide. C'étaient des vases en bois dans lesquels il mettait de l'eau, du verre

pilé et de la limaille de fer. Au point de vue scientifique, on peut dire que ces *générateurs* jouaient tout à fait le même rôle que celui qu'on attribue à la cinquième roue d'un carrosse ; mais Mesmer n'opérait d'ordinaire que devant les gens du grand monde, des ducs, des duchesses et des marquises : or ces dames n'y regardaient pas de si près, chacune prenait place autour des baquets pour former une *chaîne magnétique*, et quand les chants et la musique du forté-piano commençaient, les dames fluidifiées tombaient en pâmoison, car Mesmer avait dit que les personnes qui n'étaient pas sensibles à l'action de son fluide avaient toutes le cœur dur. Or c'était à qui serait le plus sensible, on riait, on criait, on pleurait, on râlait, les corps se renversaient en des mouvements tétaniques, on tombait en convulsion, il y avait des trépignements de pieds, des roulements d'yeux et des hoquets. C'est alors que Mesmer apparaissait subitement, vêtu d'un habit de soie lilas, tenant sa baguette magique à la main pour toucher ceux qui étaient en état de crise. En ce moment, hommes et femmes se précipitaient dans les bras l'un de l'autre. On se parlait avec tendresse et effusion, on se regardait avec amour, on s'embrassait avec joie, on se repoussait avec horreur. — La crise était salutaire !....
— Il y avait une pièce matelassée où l'on portait les femmes les plus éperdues et les plus délirantes, on les y délaçait, et alors elles pouvaient se rouler et se tordre tout à leur aise sur le parquet, bien garni de coussins. Quelquefois, pour mieux magnétiser celles qui étaient quelque peu réfractaires au fluide, Mesmer leur passait une de ses mains entre les épaules, et la promenait sur leurs bras, descendait le long des hypocondres, et de là vers les régions du bas-ventre. Ces scènes duraient plusieurs heures, et le lieu où elles se passaient, véritable pandémonium magnétique, se nommait *enfer à convulsion*. — Il suffit de mentionner simplement

ces faits pour que le lecteur comprenne que de pareilles comédies n'ont rien à démêler avec la science.

Delrieux, qui nous a laissé une description très-détaillée de toutes les folies mesmériennes de cette époque, nous dit qu'il y avait chez Mesmer quatre baquets qui rapportaient l'un dans l'autre 300 louis par mois. Cet argent, dit encore Bergasse, l'apologiste de Mesmer, était constitué, au profit du maître, en rentes viagères au trésor royal. — Grimm rapporte, dans sa correspondance, que les expériences du docteur Mesmer échouèrent complétement lorsqu'il voulut opérer chez le baron d'Holbach. Voltaire venait d'y passer. — Le célèbre chimiste Berthollet avait donné 100 louis pour avoir le droit d'assister aux réunions. Comme le prétendu fluide ne produisait aucun effet sur lui; Mesmer le traita d'infidèle; il y eut une altercation, Berthollet se fâcha, renversa le baquet du maître, apostropha ironiquement ceux qui étaient en état de crise, et sortit furieux. — « Mesmer, » dit Napoléon, produisait des effets sur une personne en la » magnétisant en face; cette même personne, magnétisée » par derrière, à son insu, n'éprouvait plus rien. » (*Mémorial de Sainte-Hélène*, t. I, p. 520.) L'enthousiasme français n'en fut pas moins à son comble; on frappa des médailles, on coula des plâtres en l'honneur de Mesmer, et Delille célébra dans ses vers *les effets heureux des* ILLUSIONS *du mesmérisme* (1).

> Le jeune homme, à vingt ans ridé par la mollesse,
> Se promettait encor quelques jours de jeunesse;
> Moi-même j'espérais, rejetant mon bandeau,
> Des yeux dignes de voir un spectacle si beau.
> Mais quoi! chez les Français est-il rien de durable!   (DELILLE.)

Disons quelques mots actuellement sur la théorie, non plus du fluide universel, mais du fluide électrique que plusieurs magnétiseurs prétendent aujourd'hui appliquer au magnétisme animal, soit pour produire, soit pour en ex-

(1) Préface du poëme de *l'Imagination*.

pliquer les effets. Les magnétiseurs électro-fluidistes ne sont pas plus d'accord sur ce point que sur tous les autres, et cela ne doit nullement nous étonner, puisque leurs théories, toujours en contradiction avec les faits, échappent continuellement à toutes les expériences. Mesmer, en fondant sa doctrine médicale sur le système du fluide universel, n'avait nullement pensé que cet agent pût être le même que l'électricité; il avait bien dit que son système fournirait de nouveaux éclaircissements sur la nature de l'électricité; mais cela même est une preuve que, dans son esprit, il ne confondait pas, comme le font aujourd'hui la plupart des magnétiseurs, le fluide universel avec le fluide électrique. Voici, du reste, un extrait littéral des vingt-sept propositions contenant toute la doctrine de Mesmer : Il existe une influence naturelle entre les corps célestes, la terre et les corps animés (1re proposition). — Un fluide universellement répandu (2e proposition). — C'est en s'insinuant dans la substance des nerfs que cet agent les affecte immédiatement (8e proposition). — Il se manifeste particulièrement dans le corps humain (9e proposition). — *On observe* à l'expérience L'ÉCOULEMENT D'UNE MATIÈRE dont la subtilité pénètre tous les corps, sans perdre notablement de son activité (13e proposition). — Ce système fournira de nouveaux éclaircissements sur la nature du feu et de la lumière, ainsi que dans la théorie de l'attraction, du flux et du reflux, de l'aimant et de l'électricité (21e proposition). — Je démontrerai par une théorie nouvelle des maladies l'utilité *universelle* du principe que je leur oppose (25e proposition).

La doctrine des magnétiseurs électro-fluidistes n'a ni plus de sens ni plus d'unité que l'ancien système du fluide universel âme du monde, feu élémentaire, esprit vital et principe de l'univers; le magnétisme animal n'est, au point de vue scientifique, que la continuation de cette même erreur.

Ainsi l'électricité intelligente de M. Jobard, la force animique de M. de Rovère, la pneumatologie de M. de Mirville, le fluide escargotique de M. J. Allix, ne sont que des mots nouveaux recouvrant d'anciennes aberrations. «*L'é-* » *lectricité, en effet, c'est la force animique, le fluide universel,* » dit le livre déjà cité de M. de Rovère (p. 69). Les magnétiseurs, on le voit, sont arriérés de plusieurs siècles; la science a marché, et ils sont encore en plein moyen âge. Fiez-vous donc à ceux qui se chargent de remettre les vieilleries à neuf et qui veulent se faire passer pour des hommes de progrès. C'est en vain que les magnétiseurs inventeront des mots nouveaux pour les substituer aux choses, tout leur néologisme ne servira qu'à prouver la vanité et le néant de leur doctrine.

Depuis longtemps déjà le mot *fluide*, employé à tort et à travers, semble tenir lieu d'idées à tous ceux qui n'en ont pas; fluide nerveux, fluide universel, fluide sympathique, fluide éthéré, fluide animal, fluide électrique, fluide vital, fluide escargotique, sont des mots qu'on retrouve dans toutes les bouches, des mots qui ont été tour à tour et quelquefois simultanément employés pour désigner tantôt une seule et même chose, tantôt les choses les plus différentes et les plus disparates. En voulez-vous une nouvelle preuve? Vous la trouverez dans les lignes suivantes que nous empruntons au professeur Lefébure, grand partisan du magnétisme. Lefébure écrivait au commencement de ce siècle, chose dont on ne se douterait guère, car ses idées sont tellement surannées qu'en le lisant on croit lire du Van Helmont ou du Paracelse tout pur. Laissons-le parler : «Le fluide subtil, la matière » subtile ou éthérée, l'ens vital ne sont aujourd'hui que le » fluide électrique, le fluide magnétique, l'air inflammable, » l'air méphitique, tous les agents de la vie, et les résultats » de l'air et du feu, dans quatre combinaisons diverses, mais » qui s'approximent..... L'air inflammable est en posses-

» sion de vivifier tout le règne animal, *puisqu'il est le fluide* » *qui circule dans les nerfs* (1). » —Ainsi voilà qui est bien clair, bien entendu, le principe de la vie, la matière ou l'é-toffe de notre âme, ne seraient, d'après Lefébure, que de l'hydrogène, autrement dire du gaz d'éclairage, et l'auteur de cette *brillante* découverte ajoute avec un aplomb qui n'appartient qu'aux fils de Mesmer : « *Les expériences que* » *j'ai répétées à ce sujet ne me laissent plus à douter.* » (P. 29.)

C'est encore, pour beaucoup de gens, une grande question dans la science que de savoir s'il existe un fluide nerveux particulier, une électricité animale. Les physiciens et les physiologistes ont fait d'immenses recherches pour découvrir cet agent mystérieux, sur lequel l'école électro-fluidiste des magnétiseurs prétend aujourd'hui fonder ses théories. Mais jusqu'à présent tous les efforts des physiologistes et des physiciens sont demeurés sans succès, et tout porte à croire, au contraire, que cet agent hypothétique n'existe pas.

Quand Galvani publia ses curieuses expériences sur la susceptibilité des organes musculaires, toute l'Europe savante crut un moment qu'on allait résoudre ce grand problème; il n'en fut rien. Ce célèbre physicien ayant mis à nu le nerf crural et les muscles lombaires d'une grenouille, avait ensuite établi la communication au moyen d'un arc métallique. Dans ces circonstances il avait observé, comme chacun le sait, des mouvements convulsifs qu'il attribua tout d'abord à un agent particulier auquel il donna le nom d'*électricité vitale*, fluide qui, selon lui, était logé dans les nerfs de la grenouille et transmis aux muscles par l'arc métallique. L'illustre Volta ayant répété les mêmes expériences, découvrit que ce phénomène n'était pas un effet de l'*électricité vitale* comme l'avait prétendu Galvani, mais un effet de

____

(1) G. Lefébure, *Recherches et découvertes sur la nature du fluide nerveux ou de l'esprit vital, principe de la vie,* p. 7 et seq.; Paris, 1800.

l'*électricité physique* développé par le contact des métaux placés sur les organes de la grenouille. La lutte s'engagea entre ces deux savants, et Galvani, après un long débat, reconnut enfin que les contractions obtenues avec l'arc métallique sont dues à l'arc lui-même. Volta triomphait. Disons en passant que c'est à cette lutte, à cette discussion mémorable que nous devons la plus grande découverte des temps modernes, celle de la pile de Volta, instrument sans lequel OErsted n'eût jamais fait l'heureuse observation qui devait, quelques années plus tard, conduire l'illustre Ampère à la télégraphie électrique. Les travaux des Humboldt, des Vali, des Aldini, des Nobili, des Mariani, des Savi, des Matteucci, des Becquerel sont venus encore confirmer les belles expériences de Volta, et rien au monde n'est aujourd'hui plus contestable, plus suspect que l'existence du *fluide nerveux* ou l'*électricité vitale* dont personne n'a jamais pu découvrir la moindre trace.

Nous avouons que les expériences d'Aldini sont bien faites pour frapper l'imagination de ceux qui, peu versés dans l'étude des sciences, se contentent de raisonner sur les effets sans s'enquérir de la vraie cause qui produit ces étonnants phénomènes. Aldini expérimentait sur des hommes et des animaux morts, qu'il soumettait à l'action d'une assez forte batterie voltaïque, et sous l'influence de l'électricité il observait « les mouvements musculaires les plus violents, les con- » vulsions les plus effrayantes, les yeux ouverts et mena- » çants, le rire et la fureur contrastant sur la même face, » la respiration même rétablie, tout présentait dans un » cadavre un exercice hideux des fonctions de la vie. » — Mais toutes ces expériences, loin de confirmer l'existence d'un *fluide* vital, découvraient aux physiciens la nullité de cette doctrine, car l'*électricité physique* de la pile est seule la cause de tous ces phénomènes.

Il y a plus : chaque fois qu'on a pu soutirer de l'électricité provenant d'une source animale, on a toujours constaté que cette électricité n'était que de l'*électricité physique*. Les expériences de Walsh, membre du parlement d'Angleterre, n'ont laissé à ce sujet aucun doute. Ainsi l'électricité produite par le *trembleur du Niger*, par l'*anguille de Surinam*, par la *torpille*, le *silure* ou le *gymnote* est absolument la même que celle qui est produite par les appareils de nos laboratoires. Faraday a constaté que la décharge électrique de ces poissons peut donner des étincelles, produire l'aimantation ou opérer des décompositions chimiques. On peut dire que les investigations des savants ont été poussées dans cette voie jusqu'aux dernières limites du possible. On a construit des piles uniquement faites avec de la chair musculaire de bœuf, de brebis, de pigeons, de poissons même, et, soit qu'on ait opéré avec la chair des animaux à sang chaud, soit avec celle des animaux à sang froid, l'électricité produite par ces *piles de muscles* a constamment été de l'*électricité physique*.

Une pile dont les éléments voltaïques sont formés avec *de l'eau et du sang* donne encore les mêmes résultats. Dans tous les cas que nous venons de citer, l'électricité produite influence plus ou moins l'aiguille du galvanomètre, et peut, quand le courant est assez intense, opérer des décompositions chimiques. Or rien de semblable n'a jamais été observé dans les prétendus phénomènes attribués au magnétisme animal ; c'est donc gratuitement et bien à tort que, pour étayer leur doctrine, les magnétiseurs électro-fluidistes en appellent soit à l'*électricité vitale* qu'aucun fait ne confirme, et dont personne ne peut attester l'existence, soit à l'*électricité physique* dont les effets, toujours sensibles au multiplicateur, n'ont jamais été constatés par un seul phénomène appartenant au magnétisme animal. Dans ces deux cas encore *les faits manquent*, quoique Mesmer ait osé avancer qu'*on observe à l'expérience* l'écoulement d'une matière (13ᵉ proposition). — Ceci est complétement faux.

Nous savons que M. Du Bois-Reymond a annoncé, il y a quelques années, qu'il avait fait dévier l'aiguille d'un galvanomètre par le seul fait de la contraction musculaire; mais ce prétendu fait a été victorieusement réfuté par M. Becquerel, qui a démontré de la manière la plus péremptoire que la déviation de l'aiguille du galvanomètre n'était pas, dans cette expérience, produite par une contraction musculaire, mais uniquement par la réaction chimique des produits acides sécrétés par la main sur les fils du galvanomètre. Lorsqu'on répète la même expérience sans y joindre un mouvement de contraction, le même phénomène se produit, l'aiguille est également déviée.

C'est encore aux forces électro-chimiques qu'il faut attribuer tous les courants voltaïques produits par les *piles de muscles*. On sait que le seul contact de deux substances hétérogènes suffit pour donner lieu à un dégagement d'électricité parce que dans ce cas il y a toujours une action chimique qui agit. A ce point de vue, on ne saurait le nier, le corps humain, comme tous les corps organisés, est un foyer incessant d'électricité, mais rien ne nous autorise à croire que cette électricité soit autre que de l'*électricité physique ;* et d'ailleurs cette électricité n'est point libre, l'homme n'est ni une pile ni une torpille. S'il est permis d'émettre une opinion *à priori* sur un sujet aussi complexe, nous dirons que tout porte à penser que l'électricité qui résulte des combinaisons et des décompositions chimiques qui s'opèrent dans le corps humain, doit être transformée en chaleur, il doit se passer dans nos organes ce qui se passe dans nos foyers. Pour le chimiste comme pour le physiologiste, le phénomène de la combustion est le même dans les deux cas. Tous les travaux des physiciens modernes, et surtout les belles et récentes expériences de M. Grow, tendent à démontrer de plus en plus que le magnétisme terrestre, l'électricité, le calorique et la lumière ne sont que des corrélations d'un seul grand principe qui se modifie en produisant médiatement ou immédiatement un ou plusieurs de ces quatre agents. — Actuellement la chaleur produite dans le corps humain donne-t-elle lieu à des courants thermo-électriques? se forme-t-il des courants d'induction? les nerfs en sont-ils les conducteurs? les réophores de cet appareil aboutissent-ils dans le cerveau, organe de la pensée? Ce sont là des questions du plus haut intérêt et qui même, *pour beaucoup de personnes*, ont déjà un certain degré de probabilité, mais auxquelles nul ne peut encore répondre. Si personne n'a le droit de les nier, personne non plus n'a le droit de les affirmer. — Et notez bien ceci, c'est qu'alors même que l'existence de l'*électricité vitale* serait démontrée par les expériences des physiologistes et des physiciens, les magnétiseurs n'en seraient guère plus avancés pour cela, ils resteraient tout aussi pauvres qu'avant; car il faudrait établir que les passes magnétiques ont la propriété de développer de l'électricité vitale et que ce fluide est transmissible d'individu à individu : or là sera toujours la grande difficulté, et c'est cependant sur ce seul point que repose toute la doctrine électro-fluidique.

Quoi qu'il en soit, toutes les expériences qui ont été faites jusqu'à ce jour prouvent que s'il se forme de l'électricité c'est de l'électricité physique, que le prétendu fluide vital appelé *magnétisme animal*, et qu'on dit être une modification de l'électricité physique, n'existe pas, qu'il a été imaginé par des hommes qui n'ont jamais expérimenté, ou qui ont mal expérimenté, par ceux qui confondent l'électricité avec la pensée, l'âme humaine avec le gaz hydrogène, et qui, méconnaissant la structure de notre organisation, affirment qu'on peut voir sans le secours des yeux, avec l'occiput ou avec le talon. La vie n'est pas le résultat d'un seul et unique principe, fluide universel, âme du monde, prenant le nom de magnétisme animal en s'introduisant dans la substance des nerfs, comme se l'imaginent si complaisamment la plupart des magnétiseurs. La vie résulte d'un ensemble de phénomènes physiques et chimiques qui dépendent de l'organisation des êtres et dont chaque partie a, dans un but commun, des fonctions qui lui sont propres et jusqu'à un certain point indépendantes les unes des autres (1). — Si l'unique principe, le fluide universel sur lequel Mesmer avait fondé sa doctrine, n'existe pas; si l'électricité vitale n'est qu'un mot, que devient donc toute la médecine magnétique qui prétend que *le fluide est l'agent*, le remède, le moyen curatif à l'aide duquel elle opère ses miracles; ce fameux fluide, que M. le comte de Szhapari prétend *localiser* sur les parties malades, etc., etc.?... Que penser de tous ceux qui, sous le nom de de *magnétisme animal*, admettent l'existence de cet agent imaginaire, lui attribuent des cures merveilleuses et se réfugient au besoin derrière *les lois* fantastiques de cet agent supposé? Que penser de la prétendue science des magnétiseurs, de celle du célèbre Deleuze, par exemple, qui passe pour un esprit sérieux parmi les siens et qui, décrivant les procédés de sa magnétisation, dit : « Votre main » ne doit point être tendue; il faut au contraire que vos » doigts soient légèrement courbés, *parce que c'est* principa-

---

(1) Cette sorte d'indépendance est très-visible dans bien des cas. On peut, par exemple, dans certaines expériences physiologiques, voir le phénomène de la circulation du sang se continuer assez longtemps encore après la mort des animaux, alors que les poumons ne fonctionnent plus, que la respiration est complétement éteinte, que le thorax et l'abdomen sont ouverts, et qu'on a enlevé tous les intestins de l'animal. C'est là un fait incontestable, une expérience positive que nous avons nous-même répétée plusieurs fois toujours avec succès. — Tout le monde sait que la barbe pousse encore pendant quelques jours après la mort et que la vie peut se conserver pendant plus de vingt siècles dans des graines desséchées lorsque leurs principaux organes n'ont pas été blessés.

» lement *par l'extrémité des doigts que le fluide s'échappe ?* »
(Deleuze, t. I, p. 103.)—Un autre magnétiseur, M. le baron
d'Hénin, ne partage pas cette opinion, et s'exprime en ces
termes : « L'esprit humain n'a jamais enfanté de système
» plus faux et plus absurde que celui d'un fluide magné-
» tique animal qui sortirait du bout des doigts d'un magné-
» tiseur. » (Baron d'Hénin, t. II, p. **233**.)

Nous avons dit et prouvé que rien n'était plus contestable et plus suspect que l'existence de ce fluide ; nous pourrions en donner une dernière preuve en opposant les diverses
opinions des magnétiseurs sur ce point ; quand un magnétiseur s'évertue à vous prouver *ex cathedrâ* que le fluide
existe, un autre magnétiseur vous prouve *ex cathedrâ* que
le fluide n'existe pas. Contentons-nous de citer les vers de
M. Lovy, le magnétiseur antifluidiste de *l'Union magnétique* :

> « Tout se fait par la volonté, »
> Nous dit maint frère en magnétisme ;
> Puis d'autres nous ont inventé
> Le *sympathisme* et l'*animisme.*
> De ces systèmes, pour ma part,
> J'ai l'âme très-peu satisfaite ;
> Car c'est remplacer le brouillard
> Par une obscurité complète.
> Survient un troisième confrère,
> Qui redouble mon embarras :
> « Le fluide est une chimère !
> Le fluide n'existe pas !... »
> Puis les ultras du mesmérisme,
> Avec leur fatras solennel,
>   Grimpent au ciel...
>   Quelle Babel !...
> Ils font du *spiritualisme*,
> Et croient que c'est spirituel !

Il semble qu'après de tels aveux il n'y ait plus qu'à tirer
l'échelle ; détrompez-vous. Puységur dépassera Mesmer
comme MM. Home et Dupotet dépasseront Puységur ; tous
feront des miracles, mais le *prétendu* fluide ne produira jamais que de *prétendus* phénomènes ; car, comme l'a fort bien
dit Napoléon, LES FAITS MANQUENT !

PUYSÉGUR

OU LE SOMNAMBULISME ARTIFICIEL.

> « Nous rions, nous autres, quand on nous parle
> » de rayons lumineux ayant la propriété de tra-
> » verser les corps opaques... »
>
> (Le docteur DONNÉ.)
>
> « J'entrepris un jour le *charlatan Puységur* sur
> » sa somnambule. Il voulut le prendre très-
> » haut; je le terrassai par ces seuls mots : Si elle
> » est si savante, qu'elle nous dise quelque chose
> » de neuf. Dans deux cents ans les hommes au-
> » ront fait bien des progrès; qu'elle en spécifie un
> » seul. Qu'elle dise ce que je ferai dans huit jours.
> » Qu'elle fasse connaître les numéros qui sortiront
> » demain à la loterie, etc.» (Paroles de MESMER à
> PUYSÉGUR, citées par Napoléon, *Mémorial de
> Sainte-Hélène*, t. I, p. 520.)

Armand-Marie-Jacques de Chastenet, marquis de Puységur, était un de ces jeunes seigneurs appartenant à la
brillante mais légère aristocratie qui précéda notre grande
révolution. A vingt-sept ans il avait été, grâce à sa naissance, promu au grade de colonel d'artillerie; mais il ne
tarda pas à quitter la carrière des armes pour aller vivre
paisiblement dans ses terres, au château de Buzancy, près
de Soissons.

De Puységur fut, dès l'apparition de Mesmer, un des plus
fervents apôtres de la religion mesmérienne. Comme tous les
grands adeptes de cette époque, il acheta au poids de l'or
le secret de Mesmer qui, moyennant 100 louis, voulait bien
donner communication à ses disciples de sa précieuse découverte formulée en vingt-sept articles (1). C'est dans sa

(1) Mesmer eut soin de ne livrer *son secret* qu'après que la liste des souscripteurs fut remplie; et sitôt qu'il eut empoché le montant des souscriptions, il
éprouva le besoin de revoir sa patrie. C'est alors qu'il partit pour l'Allemagne.

terre de Buzancy que M. de Puységur *découvrit* à son tour le somnambulisme artificiel, en magnétisant la femme de son garde-chasse et la fille de son régisseur. A cette époque, de Puységur magnétisait tout ce qui lui tombait sous la main, et il opéra une infinité de cures merveilleuses en faisant simplement quelques frictions qu'on avait décorées du nom de *passes au contact*. Voici l'histoire d'une de ces cures racontée par lui-même : « Madame Lefèvre, habitante » de Soissons, a des engorgements périodiques à la région » des ovaires..... Afin de régulariser la marche de son » traitement, *je la touche* aux mêmes heures de la journée, » et bientôt les souffrances que mon attouchement lui » cause deviennent à un tel point excessives qu'il me faut » quelquefois l'assistance d'une ou deux personnes pour la » contenir, l'empêcher de se débattre et même de me ren- » verser. Ses violents accès se terminent toujours par la » perte de ses forces, la cessation de son pouls, de sa res- » piration, et de deux ou trois minutes d'un état de spasme » complet... Des évacuations purulentes se manifestent par » la voie des règles... Au lieu du teint plombé qu'elle a » toujours en arrivant chez moi, elle s'en retourne avec un » air de fraîcheur et l'apparence de la meilleure santé. » (De Puységur, p. 29.) — Plus tard, M. de Puységur s'exerça sur la femme de son maréchal ferrant, Agnès Rémond, femme Burguet, et parvint à développer en elle des facultés tellement lucides qu'il se décida un beau jour à l'amener avec lui à Paris pour l'offrir à l'admiration de tous les magnétiseurs, excepté cependant à celle de Mesmer, qui, ne pouvant supporter la concurrence, osa le traiter de charlatan.

S'il faut croire tout ce que les auteurs en rapportent, le marquis de Puységur, homme de bonne foi et d'une réputation inattaquable, était d'une crédulité si grande et si puérile, qu'il devenait pour ainsi dire le jouet de la première personne venue, qui dans un but quelconque voulait s'amuser de lui et flatter sa manie de somnambulisme. M. G. de Sémur, dans son *Traité des erreurs et des préjugés*, raconte ce qui suit :

« Dans le temps où M. de Puységur exerçait son apostolat avec le plus de ferveur, il avait pris à son service une jeune fille qui, si nous ne nous trompons, s'appelait Marie. Elle venait de la campagne, apportant à Paris ses dix-sept ans et une admirable santé. Marie parut à son maître un sujet qui lui ferait honneur, et peu de jours après son arrivée, M. de Puységur se mit en devoir de la magnétiser. Malheureusement Marie n'était point une prédestinée de la science, le fluide magnétique n'agit pas plus sur elle que sur une tête à perruque, et M. de Puységur attendit qu'il lui vînt de meilleures dispositions. Elles vinrent, ces dispositions, et voici comme. Marie n'avait d'abord que de très-faibles gages, et elle aurait bien voulu les voir augmenter ; elle s'en ouvrit aux élèves en magnétisme, qui causaient quelquefois avec elle. Un de ceux-ci lui conseilla de se prêter de bonne grâce aux exercices magnétiques de son maître, lui enseigna comment il fallait s'y prendre pour acquérir, au moins en apparence, toute la lucidité voulue, quelle chose elle devait voir quand elle serait en état de somnambulisme, et quelles choses elle devrait répondre aux questions de son maître. Marie, qui était une fille fort spirituelle et passablement malicieuse, retint la leçon et la mit à profit aussitôt que l'occasion se présenta. M. de Puységur, sans en espérer beaucoup, continuait cependant, pour l'acquit de sa conscience, à la magnétiser de temps en temps. A la plus prochaine épreuve, Marie s'assoupit le mieux du monde ; enfin, elle devint lucide, au grand triomphe du magnétisme, et, sur la première demande qu'elle en fit, ses gages furent un peu augmentés. Les progrès de Marie furent si admirables, qu'elle s'endormit au premier commandement; elle voyait tout, elle répondait à tout avec une justesse parfaite, si bien qu'elle devint, au bout de quelques mois, le sujet le plus distingué qui eût jamais causé l'admiration des magnétiseurs qui se rendaient dans le cabinet de M. de Puységur. Cependant Marie, dont les gages augmentaient de mois en mois, eut trop d'ambition, et c'est ce qui la perdit; elle devint si exigeante, que son maître dut se priver de ses services, et force lui fut de se placer ailleurs, où elle ne sut plus que faire la cuisine. »

Telle est en quelques mots l'histoire de cette fameuse découverte qui devait bouleverser un jour les meilleures têtes de notre époque, et finir par élever dans l'esprit de bien des gens des préventions sérieuses contre les travaux académiques ayant pour but l'examen de cette jonglerie. Il suffit d'ouvrir les principaux ouvrages de Puységur pour juger immédiatement de la force et de la portée de son esprit au point de vue scientifique. — Fils de Mesmer, il était fluidiste, mais avec certaines modifications. « *M. de Puységur*, dit le » célèbre magnétiseur Deleuze, emploie l'*attouchement : Il* » *n'admet ni la théorie des pôles ni celle de l'action des pla-* » *nètes... Quel rapport peut-il y avoir entre l'influence réci-* » *proque des astres et l'influence de l'homme sur son sem-* » *blable* (1) ? » — Si M. de Puységur n'admet pas l'influence des astres sur l'homme, en revanche il admet que la plupart des somnambules offrent EXTÉRIEUREMENT, lorsqu'elles sont dans cet état, TOUS LES PHÉNOMÈNES DE L'AIMANT ET DE L'ÉLECTRICITÉ. — L'existence d'un tel fait eût naturellement entraîné le triomphe du somnambulisme magnétique, car des propriétés aussi nettes, aussi positives, sont beaucoup trop évidentes pour qu'il soit possible de les nier, et les corps

(1) Deleuze, *Histoire du magnétisme*, t. I, p. 96 et suivantes.

savants eussent été les premiers à en constater l'existence. Cette assertion de Puységur est complétement fausse, et l'on ne comprend pas comment un ancien colonel d'artillerie, à qui l'étude des sciences devait être chose assez familière, a pu commettre une pareille erreur. On voudrait n'y pas croire, et attribuer cette erreur à une faute de typographie; mais, avec toute la meilleure volonté du monde, il n'est pas possible de se faire illusion à cet égard.

De Puységur y revient sans cesse, et toujours dans les mêmes termes (1) : *Cette somnambule*, dit-il en parlant d'Agnès Burguet, *cette somnambule présente* TOUS LES PHÉNOMÈNES DE L'AIMANT ET DE L'ÉLECTRICITÉ. » — Que penser après cela d'un homme qui vient vous dire, en parlant de la lucidité des somnambules et de l'*exact accomplissement* de leur pronostic : « *Si, pendant trente ans que je les ai ob-* » *servés, j'en avais vu, je ne dis pas dix, mais un seul qui* » *se fût une fois trompé sur ce qui le concerne, je n'aurais de* » *confiance en aucun cas.* » (*Id.*, p. 54.) Il nous semble que M. Delaage est bien plus dans le vrai quand il dit : « Les somnambules finissent par acquérir un véritable talent dans l'art de faire des dupes. » — On voit qu'à défaut de faits, de Puységur savait en imaginer pour les accommoder à ses théories. Admettons si l'on veut, et nous devons le faire, que l'honorable M. de Puységur se soit lui-même trompé *pendant trente ans* dans l'observation d'un fait scientifique aussi capital, aussi positif que celui qu'il affirme, son erreur *nous donnera* alors la mesure de son talent d'expérimentateur, et nous n'aurons plus lieu de nous étonner de sa croyance au magnétisme.—Mesmer avait besoin de baquets pour produire son fluide; de Puységur supprima ce vain attirail, ou plutôt le remplaça par un arbre autour duquel

____

(1) Voyez l'ouvrage de Puységur : *Recherches, expériences et observations physiologiques sur l'homme en état de somnambulisme*, p. 23, 240, 246, etc., etc.

il faisait ranger ses paysans ; puis il magnétisait l'arbre, et le fluide *animal* de M. le marquis, traversant l'écorce du *végétal*, se rendait soi-disant, par cet intermédiaire peu sympathique, dans la substance nerveuse des heureux habitants de Buzancy, qui en ressentaient aussitôt les effets salutaires et bienfaisants.

Mesmer, qui dépensa une énorme quantité de fluide, ne produisit jamais le sommeil magnétique ; cette découverte était réservée à de Puységur, mais la vérité est que les commissions académiques n'ont jamais pu constater le fait. Et comment l'aurait-on pu faire ? En vertu de quelle loi, de quelle puissance, de quel fluide les partisans du magnétisme veulent-ils donc qu'on les endorme ? Du fluide escargotique, sympathique, animique, éthéré, magnétique, universel ? — C'est tout un. — Si la cause n'existe pas, quel effet prétendez-vous produire ? En vain vous alléguerez vos prétendus faits de salon, nous vous répondrons avec Napoléon et avec tout ce que notre *propre expérience* nous a appris : *les faits manquent !* Du moment qu'il n'y a plus de fluide, ce qu'on appelle *rapport* magnétique n'est plus qu'un rapport de compérage. Alléguerez-vous le témoignage des personnes qui n'en font ni métier ni marchandise ? nous vous répondrons avec le rédacteur de la *Revue magnétique :* «Com- » bien de jeunes filles n'ont joué ce rôle de somnambule que » pour être admirées, entourées, coquetées, que pour voir se » presser autour d'elles un cercle de jeunes gens !» (Aubin Gauthier, t. I, p. 453.) Et si l'on vous a trompé une fois, on a pu vous tromper mille. D'ailleurs, ces phénomènes de double vue et d'intuition qu'on attribue au sommeil magnétique ne sont-ils pas des folies ? N'est-il pas aussi faux de prétendre penser avec le cerveau d'un autre qu'il serait absurde de vouloir digérer avec l'estomac de son voisin ?

Nous ne nions pas qu'en se plaçant dans des circonstances

favorables au sommeil, on ne puisse le provoquer par des causes purement physiques. Nous savons tous que le ton monotone d'une lecture nous endort, que la lecture d'un petit texte produit le même effet en nous fatiguant la vue; que la main d'un coiffeur, qui nous oblige à une certaine immobilité, peut nous donner des accès de somnolence; que les sermons, les discours, les audiences qui ne nous offrent qu'un médiocre intérêt, nous fatiguent et nous endorment, surtout si nous y assistons pendant les chaleurs et après avoir bien dîné. L'immobilité, la fixité donnent lieu à des effets physiologiques qui peuvent déterminer le sommeil, et ceci est tellement vrai qu'un médecin, M. le docteur Braid, de Manchester, a pu très-ingénieusement produire, pour ainsi dire à volonté, le sommeil *soi-disant magnétique*, sans employer aucun des moyens signalés par les magnétiseurs. « Le docteur Braid pose un bouchon sur le front d'un » individu, il maintient ce bouchon à l'aide d'un ruban » attaché autour de la tête; puis il fait regarder ce bouchon » par le sujet, qui est ainsi forcé d'avoir les yeux en l'air. » Tous les nerfs et tous les muscles se fatiguent, la vue se » trouble, la paupière tombe, et pour un instant ne peut » être relevée. » (Lafontaine, *Art de magn.*). — En Amérique, les magnétiseurs Philipps et Williams obtiennent absolument le même résultat en obligeant leur *sujet* d'attacher fixement les yeux sur un disque métallique. La fatigue produit encore le même effet, et c'est pourquoi on endort plus facilement les malades qui éprouvent un moment de trêve à leurs souffrances que toute autre personne en bonne santé. Nous ne nions pas tous ces faits, ils sont très-naturels, et il n'y a pas besoin de magnétisme pour les produire; mais ce que nous nions, c'est qu'au moyen d'un fluide purement hypothétique, au moyen de *passes*, de bagues et d'anneaux, ou par le seul acte de la *volonté*, il soit possible de produire un sommeil artificiel, jouissant des propriétés merveilleuses qu'on attribue au somnambulisme animal. Le prétendu sommeil magnétique n'existe pas plus que le fluide et les phénomènes qu'on attribue au somnambulisme, ils ne sont qu'une pure illusion. M. Dupotet nous en fournira bientôt la preuve ; car cet habile magnétiseur nous fera voir qu'on peut reproduire tous ces phénomènes sans baquets, sans passes, sans fluide et sans somnambule. Si le sommeil magnétique existait, rien ne serait plus facile que de le prouver en opérant sur des animaux, les faisant dormir et les éveillant à volonté, au moyen de ces passes dont l'action est si merveilleuse et si puissante lorsqu'on opère sur les somnambules de nos salons.

Arago crut un jour devoir établir une différence tranchée entre la science de Mesmer et celle de Puységur ; au fond, nous soutenons qu'il n'y en a pas ; car si, théoriquement parlant, le fluide que Mesmer a nommé magnétisme animal existe, le somnambulisme devient possible, car l'un est la cause et l'autre l'effet. Celui-ci ne serait, comme l'a prétendu de Puységur, qu'une des phases du mesmérisme, et les fluidistes seraient seuls fondés dans leur hypothèse, que malheureusement les faits ne confirment pas. Suivant Mesmer, pas de fluide, pas de magnétisme ; suivant Puységur, pas de magnétisme, pas de somnambulisme.

Nous ferons observer qu'à l'époque où Arago avança cette opinion, dont les magnétiseurs n'ont pas tardé de se targuer (et notamment M. de Mirville, qui s'écrie à ce sujet : *Très-bien, monsieur Arago, vous pouvez être certain que nous ne l'oublierons pas !*), à cette époque, disions-nous, le magnétisme avait déjà été condamné par l'Académie des sciences, tandis que le somnambulisme n'avait pas encore *fait ses preuves* devant l'Académie de médecine. Arago, toujours guidé par un extrême sentiment de prudence, et peut-être un peu influencé à son insu par l'engouement général des esprits, voulut sans doute pousser la *prudence* jusqu'à faire des réserves en faveur de l'impossible, pour ne s'en référer uniquement qu'aux preuves de fait. Personne n'a certainement rien à dire à cela; mais depuis cette époque, le somnambulisme a été jugé par ses œuvres, condamné par l'Académie de médecine, et aujourd'hui nous sommes en droit d'affirmer avec toute certitude qu'il n'y a réellement aucune distinction à établir, si ce n'est la différence qui existe d'école à école entre les mesmériens et les puységuriens. Nous donnerions bien sans hésiter tous les adeptes de Puységur pour ceux de Mesmer, persuadé que nous sommes qu'on peut hardiment les mettre sur la même ligne; car jamais cour des Miracles n'engendra plus d'aveugles *voyants*, plus de sourds qui entendent, plus de paralytiques, d'épileptiques, plus de faux prophètes, de faux convulsionnaires que les écoles magnétiques de Puységur et de Mesmer. Les magnétiseurs crieront, ils en appelleront contre nous à la grande autorité d'Arago; mais nous, dans notre impartialité, nous en appellerons éternellement contre eux à l'autorité des faits, et nous les défierons, au nom d'Arago même, de sortir du Vauxhall ou de la Redoute, pour en reproduire *un seul* dans des conditions scientifiques.

Bien des gens ont cru trouver aussi une sorte d'analogie entre le somnambulisme naturel et le somnambulisme magnétique. C'est là une pure illusion, car il n'y en a aucune. Le caractère distinctif des somnambules magnétiques serait, d'après le dire des magnétiseurs, un développement immense et extraordinaire de toutes les facultés intellectuelles, une sorte d'exaltation prophétique poussée jusqu'aux phénomènes d'insensibilité, d'intuition et de double vue; dans cet état, les somnambules pourraient, au moyen d'une mèche de cheveux ou d'un objet quelconque, se mettre *en rapport* avec ceux qui les consultent ou même entrer en communication avec les esprits du monde visible et du monde invisible, connaître le passé, prédire l'avenir et lire sans le secours des yeux, abstraction faite des corps opaques, du temps et des distances. Tous indistinctement admettent l'existence de ce merveilleux phénomène, depuis le vénérable Deleuze jusqu'au séraphique M. Delaage, tous, excepté Mesmer.

Or le somnambulisme naturel, qui est une véritable maladie, ne nous offre rien de semblable ou d'approchant. Les partisans du magnétisme auront beau avancer que les noctambules peuvent voir clair dans l'obscurité, ce fait n'a jamais été reconnu que par les amis du merveilleux, et il n'a rien de commun avec la lucidité magnétique, qui peut se passer du secours des yeux. Non-seulement les noctambules ne sont pas lucides, mais pour voir dans l'obscurité, il leur faut des yeux comme à de simples mortels, ce qui est bien loin de la transposition des sens reconnue par tous les maîtres. Pour soutenir leur théorie de la vision dans le somnambulisme naturel, les magnétieurs ont allégué que les oiseaux nocturnes voyaient clair la nuit. C'est là une erreur. « Quand la lune fait défaut, dit Buffon, ils n'ont guère » qu'une heure le soir et une heure le matin pour chercher » leur subsistance; car il ne faut pas croire que la vue de » ces oiseaux, qui s'exerce si parfaitement à une faible » lumière, puisse se passer de toute lumière, et qu'elle perce » en effet dans l'obscurité la plus profonde. » Qu'y a-t-il d'étonnant qu'une personne, connaissant les êtres d'une maison, sache se guider la nuit au milieu d'un faible crépuscule ou d'une obscurité plus ou moins complète; que dans cet état de demi-somnolence qui tient tout à la fois de la veille et du sommeil, elle allume sa lumière et se mette machinalement à parler, à lire, à écrire ou à s'occuper des choses qui roulent dans son esprit? C'est là un fait naturel qui se renouvelle presque toujours lorsqu'il y a vertige, fièvre, délire, transport au cerveau, et c'est précisément le cas des noctambules ; leur sommeil cataphorique, toujours pénible et agité, varie suivant la nature des affections morbides qui réagissent sur leur système nerveux et sur leurs organes cérébraux ; mais encore un coup, ceux qui sont atteints de ces sortes de maladies sont bien loin de posséder les facultés extralucides qui caractérisent les somnambules magnétiques, puisqu'ils ne jouissent même pas de toute l'intelligence qu'ils ont pendant leur état de veille. Nous citerons encore ici l'opinion de Buffon, qui écrivait avant la découverte du magnétisme, et qui par conséquent n'était pas un de ces savants que les magnétiseurs accusent d'être réfractaires au fluide. « Je suis bien éloigné de croire, dit

» ce grand naturaliste, que les somnambules, les gens qui

» parlent en dormant, qui répondent à des questions, etc.,

» soient en effet occupés d'idées ; *l'âme ne me paraît avoir*

» *aucune part à toutes ces actions ;* car les somnambules

» vont, viennent, agissent *sans réflexion, sans connaissance*

» de leur situation, ni du péril ni des inconvénients qui

» accompagnent leurs démarches ; les seules facultés ani-

» males sont en exercice, et même elles n'y sont pas toutes.

» UN SOMNAMBULE EST DANS CET ÉTAT PLUS STUPIDE QU'UN IMBÉCILE,

» parce qu'il n'y a qu'une partie de ses sens et de son senti-

» ment qui soit alors en exercice, au lieu que l'imbécile dis-

» pose de tous ses sens et jouit du sentiment dans toute son

» étendue. Et *à l'égard des gens qui parlent en dormant, je ne*

» *crois pas qu'ils disent rien de nouveau.* La réponse à cer-

» taines questions triviales et usitées, la répétition de quel-

» ques phrases communes ne prouvent pas l'action de l'âme ;

» tout cela peut s'opérer indépendamment du principe de la

» connaissance de la pensée. Pourquoi dans le sommeil ne

» parlerait-on pas sans penser, puisqu'en s'examinant soi-
» même, lorsqu'on est le mieux éveillé, on s'aperçoit, sur-
» tout dans les passions, qu'on dit tant de choses sans
» réflexion?» — Ainsi les magnétiseurs qui, de bonne foi,
croient au somnambulisme, ne sont, comme dit l'Évangile,
que des aveugles qui conduisent d'autres aveugles; car il
n'y au fond de tout cela rien de sérieux et rien de réel.

Il y a bien des moyens de simuler les phénomènes de
double vue. Nous avons déjà signalé à l'attention de nos
lecteurs le petit livre si remarquable de M. Gandon, qui a
eu l'heureuse et honnête idée de dévoiler au public tous les
moyens employés par les charlatans pour simuler les phénomènes d'intuition et de double vue.—*Double sight*, comme
disent les Anglais. —Nous ne saurions trop engager les personnes qui désireraient acquérir des connaissances plus
complètes sur cette matière à consulter cet ouvrage. Elles
verront jusqu'à quel degré de perfection ceux qui s'occupent de l'art de *deviner* ont porté la science des combinaisons, et combien il est facile de tromper celui qui, ignorant
les lois spéciales de cet art, ne s'en rapportent qu'aux simples apparences. Ce livre, dit M. Gandon, a été composé
contre « *certains magnétiseurs qui ont l'audace de vouloir pré-*
» *dire l'avenir, quand ils ne savent pas eux-mêmes s'ils pour-*
» *ront dîner.* » —Le mécanisme dont M. Gandon nous a livré
la clef est des plus simples et des plus ingénieux. Dans la
question gît toujours la réponse, et cette question qui contient la réponse, ne contient pas quelquefois une seule des
lettres qui composent le mot de la phrase à deviner. La lettre
propre est toujours remplacée par la suivante dans l'ordre
alphabétique. « Dans les expériences de *seconde vue*, dit
» M. Gandon, tout est de convention. Le mérite, si mérite
» il y a, était de trouver une donnée certaine, une base qui,
» une fois connue des deux compères, ne permît jamais

» d'erreur, tout en ne fatiguant pas trop la mémoire..... Il ne
» faut pas une très-grande mémoire pour retenir dix lettres,
» et la manière de poser les questions n'exige pas plus de
» dix mots pour arriver à un bon résultat. Le travail a été
» grand pour l'inventeur de ce système qui paraît bien sim-
» ple une fois qu'on en voit le mécanisme à découvert (1). »
L'auteur nous indique comment, avec la phrase la plus
simple, un parieur à l'écarté peut faire connaître tout le jeu
d'un des joueurs à son adversaire. La perfection de ce système a été portée à un tel point, qu'on est parvenu à faire
dire du latin, du grec et de l'anglais à une personne qui
ignore entièrement ces langues. — De là les phénomènes
d'intuition magnétiques. — Avec le monosyllable *là*, on a
trouvé le moyen de désigner vingt objets différents. Quelquefois enfin, le compère ne parle pas, mais il s'arrange de
manière à faire parler la personne qui donne à deviner, et
dans ce cas, celui qui joue le rôle de somnambule connaît
déjà la réponse qu'il doit faire.

Au mois de juillet 1838, M. Willaume, de Metz, docteur-
médecin, membre correspondant de l'Académie de médecine de Paris, appelait déjà l'attention de l'Académie sur ces
faits dont il venait d'être témoin à Strasbourg, et que depuis
nous avons vus sur toutes les places publiques des grandes
villes.

Pour ne pas être dupe de tous ces jolis tours répétés si
souvent avec avantage dans certains salons magnétiques, le
moyen est bien simple; il ne faut qu'une chose, *supprimer
le compère*. Ne vous servez d'aucun intermédiaire, ne con-
fiez votre secret à personne, et la lucidité magnétique dis-
paraîtra à l'instant. On alléguera, il est vrai, que vous in-

____

(1) *La seconde vue dévoilée*, ouvrage donnant à tout le monde la facilité de faire
des expériences de double vue. — Paris, chez l'auteur, passage Sainte-Marie, 12,
rue du Bac.

terrompez le *rapport;* mais vous saurez ce que cela veut dire, et vous pourrez toujours répliquer au compère que son expérience ne vaut rien, puisqu'il se place dans la même condition que les charlatans.

Nous avons des amis qui croient au magnétisme, au somnambulisme, à la double vue, etc., etc. Ils ont combattu notre *incrédulité* et nous ont proposé de nous convaincre. Comme nous n'avons jamais reculé devant aucune occasion de nous éclairer, nous avons accepté avec empressement leur proposition, et séance tenante, nous avons devant eux écrit *un mot*, un seul mot qui a été déposé dans une bouteille; la bouteille a été scellée, revêtue des cachets de nos amis, et pour notre complète certitude, confiée à notre garde. Ceci se passait le 27 mars 1856, nous devions avoir la réponse dans la huitaine : les jours, les mois, l'année s'est écoulée, et nous sommes encore dans l'attente de la réponse promise. Cette expérience, soi-disant, était l'A, B, C du magnétisme, et ne présentait, à les entendre, aucune difficulté. Fiez-vous donc au dire des amis dans ces sortes de questions! Mécréant que nous sommes, nous possédons encore ce vase fragile dont les cachets, toujours intacts, semblent être là pour attester et garantir à jamais l'inviolabilité de la pensée humaine ; nous le conservons comme un monument qui témoigne de la crédulité de nos bons amis, et contre lequel viendront toujours se briser tous les faux raisonnements des magnétiseurs, en même temps que la prétendue lucidité des somnambules magnétiques.

M. DUPOTET

OU L'ÉCOLE MAGICO - MAGNÉTIQUE.

> « Les magnétiseurs font de la magie sans s'en
> » douter. »
>> (M. Dupotet, *Magie dévoilée*.)

> « Magie ou fascination, je n'ai jamais pu saisir
> » le but moral de cette récréation extramagné-
> » tique. »
>> (J. Lovy, *Union magnétique*, 10 sept. 1856.)

M. Dupotet selon les uns, et selon d'autres M. le baron du Potet, est aujourd'hui le plus haut représentant de la science magnétique; il est véritablement le pontife de la religion dite mesmérienne, et sa volonté absolue fait loi dans son église, vieux débris du temple de Mesmer que tant de schismes désolent. M. Delaage, toujours terrible, prétend que M. Dupotet (*sic*) en est arrivé à parodier le mot de Louis XIV, et à se dire de la meilleure foi du monde : *Le magnétisme, c'est moi!* — En vérité ceci nous fait infiniment de plaisir, car trouvant le magnétisme incarné dans la personne de M. Dupotet, on ne nous accusera pas d'avoir été le puiser à une source impure, chez un homme sans conviction et sans foi, chez un sorcier sans nom et sans autorité, ou enfin chez un de ces misérables charlatans qui déshonorent la découverte de Mesmer.

Il y a quarante ans que M. le commandant Dupotet, ancien chef de bataillon en retraite, se livre corps et âme à la propagande du magnétisme. — Comme homme de science il est complétement inconnu, n'importe! — Nous avons vu dans la note sur le rapport Husson que M. Dupotet fut l'ami de ce magnétiseur académicien ; nous avons vu quel rôle il joua dans la confection de ce fameux rapport prétendu académique, et ce n'est certainement pas sans surprise que le lecteur lira les lignes suivantes, publiées par M. Dupotet dans son journal du 10 janvier 1855 (p. 21). C'est à l'Académie de médecine qu'il s'adresse : « Grand prince de la » science, pourriez-vous nous donner des nouvelles du fa- » meux rapport de votre défunt collègue Husson , d'hono- » rable mémoire, rapport contenant toutes les preuves, non- » seulement de l'existence du magnétisme, mais de son effet » curatif, ainsi que de la réalité de la clairvoyance som- » nambulique ? Qu'avez-vous fait de ce rapport si sagement » élaboré, contenant les travaux d'une commission de onze » membres de l'Académie ? Le travail consciencieux de cinq » années méritait au moins quelque attention ! Non, *vous* » *avez rejeté loin de vous l'œuvre de vos collègues*, et passé » l'éponge sur une vérité qui faisait tache comme tout ce » qui porte avec soi quelque pureté dans le lieu malsain où » elle avait été introduite... La vérité vous fait peur, grand » prince de la science ! En effet, l'erreur est bien plus pro- » fitable. Ne se prête-t-elle pas à toutes les combinai- » sons, etc., etc.?... » — Ces paroles ont cela de bon, c'est qu'elles prouvent, de l'aveu même de M. Dupotet, que L'ACA- DÉMIE DE MÉDECINE A REJETÉ LOIN D'ELLE L'OEUVRE DE M. HUSSON (avis à M. Derrien). — Dès 1820 nous trouvons M. Dupotet et M. Husson exerçant ensemble le magnétisme au lit des malades à l'Hôtel-Dieu de Paris. Aujourd'hui MM. les magnétiseurs battent la grosse caisse sur ces vieilles expériences oubliées du public ; mais le fait est que les résultats obtenus furent si peu satisfaisants, que le conseil général des hôpitaux, sur la proposition de M. le duc de Liancourt, fut obligé d'intervenir pour les faire cesser. Et l'Hôtel-Dieu de Paris fut à jamais interdit aux magnétiseurs.

En 1836, M. Dupotet voulut renouveler les mêmes expériences dans les hôpitaux de Montpellier ; mais le conseil d'administration de cette ville se rappelant les tristes résultats obtenus à Paris, refusa de lui livrer ses malades. M. Dupotet résolut alors d'ouvrir un cours de magnétisme ; le recteur de l'Académie de Montpellier s'y opposa, et traduisit ce grand magnétiseur en police correctionnelle. Il y eut appel, et « *ces deux procès eurent pour résultat de donner* » *de la célébrité à M. Dupotet* (1), » qui se fit une nombreuse clientèle et se mit à guérir les malades en ville. Il y eut comme toujours beaucoup de cures merveilleuses, mais « *on ne craignait pas de dire publiquement que ses malades* » *étaient des compères* (2). » Il n'en est pas moins vrai que depuis quarante ans ce célèbre magnétiseur est toujours sur la brèche, luttant avec un courage digne d'une meilleure cause, mais qui, dans tous les cas, fait honneur à sa foi mesmérienne. Auteur de plusieurs ouvrages sur le magnétisme, il en rédige aujourd'hui le premier journal et donne, comme chacun le sait, des séances publiques dans son local du Palais-Royal, séances qui sont sans aucune valeur scientifique, car si M. le baron permet qu'on l'admire, il ne permet pas qu'on le discute.

Quoi qu'il en soit, M. Dupotet n'en est pas moins le fondateur de l'école magico-magnétique, et les phénomènes qu'il produit sont tellement *ébouriffants* (c'est le mot consacré), qu'ils doivent confondre de dépit ou d'admiration la science si étonnante et si profonde de M. Home, avec qui M. Dupotet se trouve en concurrence sur plus d'un point. M. Dupotet n'admet pas, il est vrai, l'hypothèse *des esprits.* Selon lui, le surnaturel n'aurait rien que de très-naturel, contraire en cela à cette foule de magnétiseurs mystiques qui font intervenir Dieu et diable, anges et démons dans

<hr>

(1) Pigeaire, *loc. cit.*, p. 13. — (2) *Idem.*

toutes les opérations les plus ordinaires de l'esprit. M. Dupotet n'admet que l'action de la volonté ; selon lui le pouvoir occulte du démon n'existe pas, mais comme il admet la magie, il est obligé de donner à la volonté humaine une puissance surnaturelle qui jusqu'à présent n'avait appartenu qu'au diable, ce qui ne laisse pas de jeter souvent une grande confusion dans les enseignements théoriques de ce savant magnétiseur, et de lui donner parfois une singulière ressemblance avec les adeptes de l'école spiritualiste ou mystico-magnétique dont il s'est tant moqué, école dont M. le marquis de Mirville est un des principaux champions. Du reste, chez M. Dupotet les faits sont à la hauteur de la théorie, et l'on peut dire, sans rien exagérer, qu'il donne vraiment à sa volonté une puissance de tous les diables. Nous allons en trouver la preuve dans ce qu'on appelle les *miroirs magiques* de M. Dupotet.

Avec du charbon ou de la craie ordinaire M. Dupotet trace des lignes sur le plancher, et *par le seul fait de sa volonté* il imprime une telle puissance à ces molécules de craie ou de charbon que celui qui a le malheur d'en approcher tombe subitement dans des accès de fureur tétanique, cataleptique, apoplectique, frénétique, épileptique, etc. Le malheureux se roule et se débat sur le parquet comme un homme qui a le diable au corps, et l'on peut dire avec quelque raison, en voyant M. Dupotet le dominer ainsi de tout son pouvoir magico-magnétique, que

C'est *Satan* tout entier à sa proie attaché.

Nous donnerons dans le chapitre qui a été consacré aux excentricités magnétiques le tableau de ces scènes diaboliques. Pour l'instant laissons la parole à l'un des rédacteurs de *l'Union magnétique* qui va nous donner ici un aperçu de cette admirable expérience. « Le baron traçait une ligne à

» la craie sur le plancher, la ligne AB, par exemple, et la
» terminait par un rond qui devait indiquer un précipice. —
» Après avoir préalablement marché sur cette ligne, il invi-
» tait un de ses sujets les plus sensibles à se placer sur le
» point A. — Le sujet éprouvait bientôt un frémissement
» dans les jambes; ses pieds glissaient, ou se traînaient
» plutôt, le long de la ligne, attirés par une puissance irré-
» sistible; — arrivé à une certaine distance du point B il
» exprimait un mouvement d'horreur, il tombait sur son
» séant; — puis, rampant jusqu'au précipice, il y tombait
» en catalepsie, et restait roide comme un cadavre. On était
» obligé de l'emporter. » — Assurément voilà des tours de
force qu'on ne voit nulle part ailleurs, et qui doivent être
bien concluants pour les mesmériens. Jamais *l'enfer à convulsion* de Mesmer ne produisit rien de plus merveilleux et
de plus renversant! Et dire que M. Dupotet obtient tout cela
sans passe, sans baquet, n'est-ce pas à faire pâlir et dessé-
cher les partisans du fluide? On ne saurait le nier, il n'y a
point là de magnétisme, point de somnambulisme; c'est de
la pure magie. Vous voyez bien, bonnes gens, qu'avec un
simple morceau de craie ou de charbon... et un peu de
bonne volonté on vient à bout de tout. Ces faits, vous le
voyez, se passent dans la première école magnétique de
France, malheureusement ils ont l'inconvénient de ne se
produire que sur des sujets *impressionnables* choisis par
M. Dupotet. Mais qu'est-ce que cela fait? si vous avez la foi,
vous serez bientôt convaincus de la réalité de ces curieux
phénomènes.

Comme chef d'école, l'œuvre capitale de M. Dupotet consiste donc entièrement dans l'invention des lignes noires et
blanches qu'il trace sur le parquet, et auxquelles il a donné
le nom de *miroirs magiques*, parce qu'ils ont la propriété de
fasciner l'esprit de ceux qui les fixent. Mais avant M. Dupotet,

Cagliostro et le baron de Swedenborg avaient déjà fabriqué des miroirs magiques ; ceux-là au moins avaient quelque chose des vrais miroirs, puisque le verre entrait dans leur composition, tandis que les cercles charbonnés de M. Dupotet n'en ont que le nom. La chose n'en paraît que plus admirable, car suivant l'expression de cet ancien père, *moins le peuple comprend, plus il admire.* — Depuis que cet illustre magnétiseur a mis ce nouveau procédé de magnétisation à la mode, tous les adeptes de l'école magico-magnétique ont voulu imaginer leurs petits miroirs, et M. Cahagnet (si souvent en lutte avec M. Dupotet) a eu l'heureuse idée d'en fabriquer avec des pièces de deux sous ; c'est M. Lecoq, horloger de la marine, qui se charge de leur donner le poli convenable. Voici donc le magnétisme en voie de progrès. Mesmer avait trouvé le fluide, le seigneur de Buzancy découvrit le somnambulisme, M. Dupotet inventa les miroirs magiques : telles sont les trois grandes phases du magnétisme animal, arrivé aujourd'hui à la dernière période de toutes ses extraperfections ; car nous ne pensons pas que ceux qui soutiennent que le magnétisme est une science nouvelle et naissante, puissent conserver encore quelque espoir de surpasser les miracles de M. Home et ceux de M. Dupotet. C'est impossible.

Il ne nous appartient certainement pas de qualifier les œuvres de la haute école dont M. Dupotet est le pontife, la postérité seule en a le droit ; car si l'on doit la vérité aux morts, dit Voltaire, on doit des égards aux vivants. Nous croyons à la bonne foi de M. Dupotet, mais nous ne croyons pas du tout à ses miracles ; très-certainement il est dans l'erreur, et il faut que *l'illusion* ait une bien grande puissance sur l'imagination d'un tel homme pour lui fasciner l'esprit à ce point. — Nous avons, dans notre introduction, signalé les tristes influences de l'argent sur les opérations de l'esprit. Le monde magnétique nous en offre incontestablement de grands exemples. — Nous n'avons pas vu les livres de la maison Dupotet, mais plusieurs personnes nous ont affirmé qu'il était un des magnétiseurs de Paris dont la recette journalière dépasse 100 francs.

Nous avons assez prouvé que tout ce qui touche à la sorcellerie ou au magnétisme (c'est absolument la même chose) n'est que du vieux neuf, et à ce titre, les miroirs magiques font partie de la vieille défroque des sciences occultes. — Lesage, dans son admirable roman satirique de *Gil Blas*, parle ainsi de la bohémienne Coscolina : «Je fais tourner le » sas pour retrouver les choses perdues, et montre tout ce » qu'on veut dans le *miroir* ou dans le verre.....

» C'est alors qu'on vit pleuvoir chez elle les écus et les » pistoles; mille dupes de l'un et de l'autre sexe la mirent » bientôt en réputation.

» Lorsque, pour l'honneur du métier, la Coscolina vou- » lait faire paraître le diable dans ses opérations, c'était son » mari qui faisait ce personnage, et il s'en acquittait parfai- » tement bien..... Pour peu qu'on fût crédule, on était » épouvanté de sa figure. » (*Gil Blas*, liv. x) (1).

Ainsi le magnétisme, las d'explorer inutilement le domaine des sciences physiques, va chercher un dernier refuge dans la magie et la sorcellerie que M. Dupotet prétend faire entrer dans le domaine des sciences naturelles ; cette théorie est, du reste, condamnée par la cour de Rome, ainsi qu'on le verra en son lieu. Le magnétisme retourne donc, par la force même des choses, à son véritable point de départ : la sorcellerie. M. Dupotet nie le diable, il est vrai, mais c'est pour s'approprier sa défroque et jouer le rôle d'esprit fort en conservant toutes les faiblesses qui font la honte de l'esprit humain. M. Dupotet

(1) Voyez encore au sujet des miroirs magiques les *Mémoires du duc de Saint-Simon*, C, 161.

se sent tellement débordé par les conséquences inévitables de ses propres doctrines, qu'il cherche en ce moment à pousser son journal dans la voie du spiritualisme, et par conséquent à se rapprocher des magnétiseurs de l'école mystico-pneumatologique. La lutte entre ces deux écoles ne pourra finir que par une fusion. Encore quelque temps, et vous verrez que M. Dupotet se fera ermite; déjà nous lisons dans son journal les paroles suivantes : « *Si le magnétisme ne se fait pas du spiri-* » *tualisme une arme qui lui assure la victoire, le spiritualisme* » *pourra bien devenir une arme qui le tuera.* » (T. XV, p. 88.)

Lorsqu'il s'agit de magnétisme la logomachie est partout, mais plus qu'ailleurs, elle est dans l'école magico-magnétique. Tantôt on admet le fluide, tantôt on ne l'admet pas, selon les besoins de la cause. M. de Rovère rejette souvent, comme M. Dupotet, l'hypothèse du fluide pour lui substituer la théorie de la VOLONTÉ, et il remplace le *rudiment de la pensée* de M. Dupotet par deux choses : le *sympathisme*, ou amour de l'humanité, et les *ondes vibratoires*. C'est ce qui faisait dire dernièrement avec un très-grand sérieux à l'un des rédacteurs de *l'Union magnétique*, parlant du ROVÉRIANISME : «*Si les effets avaient lieu, les ondes* » *vibratoires, rovérisantes; modificatrices, humanitaires triom-* » *pheraient en apparence.* » (10 octobre 1856.) Il y a dans cette école, des magnétiseurs qui admettent tout à la fois l'hypothèse du fluide et celle du démon, mais les spiritualistes quelque peu puritains n'admettent que les démons sans autres intermédiaires, et ils invoquent le témoignage de tous les possédés. Ce qui n'empêche nullement ces messieurs de faire des passes tout comme s'ils croyaient au fluide. — M. Allix admet aussi la théorie de la volonté, il admet même encore, avec M. de Rovère, le *sympathisme animique*, mais il remplace les *ondes vibratoires rovérisantes* par le *fluide escargotique*, et si tout ce qu'il nous en a dit est vrai, l'escargot deviendrait, selon lui, le messager le plus rapide de la pensée humaine, ce serait une véritable réparation d'honneur faite à ce mollusque, lui qui jusqu'à présent avait marché d'un pas si lent pour se rendre à ses propres affaires.

Revenons aux expériences de M. Dupotet, et nous verrons que rien ne résiste à la volonté de M. le baron, car il est aussi bon magnétiseur que grand magicien. « *Quelquefois,* » dit le rédacteur de *l'Union magnétique, M. Dupotet magné-* » *tise une canne, un chapeau, et en imprégnant ces objets* » D'UN RUDIMENT DE SA PENSÉE, *il produit, tantôt la titubation,* » *tantôt l'ivresse prononcée.* » (10 septembre 1856.)

Le *rudiment de la pensée* de M. Dupotet se logeant dans une canne et faisant trébucher comme un homme ivre celui qui la porte vaudrait bien le fluide escargotique de M. Allix s'il ne s'agissait ici d'un FAIT, argument devant lequel toutes les plus belles raisons du monde doivent s'incliner. Nous ne voyons qu'une seule objection à produire contre ce fait, c'est qu'il a le tort de se passer chez M. Dupotet, et pour ainsi dire en famille. Comment voulez-vous qu'un homme sensé puisse croire à de tels *phénomènes,* quand on lit dans le livre d'un autre magnétiseur les paroles suivantes qui ont été prononcées devant M. Dupotet lui-même (paroles auxquelles il n'a point répondu) au milieu d'une séance magnétique présidée par Monseigneur Thomas Gousset, archevêque de Reims : «Quant aux faits psychologiques extraor» dinaires, ceux du second groupe de M. Dupotet, la vue à » distance, le déplacement des sens, tel que la vision par » la nuque, par les doigts, par le ventre, ce ne sont, il » faut le dire, que des prétentions sans preuve. Aucun fait » authentique ne les appuie ; ces assertions merveilleuses » se sont toujours évanouies devant le grand jour d'un exa» men sérieux et public (1). » — *Un examen* SÉRIEUX *et pu-*

____

(1) Aubin Gaulthier, *Revue magnétique.*

blic! Là est et sera éternellement l'écueil du magnétisme; aussi voyons-nous toujours les magnétiseurs refuser cette épreuve solennelle, et ce fait seul prouve jusqu'à la dernière évidence qu'ils ne possèdent absolument rien. A qui le magnétisme animal persuadera-t-il jamais que s'il avait un fait, un seul fait positif, il ne se hâterait pas de le produire devant des hommes compétents? Les réclames incessantes dont il couvre les journaux et les murs de nos villes prouvent assez qu'il a besoin de publicité et que toutes les trompettes lui sont bonnes *quand il peut les emboucher.* Loin de garder leur retraite, les sibylles modernes monteraient plutôt sur les toits pour publier leur science et crier leurs oracles au ciel et à la terre.

M. Dupotet, avons nous dit, ne peut souffrir ni la contradiction ni l'examen; il semble avoir pris pour règle de conduite cette maxime du général Cavaignac : « Tout » gouvernement qui permet qu'on discute son principe est » perdu. » — Lorsque nous provoquâmes notre enquête chez le docteur Auzoux, le journal de M. Dupotet nous répondit : *« Nous ne reconnaissons à personne le droit de prendre fait et » cause pour la vérité. »* — La petite église de M. Dupotet serait bien bonne de reconnaître à quelqu'un le droit de défendre la vérité. Le magnétisme, comme tout ce qui ne peut supporter l'examen, n'est-il pas dans son rôle lorsqu'il dit : Vous n'avez pas le droit de m'examiner? — De tels procédés donnent parfois un petit air despote à ceux qui les mettent en usage, et lorsque M. Dupotet voulut bien décorer du nom de CONFÉRENCES les séances magnétiques de ses salons, ce mauvais principe en dénatura complétement le caractère. Non-seulement le public, non-seulement les docteurs réfractaires, mais les magnétiseurs eux-mêmes eurent à s'en plaindre. Laissons parler M. Lovy, son confrère :

« Dans une *conférence,* chaque assistant est libre de

» prendre la parole; la *conférence* autorise et suppose la dis-
» cussion. Dans les salons du baron Dupotet, le baron seul
» tenait le dé de la conversation magnétique. Quelqu'un
» s'avisait-il de combattre son système, de soulever des
» questions, de présenter des objections, on sentait que le
» baron n'était pas à l'aise. Souvent des répliques sèches,
» dédaigneuses, ou mêlées d'une teinte d'aigreur, châtiaient
» l'indiscret assistant.

» Ce n'étaient donc point des *conférences*, c'était l'ensei-
» gnement à domicile, l'éloquente parole du prédicateur, de
» l'apôtre exclusif. Son fauteuil était une chaire, et le
» contradicteur n'avait pas beau jeu. M. G....., l'orfévre
» magnétiste, en sait quelque chose. » (*Union magnétique,*
10 septembre 1856.)

Nous ne reprochons pas à M. Dupotet de croire à la magie.
Puisqu'il professe cette croyance depuis quarante ans, c'est
sans doute qu'il a de bonnes raisons pour le faire; mais ce
que nous sommes en droit de lui reprocher, c'est d'opérer
ses miracles dans l'ombre, de faire à ce sujet continuellement
des promesses et de ne jamais les tenir. Ce qui ne l'empêche pas de déblatérer contre l'incrédulité des corps savants.
Mesmer disait que les expériences n'étaient que des *enfan-
tillages;* M. Dupotet, au contraire, proclame bien haut l'autorité des expériences; malheureusement il n'en veut faire
que chez lui et au milieu de ses amis. — On dit bien que *le
but des sociétés mesmériennes est de répandre la lumière
magnétique;* mais qu'un homme soit assez malavisé pour
demander une expérience sérieuse, on commencera par
suspecter l'*incrédule* qui se permet une telle *exigence.* Heureux si l'on ne va pas jusqu'à le traiter comme un fourbe.
« *C'est à nos yeux une faute que d'appeler, pour rendre témoignage à la vérité, les gens dont l'intérêt est que la vérité ne
soit pas.* » (Dupotet.) — « M. Dupotet avait fait plus que

» des promesses positives, il avait fait un *billet* à M. Husson,
» billet *signé* de sa main, billet que M. Husson avait encore
» dans sa poche quand il a lu son rapport, et dans ce billet
» M. Dupotet s'engageait à produire des phénomènes *qui ne*
» *se sont pas montrés*, et cependant M. Husson n'en a fait
» aucun reproche à M. Dupotet (1). » — C'est bien là le cas
de dire, avec la spirituelle Ninon : *Ah! le bon billet qu'a la*
Châtre! La propagande que fait M. Dupotet est, comme on
le voit, quelque peut ténébreuse. En 1852 il publia un livre
en un volume in-4°, *la Magie dévoilée*. Ce livre, soi-disant,
devait donner la clef du magnétisme; aussi chaque exemplaire de ce chef-d'œuvre ne sort pas de chez lui à moins
de 100 francs, ni plus ni moins, 100 francs, et encore ne le
délivre-t-il qu'à la condition expresse que l'acquéreur n'aura
le droit de le prêter à personne. L'engagement en est passé
par écrit. — M. Dupotet, malgré ces quarante années
d'apostolat et de luttes incessantes contre les corps savants,
ne veut pas que la lumière magico-magnétique luise pour
tout le monde! Un de ses confrères, un peu mauvaise
langue, écrivit plus tard que toutes les études de M. Dupotet
sur la magie n'avaient abouti qu'à un *livre d'or*. — Nous
lisons encore dans l'*Union magnétique* (du 10 septembre 1857)
cette phrase de M. J. Lovy, parlant du livre de M. Dupotet :
« *Toute la* MAGIE *est dans les mots et dans les éblouissantes*
promesses du baron. »

Quoi qu'il en soit, nos lecteurs ne seront peut-être pas
fâchés de trouver ici un petit échantillon de ce livre devenu
presque introuvable et qu'un de nos amis a bien voulu nous
communiquer. Voici ce qu'on y lit :

_**_* « J'ai vu une magnétisée en contact avec une femme
» enceinte éprouver tous les symptômes d'une véritable

----

(1) Dubois (d'Amiens), *loc. cit.*, p. 542.

» grossesse : le ventre prit en quelques minutes un volume
» énorme, les cordons de jupe se cassèrent, et n'en
» croyant pas mes yeux, j'ai touché, frappé, palpé : il n'y
» avait pas à s'y méprendre. » (P. 73.)

　*　« C'est un jeu pour les magnétiseurs aujourd'hui
» d'ôter l'ouïe, le toucher, la vue au magnétisé, en le vou-
» lant simplement, et cela sans parler. Ainsi, au moment
» où le magnétisé parle, rit ou chante, on l'arrête dans l'in-
» stant où il est le plus animé : il devient statue. Enfin, on
» peut communiquer à son cerveau les rêves les plus bi-
» zarres, faire qu'il voie un spectateur sans tête ou avec
» une tête d'ours, de chien, etc.; tout indiquera en lui
» qu'il croit voir une chose réelle, et je déplore profondé-
» ment que ces faits, qui courent aujourd'hui les rues,
» soient ignorés des savants. Quoi! pas un seul d'entre ces
» trois ou quatre cents salariés par l'État ne se lèvera de
» son fauteuil pour dire au monde : Une ère de merveilles
» va naître; on a trouvé un agent qui résume en lui toutes
» les autres forces de la nature!» (P. 173.)

　*　« Je prends un verre d'eau : à ma volonté, à ma
» pensée, ce liquide ne sera plus de l'eau, mais du vin, de
» l'eau-de-vie, de la liqueur, une médecine même, et je
» verrai subitement les effets réels, positifs qu'eût produits
» un de ces agents. Ah! je crains de le dire, — il le faut
» bien pourtant, — on peut ainsi empoisonner; il faut
» qu'on le sache et que l'écho le répète, afin que les magné-
» tistes malintentionnés soient prévenus qu'on est instruit
» de tout ce qu'ils peuvent faire. — Riez donc, sceptiques,
» riez bien fort, afin que vos rires, en témoignant de votre
» ignorance, nous donnent le droit de vous flageller! »
(P. 174.)

　*　«Nos académiciens occupent un nid commun, et lors-
» qu'un de ces rares oiseaux meurt, la place qu'il quite est

» aussitôt prise, et gare les coups de bec aux oiseaux en retard!
» Ce nid est sale et vieux, il est construit avec des branches
» mortes et des détritus de vieux chiffons ; qu'importe! ils y
» font leur ponte et leur couvée, et, comme les oies du.
» Capitole, ils sont tous nourris aux dépens de la répu-
» blique ; cependant ils n'ont jamais rien sauvé, et ils sif-
» flent toujours le même air, ce qui est très-ennuyeux. »
(P. 19.)

*** « La vérité fait peur, le mensonge rassure. Si j'eusse
» spéculé sur l'ignorance, la superstition et la sottise hu-
» maines, je serais aujourd'hui un des hommes les plus
» riches et les plus considérés ; peut-être même serais-je de
» toutes les Académies ; j'eusse, à coup sûr, été décoré. »
(P. 21.)

Tels sont finalement les faits et gestes de la vie magico-
magnétique de M. le baron Dupotet, aujourd'hui le plus
haut représentant de la science mesmérienne en France et
probablement sur la surface du globe.

L'ÉCOLE AMÉRICAINE,

OU LES TABLES TOURNANTES ET PARLANTES, LES ESPRITS FRAPPEURS, ETC.

> « Un grand nombre de personnes qui ont
> » donné leur esprit aux tables l'ont malheu-
> » reusement perdu tout à fait. »
>
> (M. DELAAGE, p. 55.)

Le public, malgré son vif engouement de quelques mois pour les tables tournantes et parlantes, chantantes et dansantes, semble en avoir déjà fait justice; cependant, comme presque tous les magnétiseurs persistent encore à considérer ce *phénomène* comme une des phases du magnétisme, nous nous croyons dans la nécessité de ne pas passer ce chapitre entièrement sous silence. Nous ne séparerons donc pas ce que..... les magnétiseurs ont uni. En vérité, l'un est bien digne de l'autre. Au fond, c'est toujours la vieille histoire des prétendues sciences occultes. Il faut le répéter, le nouveau Protée a beau changer de forme et renouveler ses métamorphoses, il n'imagine absolument rien de neuf. Nous y retrouvons toujours l'évocation des ombres, la connaissance de l'avenir, la divination, les phénomènes de double vue, l'insensibilité, les guérisons miraculeuses, etc., etc.

La *découverte* de toutes ces merveilles remonte à l'année 1848, et fut faite par la famille Fox, qui résidait alors au village d'Hysdeville, État de New-York, en Amérique, — pays des gros *canards*. — Des revenants qui habitaient la même maison se mirent en communication avec cette famille, et lui firent connaître une infinité de choses de l'autre monde, en répondant à toutes les questions, tantôt par des coups frappés, tantôt par des paroles que prononçaient des êtres invisibles. Un peu plus tard, d'autres revenants tout semblables firent leur apparition dans beaucoup d'autres pays, et notamment en France, au village de Cideville (Normandie).

Comme tout le monde ne sait pas faire le ventriloque pour faire parler les morts, on modifia de cent manières différentes le moyen d'évoquer les esprits et de converser avec eux. Quoi qu'il en soit, nous devons reconnaître que cette école, dite américaine, offre quelque chose de bien supérieur à celle de M. Dupotet, puisque ce ne sont plus les vivants qui parlent, mais les morts..... et mieux encore la matière inerte, les meubles, les chapeaux, les paniers, les corbeilles, les planches, etc....., et tout cela sans magnétisme, sans baquet, sans somnambule et sans miroir magique. Plus de Mesmer, plus de Puységur, plus de Dupotet! — Fort heureusement pour MM. les magnétiseurs patentés « les tables tournantes n'ont encore été exploitées » par la cupidité et le mercantilisme qu'en Angleterre et » aux États-Unis. En France, elles sont à l'état de jeux » *médiocrement innocents,* » dit M. Delaage (p. 44).

En reproduisant, dans les pièces relatives à l'enquête, la lettre de M. Mathieu sur ce sujet, nous avons cité l'opinion peu favorable de M. Dupotet, qui, malgré l'excentricité des miracles magico-magnétiques, a failli un moment se voir distancé par les tables parlantes. Nous avons également reproduit l'incroyable lettre de M. X..., son abstention, ses promesses sans résultat, et la réponse si piquante qui lui a été adressée à ce sujet par le grand Humboldt.

Cela ne suffit pas.

Dans cette question comme dans celle du magnétisme, nous avons tenu à voir par nous-même les phénomènes du fluide ligneux détrônant ceux du fluide nerveux et surpassant en prodiges tout ce que l'intelligence humaine a enfanté jusqu'à ce jour. C'est bien à tort vraiment que M. de Lamartine va chercher les beautés de l'esprit humain dans les chefs-d'œuvre de nos poëtes; c'est dans les pieds de nos guéridons qu'on les trouve. Voyez plutôt dans notre chapitre des excentricités ce que pense et ce que dit M. A. Vaquerie sur l'esprit des tables.

Nous avons donc opéré et vu opérer; mais ici encore, malgré toutes nos recherches, nous n'avons jamais pu découvrir rien de bien concluant dans la comédie des tables tournantes qui ne tournent que lorsqu'on les pousse. C'est un fait dont chacun pourra se convaincre en opérant avec l'ingénieux appareil imaginé en Angleterre par le célèbre physicien Faraday, ou bien tout simplement avec de la poudre de talc ou des lames de mica, en procédant comme l'a fait en France M. le comte d'Ourches (1).

Citons en passant l'aveu d'un magnétiste des plus distingués. M. Descuret dit : « Les partisans outrés du magné-
» tisme ont été jusqu'à croire que *l'homme peut communiquer*

---

(1) M. le comte d'Ourches, qui compte aussi parmi les partisans du magnétisme (notez bien ceci), adressa, le 6 juin 1853, la lettre suivante à M. Babinet (de l'Institut) :

« Monsieur,

» Voulant constater ce qu'il y a de vrai dans les tables tournantes, j'ai saupoudré un guéridon et les mains des opérateurs de poudre de talc, choisie par moi et séchée. Les doigts n'adhéraient donc plus à la table, qui conservait son indépendance, mais aux grains de poussière; et si, dans ces conditions, elle eût tourné, le miracle, devenu éclatant, aurait jeté des torrents de lumière sur ses obscurs blasphémateurs.

» Mais, hélas ! il n'en a rien été; elle a refusé maussadement de recommencer ses évolutions. Nous avons attendu une heure de plus : jamais nous n'avions commis semblable excès de table. Jugez du désappointement d'opérateurs jusque-là si puissants : au lieu de bouillonner, leur sang se figeait dans leurs veines.

» Il me semble que mon essai n'est pas si sot et que la manière habile dont j'ai réalisé mon éclipse de mouvement me donne quelque titre à m'asseoir près de vous au palais de l'Institut et à l'Observatoire impérial.

» D'OURCHES. »

» *à la matière insensible une partie de sa force propre de loco-*
» *motion, s'en faire obéir, et même lui transmettre, jusqu'à un*
» *certain point, la faculté d'une seconde vue, particulière au*
» *somnambulisme et à la catalepsie.* Mais les expériences
» de M. Faraday ont démontré que, sans en avoir con-
» science, les opérateurs exercent un mouvement latéral,
» pendant lequel la table reste ce qu'elle est, c'est-à-dire un
» corps inerte, incapable de se mouvoir autrement que par
» l'application mécanique d'une force. Les effluves de la
» plus intense volonté se trouvent, en effet, arrêtées par la
» présence de l'aiguille indicatrice, dont le déplacement dit
» assez : *Ne poussez donc pas.* » (*Loc. cit.*, p. 392.)

La *Revue philosophique et religieuse* du mois de mai 1856
publia un article dans lequel l'auteur, M. A.-A. Morin, se
vantait de reproduire a volonté *les phénomènes* les plus incroyables attribués aux tables savantes (1). Fort curieux
d'assister à un tel spectacle, nous adressâmes la lettre suivante à un de nos amis, qui s'occupe autant de science que
de droit, et qui, par ses relations avec les collaborateurs de
la *Revue philosophique et religieuse*, pouvait se trouver en
rapport avec M. A.-A. Morin.

A M. L* , avocat à la Cour d'appel de Paris.**

Paris, le 31 juillet 1856.

Cher monsieur,

J'ai lu, ou plutôt relu dans la *Revue* du mois de mai 1856
que vous avez eu l'obligeance de me communiquer, l'article
de M. A.-A. Morin, intitulé : *Manifestation de la pensée par
la matière inerte.*

J'avoue que le ton affirmatif de l'auteur est bien fait pour
porter la conviction dans tous les esprits, mais il n'est pas
possible de croire à l'existence de tels faits, si on ne les a soi-

____

(1) Voyez un extrait de cet article au chapitre des *Excentricités.*

même touchés de ses mains et vus, je dis de ses propres yeux vus.

— Ce que je tiens pour impossible. —

De deux choses l'une, me dis-je, *rationnellement parlant:* ce que M. Morin avance existe réellement (ce qui est plus que douteux), ou bien il croit l'avoir vu, — ce qui n'est pas du tout la même chose, mais qui est fort probable.

Quoi qu'il en soit, je suis excessivement désireux de voir par moi-même comment un homme d'esprit s'y prend pour tomber dans de pareilles illusions; et puisque vous êtes dans d'excellents rapports avec M. Morin ou avec ses amis, je vous prierai de vouloir bien me faire assister à l'une de ses expériences, si toutefois la présence d'un mécréant comme moi n'effraye pas trop *l'être de raison* qui se cache ainsi dans le sapin, l'acajou ou le palissandre de votre ami, et qui, néanmoins, apparaît avec docilité à son moindre signe pour produire des *phénomènes constants.*

N'êtes-vous pas aussi curieux que moi de voir ce drôle d'être qui, au dire de M. Morin, «*bat notre orgueilleuse raison* (vieux style) AVEC DES FAITS?... »

Si un tel phénomène existait, il faudrait bien vous résoudre, mon cher monsieur, à laisser de côté toutes vos intéressantes études sur le système nerveux. La *matière inerte* frappe à votre porte. — La matière inerte! comprenez bien ce mot. — Rendez-vous vite à son invitation, et n'oublions pas, je vous prie, que c'est de M. Morin qu'on disait il y a peu de jours : «C'est un penseur sansonnien, si » on le laissait faire, il ébranlerait à lui seul le dôme de l'In- » stitut et celui de la Sorbonne. » — Nous qui ne sommes ni de l'Institut ni de la Sorbonne, laissons donc, pour notre compte, faire à M. Morin tout ce qu'il voudra, et allons assister à ce grand cataclysme!... à cette magnifique débâcle!!!

Tout en comptant sur la puissante intervention de votre amitié, je me permettrai d'invoquer ici les deux passages suivants que j'emprunte à l'article de M. Morin et qui m'ont en quelque sorte déterminé à vous écrire :

« *Il n'y aura pas un individu qui ne puisse s'en convaincre* PAR EXPÉRIENCE... » — dit l'auteur, puis il ajoute :

« *Nous le reproduisons* (le phénomène) *avec la* MÊME RÉGU- LARITÉ *qu'un chimiste obtient un produit dans son laboratoire.* » Il me semble que de telles phrases sont trop explicites pour ne pas engager leur auteur à exhiber volontiers, à ses amis au moins, les phénomènes qu'il annonce.

Quel que soit le résultat de votre démarche, je vous en remercie d'avance et vous prie, cher monsieur, de me croire votre bien dévoué serviteur,

G. MABRU.

Cette lettre fut communiquée à M. Morin ; nous attendîmes assez longtemps la réponse sans pouvoir rien obtenir. M. A.-A. Morin allégua enfin que, pour être initié à de tels phénomènes, il fallait préalablement avoir la foi. Donc il ne les produit pas A VOLONTÉ *avec la même régularité qu'un chimiste obtient un produit dans son laboratoire.* — En effet, ces sortes d'expériences ne sont guère qu'à l'usage des personnes douées d'une foi excessivement robuste, d'une foi à toute épreuve, et cela se comprend, car il est beaucoup moins difficile de croire quand on a la foi, avant d'avoir vu ; mais alors pourquoi voir, dirons-nous, c'est inutile, c'est du superflu, du luxe et de la prodigalité, puisqu'on peut et même *on doit* croire sans voir ; rayons, supprimons les expériences, cela passe le temps et n'avance absolument à rien. La foi du charbonnier n'a pas besoin de miracles.

Mais vous, lecteurs moins faciles, et cependant de bonne foi, sans avoir la foi, vous qui voulez voir pour croire, ne vous adressez pas à M. Morin, votre incrédulité empêche-rait les expériences de réussir. Cependant nous le craignons fort, ce savant *tournantiste* doit être tombé là dans une erreur profonde, erreur capable de compromettre l'avenir du monde rotatoire et de toute la *tournantologie* magnétique parlante et dansante, puisque une multitude d'auteurs ont écrit qu'il est impossible de croire à de tels phénomènes si on ne les a pas vus, etc. — M. Mathieu lui-même, dans sa brochure sur les tables tournantes, a dit : « *Comment, en pré-* » *sence de pareils faits, ne pas se défier de tout le monde ?...* » — Et M. Delaage s'écrie : « Nous avons flétri l'exploitation » de cette science par le charlatanisme... non en disant » croyez, mais en engageant à examiner. » — D'un autre côté, Bertrand assure qu'en magnétisme « *on réussit* AVEC *la* » *volonté,* SANS *la volonté,* AVEC *une volonté contraire.* » — Nous avons également cité l'opinion de M. Gentil et d'autres ma-gnétiseurs du premier ordre, qui repoussent la doctrine de la nécessité de la foi comme une chose tout à fait indigne de la science mesmérienne. « *Non ! la foi n'est nécessaire à* » *aucun degré,* » dit M. Gentil. Nous n'insisterons donc pas davantage sur cette doctrine de la nécessité de la foi, der-rière laquelle vient aujourd'hui s'abriter M. Morin. Nous pourrions d'ailleurs lui répondre avec Voltaire : « *Un moyen* » *infaillible de faire des fanatiques, c'est de persuader avant* » *que d'instruire.* » Mais nous ne le ferons pas, car on nous appellerait VOLTAIRIEN !!!

Quel malheur que ces messieurs ne s'entendent pas mieux entre eux, et que leur doctrine, toujours imprégnée de fluide giratoire, tourne comme une vraie girouette ; tourne à tous les vents ! Il y a longtemps déjà que les adeptes des préten-dues sciences occultes refusent d'opérer devant des hommes instruits. Les sorciers et les magiciens n'ont jamais eu d'au-tres procédés, d'autres façons d'agir. Voici les paroles que

Voltaire prête à l'un d'eux; elles sont tellement identiques avec les réponses ordinaires de nos magnétiseurs modernes, qu'on supposerait presque qu'ils ont été les puiser chez cet écrivain : « Vous ne pouvez nier les faits, surtout quand un homme » d'honneur comme moi vous assure qu'il est sorcier. — Je » ne travaille pas pour les philosophes, je fais voir ces choses » à des dames très-respectables, à des gens simples qui ne » disputent point... Vous devez croire à la magie sans que » je sois obligé d'exercer mon art devant vous. — Tous les » peuples ont eu des sorciers. Les plus grands sorciers étaient » payés par l'État pour voir clairement l'avenir dans le cœur » et dans le foie d'un bœuf. » (*Dict. phil.*, art. *Magie.*)

Chaque fois que des expérimentateurs de la force de M. Morin et autres ont voulu soumettre leurs prétendus faits à l'examen d'hommes capables de les vérifier, leurs expériences ont toujours échoué. Voici ce qu'on lit dans un de nos journaux hebdomadaires : « Un défi a été adressé par » le professeur Felton aux médiums de tous les pays. Les » expériences solennelles viennent d'avoir lieu à Boston, et » elles ont eu pour résultat l'insuccès constaté des spiritua- » listes : les morts n'ont répondu à aucune conjuration, » pas un meuble n'a bougé : en un mot, pas la plus légère » manifestation du monde surnaturel, bien que les observa- » tions aient duré plusieurs jours. Le procès-verbal a été » signé par le célèbre naturaliste N. Agassiz, M. Pierce le » mathématicien, M. Gould l'astronome, le professeur » Horsford et quelques autres savants. Les spiritualistes ne » se regardent pas comme battus; ils prétendent que des » milliers de faits ne peuvent être infirmés par une expé- » rience négative, et préparent un mémoire pour ramener » l'opinion en leur faveur. » (*Le Voleur* du 31 juillet 1857.)

Le Siècle du 7 décembre 1856 annonçait l'arrivée à Paris d'un *médium* extraordinaire, M. David Home, et il signalait en même temps une recrudescence d'engouement dans le monde des phénomènes rotatoires, mais ces velléités du fluide sont restées sans effet. — Il est vrai que l'Amérique continue à nous envoyer de temps à autre quelques-uns de ses grands nécromanciens. Avant M. David nous avons eu sur notre continent M. Phillips, qui a fait des miracles à Bruxelles, à Alger et à Genève. M. Phillips a passé deux fois à Paris, mais il n'a pas jugé prudent de déployer toute sa science dans ce pays du scepticisme et de l'incrédulité, sans doute parce que la *foi s'éteint dans les cœurs.* Avant M. Phillips, les escargots sympathiques, importés aussi d'Amérique par M. Biat-Chrétien, faisaient leur apparition à Paris, pompeusement annoncés par M. Jules Allix. Mais un beau matin (le 28 janvier 1852) le spirituel et satirique crayon du célèbre Cham nous représentait les fameux escargots sympathiques s'envolant sous forme de deux canards. Et plus jamais on n'en entendit parler. Quoi qu'il en soit, il est certain que personne n'a été témoin des prétendues expériences du célèbre M. Home; nous n'en voulons pas d'autres preuves que celles enregistrées par les magnétiseurs. Nous lisons à ce sujet, dans *l'Union magnétique* du 25 mars :

« M. Home ne veut faire ses expériences que devant une
» dizaine de personne, *encore exige-t-il qu'elles aient les yeux*
» *bandés.* »

On a beaucoup parlé aussi du livre de M. Agénor de Gasparin sur les tables tournantes. Pour toute réponse nous appuierons nos propres observations de la citation suivante, que nous empruntons encore au journal de M. Dupotet. Voici comment il s'exprime en parlant des expériences de M. de Gasparin : « *Il n'est pas impossible,* dit-il, *qu'il y ait*
» *eu parmi les coopérateurs quelqu'un qui ait voulu se jouer des*
» *autres.* » (T. XV, p. 100.) — Sans suspecter la bonne foi des opérateurs, comme l'insinue le journal de M. Dupotet,

nous dirons que si l'honorable M. de Gasparin avait opéré avec plus de précaution en employant l'appareil de Faraday pour contrôler ses expériences, il se serait évité la peine d'écrire deux volumes sur des choses qui n'existent pas. Il aurait vu que le mouvement des tables n'est dû à aucune cause surnaturelle, qu'il vient tout simplement de l'impulsion des doigts des opérateurs. C'est vous, messieurs, sommes nous en droit de leur dire, qui poussez la table, et non pas le diable, pas plus que l'*âme* de Napoléon, de Voltaire, de Rousseau, de Robespierre, de Jésus-Christ ou de Molière, comme vous le prétendez.

Ce fait *positif* une fois constaté, que deviennent donc l'électricité intelligente de M. X....., ses conversations avec le guéridon, la découverte *effrayante* qu'il avait annoncée et dont il n'a plus reparlé? etc. — Que deviennent tous ces contes que les journaux magnétiques, voire même celui de M. Dupotet, enregistrent avec tant de complaisance, de bonhomie et de crédulité? Celui-ci, par exemple : « La table » s'éleva en l'air et se balança à droite et à gauche, plu- » sieurs meubles furent mis en mouvement par un agent » invisible qui joua de la guitare... Les tables, les chaises, » les coussins, semblèrent animés de vie et se mirent à » danser devant nous et à exécuter les sauts les plus fantas- » tiques. Comme je sortais, un coussin se croisa avec un » flambeau allumé, et tous deux vinrent me heurter la tête ; » une des dames fut atteinte par un tapis de pied et presque » aveuglée par la poussière. » (*Journal du magnétisme*, t. XV, p. 618.) On lit encore dans ce même journal : « Des » instruments de musique sont mis en mouvement et exé- » cutent des airs sans agent visible. » (P. 591.) — On cite aussi un grand nombre de vers attribués aux tables tour- nantes et parlantes, ce qui ne nous surprend guère, car de tout temps la poésie a été l'apanage des oracles. Hérodote nous en a conservé plusieurs échantillons qu'il a puisés à la source même des oracles antiques de Mars et de Bacis (1).

Non-seulement les tables parlent, font des vers, écrivent fort bien en prose, découvrent le passé, devinent l'avenir, évoquent l'*âme* des morts, mais elles possèdent toutes les sciences : physique, chimie, médecine, astronomie, mathématiques, et répondent sans hésiter à toutes les questions, elles sont, on ne saurait le nier, plus savantes que l'âne de Balaam et le chien parlant cité par Leibnitz. Nous savons que *la sagesse peut sortir de toutes les bouches*. Dans l'antiquité païenne, il n'y avait pas que les dieux qui parlaient aux peuples, les bêtes prenaient souvent la parole et prédisaient l'avenir tout aussi bien que les dieux. « TITE-LIVE rapporte qu'un bœuf s'écria en plein marché : *Rome, prends garde à toi*. PLINE, dans son livre huitième, dit qu'un chien parla lorsque Tarquin fut chassé du trône. Une corneille, si l'on en croit SUÉTONE, s'écria dans le Capitole, lorsqu'on allait assassiner Domitien : *Estai panta kalos*, c'est fort bien fait, tout est bien. C'est ainsi qu'un des chevaux d'Achille, nommé Xante, prédit à son maître qu'il mourrait devant Troie. Avant le cheval d'Achille, le bélier de Phryxus avait parlé, aussi bien que les vaches du mont Olympe. » (Voltaire.)

Après tant d'honorables témoignages empruntés aux plus illustres écrivains de l'antiquité, devons-nous nous étonner aujourd'hui du langage des tables? — Elles n'ont point de larynx, — d'accord, — mais ne sont-elles pas les débris d'un monde *organisé*, et d'ailleurs ne sommes-nous pas dans un siècle de progrès? Après les bêtes parlantes, viennent les tables parlantes, c'est tout naturel.

> Que ne dirai-je pas de l'étrange folie
> D'un peuple d'esprits forts qui croit à la magie,
> Qui, poursuivant partout les superstitions!
> Fait au nom du progrès des révolutions.   (M. VIENNET.)

(1) Voyez Hérodote, trad. d'Abl., t. III.

Les sorciers ou les magnétiseurs de notre époque ne se contentent pas de prêter seulement quelques paroles aux tables, ils les ont douées d'une intelligence complète. Il est, dit-on, des maisons où elles sont chargées de faire la correspondance ; dans d'autres elles tiennent la comptabilité.

> Il est au Mogol des follets
> Qui font office de valets.   (La Fontaine.)

On raconte même, très-sérieusement, que la dernière comédie de madame de Girardin a été faite par les pieds de son guéridon. Vous figurez-vous le public de la première représentation demandant l'*auteur !...* et le régisseur apportant sur la scène ce fameux guéridon en personne (1).

Voilà pourtant dans quelle aberration, dans quelle folie sont tombées des personnes d'une intelligence élevée et d'un talent incontestable, et cela tout simplement parce qu'elles ont assisté à quelques expériences mal faites, parce qu'elles n'ont pas su observer, parce qu'elles *ont cru* voir quelque chose là où il n'y avait rien, rien que supercherie ou maladresse. L'imagination aidant, le reste n'a plus fait que croître et embellir.

Mais il existe encore une autre cause qui a puissamment contribué à répandre ces sottises et augmenter l'engouement du public pour les tables tournantes. — Chaque fois que vous imaginerez un jeu qui rapproche les deux sexes

---

(1) Un de nos publicistes les plus distingués, M. Taxile Delord, a donné tout dernièrement une étude remarquable sur la personne et les œuvres de madame de Girardin. Voici le jugement qu'il en porte. Nous demandons à le reproduire ici, parce qu'il est applicable à beaucoup d'autres littérateurs également imbus de magnétisme ou de *tournantisme.* « Madame de Girardin, avec infiniment d'esprit et » de goût, ne voit pas toujours les choses d'une façon simple et naturelle; les » hommes *et les faits* lui apparaissent souvent sous un jour faux et conventionnel » qui leur enlève une grande partie de leur effet. » (*Le Siècle* du 23 juin 1856). — M. Dureau, l'un des rédacteurs de *l'Union magnétique,* disait dans son numéro du 10 juillet 1857 : « De bons esprits ont presque perdu le leur à cet exercice du » mouvement des meubles. Qu'on se rappelle M. V. Hennequin et madame de » Girardin. »

et les met en contact, vous pouvez être certain que ce jeu prendra feu comme poudre à canon, surtout s'il a l'avantage de sauver la pudeur sous des apparences plus ou moins sérieuses d'un honnête divertissement. C'est précisément ce qui a fait dans le principe la vogue du magnétisme, le *rapport secret* de Bailly est là pour l'attester. Mais écoutons encore les aveux naïfs et non suspects du magnétiseur Delaage parlant des tables tournantes tout à fait dans le même sens que Bailly parlait du magnétisme. « Le succès immense,
» colossal, fiévreux, incroyable des tables tournantes et
» des chapeaux parlants est dû en grande partie à ce qu'ils
» jouaient, dans les salons les plus austères, sans scrupule
» comme sans difficulté, le rôle de médiateurs amoureux...
» Nous avons vu rarement des tables frapper et tourner,
» nous avons, en revanche, aperçu plus d'un corsage de
» mousseline ou de soie se soulever sous les battements du
» cœur. » (Delaage, p. 41.)

M. Delaage croit très-fermement à la religion des tables tournantes, mais il est tant soit peu schismatique à l'endroit de la corbeille qui parle et de la planchette qui écrit. « *La* SUPERCHERIE, dit-il, *dans ce nouvel instrument* (la planchette), *nous semble d'une facilité extrême.* » M. Delaage, avec ses doutes et ses scrupules, nous rappelle une bonne vieille femme que nous avons connue; elle croyait aux miracles et à la neuvaine de Sainte-Geneviève, mais elle ne croyait pas à Dieu. — Ce même M. Delaage, qui ne croit pas aux miracles de la *planchette*, raconte avec une confiance à toute épreuve que M. Home, par le seul fait de sa volonté, peut animer une table, laquelle « se meut dans toutes les direc-
» tions, s'élève en l'air et y flotte, puis promène dans divers
» sens trois personnes qui y sont assises. » Et plus loin :
« On voit des formes humaines, diaphanes et caligineuses
» apparaître, des mains tièdes saisir celles des spectateurs

» terrifiés et écrire sur le papier qu'on leur présente ; les » mères reconnaissent leurs enfants morts, les maris leurs » épouses trépassées. » (*Union magnétique*, 25 avril 1857.)

Enfin il termine sa profession de foi giratoire par ces mots : « *Nous proclamons en finissant que ces expériences sans gravité* (il s'agit toujours de la planchette) *ne doivent être jamais prises au sérieux.* » (Delaage, *Monde occulte*, p. 53.) — Qu'en disent M. A. Vaquerie, M. Jobard, M. Mathieu et M. Morin ?

DU CHARLATANISME ET DU SPIRITUALISME

AU POINT DE VUE MAGNÉTIQUE.

> « Rien ne ressemble plus à un prophète inspiré
> » qu'un charlatan. »
>
> (E. GUILLOT, *magnétiseur.*)
>
> « Les théories mystiques sont absolument
> » étrangères au magnétisme. . . . .
> » Il y a dans cette secte des enthousiastes, des
> » dupes et des fous. »
>
> (DELEUZE.)

I

Avant de suivre le magnétisme devant nos académies, et d'examiner la conduite des magnétiseurs dans ces circonstances, il est un point assez délicat sur lequel nous voulons appeler d'une manière toute particulière l'attention du lecteur. Il s'agit du reproche honteux et déloyal de charlatanisme que tous les magnétiseurs semblent s'adresser, ou plutôt se renvoyer mutuellement; car il n'en est pas un seul qui n'élève la voix contre les honteuses simonies de la religion mesmérienne, simonies qui sont la plaie et l'opprobre du métier. — Malheureusement le même reproche étant dans toutes les bouches, il rappelle constamment cette phrase si connue : *Messieurs et dames, je ne viens pas sur cette place comme tant d'autres*, etc., etc..... — M. Delaage s'adressant aux magnétiseurs félons et de mauvaise foi, les appelle les *bateleurs de la science*, et plein d'une sainte ardeur il jette sur eux l'anathème ; tel on vit autrefois saint Bernard tonner contre la simonie des cloîtres et les abus de l'Église. M. Delaage s'écrie : « Le magnétisme, *aujourd'hui*, est un véritable trafic, et l'exploitation de la découverte de Puységur est en plein rapport. » (*Mystères du magnétisme*, p. 24.) *Aujourd'hui* est délicieux. Il n'y a que M. Delaage pour nous dire de ces choses-là. Est-ce qu'il n'en a pas toujours été ainsi? est-ce que Mesmer ne se sauva pas avec l'argent de ses souscripteurs? est-ce qu'il ne traitait pas Puységur de charlatan? le MARQUIS de Puységur!!!... oh! confusion des confusions!

Le mal que nous signalons est donc des plus graves, tous les magnétiseurs sincères en souffrent et doivent éprouver le besoin de sortir d'une telle position; ils doivent, eux aussi, appeler de tous leurs vœux le concile de Trente du mesmérisme, qui fixera enfin les véritables articles de foi de cette science et de ses différentes doctrines.

Les disciples du Christ lui dirent un jour : « Maître, à quel signe reconnaîtrons-nous les vrais enfants de Dieu? » — Le Christ, dans son admirable langage et avec sa simplicité habituelle, leur répondit : « à *leurs fruits*, car les bons arbres portent de bons fruits. »

A notre tour, nous aussi nous demanderons aux grands maîtres de la science mesmérienne : Maîtres, à quel signe devrons-nous reconnaître les vrais magnétiseurs et le vrai magnétisme?.... — Nous nous sommes souvent posé cette question, sans avoir jamais pu la résoudre, et nous avons inutilement compulsé toutes les archives du magnétisme sans pouvoir élucider ce point si important, tant il est vrai que dans toutes les écoles magnétiques, la vérité ressemble au mensonge. Nous défions les plus clairvoyants de distinguer les bons fruits d'avec les mauvais. — Si les faux magnétiseurs font des miracles, les vrais magnétiseurs ont la prétention d'en faire de vrais, et dès lors il n'y a plus moyen de s'y reconnaître, plus moyen de distinguer; c'est même sur ces prétendus miracles que les vrais magnétiseurs ont bâti

toutes leurs doctrines. « Ainsi donc, après avoir prouvé la
» doctrine par le miracle, il faut prouver le miracle par la
» doctrine, de peur de prendre l'œuvre du démon pour
» l'œuvre de Dieu. Que pensez-vous de ce dilemme? »
(Rousseau.) Il faut convenir que dans ce pays de l'égalité
magnétique les agneaux ressemblent terriblement aux loups,
et quoique tous les mesmériens semblent se jeter mutuellement l'anathème, ils sont au fond plus unis qu'ils n'en
ont l'air, car tous affichent absolument les mêmes prétentions et les mêmes croyances. — C'est à qui fera le mieux et
toujours de plus fort en plus fort.— Leur crédulité est telle,
que depuis le *simple* adepte jusqu'au magnétiseur patenté
le mieux achalandé, ou jusqu'au magnétologiste le plus
docte, tous en un mot, quelle que soit d'ailleurs l'école à laquelle ils appartiennent, tous admettent les mêmes *faits*, les
mêmes dires, les mêmes exagérations; seulement ils expli-
quent différemment la cause de leurs prétendus phénomènes.
Là est toute la différence. —S'il existe un véritable magnétisme, pourquoi n'existerait-il pas une académie magnétique, où la vraie science serait publiquement enseignée et
professée sans charlatanisme? Nous disons la vraie science
sans indiquer laquelle, sans savoir si c'est celle de Mesmer
ou de Puységur, celle de M. Dupotet ou celle de M. Home;
c'est à cette académie qu'il appartiendrait de nous dire là-
dessus ce que nous devons croire. Il serait donc bon que
MM. les magnétiseurs sincères se missent d'accord entre eux,
pour qu'on sache enfin à quoi s'en tenir en ce qui concerne
les *faits véritables* et les moyens à employer pour distinguer
le charlatanisme du magnétisme.

Quant à nous, nous avouons que, malgré tous nos efforts,
nous n'avons jamais pu tracer d'une manière bien nette la
ligne de démarcation qui sépare la catégorie des charlatans
pur sang de celle des magnétiseurs sincères; nous n'avons

jamais pu séparer le bon grain de l'ivraie, et dans la
crainte de porter un faux jugement, nous avons préféré ne
voir, dans tous les fils de Mesmer en général, que des
hommes sincères et de bonne foi ; nous avons donc attribué
leurs erreurs et leurs méfaits à une cause étrangère, à un
excès de zèle, fort mal placé, sans doute, mais analogue à
celui de ces malheureux inquisiteurs, par exemple, qui
torturaient, massacraient ou emprisonnaient leur prochain
uniquement par amour de Dieu. — Les magnétiseurs, en se
trompant eux-mêmes, faussent l'opinion publique, probablement sans le vouloir et sans s'en douter. Les bourreaux
de l'humanité, comme ceux du Christ. n'ont point conscience de ce qu'ils font.

Après les miracles de Mesmer et de Puységur, après ceux
de M. Phillips, de M. Home et ceux de M. le baron Dupotet,
toute distinction devient réellement impossible, et l'on se
demande ce que ces grands maîtres ont pu laisser à glaner
derrière eux dans les champs de l'erreur !..... Quand les
vrais magnétiseurs font des miracles, on se demande ce
que feront les charlatans, et l'on est tenté de nier l'existence
du charlatanisme, car on ne sait plus où commence, où finit
son domaine ; toutes les limites sont effacées.

M. Delaage a cru débrouiller cette indébrouillable question en criant plus fort que les autres contre le charlatanisme ; mais il l'a bien autrement compliquée en déclarant
très-positivement et très-sérieusement que « les somnam-
» bules finissent par acquérir un véritable talent dans l'art
» de faire des dupes..... ELLES SURPASSENT, dit-il, *les pro-*
» *diges réels opérés par l'action magnétique.* » (Delaage,
p. 33.) Ajoutez à cela le caprice des expériences, l'absence
complète de tout critérium, et puis tâchez de distinguer, si
vous le pouvez, le vrai magnétisme du faux.

Citons un exemple pour que le lecteur puisse juger des

difficultés de ce genre qu'on rencontre à chaque instant dans les écrits des magnétiseurs. — On lit dans *l'Union magnétique* du 25 mai 1856 l'article suivant :

— « On nous écrit de *Turin* que le charlatanisme a fait
» quelque tort aux magnétistes consciencieux de cette ville,
» et plus encore au magnétisme lui-même.

» Comment n'en serait-il pas ainsi avec des annonces
» comme la suivante :

» **La Sibylle moderne**, MADAME MONGRUEL.

» ON PEUT CONSULTER :

» Sur maladie nouvelle ou réputée incurable ; sur le **résultat d'une**
» **affaire**, d'un projet ou d'**une invention quelconque**;
» sur la moralité, la position ou l'état de santé de toute personne
» avec laquelle on est en relation ; en un mot, **sur le passé,**
» **le présent et l'avenir.**

» Quand on lit de pareilles choses, on comprend que quel-
» ques personnes n'abordent pas l'étude de la science. »

—Très-bien, bravo ! mais malheureusement voici le rédacteur de ce même journal qui, après avoir traité un de ses confrères de *Turin* de charlatan parce qu'il se mêle de lire dans le passé et l'avenir, écrit lui-même à trois mois de date : « Le somnambule médical *sait le passé*, il *voit le présent* et » *peut prédire des choses à venir.* » (Millet, rédacteur de *l'Union magnétique*, 10 septembre 1856.)

On nous objectera peut-être que *l'Union magnétique* et la *sibylle moderne*, parties intéressées, vivant l'un et l'autre du magnétisme, sont mauvais juges dans cette question. Appelons donc à notre aide M. Delaage, magnétiseur, qui ne fait pas métier et marchandise de la science mesmérienne.

— « Nous savons — dit-il — que le fluide nerveux n'a pas » plus que le champagne et le café la puissance de donner » au cerveau la faculté divinatrice. » (Delaage, p. 52.)

Vous croyez peut-être, bonnes gens, que ce passage est très-clair, très-explicite détrompez-vous, voyez M. Delaage, un peu plus loin, p. 94 : « Nous ne nierons pas que quel- » ques somnambules, doués du don de prophétie, n'entre- » voient les événements futurs. » — Laissons donc M. Delaage se débrouiller comme il pourra au milieu de ses contradictions, et retournons à M. Millet, tout aussi bon juge que son confrère. Nous ne comprenons vraiment pas comment *l'Union magnétique*, qui nous a fourni plusieurs articles de première force pour notre chapitre des excentricités, a pu s'oublier jusqu'à traiter un de ses confrères de charlatan. — Encore un coup, il n'y a pas de charlatanisme dans tout cela, il n'y a que des hommes dans l'erreur. — La lucidité de madame Mongruel est parfaitement connue et constatée, on ne saurait la révoquer en doute, elle a été attestée par les hommes les plus honorables, et notamment par M. le duc de Larochefoucault, qui certes n'en fait pas métier et dont nous ne pouvons nous empêcher de reproduire ici le certificat pour confondre les incrédules et la mauvaise foi systématique de tous les docteurs réfractaires, en même temps que pour châtier sévèrement l'outrecuidance et le scepticisme de *l'Union magnétique*. Voici ce certificat en bonnes formes :

« Les *parfaits* somnambules sont tellement rares, que lors- » qu'on est assez heureux pour en rencontrer, il est de devoir » rigoureux pour l'homme d'honneur qui s'est occupé de » la science magnétique, trop longtemps négligée ou livrée à » des mains indignes, de signaler à ses concitoyens ceux qui » méritent toute leur confiance.

» Madame Mongruel, aimable et naturelle à l'état de » veille, m'a paru, durant l'état somnambulique, d'une lu- » cidité *remarquable*, et consciencieuse autant que sage. Je

» me fais un plaisir d'attester cette vérité à ceux qui vien-
» dront consulter la jeune *sibylle*, dirigée par un mari qui,
» comprenant toute l'importance de sa position, sait se
» maintenir dans la limite des devoirs impérieux qu'elle lui
» impose. »

DE LAROCHEFOUCAULT,
Duc de DOUDEAUVILLE, 17, rue de Varennes.

Paris, 16 juin 1848.

Malheureusement, nous verrons plus loin que la police correctionnelle, qui a eu plusieurs fois à s'occuper de la *sibylle
moderne*, n'a pas cru devoir lui délivrer le même certificat que
M. de Larochefoucault; c'est à tort sans doute, car M. Mongruel est, lui aussi, l'ennemi juré du charlatanisme, un
des plus ardents défenseurs de la vérité. Voici ce qu'il a écrit
à ce sujet : « Dans d'autres (il s'agit des causes de l'incrédu-
» lité et des magnétiseurs félons qui exploitent la crédulité
» publique), ce sont des hommes indélicats, qui, sans pu-
» deur et sans respect pour la science divine qu'ils dégra-
» dent, ne craignent pas d'y associer secrètement de véri-
» tables tours d'escamotage, dont on devine bientôt la
» maladresse et la supercherie; dans d'autres cas enfin, ce
» sont des magnétiseurs enthousiastes et de bonne foi, qui se
» laissent tromper et séduire par de fausses somnambules,
» dont la prétendue lucidité devient incapable devant les
» obstacles qu'elle n'a pas prévus et qu'elle ne s'est point
» habituée à tourner. » (Mongruel, *Merveilles de l'esprit humain*, p. 10.) — L'espace nous manque pour citer ici toutes
les réprobations du même auteur contre les *supercheries*, les
jongleries et le *charlatanisme* des magnétiseurs (*sic*). (Voyez
son ouvrage, *Traité du magnétisme*, p. 5.)

En somme, M. Millet accuse M. Mongruel et dit absolument la même chose. — M. Delaage dit tout à la fois *oui* et
non dans la même question. — M. de Larochefoucault dit
oui. — La police correctionnelle dit non. — Et M. Mongruel,

maltraité par son confrère Millet, tonne de toute la force de ses poumons contre le charlatanisme qui dégrade la science divine de Mesmer.

Tous les écrits des magnétiseurs pullulent d'exemples de cette sorte ; aussi sommes-nous bien persuadé que ces messieurs ne peuvent se regarder sans rire. Concluez !

II

Passons actuellement aux magnétiseurs de la cinquième catégorie, à ceux qui viennent après Mesmer, Puységur, M. Dupotet et l'école américaine : nous voulons parler des magnétiseurs qui s'intitulent spiritualistes. Ils sont au magnétisme ce que la lisière est au drap.

Ne possédant aucun fait constant ou positif, et par conséquent aucune doctrine sérieuse, le magnétisme est une véritable pétaudière où tout le monde commande, où le premier venu peut se poser en maître et débiter *ex professo* toutes les chimères, toutes les balivernes qui lui passent par l'esprit, bien certain d'avance que là où le bon sens et la raison sont bannis, nul n'aura le droit de lui dire qu'il parle à tort. — Les plus fous sont souvent les plus malins, les plus habiles sont les plus grands : c'est la seule loi bien connue dans tout ce qui touche quelque peu au charlatanisme, et par conséquent au magnétisme.

L'occasion était trop belle pour n'en pas profiter ; aussi le parti politico-religieux, qui forme ce que l'on appelle l'école de J. de Maistre, s'est-il emparé du magnétisme comme de son propre bien ; il est entré là de plain-pied, en pleine erreur, comme un homme qui s'installe chez lui, et là comme partout, menteur, hautain, arrogant, despote, il s'est posé en maître, ordonnant, dictant, condamnant et imposant sa loi à tous dans le monde du merveilleux. — Chacun voulant exploiter la chose à sa manière et à son profit, il en est bientôt résulté une véritable concurrence qui, de part et d'autre, avait pour but l'exploitation du merveilleux.

Croirait-on, par exemple, que cette école des hauts spiritualistes, dans laquelle on distingue des théologiens et des casuistes, dispute à toutes les autres écoles magnétiques l'honneur d'expliquer des phénomènes qui n'existent pas? Il s'est établi sur ce point une sorte de rivalité et de jalousie entre les magnétiseurs spiritualistes et les mesmériens pur sang; il faut vraiment le voir pour le croire :

> *Mesmer* disait que l'on l'avait volé;
> *Escobar*, son voisin, d'assez mauvaise vie,
> Pour ce prétendu vol par lui fut appelé.
> . . . .
> Après qu'on eut bien contesté,
> Répliqué, crié, tempêté,
> Le juge, instruit de leur malice,
> Leur dit : « Je vous connais de longtemps, mes amis ;
> » Et tous deux vous paîrez l'amende :
> » Toi, *Mesmer*, tu te plains, quoiqu'on ne t'ait rien pris;
> » Toi, *Escobar*, as pris ce que l'on te demande. »

Cette école ou cette petite église magnétique possède aussi ses schismatiques et se subdivise en *pneumatologistes*, *intellectuellistes*, *démonologistes*, etc., etc. Nous les négligerons volontiers pour ne nous occuper que du parti sérieux qui cherche à exploiter cette erreur au nom de la foi, et qui n'a pas peu contribué à la mettre à la mode parmi *certains* esprits appartenant aux classes lettrées.

Laissons d'abord parler le journal magico-magnétique (qui sait faire du libéralisme au besoin) de M. Dupotet; sa compétence est irrécusable en matière de magnétisme :

« Si en Amérique le spiritualisme semble amener une évo-
» lution libérale des idées philosophiques, en Europe, ou du
» moins en France, il semble vouloir nous faire rétrograder
» au moyen âge. Il y a un parti habile et fort qui s'en est

» emparé et qui a déjà commencé à en tirer de bonnes res-
» sources. *Il ne discute pas les phénomènes*, IL LES EXPLOITE.
» Qu'il y ait bonne ou mauvaise foi chez les opérateurs,
» qu'il y ait enthousiasme ou hallucination, que lui importe?
» Il n'a qu'un critérium. Toute manifestation spiritualiste
» qui sert ses intérêts vient des anges. Ce qui est défavorable
» ou ce qu'il redoute vient des démons.....

» M. de Mirville est l'apôtre de cette nouvelle croisade.
» Oh! il ne combat pas le magnétisme, il l'admet pleine-
» ment; il reconnaît tous les faits. Au premier aspect on le
» prendrait pour un auxiliaire, et nous connaissons quelques
» magnétiseurs qui s'y sont laissé prendre. M. de Mirville,
» dans ses caresses, embrasse le magnétisme comme Néron
» embrassait ses adversaires à la lutte, pour les étouffer.
» Or, depuis que le mot d'ordre a reçu dans le livre de
» M. Mirville une publicité — qui sort peut-être des bornes
» de la prudence habituelle de ce parti — il circule souter-
» rainement avec la plus grande activité. On sait par com-
» bien de fils et de liens plus ou moins occultes ce parti de
» l'ignorance et de la superstition tient la société sous son
» influence. » (*Journal du magnétisme*, n° 230, p. 87.)

Hélas! nous devons l'avouer, il n'est que trop vrai, beaucoup d'hommes, des hommes d'honneur et d'intelligence
appartenant au haut clergé, des prélats enfin ont contribué
de tout leur ascendant moral à propager ces funestes erreurs.
Le Père Ventura parlant des prétendus faits magnétiques
n'a-t-il pas dit : « Il sort déjà de toutes ces choses de mer-
» veilleuses leçons. Il en sort en effet la justification de
» l'Évangile et de la foi, la condamnation définitive d'un
» rationalisme terrassé par ces faits, et par conséquent la
» glorification prochaine de tout le passé de la véritable
» Église. » (De Mirville, *Manifestations fluidiques*, p. 8.) —
Quand on voit le Père Ventura reconnaître ainsi publique-

ment la réalité des *faits* magnétiques et trouver en eux les fondements de l'Évangile et de la foi, comment voulez-vous que les partisans du fluide et les puységuriens de toutes les petites églises magnétiques n'assimilent pas le Christ à un magnétiseur? Si le Christ a guéri les malades par l'imposition des mains, eux aussi prétendent les guérir par le même moyen (voyez les *passes spirituelles* du comte de Szapari, *Magnétothérapie*), et s'ils ont la même puissance, il y a similitude, quant aux *faits* du moins. Si le Christ a fait des miracles il y a deux mille ans, vous reconnaissez que les magnétiseurs en font également aujourd'hui ; vous concluez au profit de votre cause, eux concluent au profit de la leur. — Nous ne craignons pas de le dire, les membres du clergé qui ont poussé à la roue de toutes les superstitions magnétiques, ont par cela même été nuisibles aux intérêts les plus sacrés de la vraie religion. On ne saurait le nier, il existe un parti remuant et dangereux qui exploite avec cupidité tout ce qui sert d'aliment à la crédulité des peuples, et qui par conséquent accrédite avec un zèle aussi empressé que coupable tous les miracles soi-disant religieux qui se font journellement dans nos provinces. C'est ce même parti auquel M. Veuillot ouvre si complaisamment les colonnes de son journal, qui, dernièrement encore, publiait une prétendue lettre écrite de la main de la sainte Vierge, sorte de talisman qui met à l'abri de tout danger ceux qui en portent un exemplaire dans leur poche (1). A notre sens, rien n'est plus propre à détruire la foi que cette exploitation de la foi au préjudice des fidèles. En tout et partout le despotisme est toujours le même. Celui du mensonge pèse de tout son poids sur l'esprit humain, car tous les pouvoirs despotiques ont naturellement une grande tendance à la propagation des idées superstitieuses. La lumière les gêne,

(1) Voyez, au sujet de cette lettre, *le Siècle* des 2 et 5 août 1856.

les trouble et les effraye ; ils n'ont pas de plus cruels ennemis que les hommes de bien dont l'intelligence éclaire le monde. C'est ce qui faisait dire à Duclos, en parlant de tous ceux qui ne vivent que de mensonges et d'abus : *Ces gens-là nous craignent comme les voleurs craignent les réverbères.* Mais revenons au magnétisme.

Nous emprunterons encore à M. Delaage la preuve de ce que nous venons d'avancer, à savoir que, même parmi les membres les plus éclairés du clergé, beaucoup d'hommes, d'ailleurs fort honorables, ont puissamment contribué à la propagation des superstitions magnétiques. Laissons donc parler M. Delaage, le saint Thomas de l'école spiritualiste : « L'attention publique, dit-il, a été, de nos jours, ramenée » au somnambulisme par le bill d'adhésion aux phénomènes » magnétiques, lancé du haut de la chaire de Notre-Dame » de Paris par l'illustre dominicain Lacordaire. » (*Loc. cit.*, p. 14.) Le livre de M. Delaage est, comme on le sait, précédé d'une *Introduction* PAR LE R. P. LACORDAIRE. Nous y reviendrons. — *L'Union magnétique* du 25 juillet 1856 constate aussi en ces termes la haute influence du fameux bill d'adhésion : « Certes, les paroles mémorables prononcées à » cette époque par le P. Lacordaire amenèrent plus d'un » incrédule sous les drapeaux de Mesmer. »

Pourquoi donc tant de bruit ? pourquoi ces manifestations publiques ? — Ne le savez-vous pas ? Si vous ne l'avez déjà deviné, M. Delaage, l'enfant terrible de toutes les causes perdues, va vous l'apprendre : « IL FAUT DES MIRACLES *pour rallumer la foi dans l'âme des peuples.* » (*Id.*, p. 20.) Voilà donc le gros mot lâché, *il faut* DES MIRACLES, même des miracles magico-magnétiques..... Et partant de là, cet ardent propagateur des vérités mesmériennes, qu'il confond avec les vérités catholiques, demande aux femmes qu'elles MAGNÉTISENT leurs maris pour les ramener dans le giron de l'Église; son fluide attractif se dirige vers ce qu'il appelle les brebis égarées; ses lèvres distillent le miel le plus pur, et dans son généreux élan, mélangeant le sacré avec le profane, il brûle de donner le baiser de paix à toutes nos Madeleines repentantes. Alors son enthousiasme ne connaît plus de bornes « *Nul spectacle au monde*, s'écrie-t-il, » *n'est plus propre à ramener à Dieu qu'une séance de magné-* » *tisme !* » (*Idem*, p. 121.) Nos lecteurs se rappellent sans doute que M. le docteur Beaux ne partage pas entièrement l'opinion de M. Delaage. L'échantillon qu'il nous en a donné laisse une tout autre idée des séances de magnétisme. Mais M. Delaage n'est pas homme à y regarder de si près; le magnétisme étant un instrument de superstition, il s'en sert au besoin : la fin n'absout-elle pas les moyens? — Aussi écrivait-il dernièrement, en rendant compte des expériences de M. Home : « Une main d'une blancheur de marbre, ayant » la tiédeur d'un oiseau qui vient de mourir, ayant apparu » et ayant été touchée par plusieurs des assistants, on lui » remit une plume, et elle écrivit d'une écriture bizarre, » peu lisible, et avec des fautes d'orthographe :

> Soyez bon catholique.
> Aimez Dieu.
> Confessez-vous.

» Ce papier, précieusement conservé, prouve qu'il n'y a » pas eu hallucination chez les spectateurs. » (*Union magnétique*, 25 avril 1857.)

Qu'en dit M. Dupotet? *Riez donc, sceptique! riez bien fort*, etc., etc., etc.

M. Delaage, ce séraphique magnétiseur, nous explique ensuite, dans son livre du *Monde occulte*, les causes de sa mission. « Si nous écrivons sur ces matières, dit-il, c'est » parce que nous y croyons, et que nous pensons que le » flambeau du magnétisme peut seul rallumer la croyance

» dans les âmes. » (*Id.*, p. 171.) Et enfin, pour couronner l'œuvre (lui qui a tonné si fort contre le charlatanisme), il déchire hardiment les voiles de la vie future et écrit tout un chapitre sur les MYSTÈRES DE L'ÉTERNITÉ DÉVOILÉS PAR LA LUCIDITÉ SOMNAMBULIQUE. (*Id.*, p. 174.) *Il emparadise* (c'est son expression) les âmes au ciel. — Quelle illusion, si l'erreur n'est volontaire. C'était vraiment bien la peine de crier à l'abomination et à la désolation contre la Babylone magnétique.

Quant à M. le marquis Eudes de Mirville, le noble apôtre de la religion fluidico-politico-magnétique, il suffit pour le faire connaître de citer un seul passage de son livre. — M. J. de Maistre disait que le bourreau est le plus ferme appui de la société; M. de Mirville, qui est de la même école, prétend, lui, que le diable est le fondement de la religion, et il le prouve par les paroles suivantes : « Cette » croyance si minée, si honnie, si peu défendue, était pré- » cisément l'âme et pour ainsi dire la raison de toute la » doctrine chrétienne. — Satan, disait Voltaire à un théo- » logien trop *coulant*, Satan ! mais c'est le christianisme » tout entier ; PAS DE SATAN, PAS DE SAUVEUR. » (De Mirville.)

« Tout le christianisme est si bien là, ajoute M. de Mir- » ville, que Bayle, le plus savant des incrédules, disait » après quinze siècles de controverse à ce sujet :

« Prouvez seulement aux incroyants l'existence des mau- » vais esprits, ET VOUS LES VERREZ FORCÉMENT OBLIGÉS DE » VOUS ACCORDER TOUS VOS DOGMES. »

Là-dessus, M. le marquis prend sa meilleure plume de Tolède et se fait le vaillant spadassin de toutes les sciences occultes; il s'évertue à trouver un savant composé dans lequel il amalgame tout à la fois la doctrine du fluide et celle des revenants ou esprits frappeurs. Voilà en deux mots tout le fondement de sa foi et la base de son livre. Quoique cet ouvrage ait été écrit sous forme de *Mémoire adressé à l'Académie*, il est évident que ce noble marquis, magnétiseur de fraîche date, n'a écrit en réalité que pour les classes crédules ; son livre n'est qu'un véritable *canard scientifique*, il vise à l'effet, et toutes ces diableries nous ont fourni plusieurs morceaux fort curieux qu'on lira dans notre chapitre des *Excentricités*. — Tel serait, suivant M. le marquis, le catholicisme réduit à sa plus simple expression. Ah ! monsieur de Mirville, monsieur de Mirville, vous nous la baillez belle !... A qui comptez-vous de pareilles choses ? Heureusement que la religion a d'autres doctrines et d'autres défenseurs qui seront l'éternelle consolation de ceux qui aiment et qui respectent la vérité. — Le magnétisme était déjà assez discrédité par ses propres aberrations, il ne manquait plus que les *spiritualistes* s'en emparassent pour y puiser une théorie du miracle et le mettre tout à fait en odeur de sainteté.

Nous mentionnerons encore en passant les écrivains de l'école romantico-spiritualiste qui ont donné dans ce travers. — Nous leur avons emprunté des citations que nous reproduisons plus loin. — Les hommes de génie et de bon sens peuvent, en suivant des voies différentes, se rencontrer dans la vérité, mais il n'appartenait qu'aux amis du merveilleux et de la crédulité de se rencontrer sur le chemin de la sorcellerie et des miracles. Le magnétisme a eu l'honneur de produire ce phénomène observé pour la première fois peut-être dans le monde littéraire : l'union de l'école romantique avec une sorte d'Église catholico-magnétique.

Parmi les autres magnétiseurs que nous connaissons déjà et qui se piquent aussi de spiritualisme, nous en citerons seulement deux pour montrer que, tout en considérant le magnétisme comme une sainte religion, leur culte diffère néanmoins beaucoup de celui des précédents.

M. Gentil, qui fait apparaître la sainte Vierge et l'enfant

Jésus quand bon lui semble, sent parfois un peu le fagot. On lit cette épigraphe sur l'un de ses livres : « *Que m'im-* » *porte que le préjugé crie, quand j'ai pour moi la raison?* » (Voltaire.) — « Bien des gens d'un esprit faible, dit-il, » pensent que l'étude et la pratique du magnétisme sont » choses antireligieuses, et il se trouve malheureusement » des hommes qui, toujours disposés à exploiter la crédu- » lité d'esprit et à étouffer le développement de toute » science, s'attachent à propager de semblables idées.... » (Gentil, *Man. du Magn.*, p. 15.) — « Le magnétisme est une » sainte chose, qu'on ne s'y trompe pas..... — Il m'a révélé » un Dieu qui m'était inconnu. » (*Id.*, p. 194.)

Et plus loin :

« Le magnétisme est une vérité..... Malheur et honte à » qui ne croit pas..... Je dis que tout est matière, et, lors- » que je dis tout, je mets Dieu en première ligne..... Je ne » sais pas comprendre, d'ailleurs, ce que c'est que l'*im-* » *matériel*, et le mot pour moi est absolument vide de sens : » l'immatériel pour moi est au matériel ce que zéro est à » un. » (*Id.*, p. 242.) — Ainsi, quand M. Gentil fait appa- raître la sainte Vierge et l'enfant Jésus, ce n'est pas, comme plusieurs personnes pourraient le penser, par suite d'une hallucination dont ses spectateurs seraient victimes, mais c'est très-positivement la sainte Vierge et son fils qui arri- vent en personne, car M. Gentil, tout spiritualiste qu'il est, n'admet pas, ne comprend pas l'*immatériel*.

Vient ensuite M. Cahagnet, autre magnétiseur spiritua- liste qui n'est pas entièrement de la même Église que M. Gentil, mais qui pour cela n'en est pas moins aussi spi- ritualiste que les autres; car, comme M. Delaage, il a, lui aussi, levé un des coins du voile qui cache les mystères de la vie future; seulement il n'a pas vu les choses tout à fait de la même manière et de la même couleur. En voici un échantillon qui nous paraît fort peu catholique :

« Nos idoles terrestres, dit-il, plus ou moins prônées et
» définies par les êtres qui n'ont aucune notion de Dieu,
» que soi-disant elles représentent, prennent un certain
» degré d'existence et d'empire sur le cerveau des igno-
» rants dont l'intelligence est plus ou moins ouverte à la
» compréhension des histoires fabuleuses de ces idoles.
» L'*astuce*, le *commerce*, la *spoliation* s'en mêlent, et l'idole
» dure le temps que ses défenseurs ont la puissance de la
» protéger et d'être nourris par les deniers que la sottise
» dépose à ses pieds!... Oui, comme une vile marchandise,
» cet homme est déposé dès en naissant sur les marches
» d'un temple quelconque, ce qui représente aux dieux de
» ce temple un ESCLAVE et une RENTE de plus, et ce qui fait
» de cet homme un être plus ou moins bien *scellé* dans une
» pensée dont il *dépend* et qui peut CONSIDÉRABLEMENT TROU-
» BLER SON AVENIR SPIRITUEL. C'est un faux point de départ
» spéculatif qui produit un résultat en rapport avec sa sotte
» combinaison.

» Cette triste spéculation continue dans le monde spiri-
» tuel, NOUS L'AFFIRMONS, jusqu'à ce qu'enfin la générosité
» et le droit crient à ces *suborneurs de conscience* : ASSEZ !
» ASSEZ ! et que le VRAI DIEU remplace les idoles et faux
» dieux de ces *fous*, s'ils ne sont pas *criminels*. » (*Arcanes
de la vie future dévoilés*, p. 385.)

Nous bornerons là nos citations, et, en présence d'un
pareil scandale, nous nous permettrons d'engager les prélats et tous les hommes qui sont animés d'un esprit véritablement religieux à sortir de cette voie ténébreuse dans
laquelle plusieurs se sont engagés imprudemment et où il
leur est impossible de faire un seul pas sans se heurter
contre quelque erreur ou sans compromettre la dignité de
leur robe. Plusieurs évêques déjà ont eu le courage de jeter

l'anathème sur ces grossiers mensonges; pourquoi tous n'ont-ils pas suivi cet exemple! Nous le disons hautement, le magnétisme, comme toutes les autres erreurs, est un élément de ruines pour les saines croyances, car aucune superstition ne peut être utile à la vraie religion. C'est à tort que quelques-uns pensent autrement.

> *O vos qui cum Jesu itis*
> *Non ite cum Jesuitis.*

Notre faible voix sera-t-elle entendue de tous? Nous le voudrions, mais nous osons à peine l'espérer, car il existe de vieux textes qui sont encore pour bien des gens une barrière infranchissable à la raison « *Signa autem dæmoni obsidentis sunt....,* etc. »

Mais tous ceux qui mettent si dédaigneusement le code de la raison sous les pieds en pensent-ils mieux pour cela? — Il est bien permis d'en douter.

LE MAGNÉTISME

DEVANT LES CORPS SAVANTS.

> « Il est dans les habitudes de l'Académie des
> » sciences de vouloir tout d'abord des expériences.
> » — Des expériences? dit Mesmer,
> » — Quel ENFANTILLAGE ! »
>
> (DUBOIS d'Amiens.)
>
> « Dieu veuille que les magnétiseurs ne soient
> » plus tentés d'aller se brûler à la flamme infernale
> » des corps savants. »
>
> (RICARD, *Traité du magnétisme*, p. 190.)

Nous allons dérouler sous les yeux du lecteur la grande
et unique cause de toutes les récriminations violentes des
magnétiseurs contre les corps savants. Dans le monde où
nous vivons, nul ne peut dire une seule vérité sans en porter bientôt la peine. — *Veritas odium parit.* — Et cette loi
ou plutôt cette réaction du mal contre le bien n'épargne
personne, pas même les grands corps constitués d'un pouvoir quelconque. Malheur à ceux qui se trouvent dans la
triste nécessité de compter avec les mesquines ambitions
des hommes de parti, car, pour que la réaction dont nous
venons de parler se produise, il suffit que l'intérêt du mal
soit en jeu. Aussi les corps académiques, en n'écoutant que
la voix du devoir et de la conscience, ont-ils, comme on a
pu s'en faire une idée par les citations que nous avons rap-
portées dans notre lettre du 24 avril, recueilli une large
moisson d'outrages et d'insultes de la part des mesmériens
de toutes les écoles, outrages et insultes qui n'atteindront
jamais les académies, mais qui n'en sont pas moins à leur

adresse. De telles injures ne salissent que la bouche qui les vomit, et elles seront un éternel honneur pour les corps savants, car la honte pour eux eût été de n'opposer aucune résistance et d'ouvrir pour ainsi dire la carrière à tous les indignes et stupides mensonges du magnétisme.

On comprend que notre intention n'est pas d'examiner ici quels sont les nouveaux devoirs que la marche du progrès peut imposer aux Académies, nous sommes persuadé que ces mémorables assemblées, qui, depuis leur fondation, ont constamment compté dans leurs rangs les noms les plus élevés et les plus illustres de la science, ne manqueront jamais à leur honorable mission; elles sauront apporter elles-mêmes à tous leurs rouages administratifs le perfectionnement que peuvent réclamer aujourd'hui l'extension des sciences et les nouveaux besoins de l'époque (1).

---

(1) Nous ne pouvons relever un à un tous les ridicules reproches que les partisans du magnétisme adressent journellement aux Académies. Cependant nous ne saurions résister au désir de réfuter les deux grands arguments que ces messieurs prétendent trouver dans les découvertes de la vaccine et de la vapeur, auxquels, disent-ils, les corps savants ont constamment mis des entraves. Que ceux qui tiennent à se rendre un compte exact de la vérité se donnent la peine de consulter l'histoire, et ils verront à quoi se réduisent toutes les déclamations des mesmériens contre les prétendues erreurs académiques.

On ne saurait nier qu'il existe au fond de toutes les questions pratiques des difficultés dont le public ne se rend pas toujours compte. Trop souvent la malveillance ou l'ignorance s'en emparent pour les attribuer à l'incurie ou au mauvais vouloir de ceux qui sont appelés à les examiner. — Parlons d'abord de la vapeur.

Qui ne sait que l'empereur Napoléon (MEMBRE DE L'INSTITUT), malgré tout l'intérêt qu'il avait au succès de cette importante· découverte, la regardait alors comme impossible, parce qu'en effet, de son temps, il existait des difficultés pratiques qui créaient de véritables obstacles à son développement et en rendaient l'exécution impossible ou impraticable? Avec quelque connaissance des choses, ceux qui consulteront l'ouvrage du marquis de Jouffroi, intitulé *les Bateaux à vapeur*, ou même la simple notice scientifique d'Arago sur *les machines à vapeur*, reconnaîtront combien en 1782, époque de la construction du premier bateau à vapeur en France, combien, disons-nous, il était impossible alors de faire fonctionner avantageusement la machine de Newcomen encore assez mal perfectionnée, car Watt n'a imaginé son parallélogramme articulé et n'a appliqué le régulateur à force centrifuge qu'en 1784. Les premiers *tiroirs* manœuvrés par un excentrique ne datent que de 1801. — Avant cette époque, Papin lui-même avait renoncé à l'application de sa découverte par la difficulté qu'il avait rencontrée de fondre et

En commençant ce livre, nous avons dit que depuis longtemps déjà les sociétés savantes étaient fixées sur la question du magnétisme. Les magnétiseurs prétendent le contraire, et après eux beaucoup d'autres personnes, et souvent des journalistes ont répandu ce faux bruit dans le monde. L'honorable M. Descuret, entre autres, vient de le répéter dernièrement dans un ouvrage qu'il a dédié au clergé; c'est une erreur; nous allons le prouver en exposant ici le plus brièvement possible le résultat de tous les travaux académiques à ce sujet, travaux commencés en 1784 et terminés en 1840. Ce simple exposé suffira, nous l'espérons, pour donner à nos lecteurs une juste idée des choses et les mettre à même d'apprécier les dires de nos adversaires dans cette importante question.

d'aléser les cylindres ou corps de pompes. Cette difficulté a complétement disparu, elle n'existe plus de nos jours.

Quant au reproche non moins fondé que les magnétiseurs adressent aux Académies relativement à la découverte de Jenner, il suffit pour le détruire de faire observer qu'il ne s'agissait pas là d'une expérience immédiate. L'inoculation de la petite vérole, pour être jugée, demandait beaucoup de temps, de longues années, et c'est là une des premières causes qui ont soulevé tant de discussions. Quand les faits ne peuvent se vérifier immédiatement, les théories ont beau jeu. Chacun fit de la science : les uns pour, les autres contre, et Dieu sait tout ce qui se débita en Europe sur cette quesion. On peut consulter là-dessus les travaux de d'Alembert, et l'on verra que les premières expériences furent loin d'ailleurs de donner des résultats toujours satisfaisants : il y eut à la suite du remède mal administré de nombreux cas de mortalité; puis (comme au temps de Galilée), pour achever d'embrouiller les choses, quelques membres du clergé, trop prompts à s'effaroucher des nouvelles découvertes, s'en mêlèrent et en firent une question théologique. Eh bien! malgré tant de difficultés de tout genre, les commissaires de la Faculté de médecine firent, quoi qu'en disent les magnétiseurs, un rapport tout à fait en faveur de l'inoculation. Ce rapport se termine par ces paroles remarquables :

« De tous ces faits réunis, les auteurs du mémoire concluent *que l'inoculation* » *doit sauver la vie à une quantité prodigieuse de citoyens, qu'elle empêchera* » *que beaucoup d'autres ne soient défigurés ou mutilés, qu'ainsi elle est utile à* » *la société en général et par conséquent à chaque citoyen en particulier.* » (D'Alembert, t. I, p. 514, édit. de 1821.)

Mais il y a plus, *toutes les sociétés savantes et médicales de l'Europe* ont délivré au docteur Jenner des témoignages flatteurs de leur assentiment à ses travaux. L'impératrice douairière de Russie lui envoya un riche diamant, et le parlement d'Angleterre lui vota des remercîments unanimes accompagnés d'une

Extrait des travaux académiques relatifs au magnétisme.

.*. Le 12 mars 1784, Louis XVI, désirant connaître la vérité sur les doctrines et l'utilité de la prétendue découverte de Mesmer, nomma deux commissions composées de neuf savants, dont quatre appartenant à la *Faculté de médecine* (Bori, Sallin, d'Arcet, Guillotin) et cinq à l'*Académie des sciences* (Franklin, le Roy (1), Bailly, de Bory, Lavoisier).

Ces deux commissions se réunirent pour assister aux expériences.

Mesmer ayant refusé de communiquer *son secret*, et considérant les expériences comme un pur *enfantillage*, avait quitté la France ; ce fut Deslon, son disciple, qui opéra.

récompense pécuniaire de trente mille livres sterling. (*Biog. univ.*) Assurément tout ceci n'a aucune ressemblance avec les allégations des magnétiseurs ; mais à défaut de faits positifs, ces messieurs s'accrochent à toutes les branches et tournent tant bien que mal le moindre incident au profit de leur cause, ce qui parfois est assez bouffon. Le lecteur a pu en voir un exemple dans l'affaire Cloquet.

Nous pourrions multiplier ces citations à l'infini. L'histoire des découvertes fourmille de faits de ce genre. Qu'on étudie la question des sucres ou celle des cotons, et l'on verra que la solution de tous ces grands problèmes tient toujours à des difficultés du même ordre. — Il fut un temps où tout le monde croyait que le coton n'était bon qu'à faire des mèches à quinquet. Quelques perfections apportées aux machines ont complétement détruit cette opinion. — Combien de caricatures les Anglais n'ont-ils pas publiées contre la betterave ! Cependant, grâce aux innombrables efforts de la chimie moderne, cette fabrication a réellement opéré des prodiges et le sucre de betterave fait aujourd'hui fort bien son chemin.

Si Louis XVI n'eût point mis la pomme de terre à la mode en demandant qu'on lui en servît sur sa table, le dernier de nos paysans serait peut-être aujourd'hui privé de ce précieux aliment ; car, à coup sûr, les courtisans qui ont contribué sans s'en douter à sa propagation, ne se seraient pas avisés d'en manger les premiers et de la trouver bonne si leur maître ne leur en eût d'abord donné l'exemple. On pensait généralement à cette époque que la *parmentière* n'était bonne que pour les pourceaux. — Qui nous dit que dans cinquante ans tout le monde ne mangera pas de la viande de cheval ?... — Que ceux qui accusent les corps savants de mettre systématiquement des entraves au progrès des sciences veuillent bien tenir compte des difficultés de tout genre qui entourent d'ordinaire les nouvelles découvertes, et surtout qu'ils accusent l'ignorance et la routine populaires, ils seront plus souvent dans le vrai.

(1) Le Roy étant décédé dans le cours des expériences, Majault fut appelé à le remplacer.

Le 11 août 1784, la commission de l'Académie des sciences, après cinq mois d'expériences faites sur un grand nombre de sujets, condamna le magnétisme en le rejetant à l'unanimité et en attestant que *le fluide animal n'existait pas.*

Le même jour, la commission de la Faculté de médecine publiait un rapport analogue dont les conclusions disaient : *Le fluide animal n'existe pas. Le prétendu traitement magnétique ne peut avoir que des effets funestes; l'imagination seule en fait tous les frais.*

Outre ces deux rapports, la commission de l'Académie des sciences en rédigea un troisième destiné à être mis sous les yeux du roi et *réservé à lui seul.* (Ce ne fut que longtemps après que ce document parvint à la connaissance du public.)

Dans ce rapport, Bailly signalait à Louis XVI le danger que le magnétisme peut présenter pour les mœurs; nous en citerons le passage suivant :

« L'homme qui magnétise a ordinairement les genoux de
» la femme renfermés dans les siens ; les genoux et toutes les
» parties inférieures du corps sont par conséquent en contact.
» Sa main est appliquée sur les hypocondres, et quelquefois
» plus bas sur les ovaires; le tact est donc exercé à la fois
» sur une infinité de parties, et dans le voisinage des par-
» ties les plus sensibles du corps.

» Souvent l'homme, ayant sa main gauche ainsi appli-
» quée, passe la droite derrière le corps de la femme; le
» mouvement de l'un et de l'autre est de se pencher mutuel-
» lement pour favoriser ce double attouchement. La proxi-
» mité devient la plus grande possible, le visage touche
» presque le visage, les haleines se respirent, toutes im-
» pressions physiques se partagent instantanément, et l'at-
» traction réciproque des sexes doit agir dans toute sa

» force. Il n'est pas extraordinaire que les sens s'allument ;
» l'imagination, qui agit en même temps, répand un certain
» désordre dans toute la machine ; elle surprend le juge-
» ment, elle écarte l'attention, les femmes ne peuvent se
» rendre compte de ce qu'elles éprouvent, elles ignorent
» l'état où elles sont. » — Jugez du reste.

*** Le 5 avril 1784, la Société royale de médecine nomma de son côté une commission de cinq membres pour l'examen du magnétisme (POISSONNIER, CAILLE, DE JUSSIEU, MAUDUYT et ANDRY).

Deslon se chargea encore des expériences.

Le 16 août, c'est-à-dire trois mois après, quatre membres de cette commission (de Jussieu excepté) signaient un rapport dont les conclusions furent que *le magnétisme animal est un système absolument dénué de preuves.*

Le savant de Jussieu, qui avait cru devoir se séparer de ses collègues, fit un rapport particulier, dans lequel il interprétait différemment les phénomènes. A cette époque, les *passes* se faisaient au *contact* et non à *distance ;* de Jussieu prétendit que ces sortes de *frictions* produisaient de la chaleur. — Peu nous importe l'interprétation ; ce qu'il y a de certain, c'est que, comme ses autres collègues, il rejeta complétement l'existence du fluide animal, et ses conclusions particulières furent : 1° que *la théorie du magnétisme ne peut être admise tant qu'elle ne sera pas développée et étayée de preuves solides...* — 2° *L'homme produit sur son semblable une action sensible par le frottement* (1).

*** Le 22 octobre 1784, l'Académie de médecine chargea

---

(1) Cette dissidence de Jussieu, uniquement fondée sur une différente manière d'interpréter les phénomènes, prouve avec quels soins les membres des commissions savantes examinèrent, dès le commencement, les expériences magnétiques sur lesquelles on avait appelé leur attention. — Les magnétiseurs ont profité de cette dissidence, ou plutôt l'ont exploitée, en disant dans leurs livres que de Jussieu avait fait un rapport en leur faveur.

THOURET, l'un de ses membres les plus distingués, de recueillir tous les documents qui pouvaient être utiles à la recherche de la vérité dans la question du magnétisme.

En moins d'un mois, Thouret avait reçu *soixante* lettres ou rapports particuliers *contre* le magnétisme expérimenté par différents membres correspondants de l'Académie dans toutes les villes de France (1).

Le 15 décembre 1784, ces soixante rapports sont adressés au ministre (le baron de Breteuil) par Vicq-d'Azyr, secrétaire perpétuel de l'Académie de médecine.

Voici pour le mesmérisme proprement dit, passons au somnambulisme.

**** Le 11 octobre 1825, M. Foissac, après avoir sollicité à plusieurs reprises l'Académie de médecine de renouveler l'examen des expériences de 1784, s'exprime en ces termes : « J'ai l'honneur de la prévenir (l'Académie) que j'ai » actuellement à ma disposition une somnambule, et j'offre » à MM. les commissaires qu'il lui plaira nommer de faire » sur elle les expériences qu'*ils jugeront convenables*. » (Lettre » de Foissac à l'Académie, octobre 1825.)

(1) Voici les noms des signataires de ces soixante rapports : Richard Duplessis, à Nantes.— Durande, à Dijon.— Baudot, à Bourg-en-Bresse.— Bauzée.— Picco, à Turin.— Klinkosch.— Vinazzo, à Malte.— Moulet, à Caussade en Quercy.— Chaussier, à Dijon.— Arthaud.— Joyeuse, à Marseille.— Lepecq, à Rouen.— Bongoure, à Saint-Malo.— Robien, à Angoulême.— Housset, à Ausarre.— Moulien, à Rennes. — D'Albis, à Milhaud. — Mignot, à Thiers en Auvergne. — Four de Bourrieu, à Aurillac.— Pujol, à Castres.— Delamotte, à Bordeaux. — Blanc, à Grenoble. — Mellez, à Douai.— Thers.— L'abbé Tessier.— Lorry.— David, à Lyon.— Duvernin, à Clermont.— Pelet, à Milhaud.— O.— Ryan, à Lyon. — Maury, à Sézanne. — Ladevèze, à Cordes.— D'Alby.— Ramel, à Aubagne. — Puthod, à Thiévaud.— Bellon, à Valence.— Bonami, à Nantes.— Desforges, à Meimac.— Desglands, à Rennes.— René, à Montpellier.— Montrol, à Bourbonne.— Deperet de Maury, à Limoges. — Nasereau, à Loudun. — Bonnet, à Genthod. — Richard, à Bazas.— Esnue de la Vallée, à Craon (Bas-Anjou). — Varnier de Maucour, à Vitry-le-Français. — Le Breton, à Quimper.— Dunand, à Tournus.— Calvet, à Avignon.— Barbeguière, à Bordeaux. — Tausin, à Saint-Jean-de-Luz.— Dufau, à Dax. — De Van-Swinden, à Frankes.— Steiglehner, à Ingolstadt.— Hubner.— Mentens, à Vienne.— Doppet, à Turin.— Arthaud.— Baudot, à Bourg.

Le 28 février 1826, l'Académie nomma une commission (1).

Cette fois encore, les expériences furent complétement nulles.

Cinq ans après, M. Husson, rendant compte de sa mission, disait dans son rapport, en parlant de la somnambule de M. Foissac : « *Nous n'observâmes aucun phénomène du somnambulisme.* » (Séance du 21 juillet 1831.)

.*. Le 14 février 1837, l'Académie de médecine, étant peu satisfaite du rapport Husson, se rendait, à la demande de M. Berna, lequel prétendait pouvoir *l'éclairer* sur les magnétisme, elle nomma donc une nouvelle commission chargée d'examiner encore les prétendus phénomènes magnétiques. Cette commission fut composée de MM. Bouillaud, Roux, Émery, H. Cloquet, Oudet et Dubois (d'Amiens). Dans la séance suivante (21 février) on y adjoignit trois nouveaux membres : MM. Cornac, Pelletier, Caventou.

Le 12 août 1837, après six mois d'inutiles expériences, le rapporteur de cette commission, M. Dubois, donna lecture de son rapport à l'Académie, et dans la séance suivante, il le terminait en disant : « Que si maintenant, messieurs, » vous nous demandez quelle conclusion dernière et géné- » rale nous devons inférer de l'ensemble de toutes les ex- » périences faites sous nos yeux, nous vous dirons que » M. Berna s'est fait, sans aucun doute, illusion à lui- » même, lorsque, le 12 février de cette année, il a écrit à » l'Académie royale de médecine, qu'il se faisait fort de » nous donner l'expérience personnelle qui nous manquait

(1) En réfutant les prétentions des magnétiseurs qui attribuent à l'Académie de médecine le rapport Husson, nous avons fait connaître les membres de cette commission et comment plus tard cette même commission fut si indignement mystifiée par de prétendus somnambules; nous n'y reviendrons donc pas ici. (Voyez à la page 196.)

» (ce sont ses expressions) lorsqu'il s'offrait à faire voir à
» vos délégués des faits *concluants.*

» Aurions-nous trouvé autre chose dans des faits plus
» nombreux, plus variés et fournis par d'autres magnéti-
» seurs? C'est ce que nous ne chercherons pas à décider;
» mais, ce qu'il y a de bien avéré, c'est que, s'il existe en-
» core en effet aujourd'hui d'autres magnétiseurs, *ils n'ont*
» *pas osé se produire au grand jour, ils n'ont pas osé accepter*
» *la sanction ou la réprobation académique.* » (Séance du 17
août 1837).

Ce rapport fut DISCUTÉ et ADOPTÉ par l'Académie dans les
séances du 22 août et 5 septembre de la même année.

INSTITUTION DU PRIX BURDIN.

Le 5 septembre 1837, un des membres de l'Académie de
médecine, M. Burdin, qui avait assisté aux prétendues expériences de M. Berna, voulant mettre un terme aux vaines
et inutiles importunités des magnétiseurs, leur jeta une
sorte de défi qui mettait pour ainsi dire tout le monde magnétique *au pied du mur.* Il offrit donc, dans la séance académique du 5 septembre, « une rémunération pécuniaire
» de trois mille francs en faveur de tout somnambule qui
» fournira la preuve *de fait* qu'on peut lire sans le secours des
» yeux. »

Le 12 septembre, l'Académie accepta cette proposition,
et le prix Burdin fut institué. Les trois mille francs sont
déposés chez M. Haylig, notaire à Paris.

Le 19 novembre, le président de l'Académie propose de
nommer une commission. M. Husson *demande l'ajourne-*
ment (1)! L'Académie est consultée et repousse l'ajourne-

(1) Nous prenons note de ce fait, dont le lecteur appréciera toute l'importance.
A la veille d'un examen sérieux, M. Husson, vrai partisan du magnétisme, lui
qui avait attesté les phénomènes de *double vue,* ceux d'*intuition* et de *prévision,*

ment. La commission est nommée au scrutin. Elle est composée de

MM.	Dubois (d'Amiens)	34 voix.
	Double	32
	Chomel	28
	Husson	24
	Louis	23
	Gérardin	22
	Moreau	21

M. Double est nommé président de la commission, et M. Gérardin secrétaire rapporteur.

Tout d'abord quatre candidats (non sérieux) se présentent : le docteur *Biermann*, le docteur *Bergeron*, le magnétiseur Ricard (1), le docteur *Despine* écrivent à l'Académie pour demander quelles sont les conditions du programme. — On leur en donne communication. — Mais ces messieurs bornent là leur demande et jugent prudent de demeurer *cois*. Aucun d'eux ne se présenta pour expérimenter, gagner les 3,000 francs et assurer à jamais le triomphe du magnétisme.

Enfin M. le docteur Pigeaire, médecin à Montpellier et élève en magnétisme de M. Dupotet, écrit à l'Académie (10 octobre 1837) et se pose en candidat sérieux. Sa fille, âgée de onze ans, est, dit-il, d'une lucidité parfaite. — Nous en

se comporte absolument comme un simple magnétiseur : il demande des ajournements, des atermoiements, et semble, comme tant d'autres, vouloir se récuser. — Pourquoi ajourner une proposition comme celle de M. Burdin? Si M. Husson avait été bien certain de tous les prétendus faits introduits dans son rapport n'aurait-il pas été le premier à en provoquer l'examen?.....

(1) M. Ricard, auteur du livre auquel nous avons emprunté l'une des épigraphes de ce chapitre, est un grand magnétiseur de Bordeaux. Le 20 janvier 1838, il adressa une lettre au président de l'Académie, dans laquelle il disait « *que plus de* MILLE MAGNÉTISEURS *pourraient montrer des somnambules ayant la faculté de voir sans le secours des yeux.* » Mais il se garda bien d'en produire *un seul.*

Bientôt nous retrouvons M. Ricard sur la place du Pérou, à Montpellier, faisant tomber la pluie à son commandement. Le fait a été attesté par des *témoins oculaires*, et l'expérience a été produite dans des *conditions qui ne peuvent laisser aucun doute sur la haute influence magnétique de M. Ricard*....... à ce que dit M. de Mirville.

parlerons un peu plus longuement, parce que le bandeau Pigeaire, à l'aide duquel tant de somnambules ont simulé le phénomène de double vue, est encore souvent mis en usage par certains expérimentateurs. — La famille Pigeaire arrive donc tout exprès à Paris (mai 1838), mais au lieu de se présenter à l'Académie, elle se met à donner des séances publiques où toutes les expériences réussissent d'une manière admirable. Les pairs de France, les députés, plusieurs membres du corps diplomatique, les sommités littéraires, George Sand en tête, attestent à l'envi le phénomène de la vision à travers les corps opaques.

Ainsi nanti de bons certificats (comme autrefois Mesmer), M. Pigeaire se décide à aborder la commission académique; mais une fois là, les choses changent complétement de face : au lieu d'opérer, M. Pigeaire se met à plaider, à discuter, il prétend ni plus ni moins, lui simple concurrent, changer les conditions du programme. Il veut gagner le prix à son aise avec un bandeau qu'il apporte de Montpellier et qu'il a fait disposer tout exprès pour cela. Il ne s'agit plus de vision à travers les corps opaques, il exige : 1° l'emploi de son bandeau ; 2° que le livre dans lequel doit lire mademoiselle Pigeaire soit parfaitement éclairé; 3° que le livre ne soit pas placé horizontalement vis-à-vis le bandeau à la hauteur des yeux, mais obliquement, en bas, sous le nez de mademoiselle Pigeaire; 4° qu'on n'interpose aucun corps, pas même une simple feuille de papier, entre le livre et le bandeau, et puis ceci, et puis cela. Finalement M. Pigeaire voulait faire dégénérer l'expérience académique en véritable colin-maillard. Le prix Burdin n'ayant pas été institué dans ce but, la famille Pigeaire, qui était venue à Paris tout exprès pour le gagner, dut se retirer sans opérer ; elle le fit en déclarant que l'Académie prenait beaucoup trop de précautions et qu'elle avait bien tort de se défier de mademoiselle Pigeaire, dont la lucidité avait fait si souvent l'admiration de toute la ville de Montpellier, voire même de la capitale, qui l'attestera au besoin (1).

Le 24 juillet 1838, M. Gérardin, rapporteur de la commission, rendit compte à l'Académie de médecine des prétentions de M. Pigeaire et termina la lecture de son rapport par ces mots : « Nous n'avons pas trouvé, soit dans la » forme du moyen d'occlusion proposé par M. Pigeaire, soit » dans la manière dont le livre doit être placé devant mademoiselle sa fille, l'assurance positive que la lumière ne » pouvait point arriver jusqu'aux yeux de la jeune somnambule. » (*Bullet. de l'Acad.*, t. II, p. 967, etc.)

Un mot actuellement sur les relations particulières du docteur Donné avec la famille Pigeaire. Ce savant voulant, pour sa satisfaction personnelle, examiner lui-même les choses, s'adressa à M. Pigeaire, qui, comme toujours, répondit d'abord à son appel. Plusieurs savants devaient assister aux expériences, Arago était du nombre. — Le docteur Donné fit construire par M. Charrière deux bandeaux de forme différente, qui furent cette fois acceptés par M. Pigeaire. Il demanda *huit jours pour les essayer* (voyez la brochure intitulée *Mademoiselle Pigeaire*, par le docteur Donné, p. 45), mais *il les garda un mois* en remettant de jour en jour l'expérience promise. Après un mois d'attente et de vaines espérances, les bandeaux furent remis à M. Donné, et cette fois encore les expériences promises n'eurent pas lieu. Le docteur Donné publia en 1838 la brochure dont nous venons de parler, et dans laquelle il dévoila toutes ces manœuvres; en voici les deux derniers paragraphes :

(1) Nous devons dire ici que M. Burdin, avec le consentement de la commission académique, fit de larges concessions en faveur de mademoiselle Pigeaire sans pouvoir décider son père à se tenir dans les dernières limites du programme modifié.

« Il est inutile de m'étendre ici sur toutes les réflexions
» qu'inspirent les faits que je viens de rapporter avec la plus
» scrupuleuse exactitude ; *si, à l'occasion de ces faits, on se*
» *rappelle que c'est à peu près là toujours le succès qu'ont eu*
» *les démarches des personnes qui ont voulu voir par elles-*
» *mêmes les phénomènes merveilleux prônés par les magnéti-*
» *seurs* et avoir le cœur net de ces miracles, on sera disposé
» à se tenir en garde contre une foule d'histoires circulant
» dans le monde, et *que chacun raconte complaisamment*
» *comme des faits établis et démontrés.*

» Beaucoup de mes confrères trouveront sans doute que
» je me suis donné trop de peine pour *pousser à bout le char-*
» *latanisme dénoncée par l'Académie de médecine ;* quant à moi,
» indépendamment de ma satisfaction personnelle, je crois
» avoir servi les intérêts de la vérité en suivant dans tous
» ses détours et avec patience un prétendu phénomène
» dont on fait grand bruit dans le monde et en le mettant
» dans tout son jour ; encore quelques exemples de ce genre,
» et le magnétisme sera bientôt réduit à sa juste valeur dans
» l'opinion publique. »

Nous citerons encore ici le témoignage et les observations
du savant professeur Gerdy, homme d'un caractère intègre
et irréprochable, maître dont on a dit avec Horace : «*Justum*
» *et tenacem propositi virum*, etc. » — Gerdy assista différentes fois à des séances de magnétisme ; il vit et examina
de près plusieurs somnambules qu'il surprit en flagrant délit
de *malice*, entre autres mademoiselle Pigeaire, mademoiselle Prudence et le nommé Calyste, tous trois fort en vogue
à cette époque. Chaque fois il constata de la manière la plus
positive, que ces prétendus somnambules dérangeaient leur
bandeau par le mouvement des muscles de la face, et qu'ils
lisaient sans peine par la partie inférieure du bandeau quand
le livre était éclairé, de la même manière qu'on peut distin-

guer tous les objets à travers un trou d'épingle percé dans une carte. Gerdy raconte qu'un de ses amis qui s'était exercé à simuler ainsi le prétendu phénomène de double vue, se fit souvent passer pour somnambule en répétant les mêmes expériences devant les partisans du magnétisme, et prouva par là qu'on pouvait, en se plaçant dans de certaines conditions, voir parfaitement clair avec un bandeau sur les yeux.

Le 30 juillet 1839, pour donner pleine et entière satisfaction à tous les magnétiseurs, M. Burdin, élargissant de plus en plus les conditions du programme, s'exprimait ainsi devant l'Académie :

« J'avais concédé que les objets présentés aux somnam-
» bules seraient éclairés; j'avais concédé aussi que l'exer-
» cice du toucher pourrait avoir lieu dans certaines limites;
» seulement j'avais tenu à quelques restrictions, sur les
» moyens de mettre obstacle à la *vision*, telle que nous l'en-
» tendons dans notre simple et positive physiologie; mais
» aujourd'hui que de nouvelles récriminations s'élèvent,
» qu'on crie par-dessus les toits, comme une vérité de la
» force de celle qui sortait de la bouche de Galilée mis au
» cachot; aujourd'hui qu'on crie à nos académies, dites in-
» quisitoriales, non pas qu'on a senti la terre tourner, *mais*
» *qu'on va lire à travers un bandeau*, j'élargis de nouveau les
» termes de mon programme, et je dis : *Amenez-nous une*
» *personne magnétisée ou non magnétisée, endormie ou éveillée ;*
» *que cette personne lise les yeux ouverts et au grand jour, à*
» *travers un corps opaque, tel qu'un tissu de coton, de fil ou*
» *de soie, placé à six pouces de la figure, qu'elle lise même à*
» *travers une simple feuille de papier, et cette personne aura les*
» *trois mille francs.* »

Le concours fut en même temps prolongé d'une année, et malgré toutes ces concessions, aucun magnétiseur n'a jamais pu relever honorablement LE GANT AINSI JETÉ. — Poursuivons.

Après le docteur Pigeaire, nous voyons arriver M. le docteur Hublier, médecin à Provins, qui se pose aussi comme concurrent pour le prix Burdin. Le 31 octobre 1837, il écrivit donc à l'Académie, en annonçant qu'il avait développé *sur plus de* QUINZE *somnambules* presque tous les phénomènes magnétiques.

TROIS ANS après (dix jours avant la clôture du prix Burdin), le docteur Hublier envoie sa somnambule, mademoiselle Émilie, à M. Frappart, magnétiseur de profonde conviction, mais avant tout homme de bonne foi. — On peut lire dans la *Gazette des hôpitaux* du 31 octobre 1840, tout le récit des moyens frauduleux employé par cette *excellente* somnambule, pour simuler le phénomène de double vue.— Elle apprenait d'avance ou copiait sur un morceau de papier les mots qu'elle prétendait ensuite pouvoir lire dans un livre fermé dont elle indiquait la page. — C'est M. Frappart lui-même qui nous rend compte de ces faits ; son témoignage ne saurait être suspect. Il avait eu l'heureuse idée d'éprouver la lucidité de cette somnambule avant de la présenter à la commission académique, et après avoir découvert toute sa fourberie (en se plaçant dans une pièce voisine et perçant de petits trous à travers une porte), il avait fait venir (le 3 octobre) le docteur Hublier pour l'en rendre témoin, ce qui eut lieu dès le lendemain. Celui-ci, subitement désillusionné par l'ingénieux stratagème de M. Frappart, lui écrivit le soir même la lettre suivante :

« Paris, le 4 octobre 1840.

» Mon très-honoré confrère,

» Je suis atterré, meurtri, confondu de tout ce que vous » m'avez fait voir ce matin. Quatre ans d'astuce ! Quelle

» persévérance audacieuse! Oh! c'est une maîtresse femme
» que mademoiselle Émilie; mais vous qui êtes aussi un
» maître homme, en quatre jours vous l'avez démasquée.
» Je vous en remercie et vous en félicite.

» Je ne viens pas vous demander le silence, bien au con-
» traire, frappez sur moi, puisque, comme vous l'avez dit,
» *avant son triomphe, la vérité veut des martyrs ou des victimes.*
» Toutefois, je ne sais pas si je crois encore à quelque chose;
» j'ai besoin de me recueillir. »

» Votre dévoué confrère,   » Hublier,
                                      » Docteur-médecin-praticien. »

Enfin M. le docteur Teste, autre magnétiseur dont nous
avons souvent parlé, se présente aussi comme concurrent,
annonçant à l'Académie qu'il avait *deux somnambules* lisant
à travers les corps opaques. M. Teste assignait jour et heure
fixe (5 septembre 1840, sept heures du soir). Au delà de ce
jour, il ne répondait plus, disait-il, de la lucidité de sa
somnambule; Il fallait que la commission s'en accommodât.
— La commission fut exacte à l'heure et au jour indiqués
par M. Teste. —Il s'agissait de lire *sans bandeau* quelques
lignes placées dans une boîte en carton. La somnambule tenant la boîte entre les mains, annonça qu'elle pourrait lire
au bout de dix minutes. Effectivement, elle ne tarda pas à
déclarer qu'il y avait *deux lignes* dans la boîte, et elle put
même lire les deux mots *nous sommes.* Au bout d'une
heure, ayant déclaré qu'elle ne pouvait en lire davantage,
la boîte fut retirée de ses mains et ouverte en présence de
M. le docteur Teste. Elle contenait un fragment de papier
imprimé, sur lequel il n'y avait pas deux lignes, mais les
six vers suivants de la *guerre de Jugurtha*, par M. Leprevost
d'Iray, et dans lesquels ne se trouvent justement pas le
mot *nous* ni le mot *sommes.* Les voici; ils font finement
allusion à la position des magnétiseurs expérimentant

pour la dernière fois devant une commission académique :

> Encore un mot, Romains, tout est mûr pour la gloire,
> Ma dernière parole est un cri de victoire;
> Nos succès fussent-ils différents ou douteux,
> S'arrêter est fatal, reculer est honteux.
> Choisissez : Rome libre ou la patrie esclave.
> La mort, effroi du lâche, est la palme du brave.

Après tant d'échecs écrasants, le 8 octobre 1840, M. Double, président de la commission nommée pour le prix Burdin, lut son rapport devant l'Académie, et le termina par ces paroles : « Il est, je crois, de la dignité de l'Académie de » mettre un terme à toutes ces demandes d'expérience des » magnétiseurs qui manquent *constamment*..... Je propose » qu'à l'avenir il ne soit plus répondu aux demandes de » cette nature et que l'Académie s'abstienne. »

Cette proposition ultime, immédiatement acceptée, fut mise en vigueur le 1er octobre suivant, époque à laquelle expirait le terme de trois années fixé pour le concours du prix Burdin. (Voyez le *Bulletin officiel de l'Académie*, t. IV, p. 22, etc.)

Si l'Académie de médecine, suffisamment édifiée sur la question du magnétisme animal, a cru devoir lui fermer ses portes, celles de l'Académie des sciences restent encore ouvertes à MM. les magnétiseurs; mais ils se garderont bien d'y aller, car M. Ricard, concurrent *fictif* pour le prix Burdin, leur crie des bords de la Garonne : — « *Dieu veuille* » *que les magnétiseurs ne soient plus tentés d'aller se brûler à* » *la flamme infernale des corps savants !* »

RÉSUMÉ.

Le magnétisme animal a donc été, DANS LE SIÈCLE DERNIER, jugé et :

1° CONDAMNÉ, le 11 août 1784, par la Faculté de médecine;

2° **Condamné** (le même jour) par l'Académie des sciences ;

3° **Condamné**, le 16 août 1784, par la Société royale de médecine ;

4° **Condamné**, le 12 septembre 1734, par le rapport particulier de A.-L. de Jussieu ;

5° **Condamné**, le 15 décembre 1784, par *soixante rapports différents* venant de tous les points de la France, et recueillis par Thouret au nom de l'Académie de médecine ;

— Et dans notre siècle :

6° **Condamné**, le 21 juillet 1831, par l'échec de la somnambule de M. Foissac ;

7° **Condamné**, le 17 août 1837, par l'Académie de médecine (les conclusions motivant cette condamnation *ont été* discutées *et* adoptées non-seulement par la commission académique, mais *par l'Académie tout entière* en séance générale) ;

8° **Condamné**, le 24 juillet 1838, par la grande expérience du prix Burdin, notamment par la retraite de mademoiselle Pigeaire et l'abstention du magnétiseur Ricard, ainsi que celle des docteurs magnétistes Despine, Biermann et Bergeron ;

9° **Condamné**, en 1838, par toutes les tentatives de M. le docteur Donné, qui, malgré les promesses de M. Pigeaire, restèrent sans résultat devant le bandeau fabriqué par M. Charrière ;

10° **Condamné** par les *notes communiquées* du professeur Gerdy, qui nous a dévoilé les moyens frauduleux à l'aide desquels les *somnambules* simulent le phénomène de double vue, phénomène. qu'on a pu reproduire sans le concours du somnambulisme ;

11° **Condamné**, le 4 octobre 1840, par la *malice* dûment constatée (flagrant délit de fraude), de la somnambule du docteur Hublier de Provins, et les propres aveux de ce docteur magnétiste ;

12° **Condamné**, le 25 septembre 1840, par l'échec complet du docteur Teste.

Pour compléter notre travail, disons notre réquisitoire, nous joindrons aux condamnations académiques ci-dessus mentionnées, les condamnations particulières qui sont aujourd'hui de notoriété publique :

13° **Condamné**, en 1853, par vingt échecs successifs sur vingt sujets différents (dix-huit personnes et deux chevaux), expériences faites en présence de M. le docteur Auzoux, de M. Richard (du Cantal) et d'un nombreux auditoire (Voyez *l'Ami des sciences*, n° 13. — Lettre du 20 mars 1856) ;

14° **Condamné**, le 16 mars 1856, par la déclaration d'un des membres de la Société mesmérienne, qui est venu avouer chez M. le docteur Auzoux, et en présence de deux cents personnes, que *la science magnétique ne possédait pas d'expérience assez positive pour se reproduire en public* (Voyez la même lettre) ;

15° **Condamné** enfin, le 20 avril 1856, par *l'abstention générale* de tous les magnétiseurs et de toutes les sociétés magnétiques invitées publiquement à reproduire le phénomène de double vue. (Voyez les n°ˢ 15 et 16 de *l'Ami des sciences*, 1856).

La moralité de tout ceci est que :

1° *En mon âme et conscience*, tout magnétiseur qui prêche l'abstention compromet singulièrement l'honneur et le salut de sa cause ;

2° Si le *charlatanisme* animal a fait ses preuves, MM. les magnétiseurs ont tort (supposé qu'il y ait quelque chose de vrai dans le magnétisme) de se croire dispensés de produire les leurs ;

3° De prétendus somnambules s'étant indignement joués de la crédulité de nos meilleurs magnétiseurs, jusqu'au point de les mystifier en pleine Académie, ces somnambules peuvent avec raison se croire autorisés à *dormir* sur leurs lauriers, sans que pour cela le magnétisme ait conquis le droit de se reposer sur les siens.

P. S. Ce chapitre était terminé depuis quelque temps quand les lignes suivantes, récemment publiées dans un nouveau livre de M. V. Meunier, tombèrent sous nos yeux :
« En ce moment, une collection de faits dont le charlata-
» nisme s'est emparé, *que la routine académique* A DÉDAIGNÉS,
» et dans laquelle les esprits sans prévention ne peuvent faire
» encore avec certitude la part du vrai et du faux, le ma-
» gnétisme occupe la place centrale où s'élèvera une science
» sublime, celle des rapports du *monde des esprits* avec le
» monde des corps. » (V. Meunier, *Essais scientifiques*, t. I,
p. 56.)
Évidemment M. V. Meunier parle du magnétisme sans avoir étudié cette question. Il n'est pas possible d'admettre que l'auteur des *Essais scientifiques* ait eu connaissance de tous les faits vraiment irrécusables que nous venons de rapporter et qu'il n'en veuille tenir aucun compte, qu'au contraire il y trouve, à l'exemple des mesmériens, une occasion de s'élever contre *la routine académique*. Non, M. Meunier n'a pas étudié la question du magnétisme, il en parle comme les aveugles parlent des couleurs, et voilà..... comme on écrit l'histoire ! — Cette manie de décrier les corps savants n'est pas, du reste, chose nouvelle dans le monde de la sor-cellerie. Il y a plus d'un siècle, bien avant qu'il fût question du magnétisme, de Mesmer et de Puységur, que l'immortel auteur de *Gil Blas* prêtait déjà à un de ses sorciers à peu près le même langage : « *L'étude longue et pénible que demande la*

» *sorcellerie décourage tous les savants , qui y renoncent et qui*
» *la décrient de dépit de n'avoir pu l'acquérir.* » (Lesage.) —
C'est donc toujours avec regret que nous retrouvons sans
cesse sous la plume de l'honorable rédacteur de *l'Ami des
sciences* cette accusation de dédain si mal fondée qu'il porte
contre les Académies. — Si M. V. Meunier a des faits à produire contre les décisions académiques touchant le magnétisme, qu'il les montre au grand jour; s'il n'en a pas , qu'il
s'abstienne et qu'il étudie, au lieu de répéter les pitoyables
banalités des magnétiseurs. — La gloire des Académies est
d'avoir repoussé de telles turpitudes.

LE MAGNÉTISME

CONDAMNÉ PAR LA COUR DE ROME (1).

> « L'Écriture vous dit en vingt endroits que des
> » imposteurs peuvent faire *des miracles.* »
>
> (VOLTAIRE)

A peine finissions-nous d'écrire les lignes qu'on vient de lire, qu'on reçut en France (peu de temps avant la clôture de notre enquête) la nouvelle de la condamnation du magnétisme par le saint-siége. Voici le document qui la contient et qui a été adressé à tous les évêques sous forme d'encyclique :

Supremæ sacræ Romanæ universalis Inquisitionis Encyclica ad omnes Episcopos adversus magnetismi abusus.

Feria IV, die 30 julii 1856.

In congregatione generali S. R. et universalis inquisitionis habita in conventu S. M. supra Minervam Em. ac Rev. DD. cardinales in tota republica christiana adversus hæreticam pravitatem generales inquisitores, mature perpensis iis, quæ circa *magnetismi* experimenta a viris fide dignis undequaque relata sunt, decreverunt, edi præsentes litteras encyclicas ad omnes episcopos ad magnetismi abusus compescendos.

Etenim compertum est, novum quoddam superstitionis genus invehi ex phænomenis magneticis, quibus haud

---

(1) Nous avions l'intention d'examiner dans ce chapitre le livre de M. l'abbé Loubert, *le Magnétisme devant la cour de Rome;* mais le nouveau décret émané du saint-office a rendu cet examen complétement inutile.

scientiis physicis enucleandis , ut par esset, sed decipiendis , ac seducendis hominibus student neoterici plures rati , posse occulta, remota ac futura detegi magnetismi arte, vel præstigio, præsertim ope muliercularum, quæ unice a magnetisatoris nutu pendent.

Nonnullæ jam hac de re a S. Sede datæ sunt responsiones ad peculiares casus, quibus reprobantur tanquam illicita illa experimenta , quæ ad finem non naturalem, non honestum, non debitis mediis adhibitis assequendam, ordinantur; unde in similibus casibus decretum est feria IV, 21 aprilis 1841 : *Usum magnetismi prout exponitur non licere.* Similiter quosdam libros ejusmodi errores pervicaciter disseminantes prohibendos censuit S. Congregatio. Verum quia præter particulares casus de usu magnetismi generatim agendum erat, hinc per modum regulæ sic statutum fuit feria IV, 28 julii 1847 : — *Remoto omni errore , sortilegio, explicita , aut implicita dæmonis invocatione, usus magnetismi , nempe merus actus adhibendi media physica aliunde licita , non est moraliter vetitus, dummodo non tendat ad finem illicitum , aut quomodolibet pravum. Applicatio autem principiorum , et mediorum pure physicorum ad res, et affectus vere supernaturales, ut physice explicentur, non est nisi deceptio omnino illicita , et hæreticalis.*

Quamquam generali hoc decreto satis explicetur licitudo, aut illicitudo in usu, aut abusu magnetismi, tamen adeo crevit hominum malitia , ut neglecto licito studio scientiæ, potius curiosa sectantes magna cum animarum jactura, ipsiusque civilis societatis detrimento, ariolandi, divinandive principium quoddam se nactos glorientur. Hinc *somnambulismi et claræ intuitionis,* uti vocant, præstigiis mulierculæ illæ gesticulationibus non semper verecundis abreptæ, se invisibilia quæque conspicere effutiunt; ac de ipsa religione sermones instituere, animas mortuorum evocare , responsa accipere ,

ignota ac longinqua detegere, aliaque id genus supersti-
tiosa exercere ausu temerario præsumunt, magnum quæs-
tum sibi, ac dominis suis divinando certo consecuturæ. In
hisce omnibus quacumque demum utantur arte, vel illusione,
cum ordinentur media physica ad effectus non naturales,
reperitur deceptio omnino illicita, et hæreticalis, et scan-
dalum contra honestatem morum.

Igitur ad tantum nefas, et religioni, et civili societati in-
festissimum efficaciter cohibendum, excitari quam maxime
debet pastoralis sollicitudo, vigilantia, ac zelus Episcopo-
rum omnium. Quapropter quantum divina adjutrice gratia
poterunt locorum Ordinarii, qua paternæ charitatis monitis,
qua severis objurgationibus, qua demum juris remediis adhibitis, prout attentis locorum, personarum, temporumque
adjunctis, expedire in Domino judicaverint, omnem impen-
dant operam ad hujusmodi magnetismi abusus reprimendos,
et avellendos, ut dominicus grex defendatur ab inimico
homine, depositum fidei sartum tectumque custodiatur, et
fideles sibi crediti a morum corruptione præserventur.

Datum Romæ in cancellaria S. Officii apud Vaticanum,
die 4 augusti 1856.

V. CARD. MACCHIE.

Voici la traduction de ce document :

**Lettre encyclique de la sainte inquisition romaine et universelle
à tous les Évêques contre les abus du magnétisme.**

Mercredi, 30 juillet 1856.

Dans la réunion générale de la sainte inquisition romaine
universelle, tenue au couvent de Sainte-Marie-de-la-Mi-
nerve, LL. EE. RR. les cardinaux inquisiteurs généraux
contre l'hérésie dans tout le monde chrétien, après avoir
mûrement examiné tout ce qui leur a été rapporté de

divers côtés par des hommes dignes de foi, touchant la pratique du *magnétisme*, ont résolu d'adresser la présente encyclique à tous les évêques pour en réprimer les abus.

Car il est bien constaté qu'un nouveau genre de superstition a surgi des phénomènes magnétiques auxquels s'attachent aujourd'hui bien des personnes, non point pour éclairer les sciences physiques, comme cela devrait se faire, mais pour séduire les hommes, dans la persuasion que l'on peut découvrir les choses cachées ou éloignées, ou futures, au moyen ou par les prestiges du magnétisme, et surtout par l'intermédiaire de certaines femmes qui sont uniquement sous la dépendance du magnétiseur.

Déjà plusieurs fois le saint-siége, consulté sur des cas particuliers, a donné des réponses qui condamnent comme illicites toutes expériences faites pour obtenir un effet en dehors de l'ordre naturel ou des règles de la morale, et sans employer les moyens permis ; c'est ainsi que, dans des cas semblables, il a été décidé, le mercredi 21 avril 1841, *que l'usage du magnétisme tel que l'expose la demande n'est pas permis.* De même, la sainte congrégation a jugé à propos de défendre la lecture de certains livres qui répandaient systématiquement l'erreur en cette matière. Mais comme, en outre des cas particuliers, il fallait prononcer sur la pratique du magnétisme en général, il a été établi comme règle à suivre, le mercredi 28 juillet 1847 : « En écartant toute erreur, tout sortilége, toute invocation implicite ou explicite du démon, l'usage du magnétisme, c'est-à-dire le simple acte d'employer des moyens physiques, non interdit d'ailleurs, n'est pas moralement défendu, pourvu que ce ne soit pas dans un but illicite ou mauvais en quoi que ce soit. Quant à l'application de principes et de moyens purement physiques à des choses ou des effets vraiment surnaturels pour les expliquer physiquement, ce n'est qu'une illusion tout à fait condamnable et une pratique hérétique. »

Quoique ce décret général explique suffisamment ce qu'il y a de licite ou de défendu dans l'usage ou l'abus du magnétisme, la perversité humaine a été portée à ce point, qu'abandonnant l'étude régulière de la science, les hommes voués à la recherche de ce qui peut satisfaire la curiosité, au grand détriment du salut des âmes et même au préjudice de la société civile, se vantent d'avoir trouvé un moyen de prédire et de deviner. De là ces femmes au tempérament débile, qui, livrées, par des gestes que n'accompagne pas toujours la pudeur, aux prestiges du *somnambulisme* et de ce que l'on appelle la *claire intuition*, prétendent voir toutes sortes de choses invisibles, et s'arrogent, dans leur audace téméraire, la faculté de parler sur la religion, d'évoquer les âmes des morts, de recevoir des réponses, de découvrir des choses inconnues ou éloignées, et de pratiquer d'autres superstitions de ce genre pour se faire à elles-mêmes et à leurs maîtres des gains considérables par leur don de divination. Quels que soient l'art ou l'illusion qui entrent dans tous ces actes, comme on y emploie des moyens physiques pour obtenir des effets qui ne sont point naturels, il y a fourberie tout à fait condamnable, hérétique, et scandale contre la pureté des mœurs. Aussi, pour réprimer efficacement un si grand mal, souverainement funeste à la religion et à la société civile, on ne saurait trop exciter la sollicitude pastorale, la vigilance et le zèle de tous les évêques. Qu'autant donc qu'ils le pourront, avec le secours de la grâce divine, les ordinaires des lieux emploient tantôt les avertissements de leur paternelle charité, tantôt la sévérité des reproches, tantôt enfin toutes les voies de droit, selon qu'ils le jugeront utile devant le Seigneur, en tenant compte des circonstances de lieu, de temps et de personnes; qu'ils mettent tous leurs soins à écarter ces abus du magnétisme et à les faire cesser, afin que le troupeau du Seigneur soit défendu contre les attaques de l'homme ennemi, que le dépôt de la foi soit gardé sauf et intact, et que les fidèles confiés à leur sollicitude soient préservés de la corruption des mœurs.

Donné à Rome, à la chancellerie du saint-office du Vatican, le 4 août 1856.

V. card. MACCHI.

Il est évident que la cour de Rome, en condamnant *les abus du magnétisme*, a par le fait condamné tout le magnétisme; car qu'est-ce qui n'est pas abus dans cette prétendue science où la sorcellerie joue le premier rôle, où les somnambules abusent et se jouent si impudemment de la crédulité des magnétiseurs? — Jamais, dit l'honorable secrétaire de l'Académie de médecine, jamais les Académies n'ont pu constater scientifiquement *un seul fait*, pas même le prétendu sommeil magnétique. — Ce qui est bien loin de la lucidité somnambulique, autrement dire de la vision sans le secours des yeux.

L'école de Mesmer, celle de Puységer, celle de M. Dupotet, l'école américaine, les vrais et faux magnétiseurs, tous en un mot ont la prétention de faire des miracles. — Il est vrai que parmi ces nouveaux thaumaturges on rencontre certains esprits qui prétendent encore expliquer le surnaturel par des causes purement naturelles ou physiques; mais, dit l'encyclique, « *ce n'est qu'une illusion tout à fait condamnable et une pratique hérétique.* » Comment, en effet, la *perversité humaine* (pour nous servir toujours des termes de l'encyclique), abandonnant l'étude régulière de la science, peut-elle se vanter d'avoir trouvé dans la science même un moyen de prédire et de deviner, un moyen d'évoquer les âmes et de voir sans le secours des yeux?...

En vérité la *fourberie* (c'est encore l'expression de l'encyclique), la fourberie de ceux qui osent afficher de telles prétentions n'a rien d'égal, si ce n'est la crédulité puérile ou la sottise de ceux qui, étant de bonne foi, croient à la possibilité de tels faits. — O lettrés! lettrés! Vous qui donnez dans toutes ces rêveries et ces superstitions, vous qui avez défendu, prôné et réchauffé toutes ces chimères, à quoi donc vous a servi de cultiver votre esprit pendant toute votre vie pour arriver à un si triste résultat, pour croire encore aux revenants, à la magie et à la sorcellerie!

Les ecclésiastiques qui ont soutenu cette mauvaise cause sont fort nombreux; nous avons toujours vu avec un profond regret que des hommes dont la mission est de répandre la vérité aient adopté si facilement les théories et souvent le langage des plus obscurs magnétiseurs. On comprend que des laïques se disant spiritualistes, et animés d'un zèle inconsidéré comme M. Delaage ou M. le marquis de Mirville, se soient fourvoyés jusqu'à croire qu'*il faut des* MIRACLES *pour rallumer la foi dans l'âme des peuples* (1). — Mais on ne comprend pas que tant de prêtres aient fait du magnétisme une question purement thélogique, question dans laquelle des matières toutes scientifiques ont été assimilées aux choses de la foi catholique. — Que M. Veuillot cesse donc, lui aussi, de considérer les *phénomènes* dits magnétiques comme étant l'œuvre des démons (Voyez *l'Univers* du mois de février 1853 et du mois de mars 1857), car c'est là une véritable hérésie *tout à fait condamnable.* « Quels que soient l'*art* ou l'*illusion* qui entrent dans tous » ces actes, comme on y emploie des moyens physiques » pour obtenir des effets *qui ne sont point naturels,* il y a

(1) Delaage, *loc. cit.*, p. 20. — M. Delaage et M. le marquis de Mirville appartiennent, comme on le sait, à cette école d'où surgissent tous les fabricateurs de miracles et à laquelle la congrégation romaine du saint-office vient de donner une dernière leçon en condamnant Catherine Lamelli à douze années de prison.

» fourberie tout à fait condamnable, hérétique, et scandale
» contre la pureté des mœurs. » — Le magnétisme est
avant tout et par-dessus tout une question de fait. Les
théologiens n'ont à s'en préoccuper que pour s'opposer aux
empiétements des amis du merveilleux, lesquels sont toujours prêts à escalader les barrières de la raison pour se
jeter dans le surnaturel ; c'est aux théologiens de prononcer
sur la manière plus ou moins hérétique avec laquelle on
prétend interpréter les *faits*..... Mais quand ces prétendus
faits n'existent pas, quand la cour de Rome elle-même déclare qu'il y a FOURBERIE, on ne comprend pas que tant
d'hommes éminents se soient laissé entraîner dans une si
déplorable et si grossière erreur. — Quant à nous, nous ne
discutons pas le magnétisme au point de vue de la *foi*. —
Comme théologien, nous déclarons formellement notre in-
compétence, — mais nous l'examinons au point de vue de
la philosophie et de la science, et nous sommes heureux de
voir qu'à ce point de vue encore notre opinion personnelle
est conforme aux décisions du saint-siége.

Nous pourrions citer encore un grand nombre d'autres
journaux qui, comme *l'Univers,* ont prêté leur concours à
toutes ces superstitions ; nous nous contenterons de nommer
le Pays, la *Revue contemporaine,* la *Chronique de France,* la
Bibliographie catholique, la *Revue britannique,* le *Journal des
villes et des campagnes* et la *Gazette de France.* Il faut espérer
que toutes ces feuilles, désormais mieux éclairées par l'encyclique et peut-être aussi par tout ce que nous avons rapporté
contre cette prétendue *science,* voudront bien cesser de contribuer de tout leur pouvoir à la dépravation de l'esprit humain.

Ceux qui sont pour toutes les superstitions *quand même*
essayeront de donner un autre sens aux paroles de l'encyclique ; mais les termes en sont trop formels, trop précis,
pour que les hommes de bonne foi puissent s'y laisser

prendre. Si M. l'abbé Loubert prétend encore, comme il l'a fait dans son ouvrage (p. 15, en parlant du décret de 1841), que la cour de Rome n'a pas condamné le magnétisme *en lui-même*, mais seulement *selon qu'il a été exposé (prout in casu exponitur)*, nous lui répondrons : Eh bien! soit, exposez-le donc une bonne fois comme il faut, et que ce soit une affaire finie. Qu'on sache enfin si le magnétisme possède, catholiquement parlant, *un seul fait* qui ne soit pas condamnable. Mais nous espérons que la dernière encyclique du saint-siége suffira pour ramener M. Loubert au sentiment de la vérité ! Le document publié aujourd'hui par le saint-office est assez explicite pour ne laisser aucun doute sur le jugement et les intentions de la cour de Rome à ce sujet. En effet le saint-office, en reconnaissant qu'*un nouveau genre de superstition a surgi pour séduire les hommes dans la persuasion qu'on peut découvrir les choses cachées, ou éloignées, ou futures*, condamne implicitement et réellement, non-seulement toute la matière exploitable du magnétisme, mais encore toutes les superstitions auxquelles le côté merveilleux de cette prétendue science avait donné lieu : tout le spiritualisme magico-magnétique, la pneumatologie, l'évocation des âmes, celle des anges et des démons, etc., etc. — Plus de double vue, plus de médecine somnambulique, plus de *médiums*, plus de consultation à distance, plus de chiens à retrouver, plus de sources à découvrir, etc. (1). — Que va-t-il donc rester aux magnéti-

(1) M. l'abbé Paramelle continuait à faire annoncer, en février 1857, son livre intitulé : *l'Art de découvrir les sources.* — On sait qu'il s'agit encore ici de sorcellerie magnétique et par conséquent d'un vieux replâtrage des sciences occultes. C'est une erreur de laquelle M. l'abbé Paramelle reviendra sans doute, et nous sommes persuadé qu'en lisant l'encyclique il s'inclinera devant la décision du saint-siége et sera le premier à brûler son livre. — En attendant, qu'il nous soit permis, toujours pour l'édification du public, de citer ici le passage suivant, que nous empruntons à Voltaire, l'apôtre du bon sens (comme l'appelle M. de Lamartine) et l'ennemi implacable de tous les sorciers présents et futurs. Voici ce qu'il dit en parlant de l'art de découvrir les sources : « On trouve les sources

seurs? — Rien. — Le champ fertile de la crédulité et de l'erreur étant ainsi dévasté par les foudres du Vatican, il ne restera plus aux prêtres du magnétisme qu'à courber le front devant le décret de l'autorité romaine et à faire un auto-da-fé de toutes les petites églises de la sorcellerie moderne. Mais s'inclineront-ils devant les décisions du saint-siége? — Nous connaissons assez l'esprit des magnétiseurs pour affirmer d'avance qu'ils n'en feront rien. Et déjà nous lisons dans une de leurs feuilles les lignes suivantes que nous reproduisons sans commentaire : « En Irlande, mon-» seigneur l'archevêque de Dublin continue d'appuyer le » magnétisme de toute l'autorité de son mérite et de sa » haute position. Doué d'une bienveillance extrême et d'une » rare intelligence, l'éminent prélat est, dans le Royaume-» Uni, le plus noble représentant du magnétisme. » (*Union magnétique* du 10 juillet 1857.)

Beaucoup de bons ecclésiastiques applaudiront, nous en sommes certain, à l'acte de haute moralité contenue dans le document du saint-siége. Beaucoup d'entre eux pourront dire avec le vénérable Père de Breyne, savant médecin et savant théologien que nous avons eu le plaisir de visiter au monastère de la grande Trappe : « Dans le magnétisme il y » a : *pratiques bizarres, souvent indécentes, jongleries, mys-» tifications, déceptions, mensonges!* » — Telle est l'opinion de M. le comte de Breyne, aujourd'hui père médecin au monastère de la Trappe. Opinion entièrement conforme à celle du saint-siége.... et à la nôtre.

» d'eau, les trésors au moyen d'une verge, d'une baguette de coudrier, qui ne » manque pas de forcer un peu la main à un imbécile qui la serre trop et qui » tourne aisément dans celle d'un fripon. » — Nous prions M. l'abbé Paramelle de vouloir bien jeter un coup d'œil sur *la Baguette divinatoire*, ouvrage publié par l'illustre M. Chevreul, l'un des membres les plus savants, les plus distingués de l'Institut, et nous sommes persuadé que si cette question n'est pour M. l'abbé qu'une question de science, s'il n'en fait pas une affaire de spéculation, il demeurera bientôt convaincu que *l'art de découvrir les sources* ou tout autre trésor n'est qu'une pure *illusion*.

LE MAGNÉTISME

DEVANT LA LOI ET LES TRIBUNAUX.

> « Pourra, selon les circonstances, être prononcée
> » la peine d'emprisonnement..... contre les gens
> » qui font le métier de deviner et pronostiquer, ou
> » d'expliquer les songes. »
>
> (*Code pénal*, art. 479-480.)

> « Combien d'APÔTRES DU MAGNÉTISME ont été
> » vilipendés, traînés sur la claie, traduits devant
> » les tribunaux, condamnés à la prison comme
> » charlatans, sorciers ou escrocs ! »
>
> (GENTIL, *Man. mag.*, p. 280.)

S'il faut en croire les magnétiseurs et les partisans du magnétisme, ce ne serait pas seulement l'Académie des sciences, l'Académie de médecine et la cour de Rome qui, refusant de croire aux sorciers et à la science de toutes les sibylles modernes, croupiraient dans les ornières de la routine et de l'ignorance, mais encore la loi pénale et surtout la magistrature qui, malgré les nombreux témoignages fournis par une multitude d'adeptes, persiste dans son incrédulité systématique et continue à flétrir la science mesmérienne en condamnant ses *meilleurs apôtres*, tantôt pour escroquerie, tantôt pour sorcellerie, tantôt pour exercice illégal de la médecine.

Ce triple chef d'accusation qui pèse sur les *apôtres patentés* de Mesmer et de Puységur n'a pas suffi pour abattre leur foi et détruire en eux le vif désir qu'ils éprouvent d'être utiles à l'humanité. « *Qu'on ne s'y trompe pas*, s'écrie » M. Gentil, *le magnétisme est une sainte chose !* » En supposant que le magnétisme soit une vérité, M. Gentil a parfaitement raison.

Nous avons sous les yeux en ce moment plus de vingt procès contre les magnétiseurs, les médecins et les somnambules. La *Gazette des tribunaux* du 1er et celle du 2 août 1850 en contiennent treize, dans lesquels plusieurs des accusés sont sous le coup des trois accusations : escroquerie, sorcellerie ou divination, exercice illégal de la médecine. Nous regrettons de ne pouvoir citer ces procès tout au long, mais le lecteur qui tiendra à être édifié sur toutes les petites ruses du métier pourra encore consulter avec fruit *l'Union magnétique* du 25 juin 1856, la *Gazette des tribunaux* du 11 décembre 1856, *le Siècle* du 27 juin, du 22 août et du 28 octobre 1856. On verra que la justice ne tient compte ni des certificats qui attestent les guérisons miraculeuses, ni même du titre de docteur quand celui qui le porte se mêle de faire le *devin.* On lit, par exemple, dans *l'Union magnétique* que nous venons de citer : « Un médecin » de Paris, M. Pascal, vient d'être condamné (ainsi qu'une » somnambule et un magnétiseur) à quinze francs d'amende » pour avoir *deviné et pronostiqué* (1). »

Pourquoi donc, si le magnétisme est une vérité, pourquoi donc les magnétiseurs n'auraient-ils pas le droit de vivre de leur science comme le prêtre vit de l'autel? — Ne sont-ils pas prêtres eux aussi..... en Mesmer? — Le Code pénal semble ne pas comprendre ou ne pas admettre cette sainte *religion.* — Il ne connaît qu'une chose : sous quelque forme que ce soit, la sorcellerie est interdite.

---

(1) Toutes les condamnations ne sont pas aussi douces. Nous avons sous les yeux un autre jugement rendu par le tribunal de la Seine, qui condamne les époux Mongruel chacun à treize mois de prison et 500 francs d'amende. (13 juillet 1850.) — Et tout récemment, en octobre 1856, le tribunal de Nancy a prononcé une condamnation à cinq ans de prison et 50 francs d'amende contre Marie Meyer de Beschwiler.

M. le marquis de Mirville a osé écrire dans le livre qu'il adresse à l'Académie des sciences que le magnétiseur Montius avait magnétisé ses juges, et qu'il leur avait fait voir tous les êtres vivants ou morts qu'ils désiraient évoquer (1). Nous avons déjà dit que le livre de M. le marquis était un véritable *canard*, ce qu'en Angleterre on nomme *puff*. Nous le tenons pour dit, et pour faire voir jusqu'où peut aller la bénigne crédulité de certaines personnes *ne faisant pas métier de magnétisme*, nous opposerons aux allégations erronées de M. de Mirville les candides aveux d'une feuille mesmérienne. C'est *l'Union magnétique* du 10 juin 1856 qui s'exprime ainsi sur Montius :

« Dans le premier mois de 1845, on vit arriver à Paris un
» magnétiseur belge, M. Montius..... L'apôtre flamand alla
» s'installer bravement dans la salle du manége Duphot.....
» Les quelques essais de *lucidité* dont il accompagnait son
» frivole spectacle aboutirent tous à un *fiasco* monstre.....
» Aussi n'eut-il rien de plus pressé que de regagner la Bel-
» gique. Quelques démêlés avec la justice flamande l'ont
» fait renoncer, dit-on, à son apostolat. »

Le monde magnétique est plein d'histoires de ce genre. Lorsque le magnétiseur Lafontaine était à Naples, il reçut du préfet de cette ville l'ordre de partir dans les six jours. Voici ce que cet habile magnétiseur a écrit en racontant cette affaire : « Furieux, je courus à la préfecture de police,
» et je menaçai M. le préfet de l'endormir et de ne plus le ré-
» veiller, ainsi que toute sa police, s'il ne révoquait cet ordre
» à l'instant. » — Quel malheur que M. Lafontaine n'ait pas endormi le préfet de Naples *et toute sa police !....* Dans les temps de bastonnade, cette heureuse application du magnétisme pourrait au moins sauver la vie à bien des malheureux. Mais comment endormir un préfet, c'est-à-dire un

(1) Voyez cet article aux *Excentricités*.

argus *qui n'a pas la foi?* comment l'endormir envers et CONTRE sa volonté?..... M. Lafontaine et M. de Mirville, qui ne doutent de rien et pour qui *l'impossible* n'est qu'un mot, devraient bien nous faire assister à cet intéressant spectacle.

Nous parlerons peu de l'article 405 du Code pénal; cet article se rapporte plus particulièrement au délit d'escroquerie; mais nous ferons quelques observations, et nous insisterons davantage sur les articles 479, 480 et 481, parce qu'ils se rapportent plus directement à la question du magnétisme. — Tous ceux qui pratiquent le magnétisme (comme tous ceux qui ont délivré des certificats) ne sont pas de mauvaise foi. Beaucoup se font illusion, ils s'abusent ou se trompent, et voilà tout (1). Cependant la loi ne ménage pas plus les vrais magnétiseurs que les faux; elle ne fait pas de différence; elle est inexorable envers tous et les traite indistinctement comme de vrais charlatans. En vérité, cet état de choses n'est pas tolérable, il demande des réformes urgentes, si le magnétisme est une science ou seulement un fait. Ces réformes, il faut le reconnaître, ne peuvent venir qu'à la suite de faits magnétiques bien et dûment constatés, ce qui fait supposer qu'elles ne sont pas près de venir. M. Dupotet, homme de foi sans doute, mais beaucoup trop intéressé dans cette question pour être un excellent juge, a donc eu tort de dire avec une certaine âpreté de langage : « Les magistrats ont leur sens et l'habitude du » palais, voilà tout : la justice est où elle se trouve, dans le » Code; mais ils n'ont point le discernement que donne parfois la vraie science pour découvrir les coupables. » (*Mag. dév.*, p. 166.) — Nous répondrons à M. Dupotet : *Que la lumière soit!* et la magistrature, subitement éclairée par les

(1) Rappelez-vous mademoiselle Émilie, cette somnambule qui pendant quatre années consécutives mystifia l'excellent docteur Hublier de Provins.

splendeurs de la religion mesmérienne, sera la première à demander des réformes.

Malgré plus de cent procès dans lesquels les tribunaux ont eu à se prononcer, les articles 479, 480 et 481 n'ont été ni modifiés ni abrogés. La loi n'ayant point établi de distinction en faveur des somnambules les plus lucides, elle les englobe tous, sans exception, dans la catégorie des sorciers, et, à ce titre, leur applique impitoyablement l'amende et la prison prononcées par les susdits articles *contre les gens* QUI FONT MÉTIER *de deviner et pronostiquer.* — En un mot, la loi ne reconnaît pas le magnétisme.

En juin 1836, le tribunal d'Orléans a même été plus loin. Il a appliqué l'article 405 à une somnambule, Rosalie Touchon, qui donnait des consultations médicales, et l'a condamnée, non pour divination, mais POUR ESCROQUERIE, *comme s'étant fait remettre de l'argent en faisant croire à un pouvoir imaginaire.* — UN POUVOIR IMAGINAIRE! — N'est-ce pas là le cas de toute la médecine somnambulique lorsqu'elle prétend qu'une somnambule peut voir sans le secours des yeux, ou qu'elle peut ressentir les mêmes douleurs qu'éprouve une personne malade quand on la met en *rapport* avec cette personne? — Le tribunal d'Orléans a prononcé ce jugement malgré les attestations de plusieurs témoins qui affirmaient *« avec un accent de croyance inébranlable »* (sic) que Rosalie Touchon avait fait des cures vraiment merveilleuses.

Si cependant le somnambulisme lucide est un fait, un fait magnétique, il n'est pas juste que la loi confonde ainsi des hommes honorables, des hommes de science avec les plus vils imposteurs; il n'est pas juste qu'elle fasse obstacle au progrès des sciences, fût-ce même des sciences occultes; car un fait est un fait, et quand des milliers de témoignages ou de certificats émanés des gens les plus honorables viennent attester l'existence de ces faits, la loi doit y regarder à deux fois avant de frapper, ou si la loi est mauvaise, la loi doit être abrogée.

Comment se fait-il donc que depuis soixante-douze ans que le somnambulisme lucide existe, MM. les magnétiseurs n'aient point songé à instituer des expériences faites dans des conditions irréprochables et tout à fait péremptoires, pour mieux éclairer la justice dans les démêlés qu'ils ont eus et qu'ils ont encore si fréquemment avec elle?

N'était-il pas de leur devoir de *prouver* au monde entier, de prouver par des faits irrécusables que l'Académie des sciences s'était fourvoyée, que l'Académie de médecine s'était laissé conduire par on ne sait quel vil intérêt, que la cour de Rome s'était égarée en suivant les pas de la science, et qu'enfin la justice humaine est sur cette question complétement dans l'erreur? — Pourquoi ne l'ont-ils pas fait? pourquoi ont-ils laissé traîner et flétrir leur cause sur les bancs de la justice? Il est temps que le magnétisme, s'il est une vérité, ne soit plus traité devant la loi comme un sorcier et devant les tribunaux comme un repris de justice; il est temps qu'il exhibe de véritables titres aux yeux du monde, et non pas de vains certificats qui ont l'air de *faux papiers*, et à l'aide desquels il paraît faire son chemin comme un dangereux réfractaire. Il ne nous paraît pas possible que les somnambules puissent dormir tranquillement avec un pareil dossier sur la conscience.

Nous espérons donc que les vrais magnétiseurs apprécieront toute l'importance de nos observations, et qu'en présence d'un passé si peu recommandable, ils comprendront la nécessité de réhabiliter les sciences occultes devant la loi.

Allons, fils de Mesmer, relevez-vous, relevez-vous! Lavez-vous de ces indignes condamnations; appelez-en à l'examen des faits. Le phénomène de double vue a été mille fois attesté (même par le rapport Husson). *Prouvez* à tout l'univers qu'il existe réellement, *que la lucidité magnétique est une vérité*, et que vos mains sont pures de toute souillure; acceptez, sollicitez courageusement cette épreuve suprême; montrez que vous êtes une de ces illustres victimes que leur siècle a méconnues; cueillez enfin la palme glorieuse de votre laborieux apostolat; faites que la honte et l'opprobre retombent sur vos blasphémateurs, sur ceux qui vous ont flétris! On vous le dit, on vous le crie : que tardez-vous encore? Qui vous peut retenir? Honneur, intérêt, vérité, tout vous y engage!...

DU MAGNÉTISME

AU POINT DE VUE MÉDICAL.

> « Rien n'égale la crédulité des hommes sur tout
> » ce qui touche à leur santé. »
>
> (ARAGO.)

> « Ce qu'on appelait autrefois guérir par secret,
> » par magie, s'appelle aujourd'hui guérir par le
> » magnétisme. »
>
> (L'abbé JOLY, magnétiseur.)

> « Je doute qu'à l'aide du magnétisme un honnête
> » homme puisse faire le moindre bien. »
>
> (ALEXANDRE DUMAS.)

On peut facilement se figurer ce que doit être une médecine qui, après avoir été condamnée par tous les corps savants, se voit journellement traduite devant les tribunaux de la police correctionnelle pour cause de délits prévus par la loi. — Mais ceci n'est qu'un détail, ne nous y arrêtons pas, et pour juger mieux encore ce que peut être le magnétisme au point de vue médical, ne tenons compte (momentanément) ni de son passé académique ni de ses condamnations judiciaires; examinons purement et simplement sa science médicale en elle-même, voyons en quoi consiste sa pathologie et quelle est sa thérapeutique.

Mesmer, après avoir inutilement essayé de faire fortune avec la nouvelle médecine du Père Hell, qui traitait tous ses malades en leur *ordonnant* de porter sur eux des aimants et des morceaux de fer aimanté, Mesmer, disons-nous, imagina son baquet magnétique, et prétendit que le fluide animal qui en sortait avait la propriété de guérir une infinité de maladies en provoquant des crises nerveuses chez les malades. Puységur survint, *et, le premier en France,* supprima les crises, renversa le baquet de son maître, et sans plus de façon, lui substitua un vieil arbre de son jardin de Busancy, lequel arbre opéra des cures merveilleuses tout aussi bien que les aimants du Père Hell et que les baquets magnétiques de Mesmer. Celui-ci s'en vengea en traitant, comme nous l'avons vu, Puységur de charlatan, lui, marquis de Puységur et disciple de Mesmer!... On comprend bien que le vieil arbre de Busancy n'était pas du tout commode pour faire de la médecine au lit des malades, car il fallait que les malades se rendissent sous ses rameaux bienfaisants pour en ressentir l'influence et recouvrer la santé. Pour obvier à cet inconvénient, Puységur abandonna donc son arbre, et, comme il n'avait pas oublié les leçons de son maître, il se mit à faire des *frictions* auxquelles il donna le nom de *passes*. — O miracle! les guérisons continuent. — Mais voilà que les passes *au contact* soulèvent les réprobations de quelques gens austères : aussitôt les passes au contact s'humanisent et deviennent, *par respect pour les mœurs*, des passes *à distance* sans que leur puissance curative en soit le moins du monde affaiblie. Le progrès était immense, phénoménal et déjà fort honnête; mais Puységur n'était pas homme à s'arrêter en si beau chemin : il inventa donc (ou *découvrit*, dit-on) le somnambulisme magnétique. Dans cet état, les somnambules, par un effet vraiment surprenant du prétendu fluide, acquièrent la propriété de voir le mal dont elles sont affectées. Cette *découverte* une fois connue, elles commencèrent, bien entendu, par se guérir elles-mêmes, ce qui est très-naturel et même très-avantageux; à cette époque, remarquez-le bien, les somnambules ne voyaient que dans leur propre corps et ne pensaient guère à faire de la médecine pour les autres. Mais ne guérir que soi est fort peu lucratif, et n'est vraiment pas une profession. Patience, vous allez les voir faire leur chemin et devenir tellement lucides qu'elles pourront sans aucune connaissance préalable, sans aucune notion d'anatomie ni de médecine, elles pourront décrire, non plus sur elles-mêmes, mais sur quiconque sera malade, toutes les parties du corps humain, et dire exactement où est le siége du mal, son origine, et, qui plus est, le spécifique qui doit opérer la guérison; car les somnambules, ne l'oubliez pas, voient simultanément le mal dans le malade et le remède dans la nature. Un tel résultat était, ma foi, bien beau, bien merveilleux, et tout à fait digne de fixer l'attention de nos savants. — Mais à mesure que cette nouvelle doctrine se répand dans les esprits, d'autres somnambules venant du nord et du midi, sortant de tous les carrefours, font invasion dans le domaine magnétique et prétendent savoir toutes ces choses *sans les voir*, uniquement par pure *intuition* (clara intuitio). Ce nouveau pas permit de donner des consultations à distance d'une ville à l'autre, fût-on aux deux extrémités du monde; on put même savoir ce qui se passe dans la lune, on put découvrir les chiens perdus, et tout cela en faisant de la médecine, ce qui ne laisse pas que d'être assurément fort admirable. Cependant, après celles-ci, d'autres somnambules encore alléchées par l'appât du gain, et encouragées par la crédulité publique pour cette médecine d'illuminés, ne tardent pas à faire leur apparition sur différents points, et déclarent tout nettement qu'elles peuvent aussi bien que les autres guérir toutes les maladies sans avoir ni la double vue ni la pure intuition. Une fois magnétisées, elles sont entièrement sous l'influence de leur magnétiseur, et se servent de son esprit et de ses connaissances élucidées par un fluide qui leur devient commun, lequel constitue chez ces deux personnes un état particulier qu'on a nommé *état animique*. — En vérité, tout ceci est peu de chose et peut, à bon droit, être considéré comme suspect; car de nouvelles somnambules, dernière variété dans l'espèce, annoncent que non-seulement elles voient à travers les corps opaques, mais elles déclarent de plus que, sous l'influence du fluide, elles ressentent et éprouvent elles-mêmes tous les maux des malades avec lesquels on les met *en rapport* (c'est le *sympathisme*). Inutile d'ajouter qu'elles connaissent en même temps d'une manière certaine le remède infaillible qui doit détruire radicalement le mal et sauver le malade.

Toute la médecine magnétique roule donc, comme on le voit, sur deux hypothèses modifiées à l'infini : l'une, celle du fluide animal (qui n'existe pas); l'autre, celle de la double vue (qui est une chose impossible). La première est un mensonge, la seconde une absurdité. — Voici pour nous, pauvres Européens, hommes arriérés que nous sommes; mais en Amérique, pays de progrès, de lumière et de civilisation, c'est bien autre chose. Là, les *médiums* jouissent de tous ces immenses et incomparables avantages *sans être aucunement somnambules*, et se passent par conséquent aussi bien de Mesmer que de Puységur. Ils consultent les esprits frappeurs, et la médecine leur tombe directement d'en haut. Des milliers de certificats attestent un grand nombre de guérisons opérées par ce procédé. « *Nos somnambules lucides*, dit le journal de M. Dupotet, *soit pour les recherches, soit pour les cures magnétiques, y sont remplacées* (aux États-Unis) *par les médiums, devins ou guérisseurs.* » (T. XV, p. 89.)

Tel est au fond le résumé succinct de tous les systèmes médicaux qui composent la science du fluide appliqué à l'art de guérir et à l'aide desquels une multitude de gens exploitent (plus ou moins innocemment) la crédulité publique. —Au milieu de tout cela se trouvent des hommes qui portent le titre de docteur. A part ceux qui sont de bonne foi, ceux qui s'abusent eux-mêmes, ou qui sont dupes de leur propre somnambule, comme le docteur Hublier de Provins et tant d'autres, il en est plus d'un qui sont poussés à faire ce triste métier par suite de misère. C'est ce que dans un prochain chapitre nous aurons l'occasion de prouver.

De même qu'en peinture les artistes sans talent cherchent à se distinguer par la bizarrerie des formes et l'excentricité des couleurs, en médecine, certains docteurs restés sans clients, cherchent à se poser par la singularité des doctrines et l'originalité des remèdes. De là cette nuée de médecins magnétistes, hydropathes, homœopathes et phrénologues (1), que M. L. Reybaud n'a pas oublié de peindre dans son *Jérôme Paturot* à la recherche d'une position sociale.

Un médecin magnétiseur, lorsqu'il est resté fidèle à la religion de Mesmer, s'intitule ordinairement magnétothérapeute, et traite ses confrères les puységuriens d'*endormeurs;* car il ne croit, lui, que fort médiocrement au somnambulisme médical. — *M. Regazzoni*, par exemple, *est l'adversaire de la* SECONDE VUE. (*Union mag.*, 10 mai 1857.) — En revanche, le magnétothérapeute a tant de confiance dans le fluide universel, qu'il magnétise indistinctement tout ce qui lui tombe sous la main : le linge, les bains, les lotions, les cataplasmes, les sangsues, voire même les lavements... — O Molière! toi qui bafouas si gaiement les docteur du bon vieux temps, qu'aurais-tu donc dit si tu avais vu, au XIXᵉ siècle, les Diafoirus du fluide, magnétisant les clysos avec des passes à petits et à grands courants! — Un malade a-t-il froid aux pieds, on lui magnétise aussitôt une bonne paire de bas de laine bien drapée, et même au besoin une bouteille d'eau bouillante, et les pieds froids ne tardent pas à se réchauffer. Il faudrait être alors bien incrédule pour ne

(1) Voyez la note à la suite du chapitre, p. 461.

pas se rendre à l'évidence du fluide, dont l'action est prouvée par des expériences et des faits aussi concluants, aussi irrécusables.

Nous n'exagérons rien. Citons les textes.

«Si les migraines sont périodiques... l'application de fla» nelle magnétisée. — Quand la migraine a son siége dans » l'estomac (*sic*)..... alors nous magnétisons toute la région » épigastrique, et nous faisons quelques *frictions douces en* » *descendant sur les cuisses* (AVIS.....); les verres lenticulaires » magnétisés et appliqués sur le creux de l'estomac ont » presque toujours réussi. — Pour les cas de bourdonne» ment et de douleurs d'oreille, les tampons de coton, » fortement magnétisés et placés dans l'oreille, sont d'un » effet puissant. — Pour combattre les fluxions et les inflam» mations..... des compresses d'eau froide magnétisée.» (*Union magnétique* du 25 juillet 1856.) — La même feuille du 25 juin 1856 nous apprend qu'un habile praticien, M. Delacour, a eu l'heureuse idée de magnétiser «*le lait* » *chaud et le bouillon*» de ses convalescents. On lit encore dans le numéro du 10 août, les lignes suivantes, qui sont signées du rédacteur en chef, M. Millet, rendant compte d'une cure merveilleuse et d'un nouveau procédé imaginé par lui pour la fabrication de l'émétique : « Je concentrai » fortement ma volonté, et magnétisai de l'eau *avec intention* » *d'en faire un médicament* APPROPRIÉ; il (le malade) but avec » peine, par suite de la difficulté d'avaler. — Qu'avez-vous » bu? — De l'émétique. — Combien? — Quinze grains. »

Quinze grains!!... Les mesmériens n'y vont pas de main-morte, et ne sont pas, on le voit, pour les doses infinité-simales, — ce qui ne les empêche pas d'être homœopathes au besoin. — On conviendra aussi que le docteur Sangrado ne s'était jamais douté que sa panacée universelle jouissait de telles propriétés. — Le docteur Teste, dans son *Manuel pratique*, a écrit tout un chapitre sur la magnétisation des aliments et des boissons. « L'eau magnétisée, dit-il, est un » agent des plus puissants et des plus salutaires que l'on » puisse employer. » (P. 250.) C'est le cas de dire : Croyez cela et buvez de l'eau ; c'est la foi qui sauve. *L'eau peut tenir lieu de plusieurs médicaments*, dit encore M. Maugue, l'un des rédacteurs de *l'Union magnétique*. Il faut convenir que cette thérapeutique de *canard* a un excellent côté ; mais nous doutons fort que MM. les pharmaciens s'empressent de la mettre en honneur. Nous avouerons cependant que lorsqu'on soigne les pauvres, nous comprenons beaucoup mieux la magnétisation des côtelettes et de toutes les substances fibrineuses en général, de bons consommés et du vin vieux. — « Les bains, dit encore M. le docteur Teste, se magné- » tisent au moyen de passes longitudinales pratiquées à la » surface de l'eau et sur les parois de la baignoire. » (P. 257.) Le même docteur, qui est tout à la fois mesmérien et puységurien, c'est-à-dire *fluidiste* et *endormeur*, affirme que le fluide donne à certaines personnes « un pouvoir » surnaturel par lequel, en touchant un malade qui leur est » présenté, en portant la main *même par-dessus les vête-* » *ments*, ils sentent quel est le viscère affecté, la partie souf- » frante, etc. » (*Loc. cit.*, p. 235.) — M. Chesneau recommande surtout l'huile magnétisée. — M. le comte de Szapary, le savant magnétiseur du grand monde, dit-on, est aussi pour l'eau magnétisée. Peut-être celui-ci n'a-t-il pas tort, car les gens riches ont plus que les pauvres besoin de mettre quelquefois de l'eau dans leur vin ; mais quoi de plus drôle qu'un magnétothérapeute *magnétothérapeutisant* de l'eau pour guérir ses malades ? Autant vaut Bridoison jugeant les procès à coup de dés, au moins Bridoison ne *pipe* pas ses dés, tandis que les magnétiseurs, dit M. Delaage, se trompent souvent eux-mêmes, ou se laissent *piper* par leur somnambule.

—M. Szapary, ne transforme pas, comme M. Millet (ou comme M. Dupotet), l'eau en émétique, mais il prétend que le fluide animal a la propriété de faire naître des animalcules dans *l'eau distillée* et magnétisée. Voilà très-certainement un fait positif et qui serait facile à constater. Mais pourquoi, monsieur le comte, écrire de telles choses si cela n'est pas?.....

M. le comte de Szapary n'est point médecin, mais dans son livre intitulé *Magnétothérapie* (p. 297), il écrit avec un aplomb que la foi seule peut donner : — «Ma méthode ne » m'a point *encore fait défaut*. J'ai guéri mille affections du » genre de celles que la médecine nomme incurables..... » J'enseigne le mode de guérison de toutes les maladies » nerveuses et chroniques qui, jusqu'à ce jour encore, sont » l'écueil et l'effroi de la médecine; j'ajoute *hardiment* que » JE LES GUÉRIS TOUTES !» —Ceci vaut bien l'élixir de longue vie de maître Cagliostro. Dans de telles conditions, nous connaissons maints malades qui passeraient *hardiment* un marché à forfait avec M. de Szapary, et s'estimeraient fort heureux de le rémunérer très-largement, *la guérison étant assurée.*

Nous pourrions faire observer à MM. les magnétothérapeutes qu'en magnétisant ainsi tous les médicaments, toutes les boissons, le linge et les aliments, ils sont un peu en contradiction avec le grand principe de leur divin fondateur. Mesmer, qui était très-fort logicien, a dit : «*Il n'y a » qu'une vie, qu'une santé, qu'une maladie, par conséquent » qu'un remède.*» Les magnétiseurs, qui jamais ne sont embarrassés ni à bout de réponses, nous diront effectivement il n'y a qu'un remède, c'est *le fluide!* Les côtelettes, le sulfate de quinine ou les bas de laine ne sont là pour rien. Que peuvent faire du sulfate de quinine, de la farine de moutarde ou des sangsues, si on ne les a pas préalablement magnétisés? — Tout ceci doit être cité, mais ne vaut pas la peine d'être réfuté. Il suffit de l'indiquer.

« Un employé de ma maison, dit encore M. Millet, était » malade. Mon somnambule lui indique une infusion de ta- » bac à fumer dans de l'eau-de-vie, etc., etc. » — Voilà qui n'est plus du magnétisme à l'eau de rose. — M. Millet ayant administré ce remède, ajoute : « *Un instant je crus avoir un* » *cadavre dans les bras.* » (*Id.*, 10 mai 1857.) — La même feuille du 25 juin 1857 raconte ce qui suit : « En somnam- » bulisme, la malade a déclaré qu'elle avait avalé des » épingles et une aiguille à broder la tapisserie; qu'elle » voyait cette aiguille implantée vers la pointe du cœur, et » que *pour la guérir il fallait la jeter à l'eau* à l'improviste. » — C'est encore le système aquatique. — Un autre magnéti- seur, M. Ymonnet, qui, par la nature de sa spécialité, est appelé à détrôner la graisse d'ours et la pommade du lion, fait circuler la carte suivante : « NOEL YMONNET, MAGNÉ- » TISEUR, a l'honneur de faire savoir au public qu'il vient de » s'adjoindre des somnambules très-lucides, qui ont trouvé » un moyen efficace pour garantir les cheveux de tomber et » de blanchir avant l'âge de quarante ans. » — Telle est cette science *nouvelle* qui, au dire de M. Gentil, ne tend à rien moins qu'à renverser la médecine officielle de son pié- destal.

Croirait-on que tous ces savants praticiens poussent la bonhomie jusqu'à faire insérer une multitude de faits de ce genre dans les brochures et les feuilles mesmériennes, qui les enregistrent chaque jour avec de pompeux éloges, pour en signaler l'efficacité à tous leurs abonnés? — Der- nièrement, un petit livre destiné à populariser la science mesmérienne, un almanach magnétique (de 1856), annon- çait qu'un savant magnétiseur venait de faire une décou- verte tout à fait inattendue; il s'agissait encore de la magnétisation de l'eau, à laquelle on venait de reconnaître la propriété... *d'éteindre les incendies !* — M. le commandant de la Condamine ne connaissait probablement pas cette intéressante découverte; il ne reste plus qu'à envoyer nos braves pompiers..... au Vauxhall.

On est presque honteux d'en être réduit à combattre de si grandes absurdités; mais puisque des hommes éclairés leur prêtent un ardent concours, on nous pardonnera d'avoir eu le courage de les rechercher et de les avoir placés ici sous les yeux du lecteur. C'est en réunissant toutes ces absurdités dans un seul et même cadre que la raison en saisit toute la nullité, le ridicule et le charlatanisme.

En sa qualité de magnétiseur, M. l'abbé Joly, après avoir fait l'apologie de la médecine magnétique, jette comme toujours son anathème aux corps savants qui n'ont pas voulu reconnaître le magnétisme. « *Les hommes honnêtes,* » dit-il, *doivent être en garde contre l'esprit de corporation,* » utile sous certains rapport, mais souvent aussi destructif » des meilleures choses. » — Un prêtre qui s'élève contre l'esprit de corps, voilà qui est curieux et tout à fait inattendu! Il nous semble que M. l'abbé Joly voit une paille dans l'œil de son voisin. Enfin, ce bon abbé magnétiseur termine son apologie de la médecine magnétique par une petite prière ainsi conçue : «Je prie les personnes pieuses » de ne pas se troubler en apprenant ce nouveau genre de » guérison, et d'en profiter; l'esprit qui anime ne peut être » que l'esprit de Dieu. Le magnétisme est un véritable in- » strument de charité. » — Ainsi soit-il.

Malgré l'évidence de tous ces faits patents et incontestables, notre société pullule de braves et bonnes gens qui courent aux somnambules et aux homœopathes, ou à n'importe quel docteur *un peu avancé.* Tous ces prétendus novateurs, tous ces faiseurs de miracles, tous ces régénérateurs

des sciences occultes, tous ces marchands d'orviétan avec
ou sans diplôme, ne vivent, il faut bien le dire, qu'au préjudice de la vérité et des saines doctrines. On aura beau
nous objecter qu'on guérit quelquefois entre leurs mains.
Parbleu, nous ne le nions pas. Mais sont-ce leurs remèdes
qui vous guérissent? sont-ce les passes, c'est-à-dire le fluide
animal..... qui n'existe pas? est-ce l'eau magnétisée? sont-ce
les infinitésimes et insignifiants globules qui déterminent la
guérison et ramènent la santé? — Pas le moins du monde.
— NATURA MEDICATRIX. — Voilà ce qu'une multitude de gens
ne comprennent pas; ils ne comprennent pas tout le rôle
que joue la puissance vitale, c'est-à-dire l'ensemble des
phénomènes qui constituent la vie, dans la plupart des
guérisons; ils ne savent pas que la mission du médecin se
réduit le plus souvent à conserver ces forces actives de la
nature, à les ranimer, à les entretenir et à faciliter le travail secret de la vitalité; ils ne savent pas, comme le savait
fort bien l'illustre Magendie, tout ce que peuvent, dans une
multitude de cas, l'hygiène et le temps, ces deux grands
leviers de la médecine expectante. — Dumoulin, qui certes
était un bon praticien, n'a-t-il pas dit en mourant qu'il laissait après lui deux grands médecins : la diète et l'eau de la
rivière? — Les vrais médecins ne l'ignorent pas eux, et loin
de se glorifier de toutes les cures que les malades sont toujours prêts à leur attribuer, ils ont souvent présente à l'esprit
cette belle parole du célèbre Ambroise Paré : « *Je le pansay*
» *et* DIEU *le guarit.* » Enfin ces braves et bonnes gens, qui
accordent tant de vertu aux globules de nos homœopathes,
ne savent pas que la plupart de ces importants globules ne
contiennent que des écailles d'huîtres pulvérisées, de la
pierre à fusil ou du sel de cuisine (1).

(1) Voyez à ce sujet le discours prononcé par le professeur Trousseau devant la
Faculté de médecine et devant les élèves assemblés dans la séance solennelle du
3 novembre 1842.

Et puisque nous en sommes sur ce chapitre, disons que lorsqu'un homœopathe sort de son écaille d'huître pour employer à petites doses, sous forme de globules, ce qu'en médecine on nomme les médicaments héroïques, il ne fait dans ce cas que de la médecine ordinaire. Il fait encore ce que font les magnétiseurs qui magnétisent des aliments, des boissons, ou des médicaments indiqués par le Codex. Quant au *similia similibus curantur* d'Hannemann, ce n'est qu'une pure plaisanterie à laquelle nous ne nous arrêterons guère. — « Se mettre nu pour se garantir du froid, se couvrir de » fourrures contre la chaleur, se jeter au feu pour se guérir » d'une brûlure : c'est le procédé de Gribouille élevé à la » hauteur d'une théorie. » (*Jérôme Paturot.*) (1).

L'eau de la Salette n'était pas magnétisée, elle ne contenait point de globules, et cependant l'eau de cette nouvelle Jouvence (ainsi que tant d'autres non plus orthodoxes) a fourni son contingent de guérisons et de miracles à la crédulité des peuples. On en débita pour des centaines de mille francs. En faut-il davantage pour que le monde s'y précipite? La fiole de Cagliostro, qui fit tant de bruit et qui se vendait si cher, ne contenait pas autre chose que de l'eau claire ! — Les charlatans ont toujours eu un faible pour le système aquatique. Depuis Sangrado jusqu'aux hydropathes de nos jours, tous ont très-largement usé de cette

(1) On lit dans *le Siècle* du 17 juin 1857, que M. le docteur Teste, magnétiseur homœopathe dont nous avons souvent parlé, vient de recevoir de l'empereur de Russie une magnifique bague en diamants à titre de récompense pour ses travaux homœopathiques. — Voilà certes de quoi *éblouir* bien des lecteurs. Mais entre l'Académie de médecine et l'empereur de Russie, la question de compétence ne nous semble nullement douteuse.

Disons encore ici que la Cour de cassation vient de rendre un arrêt par lequel elle décide que « les médecins homœopathes n'ont pas le droit de distribuer des » médicaments homœopathiques, quand même ils les auraient fait venir des pharmacies de première classe, lorsque cette distribution a lieu dans une commune » où il existe des pharmaciens ordinaires ayant officines ouvertes et qui ne refusent » pas de préparer ces médicaments. »

panacée qui coûte peu et qui se vend bien. Voltaire raconte le fait suivant : « En 1728, un charlatan nommé *Villars*, confia à quelques amis que son oncle, qui avait vécu près de cent ans, et qui n'était mort que par accident, lui avait laissé le secret d'une eau qui pouvait aisément prolonger la vie jusqu'à cent cinquante années, pourvu qu'on fût sobre. Lorsqu'il voyait passer un enterrement, il levait les épaules de pitié; si le défunt, disait-il, avait bu de mon eau, il ne serait pas où il est. Ses amis, auxquels il en donna généreusement, et qui observèrent un peu le régime prescrit, s'en trouvèrent bien et le prônèrent. Alors il vendit la bouteille six francs; le débit en fut prodigieux. C'était de l'eau de Seine avec un peu de nitre. Ceux qui en prirent et qui s'astreignirent à un peu de régime, surtout qui étaient nés avec un bon tempérament, recouvrèrent en peu de jours une santé parfaite. Il disait aux autres : C'est votre faute si vous n'êtes pas entièrement guéris. Vous avez été intempérants et incontinents; corrigez-vous de ces deux vices, et vous vivrez cent cinquante ans pour le moins. » — Ainsi la fiole de Cagliostro, les globules des homœopathes (administrés dans des verres d'eau), ou les passes des magnétiseurs ne sont vraiment là, comme la poudre à perlimpinpin, que pour la forme. Un grave, un savant magnétiseur, un collaborateur de *l'Union magnétique*, M. Ruel, va lui-même nous fournir la preuve que le fluide et les passes ne servent pas plus au magnétisme qu'une cinquième roue à un carrosse. Laissons-le parler, son témoignage est irrécusable : « La cure » la plus énergique que j'aie faite, le phénomène le plus » prompt, le plus saisissant que j'aie jamais produit, a eu » lieu *sans magnétisation, sans passes, sans contact, sans* » *l'influence du regard*, SEULEMENT A L'AIDE DE LA PRIÈRE. » (*Union magnétique* du 25 février 1857.)

Comprenez-vous actuellement, cher lecteur, pourquoi le

magnétisme est une religion, et une RELIGION MÉDICALE? —
C'est tout simplement parce qu'il faut *prier*, et non pas
s'amuser à faire des passes ou à magnétiser des côtelettes.
— Mais tous les magnétiseurs ne sont pas des saints, tous
n'ont pas, comme M. Gentil, le pouvoir de faire apparaître
la sainte Vierge ou l'enfant Jésus quand bon leur semble;
aussi ceux qui ne jouissent pas de ces précieuses préroga-
tives attribuent-ils aux passes ou au fluide (qui n'existe pas)
des propriétés purement illusoires.

Il en est de la médecine comme de la religion, pour une
de vraie, il y en a mille de fausses; et le culte de la déesse
Hygie n'a pas enfanté moins de superstition que celui de
Jupiter ou du grand Allah! De par Esculape, messieurs les
docteurs, vous qui vous faites les lévites de toutes ces
fausses divinités, revenez au bon sens! Ayez sans cesse
devant les yeux cette parole, ou plutôt *cet aveu* si profondément vrai de l'auteur de Balzamo : « *Je doute qu'à l'aide*
» *du magnétisme, un honnête homme puisse faire le moindre*
» *bien* (1). »

(1) *Presse* du 4 août 1852.

NOTE SUR LA PHRÉNOLOGIE. (Page 451.)

Nous sommes loin de blâmer ici les hommes consciencieux qui, après les efforts inouïs et impuissants du célèbre Gall, ont encore le courage de se livrer aux mêmes études dans le but d'arriver à quelques découvertes positives et par conséquent utiles. Ceux-là sont dignes de louanges. Mais nous blâmons, nous nous élevons contre ceux qui exploitent la phrénologie, ceux qui s'en font un métier; car dans l'état actuel des choses, la science ne possède sur ce point absolument rien, rien de positif, rien de sérieux, et il n'est pas permis de vendre en toute sécurité de conscience une marchandise aussi douteuse, aussi suspecte que l'est aujourd'hui la prétendue découverte de Gall et de Spurzheim.

On sait que Gall bouleversa et refondit lui-même trois fois son système sans arriver à rien de bon; que Spurzheim, son disciple, se sépara de lui sans pouvoir sortir des inextricables difficultés que présente le labyrinthe craniologique. On sait encore que très-fréquemment les esprits les plus originaux, les caractères les mieux tranchés, tels que ceux de Descartes, de Napoléon, de Lacenaire, de Fieschi, etc., donnent à l'observation des résultats complétement opposés aux principes phrénologiques établis par Gall : Descartes a pour ainsi dire la tête d'un idiot et Avril celle d'un saint. On sait aussi que M. Vimont, dont le nom est bien connu des anatomistes, a découvert 29 bosses, c'est-à-dire 29 facultés sur la tête d'une oie, et entre autres, celle du talent musical, tandis que Gall n'en compte que 27 sur le crâne humain.

De nos jours on essaye de régénérer la vieille phrénologie sous un nom nouveau; on l'appelle céphalométrie ou encore phrénologie CONCENTRÉE (*l'Ami des sciences*). Les phrénologues modernes sont presque tous magnétiseurs, et quelquefois encore homœopathes; ils ont, pour débiter leur drogue, fondé des journaux et institué des chaires; mais jusqu'à présent, tout leur savoir se borne à nous apprendre que Béranger est un grand poëte, qu'il a un cœur noble et généreux; que M. E. de Girardin est un publiciste distingué, Rossini un divin maestro et mademoiselle Rachel une grande tragédienne. Il n'y a vraiment que la phrénologie pour nous apprendre toutes ces choses.

Un jour qu'on avait abordé cette même question dans l'amphithéâtre de M. le docteur Auzoux, un phrénologue des plus distingués, M. le vicomte de ***, voulant prouver que la phrénologie est une vérité, demanda qu'on voulût bien lui confier un crâne, promettant de le rapporter *dans la huitaine* avec une note ou réponse détaillée sur le caractère du sujet, qui du reste était parfaitement connu de M. le docteur Auzoux, puisque ce crâne était celui d'un de ses anciens et intimes amis. Ledit crâne fut donc remis à ce savant phrénologue qui, au grand détriment de la science phrénologique (toute *concentrée* qu'elle est), ne put rien nous dire des qualités ou des défauts du sujet auquel cette tête avait appartenu. Nous devons ajouter que ce savant phrénologue ne rapporta l'indéchiffrable crâne qu'après PLUS D'UNE ANNÉE d'étude, ce qui n'annonce pas un progrès bien notable dans les sciences dites CONCENTRÉES.

Tant que la phrénologie ne pourra pas, un crâne étant donné, découvrir au moins les traits les plus saillants, le caractère, les goûts ou les passions dominantes de celui auquel ce crâne a appartenu, nous serons toujours en droit de considérer cette prétendue science comme une chose plus que suspecte, et véritablement la phrénologie ne mérite pas plus de confiance que la chirognomonie de M. d'Arpentigny. Les empreintes que les occupations habituelles de la vie peuvent laisser sur la main de l'homme sont à nos yeux, dans bien des cas, des indices tout aussi sûrs, tout aussi significatifs que les prétendues bosses laissées par le travail de la pensée sur le crâne humain. La science de M. d'Arpentigny et de tous ceux qui cherchent à lire le passé et l'avenir dans les plis de la main, la chirognomonie, en un mot, n'est sous ce rapport ni plus ni moins avancée que la phrénologie qui, elle aussi, prétend découvrir les mêmes choses sur les développements et les proéminences du crâne. Aujourd'hui que toutes ces vieilleries tendent à redevenir encore une fois à la mode, nous ferons véritablement une œuvre de circonstance en terminant cette note par les citations suivantes, citations qui ne convaincront pas tout le monde, mais qui prouveront que, dès son apparition, la craniologie avait été parfaitement appréciée à sa juste valeur par les esprits les plus divers.

Hoffmann, le célèbre critique du *Journal des Débats*, rendant compte d'une visite faite par M. de Puységur au docteur Gall, s'ex-

prime en ces termes : « M. Gall ne croit point au magnétisme et
» M. de Puységur ne croit pas plus au système des bosses....
» Les deux interlocuteurs, divisés d'opinion, ont encore une op-
» position de caractère ; en effet, le Français ne dit pas un mot
» contre la craniologie, tandis que l'Allemand déclare tout net
» que le somnambulisme n'est qu'un rêve et rien de plus, *et que*
» *les somnambules ne disent que ce que les magnétiseurs leur font*
» *dire...* —Malheureusement cette excellente scène ne finit point
» comme je l'avais espéré, ajoute Hoffmann ; je croyais voir le
» savant s'emparer de la tête du magnétiseur pour y chercher
» certaines bosses et celui-ci étendre ses mains victorieuses,
» magnétiser l'anatomiste, l'endormir et le conduire ensuite chez
» Franconi. » (J.-B. Hoffmann, t. 1, *Critique*.)

Il est curieux d'entendre aussi Mesmer disserter sur la craniologie : « Un petit bossu, — dit-il, — se trouve un grand génie,
» un grand bel homme n'est qu'un sot. Une large tête à grosse
» cervelle n'a parfois pas une idée, tandis qu'un petit cerveau se
» trouvera d'une vaste intelligence. *Et voyez l'imbécillité de Gall :*
» *il attribue à certaines bosses des penchants et des crimes qui ne*
» *sont pas dans la nature, qui ne viennent que de la société et de*
» *la convention des hommes.* » (Cité par Napoléon à Sainte-Hélène, *Mémorial*, t. I, p. 520.)

Mais voyons l'opinion de Napoléon lui-même sur cette importante matière. On sait que l'empereur se connaissait assez
en hommes et pouvait en parler avec quelque connaissance.
·» Tous ces messieurs, disait-il (il venait de nommer Gall, La-
» vater, Mesmer et Cagliostro), tous ces messieurs sont adroits,
» parlent bien, exploitent ce *besoin du merveilleux* qu'éprouve
» le COMMUN des hommes, et donnent l'apparence du vrai aux
» théories les plus fausses. La nature ne se trahit pas par ses
» formes extérieures, elle cache, elle ne livre pas ses secrets.
» Vouloir saisir, pénétrer les hommes par des indices aussi lé-
» gers, est d'une dupe ou d'un imposteur, ce qu'est au reste
» toute cette tourbe à inspiration merveilleuse, qui pullule au
» sein des grandes capitales. Le seul moyen de connaître ses
» semblables est de les voir, de les hanter, de les soumettre à
» des épreuves. » (*Mémorial*, t. II, p. 690.)

Actuellement, voulez-vous savoir comment Gall s'y prenait
pour découvrir le caractère de ceux sur lesquels il se livra à ses

investigations? Laissons-le parler, et il va lui-même nous éclairer sur sa singulière manière de palper les bosses.

« Je me sers, dans la société, de plusieurs expédients pour
» connaître les talents et les inclinations des personnes. J'engage
» la conversation sur des sujets divers. Nous laissons tomber
» d'ordinaire, dans la conversation, tout ce qui n'a que peu ou
» point de rapport avec nos facultés et nos penchants. Mais lors-
» que l'interlocuteur touche l'un de nos sujets favoris, nous y
» prenons tout de suite un vif intérêt... Voulez-vous épier le
» caractère d'une personne sans courir le risque de vous trom-
» per, fût-elle même prévenue et sur ses gardes? Faites-la causer
» sur son enfance et sa première jeunesse; faites-lui raconter
» ses tours d'écolier, sa conduite envers ses parents, ses frères
» et sœurs, ses camarades, l'émulation dont elle était animée...
» Questionnez-la sur ses jeux, etc. Rarement on croit qu'il vaille
» la peine de dissimuler à cet égard; on ne se doute pas que
» l'on a affaire à un homme qui sait parfaitement que le fond
» du caractère reste le même, que les objets seuls qui nous
» intéressent changent avec l'âge.... Lorsqu'en outre je vois ce
» qu'une personne apprécie ou méprise.... Si je la vois agir, si
» elle est auteur et que je lise son livre, etc., etc., l'homme tout
» entier est dévoilé à mes yeux. » (Gall, t. III, p. 63.)

En vérité, là est tout le secret et toute la science des diseurs de bonne aventure, des somnambules, des devins et des phrénologues. La phrénologie telle qu'elle existe aujourd'hui n'est que le complément indispensable de tout sorcier qui se tient à la hauteur du *progrès scientifique* de son époque; aussi en retrouvons-nous le plus souvent les traités à la suite des ouvrages qu'on publie sur la cartomancie. (Voyez chez Béchet.) — Quant aux hommes de bonne foi qui donnent dans toutes ces rêveries, quant à ceux qui les ont enfantées, c'est à leur imagination et non à leur science qu'il faut en attribuer tous les frais. Nous qui ne sommes ni phrénologue ni magnétiseur, nous n'osons pas affirmer que la forme de la tête plus ou moins ronde, plus ou moins carrée, puisse contribuer en quelque chose à ces élucubrations germaniques; mais il est positivement vrai qu'il n'y a que les Allemands pour enfanter toutes ces rêveries ou imaginer tous ces systèmes. Lavater, Gall, Spurzheim, Hahnemann et Mesmer sont, comme Faust, des docteurs d'outre-Rhin.

IL DOIT Y AVOIR QUELQUE CHOSE !

« L'ignorance des lois de la nature enfante
» les faux miracles. »
(Le baron d'HENIN.)

« Cherchez et vous trouverez. »
(SAINT LUC, c. XI, v. 9.)

« Il n'est rien de caché qui ne doive être mis
» à découvert, rien de secret qui ne doive être
» connu. »
(SAINT LUC.)

Avant de déchirer les voiles du temple de Mesmer, disons que ce qu'il y a de vrai dans le magnétisme n'appartient pas au magnétisme, et par conséquent n'est pas du magnétisme. — Ce qui appartient au magnétisme s'appelle erreur, folie, mensonge. — Mais ce n'est pas tout, à part la folie et le charlatanisme du métier, la fourberie des uns, la duperie des autres, chose dont personne ne doute, pas même les magnétiseurs, puisqu'ils l'avouent eux-mêmes, et se renvoient fort joliment la balle, à part le compérage, les tours de mains, la prestidigitation et toutes les *ficelles* qui constituent le *merveilleux* des sciences occultes, il reste encore une partie vraiment scientifique que les magnétiseurs, gens qui s'accrochent à tout, se sont efforcés de faire entrer dans leur domaine en qualifiant de magnétisme des phénomènes empruntés tantôt à la physiologie, tantôt à la psychologie, phénomènes dont les manifestations connues ou observées depuis le commencement du monde n'ont certainement rien à démêler avec les prétendues découvertes de Mesmer et de Puységur. En d'autres termes, les mesmériens, pour grossir

30

leur bagage, ont fort dextrement inscrit leur nom sur des objets qui ne leur appartenaient pas. Ainsi, quand les magnétiseurs et les magnétologues nous disent que l'amour, cette puissance qui rapproche et unit les deux sexes chez l'homme et chez les animaux, n'est pas autre chose que du magnétisme, nous voulons bien le croire, mais nous leur ferons observer qu'une chienne (pour nous servir de leur comparaison) ou un animal quelconque, qui magnétise son mâle lorsque celui-ci est en rut, se passe aussi bien de Mesmer que de Puységur, et n'a pas besoin de la science magico-magnétique de M. Dupotet pour cela.

Cependant nous avouerons que les *frictions* de Mesmer et les passes *au contact* de M. le marquis de Puységur durent exercer une action très-marquée sur les dames de la cour, et nous n'en voulons pas d'autres preuves que cette parole d'Elmire quand elle dit à Tartuffe :

Ah! de grâce, laissez, je suis fort chatouilleuse.

Mais il paraît que le fluide animal d'Elmire agissait d'une singulière façon sur le cœur de cet excellent et trop chaleureux M. Tartuffe ; car il lui répond :

Nos sens facilement peuvent être *charmés*, etc.

Quoi qu'il en soit, nous avons peine à croire que l'amour se décide jamais à prendre pour carquois le baquet de Mesmer, ou que la beauté se décide un jour à changer son miroir contre ceux de M. Dupotet.

Brantôme, dans ses *Vies des femmes galantes* (deuxième discours), nous dit assez à quoi nous devons nous en tenir sur l'attouchement, la parole ou la vue en amour, et nous le répétons, on n'a pas besoin de M. Dupotet pour produire de pareils effets. — Convenons donc qu'à ce point de vue bien des gens, depuis Adam et Ève, ont fait du magnétisme sans s'en douter, absolument comme M. Jourdain faisait de la prose sans le savoir.

Nous avons déjà vu que Bailly, dans son rapport secret, avait signalé les inconvénients qui pouvaient en résulter pour les mœurs lorsqu'on magnétise une jeune femme en lui faisant des passes *au contact*. Plusieurs magnétiseurs ont nié le fait signalé par Bailly, mais le terrible M. Delaage l'avoue en ces termes : « *C'est toujours un grand avantage de pouvoir* » *se livrer à des passes et attouchements qui, au lieu d'éteindre* » *les sens, n'ont d'autre résultat que de les éveiller.* » (Delaage, *loc. cit.*, p. 64.) Puis M. Delaage se transforme en conseiller de Cythère; mêlant l'amour à la dévotion, il donne des leçons de coquetterie aux dames : « *Les jolies femmes,* » dit-il, *pour influencer magnétiquement les hommes, n'ont qu'à* » *le vouloir, pour ainsi dire qu'à* SE MONTRER, etc., etc..... » (*Id.*, p. 65.) — Nous passerons sous silence, et pour cause, les expériences dites foudroyantes du magnétiseur Regazzoni, qui produit, dit-on, sur de jeunes vierges la turgescence des seins, voire même la lactation, et qui fait naître à volonté la nymphomanie chez les femmes.

Les magnétiseurs ne se sont pas contentés de faire entrer l'amour dans le magnétisme, ils ont vu du magnétisme partout. — A leur sens, la constitution politique d'un peuple fonctionnerait RÉELLEMENT comme une pile électrique pour faire circuler le fluide politique dans tous les membres du corps social. — Voulez-vous aller au théâtre, c'est le fluide programmatique de l'affiche qui vous attirera vers la salle. — Vos jambes fatiguées se refusent-elles à la marche, vous désirez une voiture, c'est le fluide *hippique* ou *véhiculique* qui vous attire de ce côté. — Si la faim aiguillonne votre appétit, un fluide particulier vous attirera vers le garde-manger et après cela ailleurs. Les partisans du baquet de Mesmer ne reculent devant aucun baquet, devant aucun fluide. Tout cela a été appuyé et soutenu par des théories. Qui donc oserait dire que le magnétisme n'a pas un côté sérieux? Si l'on en croit les magnétiseurs, toutes les haines, les affections, les relations d'intérêt, etc., ne seraient que des dégagements d'électricité : le devoir, électricité; les convenances, électricité; l'éducation, électricité; la nostalgie, électricité; l'éloquence, électricité; la volonté, l'imagination, la mémoire, les gaz, les odeurs, l'intelligence, l'instinct, électricité! La lecture, le geste, la parole, la peinture, la sculpture, la musique et toutes les passions, électricité! électricité!

Aimez-vous le fluide? ils en ont mis partout.

— En 1784, alors que le rapport de Bailly déclarait que le fluide animal n'existait pas, et que les prétendus phénomènes magnétiques n'étaient qu'un effet de l'imagination, Servan, avocat général à Grenoble, grand partisan du magnétisme, disait aux commissaires de l'Académie des sciences : « Vous niez le fluide, messieurs; moi je soutiens qu'il existe, » j'affirme que l'*imagination est un des phénomènes engendrés* » *par cet agent.* »

Sans aucun doute, nous avons des sympathies et des antipathies, nous subissons souvent *sans en démêler la cause* l'influence de tout ce qui nous entoure, et même de nos propres actions, de nos paroles, de nos pensées. Si nous avons le cœur honnête, nous aimons le beau et nous nous sentons de l'aversion, de la *répulsion* pour toute espèce de monstruosité; nous éprouvons de l'horreur ou de l'enthousiasme suivant la nature de nos impressions et de nos idées; mais encore un coup qu'est-ce que tout cela a de commun avec les baquets du docteur Mesmer, le somnambulisme du marquis de Puységur, les revenants de M. Home et les miroirs magico-magnétiques de M. Dupotet? — Rien, absolument rien, car il n'est nullement besoin de passes ou de

fluide pour expliquer ou faire naître les circonstances morales et toutes naturelles dans lesquelles ces phénomènes
agissent et se développent. Quant aux effets produits par la
musique sur l'âme humaine, il faut être furieusement magnétiseur pour ne voir en eux qu'un effet du fluide animal.
La musique n'est pas un fluide, les ténors et les barytons qui
peuplent nos bois ne sont ni des mesmériens ni des somnambules. Ceci nous rappelle la grande discussion de Rousseau et de Rameau, qui ont assez longuement disserté sur ce
point sans pouvoir découvrir comment la musique agit sur
l'homme et sur les animaux (1). Si ces deux grands artistes
ont succombé à la tâche sans pouvoir vider cette importante
question, devons-nous nous étonner que les magnétiseurs
tranchent d'un seul coup le nœud gordien de toutes les
difficultés avec la fameuse flamberge..... du fluide animal?
— Assurément non. — Car le magnétisme, on le sait, répond
à tous les besoins et s'applique à tout. Chaque magnétiseur
a sa spécialité dans cette grande panacée universelle. Si par
l'effet du fluide M. Gentil retrouve les chiens perdus et fait
apparaître la sainte Vierge, M. le docteur Beaux s'en sert
pour développer les organes de la voix et donner aux jeunes
filles le goût de la musique; d'un autre côté, M. E. Guillot,
ancien membre de l'Université, l'applique à l'interprétation
des chefs-d'œuvre littéraires. Mélomanie, chiens perdus,
chefs-d'œuvre littéraires, tout cela fait ventre au magnétisme; science, médecine, théologie, littérature, miracles,
physique, politique, morale, amour, coït, télégraphie (escargotique), hygiène, religion, prophéties, astronomie, beaux-
arts, prières, sorcellerie, rien ne lui échappe.

C'est au milieu de tout ce galimatias *scientifico-blago-
logique*, qu'on nous passe l'expression, que le magnétisme, se

---

(1) De son temps, Hérodote avait déjà signalé le pouvoir de la musique sur les
bêtes sauvages.

permettant d'englober l'univers dans son giron, faisant main basse sur toute la nature, expliquant ou plutôt exploitant le naturel et le surnaturel, parlant de Dieu et du diable, que le magnétisme, disons-nous, est venu se poser en maître et insulter la vraie science. Avec tant d'audace, il ne pouvait manquer de se donner des airs de vérité dont les apparences bien gonflées de gros mots ont suffi pour en imposer au vulgaire, toujours si facile à séduire. De là ce dicton que tant de gens répètent : *Il doit y avoir quelque chose !* Sans doute il y a *quelque chose*, mais, étudiez ce quelque chose, apprenez à le discerner, à faire la part du faux et du vrai, et vous reconnaîtrez que ce qui vient de Mesmer et de Puységur n'est qu'erreur, mensonge et fourberie, que le côté vraiment scientifique, qu'on a si faussement attribué au magnétisme (la physiologie et la psychologie), n'est pas du magnétisme, et qu'enfin son prétendu *merveilleux* rentre dans le domaine des hallucinations et de la folie. — Ce *quelque chose* cependant a fait la fortune du magnétisme, car il a été le refuge des gens *prudents*, de ceux qui, n'ayant le loisir d'étudier aucune chose songent néanmoins à faire des *réserves* en faveur de leur réputation trop souvent usurpée. Ne savons-nous pas que les restrictions du *mezzo-termine* constituent toute la prudence de quiconque, manquant de lumière, veut dans *sa sagesse* passer pour un *esprit éclairé;* c'est une manière de ne pas hasarder son jugement et d'avoir toujours raison..., sous bénéfice d'inventaire. Comme beaucoup de personnes lettrées ont donné dans le magnétisme, on *préjuge* qu'il doit y avoir quelque chose, et c'est sur ce préjugé qu'on établit sa croyance. A force d'entendre répéter par toutes les bouches ce mot vague et insignifiant, *il y a quelque chose*, on se familiarise avec cette idée, l'autorité des noms et du nombre finit par exercer son influence, elle se substitue peu à peu à l'autorité des faits, et chacun, d'un air capable, répète depuis près d'un siècle ce grand mot, vide de sens, ce refrain ordinaire de quiconque n'a jamais rien vu : *Il doit y avoir quelque chose !* Puis on avoue qu'il y a des dupes et des charlatans, et l'on croit soi-même quelque peu au somnambulisme artificiel, à la double vue, voire même aux farfadets ou aux sciences occultes. — L'école de Basile a dit : Mentons, mentons, mentons, il en restera toujours *quelque chose*. N'est-ce pas là le fait du magnétisme ? — Quant à ceux qui s'inclinent d'une manière servile devant l'autorité des noms, nous ne nous lasserons pas de leur citer la magie, la sorcellerie, l'astrologie, la métempsycose et tant d'autres croyances plus ou moins *religieuses* qui, sans avoir pour elles aucun fondement sérieux, n'en ont pas moins fait leur chemin à l'abri des plus grands noms. En matière de science, il faut des faits.

Non, le magnétisme, c'est-à-dire la science des Mesmer, des Puységur, des Home, des Dupotet, ne possède rien de scientifique qui lui soit propre. Toutes ces écoles n'ont jamais contribué au plus petit progrès des sciences morales ou naturelles, et c'est là le moindre de leur soucis. Le point important c'est le commerce, c'est l'argent ; le reste n'a été pour le magnétisme qu'un accessoire, un moyen de parer la marchandise, de dorer la pilule et de faire avaler la drogue. — Il y a longtemps que les philosophes qui se sont occupés de physiologie, de psychologie et de métaphysique ont observé, et mieux observé que les magnétiseurs, tout ce qu'il leur a été possible de saisir dans cet ordre de choses. Lisez l'*Essai* de Locke, *sur l'entendement humain*, et vous y trouverez les vues les plus profondes et les plus hardies de la métaphysique. Où sont les mesmériens, ou même les somnambules qui ont jeté un tel coup d'œil dans la science des idées et des choses abstraites ? Lisez l'admirable discours de Buffon *sur la nature des animaux*, et vous verrez combien

cet écrit est infiniment supérieur à tout ce que les magnétologues les plus distingués ont dit sur les facultés, les passions, l'instinct, l'intelligence et l'imagination de l'homme et
des animaux; lisez Cabanis, et vous demeurerez convaincu
que c'est dans son ouvrage sur les *rapports du physique et du
moral* de l'homme que tous les magnétologues ont puisé la
plupart de leurs arguments, sans avoir ni le talent, ni le
génie de Cabanis. Une multitude d'auteurs ont observé ou
rapporté grand nombre de faits *naturels*, dont les magnétistes se sont encore emparés pour les attribuer bénévolement au fluide animal, ou bien pour les expliquer par toute
autre théorie, selon l'école à laquelle ils appartenaient, les
rapportant soit à Dieu, soit au diable, mais ne voyant pas
que la seule et unique cause de tous ces phénomènes était
tout entière dans l'imagination.

M. Xavier de Maistre, dans son *Voyage autour de ma
chambre*, attribue aux habits de voyage une certaine *influence* sur l'esprit du voyageur. Loin de nier cette influence, nous admettons au contraire que tous les COSTUMES en
général ont presque toujours une action très-cocasse et très-
drôlatique sur le cerveau de ceux qui en sont revêtus pour
la première fois. La vanité et le ridicule jouent un si grand
rôle dans la comédie humaine, que tout ceci s'explique parfaitement sans passe et sans baquet. Le costume du charla-
latan n'exerce-t-il pas aussi son influence sur l'esprit des
badauds? L'inutile baquet de Mesmer n'était-il pas nécessaire à l'imagination de ceux qu'il voulait endoctriner?

Qui n'a entendu parler des effets surprenants et extraordinaires, mais *très-naturels* de l'imagination, quand elle a été
exaltée par une profonde douleur, une grande joie, un
jeûne immodéré, des veilles prolongées, une idée fixe ou
une idée dominante, par une affection nerveuse (l'hystérie,
l'hypocondrie, l'épilepsie) ou des crises de même nature,

par l'imitation, la prévention même, par l'amour, la colère,
la haine ou la crainte, etc., etc. ? C'est de ces faits, très-naturels d'ailleurs, mais sortant plus ou moins des circonstances normales de la vie, que sont nés tous les récits
débités à plaisir et toujours exagérés par les amis du merveilleux et du surnaturel, tant il est vrai que souvent un
peu de vérité se mêle aux plus grossiers mensonges. «Avec
» un cœur ardent et des passions exaltées, on s'imagine
» tout ce qu'on imagine, » a dit M. Guizot. Ainsi, les possédés de Loudun, les trembleurs des Cévennes, les convulsionnaires de Saint-Médard ont pris des proportions colossales sous les yeux et dans les écrits de nos démonographes ;
la manie des miracles s'en mêlant, l'ignorance des uns et le
charlatanisme des autres ont fait le reste.

Il serait facile d'écrire des volumes et de citer des milliers
de faits à l'appui de ce que nous venons d'avancer, à savoir
que l'imagination seule produit tous ces phénomènes. Nous
nous contenterons d'en rapporter quelques-uns que nous
prenons au hasard. — Qui ne sait, par exemple, que les
gymnosophistes de l'Inde font profession de mépriser la
douleur et la mort? Dominés par une idée religieuse, ils
souffrent avec une égale constance la chaleur et le froid ;
ils s'imposent les plus dures privations et livrent volontai-
ment leur corps à des tortures inouïes. — « Le guerrier in-
» dien, tombé au pouvoir de ses ennemis, condamné à pé-
» rir dans les supplices, met sa dernière gloire à les braver
» par sa stoïque impassibilité ; il voit taillader et brûler ses
» chairs sans qu'un seul cri, un seul mouvement, un seul
» pli du visage révèlent à ses bourreaux le symptôme de
» souffrances qu'ils sont avides de recueillir. » (*L'Ami des
sciences*, 14 juin 1857.) — On lit encore dans un autre
numéro du même journal, 3 mai 1857, au sujet des superstitions indiennes :

« Dans l'emportement du fanatisme, dans l'excès de la
» colère, dans l'ivresse du combat, dans l'exaltation de la
» folie, il est des instants où la sensibilité est tellement do-
» minée ou affaiblie, que des impressions douloureuses en
» temps normal passent alors inaperçues..... La volonté,
» quel que soit son mobile, est décidément la plus puissante
» de toutes les facultés de l'homme, elle parvient même à
» faire taire la sensibilité. » — Quand l'esprit est fortement
préocupé, les sens semblent s'oublier eux-mêmes. On rapporte que saint Bernard étant au milieu de son repas,
plongé dans une profonde méditation, but machinalement
un grand verre d'huile sans même s'en apercevoir. — Nous
rappellerons encore ici tous les martyrs de la foi, saint Laurent, saint Cyprien, les Machabées et leur mère, donnant
au monde, pendant plusieurs siècles de suite, des milliers
d'exemples plus sublimes les uns que les autres. — Nous
rappellerons l'intrépidité de Mutius-Scévola, livrant hé-
roïquement son poing aux flammes; — et ce jeune Lacé-
démonien qui se laissa dévorer en silence plutôt que de
se trahir lui-même en découvrant le renard qu'il venait de
voler; — et nos braves soldats perdant leur sang sur les
champs de bataille sans même s'apercevoir de leurs blessures;
— et le capitaine Dupetit-Thouars, qui, les quatre membres
emportés par les boulets, se fit placer sur une barrique de
son pour commander à son équipage le dernier branle-
bas de combat. Des milliers de faits analogues pourraient
être encore cités. — La *Gazette des tribunaux* du 19 décembre 1856 mentionne une lettre venant du Danemark, dans
laquelle on annonce que trois enfants se sont coupé la langue sans sourciller *parce qu'on voulait les forcer à chanter.*
— M. Roux, dans la séance du 24 janvier 1837, expose le
fait suivant devant l'Académie de médecine : « Il y a quel-
» quelques années, dit-il, je fus appelé pour voir une dame

» qui portait un certain nombre de végétations aux parties
» génitales. Voulant rester inconnue, cette dame me reçut un
» masque au visage et dans une maison qui n'était pas la
» sienne. L'opération dura bien un quart d'heure, et la ma-
» lade ne poussa pas un cri de peur de trahir son inco-
» gnito. » — Que sont donc, à côté de tous ces faits, les
piqûres d'épingle que nos magnétiseurs font à leurs somnambules pour prouver qu'ils sont insensibles à la douleur?
Nous avons été témoin de ces sortes d'expériences faites
sur une personne qui, plus tard, nous a avoué qu'elle n'é-
tait point somnambule. MM. les magnétiseurs savent aussi
bien que nous qu'il y a des gens ici à Paris qui font ce triste
métier. Rappelez-vous que les fakirs de l'Inde sont payés par
les prêtres pour faire le même métier. « *Ces gens-là étaient payés
par les brames pour figurer à ce spectacle sanglant.* » (*L'ami
des sciences*, 3 mai 1857.)

En fait d'insensibilité, les magnétiseurs citent souvent
avec emphase les expériences de leur confrère Regazzoni.
Mais encore une fois, ce magnétiseur n'opère que sur *ses
sujets,* et nous dirons que ce qu'il fait est bien peu de chose à
côté des mangeurs de feu et des avaleurs d'épées qui sont
sur nos théâtres. D'ailleurs, des milliers d'incrédules comme
nous peuvent défier impunément la puissance de M. Regazzoni. Il lui faut son monde à lui, comme *à Marcillet il
fallait Alexis.* (Gentil.)

Parmi les phénomènes qu'il faut attribuer aux écarts
d'une imagination exaltée, nous citerons aussi ceux qui
naissent de l'influence de l'imitation, et nous verrons que
cette imagination peut être domptée par la crainte. Plutarque
nous apprend que les jeunes filles de Milet eurent pendant
un moment la manie du suicide; elles se pendaient. Les
magistrats, pour combattre cette contagieuse épidémie, or-
donnèrent que toutes celles qui se seraient pendues fussent

exposées en public, toutes nues et la corde au cou. L'épidémie cessa aussitôt. — On sait que l'épilepsie est quelquefois
contagieuse, et que dans ce cas, le seul exemple peut propager le mal en agissant sur les imaginations faibles qui
en sont frappées. Cette maladie, bien connue chez les anciens, s'appelait à Rome maladie des comices (*morbus co-
mitiorum*). — Un jour l'épilepsie contagieuse se déclara dans
l'hôpital de Harlem; toutes les femmes tombaient en convulsions. Le célèbre Boerhaave, qui était alors médecin en
chef de cet hôpital, fit apporter un réchaud ardent au milieu
de la salle des épileptiques et ordonna qu'on fît rougir un
fer; il s'en empara, et menaça de brûler la première qui
tomberait en convulsions : au même instant l'épidémie cessa.
— Nous citerons encore pour mémoire, et comme appartenant aux phénomènes du même ordre, la danse des *femmes
souillotes*, qui, en voyant leurs maris défaits par les troupes
d'Ali, pacha de Janina, prirent subitement la résolution de
se précipiter du haut des rochers. (Voyez le tableau de Schef-
fer aîné.) — L'influence morale de l'exemple est tellement
puissante qu'elle est en quelque sorte irrésistible. «Mettez
» un poltron, a dit Voltaire, dans le régiment des mousque-
» taires gris, et à l'instant vous en faites un brave. » — Qui
ne sait encore, par sa propre expérience, que l'imagination
agit d'une manière très-marquée sur toutes nos fonctions
vitales, qu'il en résulte des effets qui modifient, pour ainsi
dire, l'état de nos organes, et que l'état du moral dépend
souvent de l'état de la santé, quelquefois même la vie ou la
mort? Ce n'est là qu'une des phases de l'histoire des passions. Combien de gens ont péri, non pas du choléra, mais
de la peur de mourir du choléra! Ceci est tellement vrai,
que certains magnétiseurs, oubliant leur rôle de fluidiste
selon Mesmer, ou d'endormeur suivant Puységur, ont proposé de faire de la *médecine imaginative*, administrant à leur

malade la thérapeutique de l'espérance et l'hygiène de la foi. Il n'est pas possible d'avouer plus complétement la nullité du magnétisme, et certes, il faut y mettre plus que de la bonne volonté pour ne voir dans tous ces faits que la preuve de l'existence du fluide animal ou d'une théorie magnétique quelconque.

C'est encore l'imagination qui exalta la volonté héroïque de sainte Élisabeth, reine de Hongrie, lorsque, pour vaincre sa répugnance à panser les malades, elle eut le courage de boire une pleine écuelle d'eau toute chargée de sang et de matière purulente provenant des ulcères qu'elle était en train de laver. — D'autres fois, non-seulement l'esprit, mais les sens eux-mêmes sont sensiblement affectés par les effets de l'imagination, lorsque, stimulés par un vif désir ou par un appétit extraordinaire, nous disons, en parlant d'un mets ou d'une boisson, que *l'eau nous en vient à la bouche*. Les magnétiseurs, qui jamais ne savent se tenir dans les limites de la vérité, ont exagéré tous ces effets et ont été jusqu'à prétendre qu'on peut RÉELLEMENT se griser avec de l'eau claire, pourvu toutefois qu'on se figure boire des vins fins ou des liqueurs alcooliques. Partant de là, ils ont pu défier toutes les maladies de la vigne.

N'est-ce pas encore aux effets de l'imagination qu'il faut attribuer l'idée qu'on a d'être piqué quand on entre dans un endroit où il y a des pucerons, des cousins, des fourmis ou toute autre espèce d'insecte? — Nous avons parlé de la contagion de l'exemple sur les épileptiques; qui ne sait que le bâillement et le rire provoquent souvent, sans aucune autre cause, les mêmes effets chez ceux qui en sont témoins? Bien des personnes bâillent même assez facilement en répétant plusieurs fois de suite et avec lenteur le vers suivant, qui ne manque pas d'une certaine harmonie imitative :

Que le bailly qui bâille aille bâiller ailleurs!

Nous n'en terminerions pas si nous voulions citer tous les faits qu'on peut rappeler à ce sujet. Nous en avons assez dit pour prouver que l'imagination, agissant sous l'influence d'une des causes que nous venons de signaler, peut produire encore beaucoup d'autres effets qui, pour être très-surprenants (parce qu'ils sortent des circonstances normales de la vie), n'en appartiennent pas moins à l'ordre naturel, et par conséquent à la science. Ces phénomènes, qui ont été plus ou moins étudiés, peuvent l'être encore sans qu'on ait aucunement besoin de recourir aux écoles magnétiques. Au contraire, si l'on veut les étudier avec fruit, il ne faut y mêler ni passes, ni baquets, ni revenants, ni fantasmagorie, ni miroirs magiques. C'est une étude toute philosophique dont les faits, parfaitement connus des physiologistes et des psychologues, n'ont nullement besoin de l'hypothèse d'un fluide pour être interprétés, expliqués ou compris. Ils existaient tous, tels qu'ils sont encore aujourd'hui, bien avant la prétendue découverte du magnétisme, et les magnétiseurs n'y ont rien ajouté, si ce n'est l'exagération hyperbolique des plus monstrueuses erreurs. Si l'opinion que nous formulons ici pouvait rencontrer quelque doute dans l'esprit de certains lecteurs, nous leur citerions les paroles suivantes que nous empruntons au baron d'Hénin, secrétaire de la Société du magnétisme de Paris. Ce magnétiseur consciencieux a fait à cet égard les aveux les plus complets. Voici ce qu'il dit : « *Ce n'est que l'ignorance, l'entêtement ou* » *l'irréflexion qui a pu distraire les phénomènes magnétiques* » *du domaine de l'imagination.....*

» *Tous les effets physiologiques et psychologiques qui pour-* » *raient naître de la pratique du magnétisme animal* NE SONT » DUS QU'AU POUVOIR DE L'IMAGINATION ; *le domaine en est si* » *étendu et en même temps si peu connu par les magnétistes* » *qu'il n'est pas étonnant de les voir séduits, trompés et abusés*

» *par leurs propres illusions.* » (*Archives du magnétisme,*
t. III, p. 54.) — Ajoutons que non-seulement tous ces phénomènes sont produits par le seul fait de l'imagination,
mais encore qu'il n'est donné à personne de les reproduire
hors des circonstances naturelles dans lesquelles ils prennent
ordinairement naissance.

Ainsi le magnétisme animal ne possède réellement aucun
bien qui lui soit propre. Là où il y avait un atome de vérité
(qui ne leur appartenait pas), les magnétiseurs ont créé un
océan de mensonges (qui leur appartient) ; ou plutôt, ils
ont constitué leur fausse science avec tous les vieux débris
qui nous sont venus des religions païennes et qu'ils ont
empruntés aux sciences occultes. Le fluide animal et cos-
mique de Mesmer, la double vue de Puységur, les évocations de M. Hume et les miroirs magiques de M. Dupotet
ne se rattachent par aucun point aux véritables phénomènes
de la nature.

La passion du surnaturel, qui plaît tant à l'ignorance,
a de tout temps été l'apanage d'un grand nombre de poëtes.
Ce sont eux qui ont répandu tant de folles croyances et
l'amour du merveilleux chez tous les peuples, ils ont pro-
pagé et perpétué ce faux goût qui caractérise l'enfance de
l'esprit. Presque tous nous avons aimé les contes de fées et
les romans avant d'appliquer notre jugement et notre cœur
à la connaissance de la vérité. Les bardes de l'ignorance et
du mensonge, à défaut de vérités ont chanté des fictions,
des erreurs, un monde, des cieux purement imaginaires.

> Où manque un bien réel la douce erreur abonde.

Delille aurait pu dire *la sotte erreur abonde,* son vers n'en
eût pas été plus mauvais ; car le mensonge, pour être riche-
ment ou savamment scandé, n'en est pas moins un mal, et
un mal d'autant plus dangereux qu'il est plus séduisant. La

mission du vrai poëte est de conduire, d'éclairer les hommes, de leur enseigner la vérité, et non de les égarer en se perdant lui-même dans ses propres rêveries. Nous sommes de ceux qui croyons que le bon sens ne dépare jamais la poésie et que la raison doit toujours trouver sa place à côté de la rime. Nous pensons avec M. de Lamartine que « *sans le* » *jugement le génie devient une maladie mentale.* »

Les hommes de génie, il est vrai, ont souvent passé pour des fous aux yeux du vulgaire ; mais ce qui a toujours distingué ces fous sublimes de tous les cerveaux malades dont l'univers abonde, c'est que chez eux le véritable génie est constamment d'accord avec la raison, le bon sens et la vérité.

L'imagination, quand elle n'est pas gouvernée par la raison, loin d'être la source la plus féconde qui produit les grands talents, devient la cause principale de toutes les aberrations de l'esprit. De là deux sortes d'imaginations, l'une qui conçoit, qui saisit tous les rapports du beau, les juge, les compare, les ordonne, les vivifie : c'est le génie ; l'autre qui divague, court les nuages, bat la campagne et détraque les meilleures intelligences : c'est *la folle du logis*, pour parler comme sainte Thérèse. — Cette dernière imagination caractérise à un haut degré la plupart des magnétiseurs et des magnétistes, gens toujours portés vers le merveilleux, et enclins aux idées superstitieuses. Ceux qui se livrent à l'étude philosophique de la folie trouveront donc, chez les partisans du magnétisme animal, une ample matière à l'objet de leurs investigations ; car on ne saurait se le dissimuler, la folie, cet oïdium de l'esprit, semble être une des conséquences inévitables de la science mesmérienne pour quiconque s'y adonne avec quelque intérêt. Les magnétiseurs les plus distingués se sont eux-mêmes rendu justice à cet égard. Nous avons déjà cité l'opinion du doc-

teur Beaux, qui a dit, en parlant de ses confrères : « *La*
» *plupart sont d'une crédulité extrême, et capables d'applaudir*
» *la peste si on en faisait l'éloge devant eux.* » Un autre grand
et savant magnétiseur, qui signe Éliphas Lévi (et qui tra-
duit son nom en français par Alphonse-Louis Constant),
avoue que « *pour ne pas devenir idiot* en se livrant à de telles
» expériences, *il faut être déjà fou.* » Nous rappellerons
aussi, sans les répéter ici, les passages déjà cités du journal
de M. Dupotet, qui confirme cette même opinion, et nous
citerons enfin les lignes suivantes, qui sont écrites par l'ancien secrétaire de la Société du magnétisme animal, M. le
baron d'Hénin de Cuvillers, dont nous avons déjà parlé.

« Tous les partisans enthousiastes du magnétisme animal
» qui manquent d'instruction, et particulièrement les flui-
» distes ou magnétistes dont le jugement et la logique se
» trouvent si souvent en défaut, *sont tous du plus ou du*
» *moins* atteints d'HALLUCINATION. C'est une espèce de maladie
» mentale très-commune parmi ceux qui, sans réfléchir,
» s'occupent trop vivement du magnétisme animal. On au-
» rait donc tort de les accuser de vouloir faire des dupes;
» il faut au contraire les plaindre et tâcher de les détromper
» et de les éclairer, *s'il est possible;* car ils sont eux-mêmes
» les premiers la dupe de leurs propres illusions : ils se
» croient enfin favorisés du don de faire des miracles, et
» principalement ceux-là qui adjoignent aux procédés du
» magnétisme des pratiques religieuses. » (*Archives du ma-*
gnétisme, t. VII, p. 30.)

Après de tels aveux, il faut bien se résoudre à admettre
que la folie est réellement une des parties intégrantes du
magnétisme. Comment en serait-il autrement, quand nous
voyons autour de nous des milliers d'hommes éclairés qui
sont *plus ou moins atteints* de cette sorte d'épidémie qui consiste à croire aux phénomènes de la double vue, etc.? Quoi !

parce qu'un visionnaire aura des visions, parce qu'il se figurera voir sans le secours des yeux, parce qu'il se donnera le titre de voyant ou d'illuminé, son dérangement d'esprit suffira pour ébranler le vôtre, et vous viendrez, au nom de la raison et du progrès, crier anathème à la science, anathème aux corps savants qui accomplissent fidèlement leur mission en repoussant toutes ces folies! Mais vous ne comprenez donc pas que toutes les prétendues merveilles du somnambulisme n'existent que dans des cerveaux hallucinés! En voulez-vous encore une autre preuve? Nous l'emprunterons à la doctrine de la *Nécessité de la foi*. Tous les magnétiseurs qui s'y connaissent, tels que MM. Jobard et Mathieu, ont considéré ce point comme une condition *sine quâ non*, un élément indispensable à la nécessité de l'expérience. Si votre esprit n'est pas *frappé* d'avance de ce que vous allez voir, si votre crâne n'est pas perméable à l'une des doctrines du fluide, le phénomène n'aura pas lieu. La pythonisse restera muette. — La cause occulte qui produit ce phénomène réside donc uniquement dans l'hallucination; car il faut un cerveau particulier, un cerveau tout exprès pour que l'expérience réussisse. Ah! si le fait existait réellement *dans la nature*, les choses se passeraient bien différemment; bon gré mal gré, ce fait matériel se produirait et viendrait brutalement vous éclairer ou vous confondre en dépit de votre croyance. Dans l'ordre moral comme dans l'ordre physique, les lois de la nature sont immuables et s'inquiètent fort peu de ce qu'on pense ou ne pense pas d'elles lorsqu'elles accomplissent *leur mission*. Les magnétiseurs, il est vrai, *voient* les choses autrement; leurs relations avec les divinités du ciel et de l'enfer les mettent à même d'acquérir des connaissance qu'on ne trouve pas chez les *incrédules*; car nous autres *matérialistes* nous avons peu de rapports avec le monde des esprits, nous nous contentons de ce que le bon Dieu a créé de visible pour tout le monde, nous aimons le palpable; quand une chose ne tombe pas sous nos sens, nous voulons qu'elle soit évidente à l'esprit et que notre jugement la saisisse. Dans notre ignorance toute matérielle, nous suivons pas à pas la trace de saint Thomas Dydime, ce grand apôtre du droit d'examen, et nous ne rejetons rien, pas même le magnétisme, sans l'avoir étudié. En attendant donc que les *entêtés* de l'Institut veuillent bien créer au sein de l'Académie une *section des sciences occultes* pour nous édifier sur tous les mystères de la petite et de la grande cabale, nous nous permettrons d'emprunter aux ouvrages DES PLUS CÉLÈBRES MAGNÉTISEURS quelques-uns de ces brillants passages vraiment faits pour éclairer l'esprit des incrédules et apprendre à tous les lecteurs ce qu'il y a de vrai dans le magnétisme, afin que chacun sache mieux encore à quoi s'en tenir sur ce mot si important, *il doit y avoir quelque chose!*

Quant à nous, nous soutenons que non-seulement *il n'y a rien*, mais encore que les tristes théories de Mesmer, de Puységur et autres sont complétement dénuées de fondement, qu'elles n'ont pas même le mérite de la nouveauté, et que leur examen prouve jusqu'à l'évidence qu'*il ne peut rien y avoir*. Il n'y a ni fluide animal, ni somnambulisme artificiel, ni magie, ni sorcellerie; toutes ces prétendues sciences ne possèdent en réalité aucun fait scientifique, et quand, à force de retenue, de gêne et de contrainte, on parvient à provoquer la somnolence chez un malade ou chez un sujet qu'on a longtemps fatigué (ce qui ne s'obtient jamais chez une personne bien portante et dont les sens sont reposés), ce sommeil n'est que le sommeil ordinaire. Il ne jouit aucunement des propriétés merveilleuses du prétendu *sommeil magnétique*. Il existe souvent des tours de compère, mais en dehors de ceux-ci, il est complétement faux qu'il existe entre l'*endormeur* et son *sujet* une relation ou un *état psy-chique* autre que les relations ordinaires de la vie commune. Non-seulement la chose n'existe pas, mais ELLE NE PEUT PAS EXISTER. L'inviolabilité de la pensée humaine est garantie par la nature même des opérations de l'esprit, et pour être entièrement convaincu de ce simple fait, il suffit de comprendre le système de notre organisation physique, la fonction tout individuelle de chacun de nos organes. Le prétendu RAPPORT *magnétique* des magnétiseurs nous trace donc très-nettement la ligne de démarcation qui sépare le vrai du faux, le naturel du surnaturel, le rationnel du merveilleux, le bon sens de l'absurde. Les fonctions organiques de l'économie animale élèvent à jamais une barrière infranchissable à toutes les prétentions des magnétiseurs, et font très-catégoriquement rentrer tous les phénomènes dits magnétiques dans le domaine de la magie ou des sciences occultes. En un mot, là où commence le MAGNÉTISME proprement dit commence aussi le charlatanisme; car les phénomènes physiologiques qui résultent des effets de l'imagination et qu'on observe dans des circonstances anormales ne constituent aucune *découverte magnétique*, ils ne sont l'œuvre d'aucune école et ils n'ont été ni étudiés, ni développés, ni agrandis par aucun magnétiseur. Ce que nous savons d'eux, nous le savions avant la découverte de Mesmer et autres.

Nous prions donc les magnétiseurs *sincères* d'opérer avec un peu plus de soin, et nous sommes convaincu qu'ils ne tarderont pas à partager nos opinions; nous les conjurons surtout de se dépouiller de tout motif d'intérêt et de rompre complétement avec leur clientèle; car ceux qui vivent d'un tel métier seront toujours de fort mauvais juges dans cette question. — Ils le nieront, c'est tout naturel, mais le public appréciera. — Nous sommes persuadé que ceux d'entre eux qui voudront bien suivre nos conseils reconnaîtront facilement la vérité de tout ce que nous avons avancé. Ils reconnaîtront également avec l'empereur Napoléon Ier, et en dehors de toute discussion théorique, que *leurs conclusions sont fausses, parce que* LES FAITS MANQUENT.

Passons actuellement aux phénomènes extramagnétiques de la perlucidité, et ne nous lassons pas de citer la sottise humaine au tribunal de la raison, car c'est en découvrant la cause du mal qu'on s'évertue à en chercher le remède.

EXCENTRICITÉS MAGNÉTIQUES

OU MONUMENT DE LA FOLIE HUMAINE AU XIXᵉ SIÈCLE (1).

> « Dieu, en les créant, n'a pas garanti les cer-
> » velles humaines. »
>
> (MONTESQUIEU.)

> « *Postremo nemo œgrotus quisquam somniat*
> » *tam infandum quod non aliquis dicat philo-*
> » *sophus….. »*
> « Je défie à un malade d'inventer, en rêvant,
> » quelque chose d'assez monstrueux pour qu'il n'y
> » ait pas quelque part quelque philosophe prêt à
> » le soutenir. »
>
> (VARON.)

> « — Que les gens d'esprit sont bêtes !
> » — On le dit.
> » — Mais c'est qu'on ne veut pas le croire.
> » — On a tort. »
>
> (BEAUMARCHAIS, *Figaro.*)

Adhésion du R. P. Lacordaire.

« Le magnétisme est une parcelle brisée d'un grand palais, c'est le dernier rayon de la puissance adamique destiné
à confondre la raison humaine et à l'humilier devant Dieu ;

(1) Les nombreuses citations que nous allons rapporter ici, la plupart *in extenso,*
sont prises entre mille et ne représentent qu'un bien faible échantillon de ce que
le magnétisme a produit en ce genre. Nous donnons ce chapitre comme un exemple
curieux des étranges aberrations dans lesquelles peuvent tomber les adeptes de
Mesmer et les partisans du magnétisme animal ; car parmi les signataires les
plus distingués, auteurs de ces articles, on y voit figurer non-seulement les
sommités de la science mesmérienne, mais aussi beaucoup de *gens d'honneur
et d'intelligence, convaincus de la réalité du magnétisme et n'en faisant pas marchandise.*

Pour MM. les magnétiseurs, ces excentricités n'auraient rien d'excentrique, et
les esprits qui admettent la vision à travers les corps opaques peuvent sans plus
d'inconvénient admettre TOUS LES AUTRES FAITS que nous allons rapporter. Une fois
la limite du possible franchie, nous ne connaissons plus d'impossible, et il n'y a
réellement aucune raison pour ne pas admettre celui-ci plutôt que celui-là. —
L'homme de bon sens se demandera *pour qui* sont écrits de tels livres ?. . . . . . .
Par qui ? c'est inutile. A une ou deux exceptions près, les auteurs ont signé, ils
ont eu le courage de leur opinion ; nous les en félicitons, mais ce dernier trait
achèvera de les peindre,

c'est un phénomène qui appartient à l'ordre prophétique...

» Plongé dans un sommeil factice, L'HOMME VOIT A TRAVERS LES CORPS OPAQUES A DISTANCE, etc., etc. » (*Conférence à Notre-Dame*, 1846.)

LES BEAUTÉS DE L'ESPRIT HUMAIN bien inférieur à l'esprit des tables.

« Pendant que Luther écrivait, des êtres sans nom ricanaient autour de lui, et il leur jetait son encrier à la figure. Je crois aux esprits frappeurs d'Amérique, attestés par quatorze mille signatures. Nous avons, toi et moi, entendu de nos oreilles et vu de nos yeux, des tables dicter des pages tellement sublimes, qu'en supposant une mystification, Robert-Macaire n'aurait pas suffi, il aurait fallu Dante! et Dante lui-même n'aurait pas suffi; Dante n'a pas improvisé son poëme : au lieu que la table dictait dès qu'on voulait, le jour, le soir, les mains n'avaient qu'à la toucher; sur une question imprévue faite par n'importe qui, elle allait, elle causait, elle discutait, elle répliquait aux objections pendant des heures. » (Auguste Vaquerie, *Profils et grimaces*, p. 310.)

Un nouveau critérium pratique.

« Un de ces témoignages exceptionnels, hors ligne, qui auraient dû plutôt ouvrir les yeux de chacun sur mon compte, est l'apparition de JUANITA, *nouvelle dictée par une chaise...*

» Dieu a donné à une CHAISE le pouvoir de ramener à lui les incrédules en opérant des miracles. Les hommes ont dédaigné la CHAISE, et dès lors la CHAISE a refusé sa divine parole à ceux qui ont méconnu le doigt de Dieu dans ce phénomène... Un jour viendra où la CHAISE sera l'organe solennel et infaillible de la vérité... » (V. Hennequin, *Religion*, p. 610.)

Grande élévation de température produite sans combustible et par le seul fait de la volonté.

« Une personne prend dans sa main un caillou qui se trouve à la température de l'air. Au commandement du professeur ce caillou devient si chaud, qu'elle est obligée de le jeter avec la pantomime et le jeu de physionomie de quelqu'un qui se brûle fortement. Un disque placé dans la main de la même personne lui occasionne la même impression de chaleur; mais cette fois, elle fait de vains efforts pour s'en débarrasser, l'expérimentateur ne voulant pas qu'elle puisse ouvrir la main. S'il plaît à M. Philips qu'une personne perde la mémoire, elle oublie les lettres de l'alphabet, et même jusqu'à son propre nom. » (P. Philips, *Electro-Dynamisme vital*, cité par M. Figuier, *Presse* du 23 février 1856.)

Évocation du diable.

« Nous entrons dans la magie. Nous allons affronter, jusque dans son sanctuaire, le dieu noir du sabbat, le bouc formidable de Mendès. Ici, ceux qui ont peur doivent fermer le livre, et les personnes sujettes aux impressions nerveuses feront bien de se distraire ou de s'abstenir; mais nous nous sommes imposé une tâche, nous la finirons.

» Abordons d'abord franchement et hardiment la question :

» Existe-t-il un diable?

» Qu'est-ce que le diable?

» A la première question, la science se tait; la philosophie nie au hasard, *et la religion seule répond affirmativement.*

» A la seconde, la religion dit que le diable c'est l'ange déchu; la philosophie occulte accepte et explique cette définition..... Les évocations de la goétie et de la démonomancie ont-elles donc un résultat? — Oui, certainement, un résultat incontestable, et plus terrible que ne peuvent le raconter les légendes !

» Lorsqu'on appelle le diable avec les cérémonies voulues, le diable vient et ON LE VOIT.

» Pour ne pas mourir foudroyé à cette vue, pour n'en pas devenir cataleptique ou idiot, il faut déjà être fou. » (Eliphaz-Lévi — l'abbé C......t, *Dogme et rituel de la haute magie*, p. 215.)

Appel aux corps savants.

« Je ne suis pas un halluciné, j'en ai donné assez de preuves, je crois, je n'ai jamais eu recours à l'intervention d'aucune puissance surnaturelle pour EXPLIQUER tous ces faits ; je me mets moi-même en présence de moi-même, j'expérimente, *je raisonne* et je constate.

» Quand une table agitée sous la main de quatre personnes, moi compris, répondant à une question qué je lui fais, m'annonce, *à l'avance*, le nombre de mots et de lettres que contiendra sa réponse, souvent fort longue, et qu'elle ne se trompe ni sur le nombre des mots ni sur celui des lettres, est-ce ma raison qui fait cela ? alors qu'un académicien l'essaye.

» Quand elle me dicte une réponse en plusieurs vers, en commençant par écrire la dernière lettre du dernier mot du dernier vers, et continue en redescendant ainsi jusqu'à la première lettre de la strophe, est-ce ma raison qui fait cela ? alors qu'un académicien l'essaye.

» Quand je propose à l'*être de raison créé* dans ma table, l'extraction de cinq racines cubiques de nombre de huit chiffres, et qu'elle me produit ce résultat en trois minutes, quand il me faut deux heures, avec une table de logarithmes, pour vérifier l'exactitude de ce calcul instructif, est-ce encore ma raison qui fait cela ? alors qu'un académicien l'essaye.

» Or je dis ceci à tout le monde, je l'affirme sur mon honneur et ma vie, et je le fais imprimer... » (A. A. Morin, *Revue philos. et relig.*, mai 1856.)

Nouvelles propriétés de l'essence de rose magnétisée.

« Le magnétiseur Regazzoni magnétisa une rose dont il fit respirer la quasi-odeur à toutes les somnambules, et les sujets d'éprouver chacun une sensation différente : celui-ci rit, cet autre pleure, l'un s'agenouille et prie, l'autre déclame. » (*Union magnétique* du 25 octobre 1856.)

La science infuse.

« L'intelligence infinie dominant la matière, résulte des phénomènes du magnétisme universel qui, dans son indépendance, conserve les trois principes de l'aimant, et montre que l'intelligence est une dans sa trinité.....

» J'ai reçu certainement la consécration de la main de l'Esprit-Saint, et je puis ajouter aussi qu'une autre fois, comme Moïse, au milieu des éclairs et du tonnerre, je me suis trouvé dans le buisson ardent ; que d'ailleurs le témoignage de Dieu ne m'a pas quitté, puisque par une intention constante, il m'a fait connaître, sans études préalables, toutes les sciences les plus ardues. Moi qui connais à peine la valeur, la signification positive des termes qu'elles emploient. » (Demonville, *Résumé philosophique*, p. 47.)

Crucifiement par attraction à distance.

« Il y a des personnes si impressionnables à l'attraction, que l'on peut les attirer au travers d'un mur, d'une cloison, les y laisser placés, comme s'ils étaient crucifiés ; on peut encore les mettre le dos tourné et adossés à quatre, cinq ou six personnes, ils sont susceptibles de les déplacer, le magnétiseur attirant son sujet par l'attraction en s'éloignant du groupe ; on peut, en magnétisant le dossier et le siége d'une chaise, avec la volonté de les y attacher, les faire asseoir dessus; ils ne peuvent plus se relever. » (*L'Union magnétique* du 10 juin 1856.)

La diplomatie à ciel ouvert.

« J'appellerai votre attention sur ce fait, qu'une fois les rapports magnétiques établis la somnambule peut savoir ce qui se passe dans le cabinet le plus secret d'un chef de parti, lire dans les pensées les plus intimes, et révéler tout le passé de la personne qu'elle étudie; enfin dévoiler les sentiments et les intentions réelles des diplomates étrangers, et de toute personne sur laquelle son attention est appelée. » (Mongruel, *extrait d'une lettre adressée au gouvernement provisoire*, 1er avril 1848.)

Le collaborateur de M. Hennequin.

« *L'âme de la terre* est l'auxiliaire permanent de mes travaux. Arrivé au bronze, couleur de l'ouïe, j'ai dû me demander pourquoi la musique portait dans sa livrée une teinte de noir ou d'égoïsme, c'est-à-dire ici d'individualisme, ou d'absence d'association. » (V. Hennequin, *loc. cit.*, p. 457.)

CRÉATION d'une nouvelle espèce d'insecte.

«M. Cross de Broomfield voulait tenter, il y a une vingtaine d'années, une cristallisation par l'appareil voltaïque. Il avait en conséquence, chauffé un caillou au blanc, l'avait plongé dans l'eau pour le réduire en poudre, et l'avait, après l'avoir ainsi réduit, saturé d'acide muriatique. Sa mixture était dans une jarre. Une pièce de flanelle, plongée dedans, avait un de ses bouts au-dessus d'un entonnoir, d'où ladite mixture tombait en gouttes sur un morceau de minerai de fer du mont Vésuve, préalablement chauffé lui-même au blanc, pour qu'aucun germe vital ne s'y pût maintenir. Enfin, deux fils partant chacun d'une extrémité de la batterie voltaïque de M. Cross, étaient placés sur ledit morceau de minerai, et il venait chaque jour voir le progrès de son expérience. Le quatorzième jour, il aperçut quelques petites taches blanches sur le minerai. Quatre jours après, ces taches s'étaient allongées et avaient pris la forme ovale. Il crut que c'étaient des commencements de cristaux; mais grande fut sa surprise le vingt-deuxième jour : chacun de ces petits corps blancs avait projeté huit pattes.

» Il ne pouvait se décider à croire que ce fussent des êtres vivants. Son doute fut dissipé le vingt-sixième jour; il les vit se mouvoir, se nourrir; c'étaient des insectes parfaits; il y en avait dix-huit ou vingt. *Beaucoup de personnes les ont vus*, et n'avaient jamais vu d'insectes pareils; c'étaient comme des mites, ayant huit pattes, quatre poils à la queue et les côtés très-velus. Leurs mouvements étaient visibles à l'œil nu, leur couleur grise, leur substance charnue. Ils paraissaient se nourrir des *molécules caillouteuses* DU FLUIDE, et, ce qui rendait la chose encore plus étrange, c'était la nature même du fluide, un acide qui détruit instantanément la vie.

» M. Cross voulut savoir si ces insectes provenaient de l'acide ou du silex. Il réduisit, en conséquence, un autre caillou en gélatine, sans y ajouter d'acide et y plongea un fil d'argent attaché par ses deux bouts aux deux pôles de la batterie, de manière à apporter au fluide un courant électrique incessant. Trois semaines après, il alla voir ses pôles, et à l'un des deux bouts du fil il aperçut un de ces étranges insectes.

» En voilà assez, je crois, pour démontrer que l'électricité est le principe, non-seulement du mouvement, mais de la vie animale. » (G...y, *l'Éther, l'électricité et la lumière*, 1854.)

Effet surprenant du fluide animal sur certains végétaux.

« A Saint-Quentin, le docteur Picard mesmérisait des fleurs, des arbres, des fruits, obtenait des roses colossales et des pêches monstres. On parlait surtout d'un abricot qui, après huit jours de magnétisation, acquérait un embonpoint sans précédent : on se mettait douze à le manger sans en venir à bout. » (*L'Union magnétique* du 25 mai 1856.)

La lune magnétisée.

« Certains adeptes de Mesmer ont eu la prétention de magnétiser la lune, et de faire tomber en syncope, tel jour donné, tous les astronomes voués à l'observation de cet astre ; perturbation, pour le dire en passant, dont aucun géomètre, de Newton à Laplace, ne s'était avisé. » (Cité par Arago, *Biog. Bailly*, 1853.)

CRÉATION d'infusoires et propriétés merveilleuses de l'eau magnétisée.

« Comment peut-on reconnaître *l'effet physique* qui s'est opéré dans l'eau magnétisée ?

» Avec le secours du microscope solaire, on découvre : 1° que l'eau qui ne contenait pas d'infusoires en renferme après la magnétisation, et que celle qui en avait avant les montre dans un état assoupi.

» 2° De plus, l'eau magnétisée, *déiodise* tout aussi bien les plaques daguerréotypes, que le fluide galvanique.

» Comment et sur quoi agit l'eau magnétisée ?

» Elle agit principalement sur la nourriture, en *spiritualisant*, pour ainsi dire, toute cette nourriture.....

» Quel résultat atteint-on en humectant des graines avec de l'eau magnétisée ?

» Cette graine pousse plus tardivement, mais produit de plus belles plantes et de plus beaux fruits. » (Le comte de Szapary, *Magnétothérapie*, p. 95.)

Somnambule voyant à travers le corps humain.

«M. L...., dont j'ai parlé, m'avait exprimé le désir de connaître si sa femme était enceinte d'un garçon ou d'une fille. Je l'avais magnétisé plusieurs fois ; il me suffisait d'étendre la main pour l'endormir. Pendant son sommeil, il me dit qu'il voyait sa femme dans la maison de son beau-père, qui tricotait. « Voyez-vous l'intérieur de son ventre et l'enfant qu'elle porte ? (Elle était alors dans le mois.) — Je le vois enveloppé dans un sac et nageant dans une grande quantité de *fluide*. — Comment se tient-il ? — Avec les genoux pliés et les mains fermées sur les yeux. — Regardez son sexe. — Ah! monsieur, que je suis content, c'est un garçon. — Comment le savez-vous ? — Je vois le membre viril. » Remarquez que cet homme illettré ne sait pas ce qu'est l'anatomie. En effet, sa femme accoucha en décembre 1834 d'un garçon. » (M. Petricoui, *extrait d'une lettre adressée à l'Académie royale de médecine le 10 juillet 1837.*)

Ubiquité des somnambules.

«Il vit un soir, entre huit et neuf heures, le roi qui conférait avec les ministres dans son cabinet, aux Tuileries. Il dit qu'il était appuyé sur son coude, la main au front et très-absorbé. C'était à l'époque de la révolte de l'Espagne. Les journaux annoncèrent ensuite cette réunion le même soir. » (*Idem.*)

Voyage dans la lune.

«La lune alors brillait au-dessus de nos têtes. — Monsieur, regardez la lune, qu'y voyez-vous ? — Des habitations assez mesquines. — Y voyez-vous des hommes ? — Oui, les uns sur des arbres cueillant des fruits, les autres dessous, occupés à les ramasser. — Quelle est leur physionomie ? — Laide, en forme de museau ; tous ont un bâton à la main, etc. ; d'une très-petite stature. » (*Idem.*)

Double vue à distance et connaissance d'une langue étrangère pendant le somnambulisme.

« Généralement l'individu mis en somnambulisme se fait honneur de la véracité et s'exprime comme le faisait un jour Alexis, qui, chez la reine Christine, s'adressait au duc de Montpensier : « Prince, lui disait-il, vous êtes surpris de ce que, les yeux fermés, je lis, sans l'ouvrir et à travers la couverture, les pages au milieu du livre que je tiens entre mes mains; eh bien! faisons autre chose : veuillez vous rendre à la bibliothèque de Sa Majesté, et là, prenez un livre, n'importe lequel, fût-il même écrit en langue étrangère. — Je n'en sais aucune. — Mais, du moment *que vous en connaîtrez la langue* et que vous en aurez lu quelques lignes, cela suffira pour que, revenant vers moi, je puisse vous dire et vous réciter le passage que vous aurez lu. »

» Le duc se rendit effectivement à la bibliothèque, ouvrit un volume de Walter Scott, écrit en anglais, lut quelques lignes en cette langue, qu'il devait être en état de traduire mentalement, et revint vers Alexis, qui l'émerveilla en lui répétant ce qu'il venait de lire, lui duc de Montpensier. » (M. Gentil, *Manuel du magnétiseur*, p. 236.)

La boussole pasilalinique sympathique ou le fluide escargotique.

« .... Le fait c'est, ainsi que j'ai eu l'honneur de vous le dire, la découverte d'un nouveau système de communication de la pensée, par suite duquel tous les hommes vont pouvoir correspondre instantanément entre eux, à quelque distance qu'ils soient placés les uns des autres, d'homme à homme, ou plusieurs ensemble simultanément, à toutes les extrémités du monde, et cela sans recourir au fil conducteur de la communication électrique, mais à l'aide seulement d'une machine essentiellement portative que les inventeurs nomment *boussole pasilalinique sympathique*, et qui peut d'ailleurs accepter toutes les dimensions et revêtir toutes les formes.......

» A l'occasion de la sympathie naturelle qui nous occupe, et en raison même de la circonstance pour laquelle j'en parle, je ne puis m'empêcher de citer, mais pour citer seulement, ce qui suit d'un livre imprimé en 1724, sans nom d'auteur, et qui a pour titre *la Science naturelle*. Il s'agit de la possibilité de guérir une plaie par un effet de sympathie, en pansant à une grande distance un linge sur lequel serait du sang sorti de cette plaie, et il est dit :

» On ne saurait rendre une raison solide de cet effet surprenant que par ce continuel commerce des esprits qui sortent des corps, et qui, par un mouvement continuel, vont et viennent et entretiennent la liaison des uns avec les autres; et, quoique nos sens trop matériels ne les aperçoivent pas, ils ne sont ni moins réels ni moins véritables..... Il est difficile de concevoir qu'il y ait un filet ou une ligne de communication entre la plaie et le sang qui en est sorti; mais cela n'est ni impossible ni inconcevable.....

» On ne saurait dire quel esprit inventif et quelle persévérance d'observation il a fallu à MM. Benoît et Biat pour dévoiler le mystère qui les a conduits à leur découverte; mais il faut également le dire, car *c'est un fait*, le rêve est devenu maintenant une réalité.....

» Les recherches et les expériences de MM. Benoît et Biat ont duré plus de dix années, tant en France qu'en Amérique,..... et l'on sera bien étonné quand on apprendra, par l'histoire de cette découverte, qu'elle est complète déjà depuis près de douze années, et que les inventeurs ont eu le projet de la publier il y a onze ans.

» .... La base de la communication nouvelle est une sorte de *fluide sympathique* particulier, provenant de la combinaison des fluides galvanique, magnétique et sympa-

thique, mariés tous les trois ensemble par des opérations
et des procédés qui seront décrits plus tard.

» Et, comme les différents fluides dont il s'agit varient
en raison des êtres organiques ou inorganiques qu'on considère, il faut encore dire que les fluides différents qu'il
s'agit de marier ensemble sont le fluide minéral-galvanique
d'une part, le fluide animal-sympathique des escargots de
l'autre, et en troisième lieu, enfin, le fluide magnétique-
minéral et adamique ou humain, c'est-à-dire le fluide ma-
gnétique-minéral de l'aimant et le fluide magnétique-animal
de l'homme, ce qui fait que, pour caractériser nettement
la base du système de la nouvelle communication, il faudrait
dire qu'elle se fait par l'intermédiaire de la *sympathie galvano-
magnétique-minérale-animale et adamique.*

» M. Triat et moi, depuis une quinzaine de jours, nous
attendions l'expérience avec une anxiété qu'on peut concevoir, et qui était tout à la fois mêlée d'inquiétude et d'espérance, quand le mercredi soir, 2 octobre, M. Benoît
vint nous prévenir qu'il nous convoquait pour le lendemain à midi pour l'expérience tant attendue, qu'il s'était
mis en correspondance lui-même depuis le lundi avec M. Biat,
en Amérique, qu'il était convenu avec lui qu'il assisterait
d'Amérique à toutes les expériences qui se feraient en France,
à Paris ou ailleurs... Il fut convenu que ce serait moi qui
parlerais le premier.

» Certes, si nous n'eussions pas pensé à cette expérience
depuis plusieurs jours, et que l'attente n'eût pas rendu
notre émotion pour ainsi dire permanente, je ne sais pas
ce qu'elle aurait pu être à ce moment solennel tant attendu
de la vérification d'un fait si modeste et si simple dans la
forme, mais si grandiose aussi quant au fond, surtout en
pensant que cette vérification allait se faire en présence et
pour ainsi dire sous les yeux et la protection d'un vieillard

de soixante-dix ans, M. Biat, qui assistait, sans être vu,
de l'autre hémisphère du monde, où il est en ce moment,
et qui allait, de là, nous entendre et nous répondre.

» J'étais placé derrière l'une des boussoles, M. Triat derrière l'autre; M. Benoît entre les deux, était conséquemment en face de l'une et de l'autre. Il se faisait entre nous
un silence religieux.

» Je touche un escargot par derrière, comme il avait été
dit. M. Benoît, le voyant remuer, en approche un autre,
et va de là, avec un troisième, se présenter à la seconde
boussole. Il l'approche de plusieurs, puis l'un d'eux s'agite
et M. Triat dit : je le vois, et note la lettre qui y correspond.

» Je tenais note de même des lettres que j'adressais. Puis
l'opération recommence; une deuxième lettre, puis une troisième arrivent de même.

» Vous voyez maintenant ce qu'il en est, dit M. Benoît;
vous pouvez dire les lettres qui vous ont été transmises.

» — Non, reprit M. Triat, continuons tout le mot, quoique
je le connaisse déjà.

» Je fus vivement frappé par cette réflexion, car il ne
m'aurait fallu qu'une seule lettre, et ce que disait M. Triat
suffisait pour me convaincre qu'il en avait réellement reçu
trois. J'avais transmis, en effet, ces trois lettres : G Y M,
et en l'entendant dire qu'il comprenait tout le mot, il était
bien évident pour moi qu'il avait compris que j'allais ajouter
les lettres N A S E, parce que nous avions dit que le mot ne
serait pas trop long. Mais il désira que le mot fût achevé;
je touchai en effet ces quatre lettres, ce qui faisait en tout
le mot GYMNASE.

» Si l'on plaçait une boussole pasilalinique sympathique
dans la tribune de la chambre des représentants, et qu'on
la fît communiquer avec celle qu'on aurait mise dans chacune des mairies de la France, on pourrait, pour ainsi dire,

entendre la voix de l'orateur, au même instant, dans tous ces lieux à la fois, et établir ainsi entre tous les esprits une communication vraiment miraculeuse. Par le moyen de la boussole pasilalinique, les murs des enceintes parlementaires seraient, pour ainsi dire, renversés, et l'orateur pourrait parler à toute la France, et même, si l'on voulait, à toute la terre.

» On peut s'attendre, il est vrai, à ce que cette étrange propriété des escargots rencontre des incrédules et des rieurs ; mais n'y a-t-il pas des gens destinés à rire de tout? Il y en a d'abord qui rient de ce que la faiblesse de leur intelligence ne leur permet pas de comprendre, comme si leur ignorance pouvait empêcher la chose d'être.....

» Il y a une physique inconnue, une physique que les savants à systèmes rejettent, mais qui n'en existe pas moins, et qui est de plus la grande physique de la nature. » (Jules Allix, extrait de *la Presse* des 25 et 26 octobre 1850.)

L'ignorance des savants constatée par les magnétiseurs.

« Les escargots, les tables tournantes ont été bafoués. Les savants ont trouvé cela plus naturel que de chercher à expliquer les phénomènes.......... Tel est le sort de toute idée jetée à la face du monde!!!!! » (*L'Union magnétique* du 25 octobre 1857.)

Nouvelle chimie professée par les mesmériens.

« On admet que l'air que nous respirons se compose de deux substances, à savoir l'oxygène et l'hydrogène. » (Dod., *L'Union magnétique*, 25 août 1857.)

Une expérience positive à la portée de tout le monde.

« Faites une chaîne de plusieurs personnes, et disposez-la dans la ligne du méridien : vous obtiendrez un dégagement de lumière qui cessera quand chacun aura repris sa place dans une autre direction. » (Bouvet, *l'Ami des sciences*, 24 mai 1857.)

Nouvelle physique à l'usage des magnétiseurs.

« La somnambule, sans faire aucun usage de ses mains par sa seule volonté, et en regardant fixement l'aiguille aimantée de la boussole, l'a détournée quatre fois de suite, la première fois de 7°, la seconde fois de 4°. » (*L'Union magnétique*, 10 janvier 1857.)

Singulier effet du canon sur les sujets sensibles.

« Regazzoni a varié quelques-unes de ses expériences; il était chez un artiste, et il a voulu faire de l'art à sa manière, endormant cette fois ses somnambules par le bruit de deux coups de pistolet. « Ordinairement, disait-il, un coup de pistolet réveille un homme endormi; — moi, je vais endormir celui-ci avec le bruit de la détonation d'une arme à feu. » (*L'Union magnétique*, 25 octobre, 1856.)

Autres procédés.

« J'ai vu une dame se placer devant une psyché, se magnétiser en faisant des passes sur cette glace et passer à l'état somnambulique.

» Une somnambule avait pris l'habitude, pour s'endormir, de rouler un coin de son tablier; lorsqu'il était roulé dans toute sa hauteur, elle était endormie. Pour se réveiller, elle roulait l'autre coin, en opérant lentement. » (*Id.*, Millet, *Gérant*, 10 octobre 1856.)

Entrevue de M. Jobard et de Napoléon Ier.

« M. Jobard, conservateur du musée industriel de Bruxelles, homme du talent le plus original, a su *du grand Napoléon* que Dieu donnait à chaque planète un esprit recteur et que j'avais été visité par l'esprit recteur de la terre. » (V. Hennequin, *loc. cit.*, p. 607.)

Évocation des ombres.

« Je soussigné, certifie avoir demandé l'apparition de ma mère, décédée il y a dix années, à madame Adèle Maginot en sommeil magnétique, et avoir reçu de cette lucide un signalement détaillé très-exact. Je reconnais en plus que, parmi la quantité de détails que m'a donnés cette somnambule, il s'est trouvé deux particularités qui m'étaient totalement inconnues, qui sont : 1° que ma mère souffrait d'une douleur rhumatismale à la jambe gauche; 2° qu'elle affectionnait beaucoup la fleur du réséda.......... — Paris, ce 3 mars 1852. Signé MARCHANDISE, négociant, rue aux Ours. » (Cahagnet, *Arcanes de la vie future*, t. III, p. 83.)

Adhésion de MM. Delamarre, Mouttet et de Gasparin.

« M. Delamarre, rédacteur de *la Patrie*, qui a le malheur de croire au diable, fut du moins assez libéral pour ouvrir ses colonnes au journal des *Sciences occultes*, rédigé pendant trois semaines par M. Mouttet, qui croit tout au plus à Dieu. Ce n'est pas de quoi nous félicitons ce rédacteur; mais il a le courage des opinions excentriques, et il a eu le mérite de faire connaître au public, parmi beaucoup d'autres témoignages constatant et la rotation et les manifestations spirituelles des tables, celui de M. Agénor de Gasparin, ancien député, homme d'un caractère aussi loyal qu'énergique. M. de Gasparin a dû à la force de sa volonté et aux qualités honorables qui le distinguent d'être choisi par l'âme de la terre comme spectateur ou comme agent de phénomènes qui dépassent de beaucoup les proportions ordinaires. » (V. Hennequin, *loc. cit.*, p. 468.)

Effets singuliers du fluide animal agissant A DISTANCE.

« Il ne faudra pas être plus étonné que nous le sommes en ce moment en parcourant les quelques notes inédites sur le magnétisme que nous avons là sous les yeux.

» Nous les tenons d'un saint et respectable prêtre (le Père Barrat) longtemps professeur de philosophie chez les jésuites, et regardé pendant cinquante ans par ceux-ci comme un de leurs théologiens les plus sages et les plus habiles. Et l'on sait qu'ils connaissent la valeur de leurs hommes.

» Eh bien ! dans ce manuscrit signé de lui et malheureusement incomplet, nous trouvons les deux expériences suivantes. Voulant un jour prouver à plusieurs prêtres, mais surtout à un magnétiseur, que le fluide, dont celui-ci se croyait le directeur exclusif, écoutait aussi d'autres ordres, il s'en empare mentalement et se propose de le faire obéir contrairement à la pensée de la somnambule de son maître. Comment s'y prend-il? Auprès de lui se trouvait en ce moment un pan de rideau garni de ses anneaux ; à l'insu de ses deux magiciens, il détache donc et serre fortement ceux-ci dans ses deux mains..... suspend sa pensée, puis, au moment où l'on y pense le moins, il émet une simple intention, et voilà que, malgré ses efforts, les anneaux lui sont violemment arrachés et lancés à l'autre extrémité de la chambre... Il émet une autre intention (ne soyez pas étonnés, messieurs) (1), et voilà que le fauteuil auquel il commande se met à *tourner*, à rouler tout seul sur le parquet et à parcourir l'appartement à la grande stupéfaction des témoins, de la somnambule, et surtout du magnétiseur, qui se trouvaient dépossédés subitement et de leur propre fluide et des théories qui faisaient leur orgueil, et dépossédés par qui, par un profane, par un philosophe ennemi du magnétisme, qui ne *s'était même pas mis en rapport avec eux*, et qui depuis ne s'est jamais retrouvé la moindre puissance magnétique. . . . . »

(De Mirville, *Manifestation fluidique*, p. 294.)

____

(1) Le livre de M. de Mirville est adressée à l'Académie.

Attraction, répulsion et anéantissement de la pesanteur par le seul fait de la volonté.

« Peut-être alors serons-nous un peu moins embarrassé pour vous affirmer que nous-même, sur un simple signe que nous transmettions à un magnétiseur, son somnambule, porté sur nos propres épaules, devenait *à notre volonté* infiniment plus léger, ou nous écrasait de tout son poids ; si nous vous affirmions encore que, sur un simple signe de nous à son magnétiseur, placé à l'autre extrémité de la chambre, ce somnambule, dont les yeux étaient hermétiquement bandés, se laissait rapidement entraîner, ou bien, obéissant à notre nouvelle intention, demeurait tout à coup si bien cloué sur le parquet, que courbé horizontalement, et ne reposant plus que sur l'extrémité de la pointe des pieds, tous nos efforts (et nous étions quatre) ne le faisaient plus avancer d'une seule ligne. « Vous attelleriez dessus six chevaux, nous disait le magnétiseur, que vous ne le feriez pas bouger davantage. » Et vraiment c'était bien, là aussi, le premier pas qui coûtait. Enfin, à notre volonté encore, nous le rendions ou complétement sourd, ou complétement aveugle, ou complétement insensible......... » (*Id.*, *ibid.*, p. 296.)

Hommes volant autour des lustres par l'effet répulsif du fluide animal.

« Vous en conviendrez, messieurs, nous n'avions vraiment plus de raison suffisante pour crier au mensonge lorsque, après avoir vu, comme tout le monde, des somnambules soulevés de terre par la volonté de leur magnétiseur, d'autres témoins venaient nous affirmer en avoir vu *voler* autour des lustres d'un salon magnétique *très-avancé*.......... » (*Id.*, *ibid.*, p. 296.)

La pluie et le beau temps obéissant à la volonté humaine.

« Alors nous nous étonnerons beaucoup moins lorsque

nous verrons des magnétiseurs insinuer comme Ricard
l'a fait, par exemple, non pas qu'ils sont capables de faire
la pluie et le beau temps, — IL NE VEUT PAS aller jusque-là,
— mais qu'il peut, et mieux est, qu'il a pu, sur la place
du Pérou à Montpellier, et en présence de témoins, *influencer* le beau temps et la pluie en faisant, par le temps le plus
sec et le plus pur, pleuvoir sur la feuille de papier que sa
main déployait........ » (*Id., ibid.*, p. 297.)

Montius magnétisant ses juges.

« Vous permettrez ensuite, messieurs, qu'on vous signale
la puissance de Montius, ce peintre original qui, à l'aide
de son magnétisme, mit plus d'une fois en déroute les tribunaux et les corps savants de la Belgique, tournant la
tête des présidents d'académie, des professeurs de physique, des inspecteurs de l'université, des journalistes, etc.,
soit en les rendant somnambules au premier roulement de
son tambour, soit en leur faisant apparaître dans la cuvette
d'or de sa montre tous les êtres vivants ou morts qu'ils désiraient évoquer ou revoir...... » (*Id., ibid.*, p. 297.)

Évocation de la sainte Vierge et de l'enfant Jésus.

« Qu'il me plaise faire apparaître la sainte Vierge ou
l'*enfant Jésus* pour une personne qui, SANS ÊTRE SOMNAMBULE
lucide, sera simplement très-sensible aux influences magnétiques : je prendrai, je suppose, une coupe que j'appellerai *la coupe aux miracles*, un bocal que je remplirai
d'eau limpide, ou bien je prendrai une boule de cristal
blanc, ou même toute autre chose transparente ou opaque,
pourvu que sa partie extérieure ait une puissance de réflexion, ce qui n'est pas indispensable, mais ce qui aidera
à mon dessein.

» Ayant l'objet sous la main, je le magnétise fortement à
l'effet de faire apparaître à l'intérieur l'*enfant Jésus* que,

dans mon imagination, je revêts d'une robe rouge ou bleue, d'une chevelure blonde ou brune, etc.; l'objet ayant été ainsi longtemps et fortement magnétisé par moi, je puis inviter une personne ou deux à passer dans la pièce de mon appartement où j'ai opéré, et procédant devant elles à des évocations plus ou moins fantastiques, durant lesquelles il y a toujours émission de substance fluide et intentionnelle, je leur annonce que je puis leur faire apparaître l'*enfant Jésus*, si elles veulent se recueillir religieusement et le désirer *dévotement*. Les choses ainsi préparées, j'invite la personne qui est le plus susceptible aux influences magnétiques à s'approcher de ma coupe ou de mon bocal, et à bien regarder à l'intérieur. Elle me répond aussitôt qu'elle n'aperçoit rien.... mais je l'invite à regarder toujours.

» De ce moment elle commence à soustraire et à s'assimiler une partie du fluide magnétique, dont j'ai saturé et enveloppé l'objet dont elle s'est approchée, et, placée bientôt à son insu et en l'absence de toute action apparente, sous ma dépendance, elle va accuser la perception de l'*enfant Jésus*, qu'elle verra d'abord à l'état confus, puis ensuite très-distinctement et tel qu'il m'aura plu de le revêtir. Cette personne n'est pas endormie et je puis la fanatiser; car non-seulement elle conservera le souvenir de ce qu'elle aura vu et accusé devant témoin, mais s'il lui plaît de demander quelque chose à cet *enfant Jésus* que j'ai fait apparaître, je pourrai faire qu'il écrive sous ses yeux, sur une bandelette ou dans l'espace qui l'environne, la réponse à la demande qu'elle lui aura adressée. » (M. Gentil, *Guide des incrédules*, p. 78.—1853.)

Une chienne visionnaire.

« Je possède une chienne dont j'ai conservé jusqu'à ce jour la virginité..... Ma pauvre chienne, qui ne pense pas comme moi, et qui a plus à cœur d'obéir à cet ordre de Dieu : *Croissez et multipliez*, que je ne lui laisse pas faire, communique sans doute avec quelques idées qui me sont inconnues, ou avec quelque esprit-chien qui la caresse spirituellement ; si bien qu'elle met bas idéalement deux fois par année une société de petits desquels elle prend le plus grand soin possible…. De ce qui précède, il ressort un fait plus puissant que tous les arguments du monde, c'est que ma chienne ne peut être une commère de mes idées, si elle n'en possède pas de semblables aux miennes, et qu'ayant des petits idéalement, elle me prouve que l'instinct et l'idée sont identiques. » (Cahagnet , *Encyclopédie magnétique*, p. 310.)

Le diable et l'archevêque de Rennes.

« Monseigneur l'évêque de Rennes avait cru devoir se livrer, pour son édification personnelle, aux expériences sur les tables, et voici à la suite de quel résultat Sa Grandeur y a renoncé : — L'évêque, ses vicaires généraux, ses chanoines, réunis à l'évêché, interrogeaient une table sur le sort et les souffrances d'un jeune et généreux missionnaire récemment martyrisé en Chine. L'évêque avait sur lui, comme relique, un lambeau de la chemise sanglante de ce dévoué et malheureux soldat de la foi. Est-ce ce talisman qui opéra ? on ne sait. Mais toujours est-il que la table se mit à raconter en sa langue, avec une fidélité stupéfiante, toute l'histoire des angoisses et des tortures du courageux missionnaire, toutes circonstances bien connues de la part des assistants. L'évêque pour sa part en fut si frappé qu'interrompant l'exercice, il s'écria d'une voix forte : — Pour savoir tout cela, il faut que tu sois le diable. Eh bien ! si tu es le diable, par le Dieu tout-puissant, par Jésus-Christ crucifié, je t'adjure, te somme et t'ordonne de te briser à mes pieds !

» Incontinent la table fit un énorme bond, et retombant obliquement, vint briser deux de ses pieds devant ceux de monseigneur de Rennes. » (*Courrier de Paris.* — Reproduit aussi par le *Voleur* du 3 juillet 1857.)

Une visite à l'exposition de Londres.

« ..... — Ah ça! monsieur Dubreuil, vous allez sans doute voir l'exposition universelle de Londres? — Oui. — Quand partez-vous? — Je ne pars pas. Je verrai tout sans quitter Paris..... — Dubreuil s'était initié à la science de Mesmer et de Puységur. Dubreuil était devenu magnétiste, et avait transformé en somnambule la fille de sa portière. Il lui donna le nom de *Nini la voyante*.....

» — Or Dubreuil avait remarqué que dans les sociétés mesmériennes et dans les séances du magnétisme, il se perdait énormément de *fluide*. Pour un homme qui fait collection de tout, cette remarque fut un trait de lumière.

» Il donna ordre aux plus habiles ouvriers de Paris de lui fabriquer une *pompe nerveuse aspirante*, et il obtint cette machine à prix d'or......

» — Moyennant un ingénieux mécanisme, la pompe aspirait tout le *fluide magnétique* dont l'air ambiant se trouvait saturé, et le conduisait dans un réservoir spécial. Une fois bien remplie, la petite machine revenait chez Dubreuil, qui en humait le contenu à l'aide d'un tube en or. Cette provision de force nerveuse venait s'ajouter au *fluide* sécrété par le cerveau de Dubreuil, et le sommeil de *Nini la voyante* acquérait par là un degré de lucidité phénoménal.

» Quand *Nini* était endormie, son âme franchissait la distance : *Nini* voyait Londres, Saint-Paul, les docks, la Tamise, le Strand, Regent-Street, Hyde-Park et le palais de Cristal.

» Merveilleuse puissance du *fluide* accumulé dans un réservoir! Telle était la force de cette essence de magnétisme concentrée qu'elle réagissait sur le magnétiseur : Dubreuil s'endormait à côté de *Nini*; alors c'était un duo de somnambulisme à ravir la pensée! Et c'est ainsi que Dubreuil put assister à la *Great Exhibition* sans se déranger. » (*L'Union magnétique*, 10 août 1856.)

Effets inattendus produits par le fluide animal.

« Un soir que Zizine se trouvait chez ses parents avec sa sœur aînée Maria et une voisine plus âgée, il lui prit une grande envie de dormir; quoiqu'elle cherchât à résister à ce sommeil, elle avait peine à y parvenir, et elle disait à sa sœur : « C'est étonnant comme j'ai envie de dormir! il faut que mon magnétiseur pense à moi, il veut sans doute m'endormir à distance. » Celle-ci profite de l'occasion, et dit à Zizine : « Veux-tu que je t'endorme? Je vais faire comme M. Beaux. » Après quelques passes, Zizine entra en somnambulisme. A son tour, Maria eut envie de dormir, et Zizine, en la magnétisant, la mit dans le même état que celui où elle se trouvait. Alors mademoiselle A*** aînée, qui n'avait magnétisé sa sœur que par curiosité, commença à l'interroger et lui demanda : « Mon amant m'aime-t-il? me marierai-je avec lui? serai-je heureuse en ménage? Et toi, aimes-tu quelqu'un? est-ce ton magnétiseur? le sait-il? Pourquoi es-tu rentrée hier soir une heure plus tard que de coutume? Où as-tu été?..... Zizine répondit aux premières questions; mais lorsqu'elle vit que sa sœur devenait trop curieuse, elle lui dit : « Ah! c'est donc pour cela que tu m'as mise en somnambulisme? Quand je serai réveillée, ne t'avise pas de me rapporter ce que je viens de t'avouer, parce que tu verrais ce qui t'arriverait..... Ah!... que je suis agitée! que j'aurais besoin de mon magnétiseur pour me calmer!..... Il n'est pas chez lui.... Je le trouverais bien si je voulais.....

Tiens, il est au Palais-Royal; j'ai envie d'aller le trouver. »
—Mademoiselle A*** : « Je te le défends; je veux que tu
restes ici. » Aussitôt Maria se lève brusquement pour se jeter
sur mademoiselle A***. Zizine la retient, l'entraîne au milieu
de la chambre; et les voilà faisant des gambades, poussant
des cris discordants, courant l'une après l'autre en sautant
sur les chaises, sur le lit, sur la commode. En vain mademoiselle A*** disait à sa sœur : « Réveille-toi sur-le-champ;
je t'ordonne de te réveiller. » Celle-ci répondait en rica-
nant : « Ah! voilà qu'elle fait comme mon magnétiseur,
quand il veut me réveiller; mais toi, je ne t'écoute pas,
c'est comme si tu chantais. » Et en disant cela, elle tira les
draps hors du lit, jeta à terre l'oreiller, le traversin, et finit
par pisser au milieu de la chambre. »

. . . .

.....—« Eh bien! Zizine (encore en somnambulisme), hier
soir, en mon absence, tu as donc fait des tiennes? » —
Zizine : « Comment! Maria vous l'a dit? Nous nous étions
pourtant promis de ne pas vous en parler! » — « C'est bien
joli de ta part; seulement j'aurais voulu que ton confesseur
eût été là; il aurait vu comme se comportait une demoiselle
de la confrérie de la Vierge. » Zizine : « Mais il n'y était pas
non plus. »

« C'est égal, quand tu iras à confesse, il faudra que tu le
lui dises. » — Zizine : « Ah bah!... je ne lui en dirai rien... »
(Le docteur Beaux, *De l'influence de la magnétisation,* p. 52.)

Un fauteuil magnétique.

« Le 15 mai, M. et madame *** se rendirent chez moi, accompagnés de leur fille. Après quelques instants d'une conversation générale qui porta principalement sur le magnétisme et les événements de notre dernière entrevue, l'idée
me vint d'essayer si un siége magnétisé, sur lequel s'assié-

rait mademoiselle Julie, serait capable de l'endormir. Ayant donc trouvé un prétexte pour m'absenter un instant, j'allai magnétiser un fauteuil dans la pièce voisine, où je ne tardai pas à faire entrer la famille G***. Je suis certain de m'y être pris de manière à ne permettre aucun soupçon sur la nature de mon dessein. Mademoiselle Julie, assise entre sa mère et moi, s'occupe à feuilleter un album que je mets entre ses mains; mais elle ne va pas jusqu'au troisième feuillet avant de s'endormir. » (Le docteur Teste, *Traité de magnétisme*, p. 248.)

L'âme de la terre.

« J'ai reçu de l'âme de la terre la rigoureuse injonction de ne plus toucher aux tables ni aux chapeaux..... La colonne magnétique se forme au milieu de la table ou du chapeau, exactement comme dans les réunions unisexuelles.

» L'âme de la terre la saisit avec son crochet quand elle a une main disponible... L'âme de la terre a donc des mains? Elle a un corps. Il faut bien qu'elle y possède des organes.....

» L'âme de la terre, qui ne peut abandonner à la merci de l'intelligence humaine des vérités d'où dépend le salut du globe, est obligée, toute affaire cessante, d'en imposer l'acceptation aux esprits les plus obstinés, par des miracles qui coûtent à ses dix mains, aux deux mains d'ailerons surtout, les efforts les plus douloureux..... » (V. Hennequin, *loc. cit.*, p. 475 et seq.)

Nouveau moyen de guérir la fièvre typhoïde.

« Le magnétisme, on le sait, n'est que de l'électricité animalisée, et un grand nombre d'effets sont communs à l'un et à l'autre; or on s'est déjà servi avec succès de l'électricité ordinaire dans le traitement de la fièvre typhoïde, en faisant coucher les malades sur des lits garnis d'isoloirs en verre ; il arrive alors que l'électricité animale n'étant plus en contact avec l'électricité terrestre, et ne se renouvellant plus par ce réservoir commun, la vitalité diminue peu à peu, et la fièvre cesse la plupart du temps par ce moyen. » (E. Chertier, *Journal philanthropico-magnétique*, août 1854.)

Supplique de Napoléon Ier à V. Hennequin.

« M. le Pontois et sa nièce me dirent..... : « Il y a cinq se-
» maines, le 25 octobre, les meubles de notre maison ont
» commencé à se lever d'eux-mêmes. »

» Je m'arrête ici pour demander à Dieu de quel instrument il fait usage pour remuer des meubles auxquels personne n'a touché.

» Il me répond : « Nous employons pour cela nos barres
» ordinaires, mais terminées, au lieu du croc, par une spi-
» rale aiguë, qui va chercher au milieu du meuble le tissu
» d'électricité neutre ; un pareil acte est pour nous l'effort
» suprême. Nulle pression magnétique ne vient nous secon-
» der, et les fils électriques, neutres surtout, n'ayant pas la
» solidité du fluide humain, tendus par la volonté, sont
» très-sujets à se rompre... »

» Quand la table de M. le Pontois, après avoir fait re-
connaître son autorité par des prestiges tout à fait rares en France, lui donna l'ordre, exécuté sans balancer, d'abandonner son commerce et de se rendre à Paris, il lui fut pres-
crit, ainsi qu'à sa nièce, d'emporter avec eux un bâton de chaise qui devait, en route, faire des dictées à défaut de table, en frappant des coups, lorsqu'il serait tenu en équilibre par mademoiselle Désirée Godue. L'électricité inté-
rieure de ce bâton et le magnétisme féminin dont il était imprégné, rendaient le phénomène réalisable ; un crochet électrique y suffit.....

» Le 10 décembre au matin, un fauteuil s'était soulevé

chez M. le Pontois et sa nièce, à leur hôtel, celui des Ambassadeurs, rue Saint-Honoré, n° 149. C'était une invitation de consulter le bâton. Mademoiselle Godue avait écrit immédiatement, en notant ses coups :

« *Je vais dicter quelque chose pour Victor Hennequin. Il faut* » *que Désirée soit seule et qu'elle ne regarde pas ce qu'elle écrira.* » *Vous porterez cela à Victor avec Désirée, que vous laisserez* » *chez lui. Victor Hennequin lui remettra un papier qu'elle ne* » *lira pas.* »

» Le papier qui m'était apporté contenait une véritable supplique, adressée à moi par le *grand Napoléon*; il me demandait, dans l'intérêt de son neveu, des renseignements sur l'état actuel de l'esprit public en France. » (V. Hennequin, *loc. cit.*, p. 618.)

Du fluide magnétique administré IN ARTICULO MORTIS ou conversation d'outre-tombe entre M. Valdemar (de New-York) et son magnétiseur.

« ..... Il était environ huit heures moins cinq quand, prenant la main du patient, je le priai de confirmer à M. L....., aussi distinctement qu'il le pourrait, que c'était son formel désir, à lui, Valdemar, que je fisse une expérience magnétique sur lui dans de telles conditions.

» Il répéta, faiblement, mais très-distinctement : — Oui, je désire être magnétisé; — ajoutant immédiatement après : — Je crains bien que vous n'ayez différé trop longtemps.

» Pendant qu'il parlait, j'avais commencé les passes que j'avais déjà reconnues les plus efficaces pour l'endormir. Il fut évidemment influencé par le premier mouvement de ma main qui traversa son front; mais, quoique je déployasse toute ma puissance, aucun effet sensible ne se manifesta jusqu'à dix heures dix minutes, quand les médecins D... et F... arrivèrent au rendez-vous. Je leur expliquai en peu de mots mon dessein, et comme ils n'y faisaient aucune objection, disant que le patient était déjà dans sa période d'agonie, je continuai sans hésitation, changeant toutefois les passes latérales en passes longitudinales, et concentrant tout mon regard juste dans l'œil du moribond.....

» Quand j'eus fait tout cela il était minuit sonné, et je priai ces messieurs d'examiner la situation de M. Valdemar. Après quelques expériences, ils reconnurent qu'il était dans un état de catalepsie magnétique extraordinairement parfaite.....

» Nous laissâmes M. Valdemar absolument tranquille jusqu'à trois heures du matin ; alors je m'approchai de lui, et le trouvai exactement dans le même état que quand le docteur F... était parti, — c'est-à-dire qu'il était étendu dans la même position, que le pouls était imperceptible, la respiration douce, à peine sensible, — excepté par l'application d'un miroir aux lèvres ; les yeux fermés naturellement, et les membres aussi rigides et aussi froids que du marbre. Toutefois l'apparence générale n'était certainement pas celle de la mort.....

» — Monsieur Valdemar, — dis-je, — dormez vous ?

» Il ne répondit pas, mais j'aperçus un tremblement sur ses lèvres, et je fus obligé de répéter ma question une seconde et une troisième fois. A la troisième, tout son être fut agité d'un léger frémissement ; les paupières se soulevèrent d'elles-mêmes comme pour dévoiler une ligne blanche du globe ; les lèvres remuèrent paresseusement et laissèrent échapper ces mots dans un murmure à peine intelligible :

» — Oui, je dors maintenant. Ne m'éveillez pas ! — laissez-moi mourir ainsi...

» — Vous sentez-vous toujours mal à la poitrine, monsieur Valdemar ?...

» Sa réponse ne fut pas immédiate, elle fut encore moins accentuée que la première.

» — Mal? — non, — je meurs.....

» Il n'y avait plus dans M. Valdemar le plus faible symptôme de vitalité; et concluant qu'il était mort, nous le laissions aux soins des gardes-malades, quand un fort mouvement de vibration se manifesta dans la langue. Cela dura pendant une minute peut-être. A l'expiration de cette période, des mâchoires distendues et immobiles, jaillit une voix, — une voix telle que ce serait folie d'essayer de la décrire. Il y a cependant deux ou trois épithètes qui pourraient lui être appliquées comme des à peu près : ainsi, je puis dire que le son était âpre, déchiré, caverneux ; mais le hideux total n'est pas définissable, par la raison que de pareils sons n'ont jamais hurlé dans l'oreille de l'humanité... M. Valdemar *parlait*, évidemment pour répondre à la question que je lui avais adressée quelques minutes auparavant. Je lui avais demandé, on s'en souvient, s'il dormait toujours. Il disait maintenant :

» — Oui, — non, — *j'ai dormi*, — et maintenant, — maintenant *je suis mort*....

» Il était resté à tous égards tel que je l'ai décrit en dernier lieu, à l'exception que le miroir ne donnait plus aucun vestige de respiration. Une tentative de saignée au bras resta sans succès, je dois mentionner aussi que ce membre n'était plus soumis à ma volonté. Je m'efforçai en vain de lui faire suivre la direction de ma main.

» La seule indication réelle de l'influence magnétique se manifestait maintenant dans le mouvement vibratoire de la langue. Chaque fois que j'adressais une question à M. Valdemar, il semblait qu'il fît un effort pour répondre, mais que sa volition ne fût pas suffisamment durable...

» Je crois que j'ai maintenant relaté tout ce qui est nécessaire pour faire comprendre l'état du somnambule dans cette période...

» Dans l'après-midi, nous revînmes tous voir le patient. Son état était absolument le même. Nous eûmes alors une discussion sur l'opportunité et la possibilité de l'éveiller ; mais nous fûmes bientôt d'accord en ceci qu'il n'en pouvait résulter aucune utilité. Il était évident que jusque-là, la mort, ou ce que l'on définit habituellement par le mot *mort*, avait été arrêté par l'opération magnétique. Il nous semblait clair à tous qu'éveiller M. Valdemar, c'eût été simplement assurer sa minute suprême, ou au moins accélérer sa désorganisation.

» Depuis lors jusqu'à la fin de la semaine dernière, — *un intervalle de sept mois à peu près*, — nous nous réunîmes journellement dans la maison de M. Valdemar, accompagnés de médecins et d'autres amis. Pendant tout ce temps, le somnambule resta *exactement* tel que je l'ai décrit. La surveillance des infirmiers était continuelle.

» Ce fut vendredi dernier que nous résolûmes finalement de faire l'expérience du réveil, ou du moins d'essayer de l'éveiller...

» Pour arracher M. Valdemar à la catalepsie magnétique, je fis usage des passes accoutumées. Pendant quelque temps elles furent sans résultat. Le premier symptôme de retour à la vie fut un abaissement partiel de l'iris. Nous observâmes comme un fait très-remarquable que cette descente de l'iris était accompagnée du flux très-abondant d'une liqueur jaunâtre (de dessous les paupières) d'une odeur âcre et fortement désagréable.

» On me suggéra alors d'essayer d'influencer le bras du patient comme par le passé. J'essayai, je ne pus. Le docteur F... exprima le désir que je lui adressasse une question. Je le fis de la manière suivante :

» —Monsieur Valdemar, pouvez-vous nous expliquer quels sont maintenant vos sensations ou vos désirs?

» Il y eut un retour immédiat des cercles hectiques sur les joues ; la langue trembla ou plutôt roula violemment dans la bouche (quoique les mâchoires et les lèvres demeurassent toujours immobiles), et à la longue la même horrible voix que j'ai déjà décrite fit éruption :

» — Pour l'amour de Dieu ! — vite ! — vite ! faites-moi dormir, — ou bien, vite ! éveillez-moi ! — vite ! — *Je vous dis que je suis mort !*

» J'étais totalement énervé, et pendant une minute je restai indécis sur ce que j'avais à faire. Je fis d'abord un effort pour calmer le patient ; mais cette totale vacance de ma volonté ne me permettant pas d'y réussir, je fis l'inverse et m'efforçai aussi vivement que possible de le réveiller. Je vis bientôt que cette tentative aurait un plein succès, — ou du moins je me figurai bientôt que mon succès serait complet, — et je suis sûr que chacun, dans la chambre, s'attendait au réveil du somnambule.

» Quant à ce qui arriva en réalité, aucun être humain n'aurait jamais pu s'y attendre ; c'est au delà de toute possibilité.

» Comme je faisais rapidement les passes magnétiques à travers les cris de : — Mort ! — mort ! — qui faisaient littéralement explosion sur la langue et non sur les lèvres du sujet, — tout son corps, — d'un seul coup, — dans l'espace d'une minute, et même moins, — se déroba, — s'émietta, — se *pourrit* absolument sous mes mains. Sur le lit, devant tous les témoins, gisait une masse dégoûtante et quasi-liquide, — une abominable putréfaction. » (Edgard Poé, *la Vérité sur le cas de M. Valdemar*, citée aussi par *l'Illustration*.)

Adhésion de L'UNION MAGNÉTIQUE au fait précédent.

« — *L'Illustration* du 8 mars contient la traduction, par M. de Wailly, d'un article d'Edgard Poé, article PLEIN D'INTÉRÊT, sur le *magnétisme employé à l'article de la mort.* » (*Union magnétique*, 25 avril 1856.)

Lettre de M. Madrolle à M. Victor Hennequin.

«Jeudi, 27 août.

» Plus vous m'oubliez, moins je vous oublie; plus vous
» me dédaigneriez et plus je vous honorerais, monsieur, et
» je tiens encore plus à vous rendre des hommages qu'à vous
» les voir accepter.

» Si j'étais honteux, ce serait de voir les rois me ré
» pondre et quelquefois (Dieu le sait) m'écrire.

» Vous m'êtes aujourd'hui plus que l'empereur.

» Et il n'est pas impossible que ce soit *l'âme de la terre*,
» et peut-être l'âme du ciel, qui m'a recommandé de vous
» écrire qu'au pied même d'une campagne de ma mère,
» d'où l'on voit le mont Blanc à perte de vue, il a surgi,
» depuis un mois juste, une jeune servante du Seigneur, fille
» d'un jardinier, qui a reçu le don de la *plume courante*, aux
» ordres de toutes les pensées et de la mienne en particu
» lier, et qui m'a raconté, ainsi que sa mère, comme quoi
» c'était Victor Hennequin qui en avait été l'occasion.

» Elle répond même en latin aux abbés de Dijon, et en
» langues étrangères quand on le veut. — MADROLLE. »
(V. Hennequin, *loc. cit.*, p. 604.)

Profession de foi magico-magnétique d'ÉLIPHAS LÉVI.

« Existe-t-il une magie, existe-t-il une science occulte qui soit véritablement une puissance et qui opère des prodiges capables de faire concurrence aux miracles des religions autorisées?

» *Oui*, il a existé et il existe encore une magie puissante et réelle ; *oui*, tout ce que les légendes en ont dit était vrai ; ici seulement et contrairement à ce qui arrive d'ordinaire, les exagérations populaires n'étaient pas seulement à côté, mais au-dessous de la vérité.....

» Ici je dois m'arrêter, et je crains d'en avoir trop dit...

» Voici maintenant quels sont les priviléges et les pouvoirs de celui qui tient en sa main droite les clavicules de Schlomah, et dans la gauche la branche d'amandier fleuri :

» **Alep**. — Il voit Dieu face à face sans mourir, et converse familièrement avec les sept génies qui commandent à toute la milice céleste.

» **Beth**. — Il est au-dessus de toutes les affections et de toutes les craintes.

» **Ghimel**. — Il règne avec tout le ciel et se fait servir par tout l'enfer.

» **Daleth**. — Il dispose de sa santé et de sa vie, et peut également disposer de celles des autres.

» **Ile**. — Il ne peut être ni surpris par l'infortune, ni accablé par les désastres, ni vaincu par ses ennemis.

» **Van**. — Il sait la raison du passé, du présent et de l'avenir.

» **Dzain**. — Il a le secret de la résurrection des morts et la clef de l'immortalité.

» Ce sont là les sept grands priviléges. Voici ceux qui viennent après :

» **Meth**. — Trouver la pierre philosophale.

» **Teth**. — Avoir la médecine universelle.

» **Zad**. — Connaître les lois du mouvement perpétuel et pouvoir démontrer la quadrature du cercle.

» **Caph**. — Changer en or non-seulement tous les métaux, mais aussi la terre elle-même et les immondices mêmes de la terre,

» **Lamed.** — Dompter les animaux les plus féroces, et savoir dire les mots qui engourdissent et charment les serpents.

» **Mem.** — Posséder l'art notoire qui donne la science universelle.

» **Nan.** — Parler savamment sur toutes choses sans préparation et sans étude. »

» Voici enfin les sept moindres pouvoirs du mage :

» **Samech.** — Connaître à la première vue le fond de l'âme des hommes et les mystères du cœur des femmes.

» **Guain.** — Forcer, quand il lui plaît, la nature à se révéler.

» **Pe.** — Prévoir tous ceux des événements futurs qui ne dépendent pas d'un libre arbitre supérieur ou d'une cause insaisissable.

» **Aiu.** — Donner sur-le-champ et à tous les consolations les plus efficaces et les conseils les plus salutaires.

» **Schin.** — Avoir le secret des richesses, en être le maître toujours et jamais l'esclave. Savoir jouir même de la pauvreté, et ne tomber jamais ni dans l'abjection ni dans la misère.

» **Thau.** — Ajouterons-nous à ces trois septénaires que le sage gouverne les éléments, qu'il apaise les tempêtes, qu'il guérit les malades en les touchant, et qu'il ressuscite les morts ?» (*Dogme et rituel de la haute magie*, p. 19.)

Conversation avec les habitants de Saturne.

« Assidus à notre chapeau, que nous fîmes de connaissances étranges ! La seconde apparition fut celle d'une femme, une Américaine, madame HOLKES. Elle assure qu'elle connaissait Fiasagre, mais qu'elle occupait un rang plus élevé que lui dans le monde aromal. Elle était susceptible comme Fiasagre lui-même au surplus ; car il avait eu ce dialogue avec ma femme :

» *M'obéiras-tu?* — Non ! — *Me répondras-tu?* — Oui !

» Invitée à marquer par des coups l'âge d'Octavie, madame *Holkes* en frappa quelques-uns ; puis elle glissa d'un bout de la table à l'autre :

» *Tu ne veux pas continuer?* lui dit madame Hennequin. — Non ! — *Ce que je te demande serait trop long?* — Oui ! — *Cela est au-dessus de toi?* — Oui !

» Nous vîmes les jours suivants un médecin DÉFUNT de Bordeaux, qui offrit de nous donner des consultations dans nos maladies ; un ancien sous-lieutenant de cavalerie portugaise, nommé Sharrosès, et l'origine des esprits ne se bornait pas à la terre. Il vint, entre cent, un habitant de Saturne, curieux de voir l'harmonie se réaliser en France. D'autres n'appartenaient à aucun globe : c'étaient des âmes errantes, isolées de toutes les humanités pendant des siècles, afin d'expier des fautes très-graves. » (V. Hennequin, *loc. cit.*, p. 143.)

Le fluide servant de point d'appui.

« Rosalie dort paisiblement dans un fauteuil du sommeil magnétique. Son magnétiseur lui soulève les pieds, puis passe sa main entre eux et le plancher. Ce signe, d'après la demande qui lui en a été adressée, doit placer un tabouret sous les pieds de la somnambule. Effectivement, à partir de ce moment, les deux pieds de Rosalie restent en l'air comme s'ils étaient réellement supportés par un objet placé au-dessous d'eux..... » (Le docteur Teste, *loc. cit.*, p. 266.)

Cécité somnambulique.

« Non-seulement, comme on vient de le voir par les exemples ci-dessus, l'action magnétique peut créer pour Rosalie des objets complétement imaginaires, mais encore elle lui enlève, au gré du magnétiseur, la faculté de voir des objets existants réellement et placés dans des conditions à être parfaitement distincts pour elle à l'état ordinaire. Ainsi, une simple passe magnétique suffit pour qu'un meuble, une personne, une partie d'appartement tout entière disparaisse aux yeux de la somnambule. » (*Id.*, *ibid.*, p. 269.)

Phénomène d'attraction.

« Un livre a été magnétisé sur une cheminée avec l'intention de le faire adhérer au marbre. Sur le désir qu'on en témoigne à Rosalie, elle va pour le chercher, mais ses efforts pour l'enlever sont vains ; seulement, comme la volonté du magnétiseur n'a eu d'autre but que de fixer au marbre la partie de la reliure qui y touche, Rosalie ouvre le livre dont elle feuillette les pages, mais sans plus pouvoir l'arracher de la cheminée que si l'un des côtés de la couverture y était fixé. » (*Id.*, *ibid.*, p. 264.)

Comment l'esprit vient aux lucides. — Influence des femmes enceintes sur les somnambules.

« Eugénie était aussi somnambule chez moi. A la deuxième magnétisation, elle a pu prédire qu'en la magnétisant quinze jours de suite, à la même heure, pas une minute de plus, pas une minute de moins (sans cette précaution, où elle aurait une crise nerveuse, où elle serait malade toute la journée, ce qui s'est vérifié les deux jours suivants), le quinzième jour elle aurait une crise terrible de rage, de folie, qui durerait trois heures, puis, après ces trois heures, elle serait somnambule. Cette déclaration a été faite à la Société magnétologique et consignée sur ses procès-verbaux quinze jours à l'avance. Elle a envoyé vérifier le fait par trois de ses membres. Tout s'est passé comme le sujet l'avait prévu. Les trois heures devaient finir à deux heures trente-cinq minutes ; à deux heures, dans un moment de repos, je lui demande : Ce n'est donc pas fini? Non, dit-elle ; j'aurai encore une crise, puis à deux heures trente-cinq minutes, je tomberai en extase, je chanterai un cantique et je serai somnambule. A l'heure indiquée, elle se mit à genoux, les mains jointes élevées vers le ciel ; elle chante, puis elle se relève en me disant toute joyeuse : Réveillez-moi, je serai bonne somnambule pour les maladies, les voyages, enfin *pour ce que vous voudrez*. Je l'ai gardée dix-huit mois ; elle a fait de bien belles choses ; elle s'est mariée à un musicien militaire qui lui a fait faire la campagne de Rome. — Quand elle était en rapport avec une femme enceinte, sa taille prenait la même dimension que celle-ci. » (Millet, rédacteur en chef de *l'Union magnétique*, 10 mai 1856.)

Effet du fluide animal sur le cerveau humain.

« Il faut prendre à la lettre tout ce que je dis..... Au mois de mars 1853, j'avais l'esprit fermé aux *miracles*, mais très-ouvert aux réalités du magnétisme, dont la puissance m'avait été prouvée invinciblement par l'expérience, dès ma première rencontre avec Alexis...

» Lorsque j'ai vu pour la première fois le magnétisme aromalisé, arome de transition destiné dans le monde aromal à des fonctions d'engrenage, j'ai été surpris de ses caprices. C'est un cliquetis de croissants qui sautent en changeant de direction à chaque instant. Cette marche s'explique par la combinaison du magnétisme neutre presque droit, et de l'arome neutre qui est un cylindre d'anneaux. Après les avoir engaînés l'un dans l'autre, les âmes qui les fabriquent les frottent jusqu'à ce qu'ils se brisent en se réunissant par fragments.

» Mon fluide spécial, mélangé avec l'arome, circule dans l'intérieur de mon cerveau, où il est logé plus avant que l'enveloppe magnétique elle-même, Il donne un charme particulier à mes méditations, à mes souvenirs. Je ne m'ennuie pas seul, et je m'isole volontiers de la conversation pour m'écouter moi-même.

» L'âme de la terre communique avec moi, en faisant pénétrer un rayon aromal au-dessus de mon occiput, introduc-duction qu'elle s'est ménagée dans ma tête en me retirant la facilité dans les calculs et la décision dans les petites choses ; j'ai su par elle que, pour déterminer dans mon fluide une ébullition qui l'élevât au niveau du sien, car elle ne veut pas élargir son orifice et déranger mon économie cérébrale, je devais fumer avec excès. » (V. Hennequin, *loc. cit.*, p. 556.)

Miroir magique de M. Dupotet.

« Pour cette opération, nous prenons un morceau de braise, nous traçons un cercle plein, en ayant soin que toutes ses parties soient noircies. *Nos intentions* sont bien formulées, aucune hésitation dans nos pensées ; nous voulons que les *esprits animaux* soient fixés dans ce petit espace et y demeurent enfermés ; qu'ils y appellent des *esprits ambiants* et semblables, afin que des communications s'établissent entre eux, et qu'il en résulte une sorte d'alliance. L'expérimenté une fois arrivé vers ce point, une pénétration intuitive, due au rapport qui s'établira entre les esprits qui sont en lui et ceux fixés sur le miroir magique, doit avoir lieu ; il doit voir les événements et tout ce qui l'intéresse comme s'il était dans l'extase ou dans le somnambulisme le plus avancé, bien que l'expérimenté soit libre de ses facultés comme de son être, et que rien chez lui ne soit enchaîné. Ce n'est peut-être pas là toute notre pensée, mais nous n'avons point de terme pour l'exprimer autrement.

» L'opérateur doit se tenir à distance, sans qu'aucune influence de sa part vienne désormais s'ajouter, se joindre à ce qui a été fait d'abord. Cette expérience est neuve pour nous comme pour toute l'assemblée, qui se compose, ce jour-là, de quatre-vingts personnes. Tous les yeux sont ouverts, c'est en plein jour, sur un parquet qui n'a reçu aucune préparation, qui n'est revêtu d'aucun enduit, que le rond est tracé, et le charbon qui a servi est déposé sur la cheminée, ou tout le monde est libre de l'examiner. Aucun parfum, aucune parole, enfin rien que ce rond charbonné, et *l'occulte puissance qui y a été déposée* au moment du tracé, tracé qui a demandé quatre minutes de préparation seulement. Durant ce court espace de temps, des rayons de notre intelligence, poussés par d'autres rayons, ont formé un foyer invisible, mais réel; nous sentons qu'il existe, au trouble inconnu que nous éprouvons, *à l'ébranlement de tout notre être*, plus encore à une sorte d'affaissement résultant de la diminution de la somme de nos forces. Voici ce que l'on observe.

» Plein de confiance en lui, sûr de l'impuissance de cette magie, un homme de vingt-cinq à vingt-six ans s'approche du rond fatidique, le considère d'abord avec un regard assuré, en examine les circonvolutions, car il est inégalement tracé, lève la tête, regarde un instant l'assemblée, puis reporte ses regards en bas, à ses pieds. C'est alors qu'on aperçoit un commencement d'effet : sa tête se baisse davantage, il devient inquiet de sa personne, tourne autour du cercle sans le perdre un instant de vue; il se penche davantage encore, se relève, recule de quelques pas, avance de nouveau, fronce les sourcils, devient sombre et respire avec violence. On a alors sous les yeux la scène la plus étrange, la plus curieuse; l'expérimenté voit, à n'en pas douter, des images qui viennent se peindre dans le miroir; son trouble, son émotion, plus encore ses mouvements inimitables, ses sanglots, ses larmes, sa colère, son désespoir

et sa fureur, tout enfin prouve le trouble, l'émotion de son
âme. Ce n'est point un rêve, un cauchemar, les apparitions
sont réelles; devant lui se déroule une série d'événements
représentés par des figures, des signes qu'il saisit, dont il se
repaît, tantôt gai, tantôt rempli de tristesse, à mesure que
les tableaux de l'avenir passent sous ses yeux. Bientôt même
c'est le délire de l'emportement, il veut saisir le signe, il
plonge en lui un regard terrible; puis enfin il s'élance et
frappe du pied le cercle charbonné, la poussière s'en élève,
et l'opérateur s'approche pour mettre fin à ce drame rempli
d'émotions et de terreurs. Pour un instant, on craint que le
voyant n'exerce sur l'opérateur un acte de violence, car il
le saisit brusquement par la tête et l'étreint avec force. Quelques paroles affectueuses et les procédés magnétiques apai-
sent, calment l'âme du voyant, et font rentrer dans leur lit
ces courants vitaux débordés.

» On entraîne dans une pièce voisine l'expérimenté; mais
avant qu'il ait repris entièrement ses sens, on lui ôte le souvenir de ce qu'il a vu, et l'on achève de le calmer. Il ne lui
reste bientôt qu'une douleur dans la partie supérieure du
crâne, qui disparaît d'elle-même au bout d'une demi-heure.
Malgré tout, il conserve une vague pensée, une préoccupation de l'esprit; il cherche à se rappeler, il sent qu'il s'est
passé en lui quelque chose d'étrange; mais quoi qu'il fasse,
sa mémoire ne peut lui fournir un trait, une figure de tout
ce qu'il a vu; tout est confus en lui, et les interrogations
nombreuses qu'il subit n'amènent aucune révélation. »
(M. Dupotet, cité par M. de Mirville, *Man. fluid.*, p. 302.)

Adhésion de M. de Mirville au fait précédent.

« Rêvons-nous? sommes-nous nous-même sous le charme
d'une illusion? avons-nous bien vu ce que nous venons de
décrire? Oui! oui! nous l'avons vu, saisi, *plein de calme et de*

raison. Tout est réel, et nous restons bien au-dessous de la vérité, ne pouvant entièrement la peindre dans ce récit, car les mots nous manquent quoique notre mémoire soit fidèle.

» Cette expérience a porté dans tous les esprits la conviction qu'une découverte venait de se révéler, et que le magnétisme allait certainement s'ouvrir une nouvelle route. Les faits déjà si curieux offerts par le somnambulisme sont dépassés, car ici l'homme est éveillé. » (*Manifestations fluidiques*, p. 304.)

Le pandémonium magico-magnétique de M. Dupotet.

« Une autre fois, M. Dupotet traçait deux lignes sur le parquet : l'une avec de la craie, représentant la route du bien ; l'autre avec du charbon, figurant la route du mal.

» Le sujet se plaçait au point A, entre les deux lignes, et après quelques minutes de lutte pour se diriger vers la ligne blanche, il se sentait fatalement entraîné vers la ligne noire, la parcourait en désespéré, et tombait éperdu au point B, entre les bras du démon. » (*L'Union magnétique*, 10 septembre 1856.)

Grande scène magnétique ou le docteur ensorcelé.

« Un dimanche, plusieurs *sujets* s'étant déjà successivement aventurés sur ces lignes *noires et blanches,* tracées sur le parquet, et figurant *la route du bien et la route du mal :*

» Tout à coup une porte est violemment poussée ; des individus sont froissés, des siéges renversés. Un jeune médecin, que personne n'avait remarqué dans la salle, s'élance vers les lignes avec la rapidité d'un trait, renversant tout ce qui lui fait obstacle ; il arrive d'un bond dans l'espace compris entre la ligne crayeuse et la ligne charbonnée. Il a le visage bouleversé, les cheveux hérissés, les yeux hagards, les bras étendus, les doigts écartés ; il s'agite violemment et semble vouloir prendre la place de celui qui se prêtait à l'expérience.

» Grande stupeur dans le salon, comme vous pensez bien. Tout le monde se lève étonné. Une sorte de panique a saisi l'assemblée.

» Mais M. Dupotet s'approche promptement, passe la main sur le front du patient, qui se penche sur lui, ferme les yeux, et redevient calme.

» Entraîné dans une autre pièce, le héros de ce drame imprévu est interrogé; lent à répondre, il exprime enfin que, malgré lui, il a commis cet acte; qu'entraîné par un pouvoir invisible, il avait été comme jeté sur les lignes. » (*Union magnétique* du 25 septembre 1856.)

Scandale magnétique.

« ..... Ayant conseillé le magnétisme à une jeune veuve, madame F..., qui avait de l'oppression au creux de l'estomac, je lui dis, pour la déterminer à se faire magnétiser, qu'elle pourrait peut-être acquérir aussi une belle voix..... — Afin d'agir plus fortement, je pris sa tête entre mes mains, je lui fermai les paupières avec mes pouces, et j'appliquai mon front contre le sien : aussitôt elle parut comme anéantie, poussa de grands soupirs, et contracta spasmodiquement les bras et les jambes..... Contrairement à mes habitudes, je l'avais magnétisée plutôt par complaisance que pour tout autre motif; car je crois bien qu'elle n'avait pas plus d'oppression que moi au creux de l'estomac. Si elle vient à mourir entre mes mains, que pensera-t-on de moi? On me dira : « Mais pourquoi donc l'avez-vous magnétisée? » — « C'était pour lui faire avoir une belle voix! » — « Ah! je vous fais mon compliment, vous avez bien réussi. » Et moi, qui croyais avoir de la prudence!.....

» Tout en faisant ces réflexions, je continuais à faire des

passes de la tête aux pieds, à souffler chaud au front, au creux de l'estomac; mais la respiration ne se rétablissait pas, la peau restait toujours froide. Enfin, je lui dis encore : « Dor...mez...-vous? » Aussitôt elle se mit vivement sur son séant en ouvrant de grands yeux irrités, et me dit brusquement : « Non, je ne dors pas, je n'ai pas dormi un in-
» stant... C'était pour vous éprouver ce que j'en ai fait; je
» voulais voir jusqu'où vous iriez. » — « Comment, jusqu'où
» j'irais? mais je n'ai été que jusqu'où je devais aller. Vou-
» lez-vous que je vous montre, dans les ouvrages des magné-
» tiseurs, ce qui est ordonné dans des cas semblables à celui
» où vous paraissiez être? Qu'auriez-vous donc dit si j'avais
» voulu faire comme ce magnétiseur qui, voyant son ami
» tomber dans un état de mort apparente, se déshabilla tout
» nu, le couvrit de son corps pour le réchauffer, et lui souffla
» trois heures de suite dans la bouche, comme pour rap-
» peler un noyé à la vie? » Pendant que je lui faisais cette remontrance, je vois madame F... tourner la tête de côté, et comme se parlant à elle même, dire tout bas : « Sacré
» roué, va! — « Comment! sacré roué? je vous conseille de
» parler : si l'un de nous deux est un roué, je sais bien
» lequel..... » (Le docteur Beaux, *Influence de la magnéti-sation sur le développement de la voix*, p. 73.)

Une prophétie politique concernant la branche aînée.

« Par l'irrésistible puissance de son regard, M. Alexandre Dumas plongea un jour dans l'état somnambulique une jeune fille de onze ans. Cette enfant, qui se nommait Marie, se mit à prédire la restauration de Henri V dans les circonstances suivantes : La comtesse de Chambord mourra d'une maladie de poitrine, et le prince veuf se mariera avec la fille d'un menuisier établi à Paris, faubourg Saint-Martin, 42. *Léontine* (c'est le nom de la future madame Henri V), mettra au monde un prince qui deviendra roi de France, et régnera sous le nom de *Léon*. Quant à Henri V, il mourra d'une pleurésie pour avoir bu de l'eau fraîche dans la forêt de Saint-Germain, nonobstant les avertissements réitérés d'Alexandre Dumas fils! » (Cité par *l'Union magnétique* du 25 avril 1857.)

Le fluide animal enfin expliqué!

« Le magnétisé reçoit, par l'action irréfléchie ou par les passes, un magnétisme qui se confond d'abord avec le sien, mais que ses foyers fluidiques ne peuvent contenir, et qui finit, trouvant l'issue de ses pieds, par se diriger vers le centre du globe.

» Repoussé du centre de la planète par la volonté de Dieu, ce fluide se joint avec amour au magnétisme, provenu de la même source, qui circule perpétuellement sous l'écorce minérale, et ne s'y neutralise pas immédiatement, attendu que l'empressement du fluide négatif à courir au-devant du fluide positif est propre à l'électricité, arome inférieur. La compagne du magnétisme mâle, type de la femme ennoblie par l'éducation, commence par fuir l'homme avec autant d'ardeur qu'il en mit à la poursuivre, et ne ralentit son mouvement pour se laisser joindre qu'après huit cent soixante-quatre des petits temps d'arrêt, bientôt regagnés, qu'elle fait comme pour être mieux vue, après avoir décrit six anneaux. Le zoomagnétisme présente déjà le germe de ses qualités, surtout chez les oiseaux qui peignent le mieux l'amour. » (V. Hennequin, *loc. cit.*, p. 567.)

DESTRUCTION DU MAGNÉTISME.

> « La sincérité est la probité de l'esprit. »
>
> (LAMARTINE.)

> « Une crédulité excessive est le propre d'un
> » imbécile ou d'un sot. »
>
> (Le docteur PIGEAIRE, *loc. cit.*, p. 102.)

> « Les conseils de la raison défendent d'ajouter
> » foi d'une manière inconsidérée à des faits ridi-
> » cules et invraisemblables, *fussent-ils attestés*
> » *par des milliers de témoins.* »
>
> (Le baron d'HÉNIN, *loc. cit.*, t. II, p. 251.)

> « Les moyens de n'être jamais dupe, c'est
> » de connaître toutes les roueries du charlata-
> » nisme assez pour démontrer aux fripons que
> » l'on connaît les subtilités de leur métier. »
>
> (M. DELAAGE, *loc. cit.*, p. 45.)

I

ESSAI SUR LES MOYENS A EMPLOYER POUR DÉTRUIRE LA FOLIE DU MAGNÉTISME.

L'esprit a ses infirmités comme le corps; toute erreur est un commencement de folie, et la perte de la raison n'est pas autre chose qu'une absence complète de jugement. Les maladies de l'esprit sont donc progressives, elles ont des degrés différents; c'est pourquoi l'on peut dire, sans aucune exagération, que tout homme qui déraisonne est sur le chemin de la folie; il suffit pour y arriver de poursuivre l'erreur dans laquelle on est entré, et d'être en quelque sorte logique et conséquent avec soi-même. Le mal, qui n'est après tout qu'une des formes de l'erreur, a, lui aussi, sa logique infernale, qui nous entraîne loin de la vérité, quand nous en avons une fois méconnu les principes. On ne se nourrit pas impunément de poison. Donnez pendant un certain temps une fausse position au corps, il en conservera l'attitude; donnez l'erreur en pâture à l'esprit, et vous porterez atteinte à la raison, vous fausserez le jugement. L'habitude de l'erreur suffit donc pour conduire à un commencement d'idée fixe et produire cette variété de la folie qu'on appelle la *monomanie*. C'est le cas du magnétisme. Ainsi, l'esprit se perd lui-même en sortant des voies de la vérité et de la raison, car il finit toujours par s'enraciner dans le mensonge dont il se nourrit, ou dont on le berce; c'est ce qui arrive à tous ceux qui se laissent *endoctriner*; il vient même un moment où, dominé par sa propre erreur, l'homme n'est plus maître de sa pensée, et c'est encore là un des caractères distinctifs de la folie. Rien n'est plus curieux, plus utile, plus intéressant à étudier que l'influence morale de nos pensées sur notre propre esprit. Cette action si puissante dans le bien comme dans le mal n'a été qu'imparfaitement étudiée. Qu'on fasse, par exemple, *la physiologie de la prière* (au point de vue philosophique, bien entendu), et l'on verra par quels ressorts toutes les facultés de l'âme qui dépendent de l'imagination sont mises en mouvement. On comprendra toute la *puissance* NATURELLE qu'engendre la même idée roulant souvent sur elle-même; et tout ce que peuvent produire alors l'illusion ou le mensonge dans les âmes tendres, les esprits faibles et les imaginations vives. Cette force incessante, si utile quand elle est appliquée à la vérité, si nuisible quand elle est alimentée par l'erreur, ne peut être comparée qu'à la goutte d'eau qui creuse sourdement le roc le plus dur.

Consultez tous les auteurs qui ont écrit sur la folie (1), tous les médecins qui ont fait une étude spéciale de cette

----

(1) Voyez Pinel, Esquirol, Leuret, Georget, Fodéré, Tissot, Janet, Moreau, Brierre de Boismont, Morel, Baillarger, etc., etc.

grande infirmité humaine, et vous verrez qu'ils ont continuellement observé que ce qui se passe dans le cerveau des aliénés présente la plus parfaite analogie avec le tableau des turpitudes et des folies que nous voyons tous les jours dans la société. La seule différence qu'on observe consiste uniquement dans une question de mesure. Nous le répétons donc, le mal a des degrés différents, mais au fond il est absolument le même; car toute erreur produit un dérangement d'esprit qui le rend incapable de juger sainement. Les préjugés, le faux savoir, la superstition forment une lèpre si épaisse et si généralement répandue sur toute la terre, qu'il n'est pas étonnant que nous en soyons tous plus ou moins atteints; c'est même en ce sens qu'on a dit avec autant d'esprit que de justesse :

> Tous les hommes sont fous, et qui n'en veut pas voir
> Doit vivre toujours seul et briser son miroir.

Mais la sagesse consiste précisément à quitter cette folie qui est le mal général et la source de tous les désordres; elle consiste surtout à avoir conscience de sa misère pour pouvoir sortir de cet état monstrueux dans lequel se vautrent tant de peuples, et où tout semble avoir été imaginé et mis en pratique, excepté les lois immuables de la nature et de l'humanité. Il n'y a de sages, disons-nous, que ceux qui comprennent ce déplorable état et qui aspirent à en sortir.

Quand l'opinion publique est dans l'erreur et qu'une croyance absurde est acceptée sur parole, la folie devient réellement générale et présente tous les caractères d'une épidémie contagieuse; c'est ce qu'on a pu observer à l'occasion du magnétisme et des tables tournantes, etc., etc. Nous pourrions citer plusieurs personnes qui, à la suite de ces idées malsaines, ont été conduites dans des maisons d'aliénés, d'autres qui sont mortes dans le délire. *Le Siècle* du 4 novembre 1856 rapporte un jugement du tribunal de la Seine qui vient encore confirmer cette assertion : — La dame Petit, veuve d'un ancien officier, a un fils de quinze ans; ce malheureux jeune homme est devenu fou à la suite de consultations magnétiques. Un somnambule, le nommé Sylvain, lui a prédit qu'il était appelé à monter sur le trône d'Espagne; sa mère, émerveillée d'une telle perspective, en a perdu l'esprit, et le malheureux jeune homme est lui-même tombé dans un état de marasme et d'hallucination dont il ne guérira peut-être jamais. Il se croit le petit-fils de don Carlos, et assure devant le tribunal qu'il a été obligé de s'exiler d'Espagne pour venir en France à l'âge de sept ans. Le tribunal a condamné le somnambule Sylvain à quatre mois de prison et 50 francs d'amende. De tels faits ne sont pas rares dans les annales du magnétisme et de la sorcellerie (1). La folie est tellement contagieuse, et l'imagination joue un si grand rôle dans tous les phénomènes psychologiques dont elle est accompagnée, que nous voyons continuellement des populations tout entières se laisser entraîner à ces courants d'idées dont le fanatisme et la superstition font tous les frais. Tous les hommes, il est vrai, n'arrivent pas jusqu'à la dernière période de la folie, mais des milliers d'individus en sont plus ou moins atteints et se laissent égarer par l'exemple; c'est une des conséquences de la grande *loi d'imitation* observée par Panurge.—Que faire donc pour détruire un si grand mal, pour ramener les hommes au bon sens et à la vérité? Où sera le remède? — « Les erreurs ont la vie bien » dure, a dit J. Ampère; quand le temps ne les détruit pas, » il les embaume.» Ce n'est donc pas chose facile que d'arracher un préjugé, d'extirper une erreur ou un mensonge, quand une fois cette mauvaise herbe, ou plutôt cette peste

---

(1) « Suivant la *Gazette des hôpitaux*, on compte en ce moment à l'hôpital de » Zurich vingt-cinq personnes qui ont perdu la raison, grâce aux tables tournantes » et aux esprits frappeurs. » (Rapporté par *le Siècle*, du 12 mars 1858.)

a poussé de profondes racines dans tous les esprits et que les classes lettrées en sont elles-mêmes infectées. — Essayons néanmoins de dire quelques mots en faveur de cette œuvre de régénération.

M. Aubin Gauthier, s'indignant contre les pratiques de certains magnétiseurs, prétend que « *le règne du charlatanisme cessera* LORSQUE LE GOUVERNEMENT LE VOUDRA BIEN. » — Cette opinion ne nous semble pas fondée. L'autorité, il est vrai, peut faire beaucoup en pareille circonstance, mais dire qu'elle peut tout, c'est aller trop loin. Nous ne sommes plus au temps où Rabelais écrivait, en parlant des sorciers et des faiseurs de miracles : « *Et m'esbahys si vostre roi les* » *laisse prêcher par son royaume telz scandales...* » — Aujourd'hui l'autorité a fait tout ce qu'il lui était possible de faire, et si le Code pénal n'a pas été jusqu'ici plus efficace pour détruire le magnétisme que la peine de mort et les travaux forcés ne l'ont été pour détruire tous les faussaires et les assassins ; si la loi a été impuissante à réprimer de tels maux, ce n'est pas parce qu'elle est insuffisamment armée, c'est parce que, dans l'état actuel des choses, il ne lui est pas donné d'atteindre le mal dans sa source. Chaque fois que l'autorité a eu la haute main dans ces sortes d'affaires, elle s'en est toujours emparée et les a continuellement fait servir au rétablissement de l'ordre et de la tranquillité publique, soit en commandant, soit en défendant aux miracles de se faire. Ainsi, en 1724 l'autorité, émue des désordres qui se passaient sur la tombe du diacre Pâris, et voulant mettre un terme à toutes les folies des *convulsionnaires*, ordonna la fermeture des portes du cimetière Saint-Médard, où ces scènes avaient lieu ; peu de temps après les miracles cessèrent. Un plaisant écrivit sur la porte du cimetière ce distique bien connu :

> De par le roi, défense à Dieu
> D'opérer miracle en ce lieu !

A Naples ce fut le contraire. Le général Championnet venait de s'emparer de cette ville (1799). Le miracle de saint Janvier, contre son habitude, refusait de faire le bonheur des habitants, la liquéfaction du sang de ce grand saint ne s'opérait pas. Le superstitieux Napolitain commençait à murmurer, déjà les poignards sortaient de leur gaîne, l'armée française était menacée. On vint avertir Championnet que le peuple était prêt à se révolter. — « Si d'ici à une heure, répond » Championnet, le sang n'a pas coulé, dites à l'officiant que » c'est à lui que je m'en prendrai. » — Aussitôt le miracle eut lieu (1).

On comprend que dans les exemples que nous venons de citer l'autorité ait pu maîtriser la cause du miracle ; mais il n'en est pas toujours ainsi, et le magnétisme nous en offre une preuve. Il est répandu par toute la terre, il est dans des milliers de mains ; l'autorité, pour sévir contre lui, n'a que le Code pénal, et l'on sait qu'au point de vue scientifique les jurisconsultes n'ont eu pour se guider dans cette question que les décisions des corps savants. Or, à l'époque où Husson fit son rapport devant l'Académie de médecine, cette étrange pièce jeta, pendant un moment, le doute et la division dans le sein de cette Académie qui est le tribunal le plus compétent en pareille matière. Ce n'est que depuis les consciencieux travaux des diverses commissions académiques qui

(1) Napoléon, dans le *Mémorial de Sainte-Hélène* (t. II, p. 689), raconte le fait suivant : « Ce *maccaronaio*, — c'est ainsi qu'il appelait le roi de Naples, — voulait » aussi me donner le change, venir à Rome et nous susciter une guerre de reli- » gion ; je pénétrai sa manœuvre, je lui notifiai qu'il eût à rester dans ses États, » il se le tint pour dit. Mais les prédicants, les madones allaient d'autant mieux, » les *sept communes* couraient aux armes ; il devenait urgent d'arrêter la croisade. » Sévir ? La légende est déjà assez volumineuse ; je ne me souciais pas d'envoyer » ces mutins au ciel, je les fis prêcher. Je chargeai Joubert de cette affaire. Exigez, » lui dis-je, de l'évêque de Vicence qu'il envoie des missionnaires dans ce sage » pays-là pour leur prêcher tranquillité, obéissance, sous peine de l'enfer. Faites » venir chez vous les missionnaires ; donnez-leur quinze louis à chacun, et pro- » mettez-leur-en davantage au retour, et vous verrez que tout sera bientôt calmé. » — Tel que Napoléon l'avait dit, tout rentra *miraculeusement* dans l'ordre.

sont venues après M. Husson et depuis la fondation du prix Burdin que l'Académie de médecine sait positivement à quoi s'en tenir sur les prétendues merveilles du somnambulisme. Avant cette époque, son autorité avait été momentanément ébranlée, comme nous venons de le dire, par le rapport Husson; et les juges, dans leur conscience, pouvaient hésiter encore avant de frapper les coupables!

Aujourd'hui, les magnétiseurs de profession éludent facilement la loi (du 19 ventôse an IX) en se réfugiant sous le manteau d'un docteur; la sorcellerie invoque la science, et rend ses oracles à l'ombre d'un diplôme, car « *ce que l'on* » *appelait autrefois guérir par secret, par magie, s'appelle au-* » *jourd'hui guérir par le magnétisme.* » (L'abbé Joly.) De jeunes médecins sans clientèle et tombés dans une extrême misère, consentent quelquefois à faire ce triste métier; foulant aux pieds leur dignité d'homme et de docteur, ils se font le prête nom, l'homme de paille d'une ex-couturière ou d'une Gothon illuminée devenue soi-disant somnambule. — Il faut que tout le monde vive! Il n'y a pas de sots métiers! dit-on. — Sans doute, mais il n'est pas plus permis à un honnête homme de vendre du mensonge qu'à un pharmacien de vendre des poisons. Les coquins seront toujours de trop au milieu des honnêtes gens. Nous n'admettons même pas que le TO BE OR NOT TO BE de Shakespeare soit une raison suffisante pour excuser des actes de cette nature; car rien au monde ne saurait justifier le déshonneur, et mentir ou voler c'est tout un. *Il faut bien que je vive!* disait un famélique auteur au cardinal de Richelieu. *Je n'en vois pas la nécessité,* lui répondit fort spirituellement celui-ci. — En effet, où est la nécessité d'avoir des fripons?

Quel est le rôle du médecin qui s'associe aux magnéti-seurs? De deux choses l'une : le médecin est tout ou il n'est rien. S'il est tout, la somnambule ne sert à rien et le somnambulisme n'est qu'un mot; mais dans le fait c'est le médecin qui n'est rien, en voici la preuve. Ouvrez la *Gazette des tribunaux* du 1er août 1850, et vous y lirez le dialogue suivant :

« On procède à l'interrogatoire du docteur Krabowski.
» — M. le président : Vous êtes titulaire d'un diplôme de
» docteur? — Le prévenu : Oui; mais je ne l'ai pas en ma
» possession. — M. le président : Vous étiez, il paraît, aux
» gages de 50 francs par mois chez Montgruel? (C'est le
» nom du magnétiseur.) — Le prévenu : *Je n'ai jamais as-*
» *sisté aux consultations;* mais quand on m'apportait des or-
» donnances, et que je voyais qu'elles ne prescrivaient que
» des choses innocentes, je signais; *j'avais besoin de gagner*
» *ma vie.* — M. le président : Vous facilitiez ainsi la méde-
» cine illégale; comment, vous signez des ordonnances sans
» avoir vu les malades, des ordonnances faites par une
» femme dont vous n'ignorez pas le charlatanisme? — Le
» prévenu : Toutes les ordonnances que j'ai signées étaient
» composées de choses portées au Codex, et c'étaient tou-
» jours des choses qui ne pouvaient pas faire de mal. —
» M. le président : Enfin, on consulte un médecin, ce n'est
» pas pour qu'il vous donne des choses qui ne peuvent pas
» faire de mal, c'est pour connaître la maladie que l'on a, et
» avoir les remèdes nécessaires pour la guérir; les ordon-
» nances ne faisaient pas de mal, mais elles étaient insigni-
» fiantes. — Le prévenu : C'est comme si j'avais vu le ma-
» lade; M. Montgruel me disait : « Le malade a telle chose; »
» alors je prescrivais. — M. le président : Non, c'est Mont-
» gruel qui écrivait l'ordonnance sous la dictée de la som-
» nambule. Vous exercez une profession utile à l'humanité,
» vous devriez la comprendre mieux que cela, et ne pas
» vous transformer en machine à signer. — Le prévenu : Je
» n'ai jamais rien signé sans savoir ce que je faisais. — M. le

» président : Au contraire, car on a trouvé chez Montgruel
» quinze carrés de papier blanc, signés de vous, et destinés
» à recevoir des ordonnances ; vous signiez donc d'avance
» en blanc ? — Le prévenu : J'ai fait cela une fois ou deux,
» parce que je devais m'absenter. — M. le président : Ce
» n'est pas deux, je vous dis quinze. — Le prévenu : Je ne
» sais pas comment cela se fait. — M. le président : Tout
» cela prouve que vous méconnaissez les règles de votre
» art, que vous en faites métier et marchandise ; c'est hon-
» teux. — Le prévenu : *C'est le besoin qui m'a fait faire cela,*
» *c'était pour ne pas mourir de faim.* »

En présence de tels faits, si souvent renouvelés dans les
annales du magnétisme, nous nous demandons si l'Académie de médecine, qui est parfaitement fixée sur la question du somnambulisme, et qui, tout aussi bien que nous,
sait très-positivement que cette prétendue science ne possède pas *un seul fait irréprochable,* que la lucidité magnétique
n'est qu'un pur mensonge, etc., etc., nous nous demandons
si cette Académie ne pourrait pas se donner le droit de suspendre ou d'interdire tout docteur qui, abusant de son
diplôme, aurait prêté son concours à la propagation de ces
monstrueux abus ? — Nous soumettons cette simple question à l'appréciation des hommes compétents. Le diplôme
qui confère le droit d'exercer n'a-t-il pas été délivré pour
pratiquer la médecine qu'on enseigne dans nos écoles, et
non une médecine de *devins* et de sorciers ? A quoi sert de
passer des examens ? Est-ce donc pour en arriver à signer
complaisamment les ordonnances d'un imposteur ou d'un
fourbe ? Il n'est pas juste que l'impunité soit acquise au
jeune médecin qui vit dans la fange d'un tel métier. Comment, un homme à peine sorti des bancs de l'école aura
le droit et le pouvoir de s'interposer entre la loi et le coupable pour protéger celui-ci contre ses propres méfaits ; il

pourra se rire impunément de la justice et tromper la société ! Un simple diplôme le placera au-dessus de la loi ; mais cela n'est pas possible et ne se doit pas ! — Existe-t-il des médecins qui, de bonne foi, croient encore à la lucidité somnambulique ? — Nous n'avons pas le droit de répondre négativement ; seulement, s'il en existe, nous leur rappellerons la somnambule du docteur Foissac, celle du docteur Berna, celle de M. Hublier de Provins, qui, pendant quatre ans, se joua de la crédulité de cet honnête docteur ; nous leur rappellerons cette phrase si naïve de M. Delaage : « *Les somnambules acquièrent un véritable talent dans l'art de faire des dupes.* » Tant d'exemples de ce genre devraient rendre les jeunes médecins beaucoup plus circonspects sur le prétendu fait de lucidité magnétique.

Si nous avions un vœu, un *desideratum* à formuler ici, nous demanderions, au nom de la dignité humaine, au nom de l'inviolabilité de la loi et du respect qu'on lui doit, nous demanderions que la Faculté de médecine, par le fait de son intervention, fît cesser un état de choses qui choque tout à la fois la conscience, la justice et le Code. Celui qui confère un pouvoir doit avoir le droit et le moyen d'en réprimer l'abus. On suspend bien un avocat, on révoque bien un officier public qui a mésusé de son crédit, de son autorité, et on n'aurait pas le droit de suspendre un médecin qui, avec ou sans connaissance de cause, transforme son diplôme de docteur en brevet de sorcier ! Quand un tel homme a méconnu son grade, quand il a rompu publiquement avec le corps médical pour descendre plus bas qu'un marchand d'orviétan, qu'arrive-t-il alors ? Il en est réduit à insulter, à décrier ses professeurs et ses maîtres, ceux de qui il tient sa science et son diplôme pour pouvoir, devant le public, exercer, en toute conscience, une profession devenue désormais illicite ; et cet homme, ce paria de la science, qui joue le rôle de *recéleur* dans un délit prévu par le Code, échappe à la vindicte des lois! Il y a plus, les fausses récriminations, les injures que ce docteur rénégat adressera au corps médical auront pour écho tout le monde magnétique, le ban et l'arrière-ban des classes lettrées, quelquefois même les colonnes de certains journaux scientifiques. Tant de voix, plus ou moins habiles à répandre la calomnie, n'ont pas peu contribué à corrompre l'opinion publique à l'endroit du magnétisme, et à laisser planer des doutes sur la nature des travaux académiques dans l'examen de cette question.

Pas de recéleurs, pas de voleurs, dit le proverbe. On peut dire également que s'il n'y avait pas de docteurs-magnétistes, il n'y aurait pas de magnétiseurs-médecins. — Tant de gens ne se feraient pas illusion sur leur prétendue science! — On ne trouverait pas à la quatrième page de nos journaux des annonces comme celle-ci, par exemple : « Madame, DÉSAILLOUD, somnambule, ayant prédit en 1847 » la république et l'avénement de L. N. B. — Consultations » pour maladies et découvre les sources d'eau, l'or, l'ar- » gent, enfouis dans la terre. Rue Saint-Lazare, 10. »

N'appartient-il pas à la Faculté de médecine de s'opposer de toute sa puissance aux abus que nous venons de signaler et qui sont encore si criants à l'heure qu'il est? Ne se doit-elle pas cette justice à elle-même, ne la doit-elle pas à la vérité, ne la doit-elle pas à l'opinion publique, en un mot à la société? La loi pénale a fait tout ce qu'elle pouvait faire, et elle a été impuissante à réprimer le mal. N'est-il pas du devoir de la Faculté de médecine de lui prêter aujourd'hui son aide, son concours et ses lumières dans cette importante question (1)? Qu'il nous soit permis d'emprunter au savant

_____

(1) En mars 1857, la Cour de Limoges infirmait un jugement du tribunal correctionnel, en déclarant qu'elle n'avait pas à examiner la valeur du magnétisme

docteur Donné les paroles suivantes, qu'il adressait à l'Académie de médecine avant que cet illustre corps eût adopté la fondation du prix Burdin ; ces paroles remarquables trouveront encore leur application dans la question qui nous occupe aujourd'hui. « Je sais bien, dit M. Donné, que plu-
» sieurs médecins distingués sont d'avis que le magnétisme
» ne mérite pas tant d'honneur, ni d'être pris autant au
» sérieux ; le mieux, suivant eux, serait à l'avenir de
» traiter cette aberration ou cette jonglerie comme on traite
» à l'Académie des sciences la *quadrature du cercle* et le *mou-*
» *vement perpétuel.....* Mais on ne réfléchit pas, en proposant
» cette mesure, que les Académies et les savants ne sont pas
» maîtres de se comporter ainsi avec tous les préjugés, ni de
» les traiter avec un tel dédain ; *le rôle des corps savants est*
» *de défendre la vérité, de l'accréditer, de la propager, et pour*
» *cela de combattre l'erreur ;* mais combattre l'erreur, ce n'est
» pas la mépriser, et tant qu'elle est en possession d'un cer-
» tain nombre d'esprits, tant qu'elle règne dans un certain
» monde, qu'elle a le privilége d'intéresser des hommes
» éclairés et d'exciter la curiosité générale, toutes les Aca-
» démies seraient impuissantes à les déclarer purement et
» simplement indignes d'attention ; elles manqueraient leur
» but en ne les démasquant pas, elles ne rempliraient pas
» leur mission. »

au point de vue scientifique, et qu'il lui suffisait, pour régulariser les pratiques médicales aux yeux de la loi, qu'un médecin, *à l'abri de son privilége,* ait signé les ordonnances de la somnambule : peu importe qu'il en ait suivi ou non les indications. (*Siècle* du 24 mars 1857.) — En 1845, les assises des Deux-Sèvres acquittaient également le magnétiseur Ricard, condamné par une autre Cour.

A la suite de ces faits, les magnétiseurs ont prétendu que la loi ne protége pas assez leur science, et qu'elle les assimile à des *devins* ou à des charlatans. Ils ont raison. Si la double vue est un fait, la lucidité magnétique peut être une science, et dans ce cas il est certain que la loi actuelle est insuffisante. Mais si la double vue est un mensonge, une fourberie, nous disons, nous, que la loi est encore insuffisante, qu'elle est défectueuse et incomplète, puisqu'elle n'atteint pas les coupables qui peuvent toujours se réfugier derrière le diplôme d'un docteur.... plus ou moins mystifié.

Des hommes plus compétents que nous dans la proposition que nous prenons la liberté de soumettre aux lumières de la Faculté de médecine trouveront peut-être des difficultés que nous n'avons pas prévues ; c'est aux membres de la Faculté qu'il appartient de les apprécier ou de les lever; nous avons émis simplement une idée sans avoir la prétention de résoudre le problème ; que d'autres plus éclairés, plus compétents dans cette grande question, y répandent plus de lumière, et nous serons heureux d'avoir pu, dans la limite de nos moyens et de nos connaissances, contribuer pour quelque chose à la destruction de cette erreur, devenue en quelque sorte le patrimoine du charlatanisme et la honte d'une infinité d'hommes qui portent le titre de docteur.

II

QUELQUES MOTS SUR L'ART DE VÉRIFIER LES FAITS OU CONSEILS A CEUX QUI DÉSIRENT EN CONSTATER LE CHARLATANISME.

Au point de vue de la théorie et de la doctrine, le magnétisme animal en a mille, et par conséquent n'en a pas une. Au point de vue de l'expérimentation, il est très-riche en miracles, mais ne possède pas *un seul fait* authentiquement constaté et *dûment reconnu* par la science moderne. La question du magnétisme se réduit donc tout simplement à une question de fait, pour quiconque veut l'examiner de ses propres yeux sans tenir aucun compte de ses antécédents plus ou moins suspects. Cette étude si simple en apparence est cependant hérissée de difficultés de tout genre; car on a surtout à se garantir et à lutter contre les tours de passe-passe et le compérage des charlatans. La première difficulté qu'on rencontre, c'est de trouver un expérimentateur qui veuille bien se placer dans des conditions scientifiques pour opérer sans *ficelle* et sans *compère*. Les charlatans font toujours les entendus en toute chose, mais c'est surtout dans celle qui est l'objet de leur exploitation qu'il fait beau de les voir s'arroger une supériorité qui en impose aux sots qu'ils trompent, et qu'ils écrasent sous une avalanche de raisonnements, lesquels ressemblent assez au bavardage (au *boniment*) des escamoteurs qui cherchent à détourner l'attention des spectateurs pendant qu'ils exécutent leur tour, mettant ainsi des mots à la place des choses, le tout en se donnant des airs d'initiés à la façon égyptienne. L'homme de science provoque l'examen et fournit ses preuves ; le charlatan tient le même langage que l'homme de science, mais il trouve toujours mille moyens de se soustraire à l'examen et mille raisons pour ne pas produire ses preuves. Cependant le magnétisme, cet interlope de la science, ne peut marcher droit et se faire accepter par la raison qu'à la condition de se soumettre à l'expérience. Ces nombreux certificats, qui en imposent à tant de gens, pour nous ne prouvent absolument rien : il n'y a tel qu'un homme suspect pour avoir tous ses papiers en règle, et dans le fait le triomphe du magnétisme consiste à publier les noms de tous ceux qu'il a trompés. C'est une machine infernale avec laquelle il bat en brèche la pauvre raison des esprits crédules. Dans une question aussi délicate et aussi controversée, il faut, bien entendu, n'accuser personne, mais, répétons-le, on doit expérimenter comme si l'on suspectait tout le monde, et l'on doit être d'autant plus rigoureux sur le chapitre des preuves qu'il s'agit presque toujours de faits inouïs, de *miracles* en contradiction avec toutes nos connaissances acquises et toutes les lois de la nature. D'ailleurs les magnétiseurs ne sont-ils pas les premiers à reconnaître que le charlatanisme s'est emparé de leur *science ?* Nous devons donc nous le tenir pour dit, mettre à l'écart l'autorité des noms, et ne pas oublier qu'un seul fourbe peut engendrer des milliers de dupes. — C'est un si bon métier que de faire des miracles!

L'étude de la nature présente par elle-même assez de difficultés pour que la simple constatation d'un fait scientifique ne soit pas toujours à la portée du premier venu. Ce qui se passe aujourd'hui même entre MM. Figuier et Bernard, au sujet de la formation de la matière glycogène dans les organes des animaux carnivores, suffit pour prouver à tout le monde que l'art d'observer n'est pas aussi simple que bien des gens se le figurent. Qu'on consulte les ouvrages qui traitent de l'art de faire les expériences, et notamment l'ouvrage de Senebier, on verra combien il faut d'habitude, de tact, de perspicacité, de savoir, d'adresse, de finesse, de génie même pour faire un bon observateur. Il n'est pas donné à tout le monde de savoir observer les choses sans prévention. « *Dans une expérience fine et délicate*, dit Rousseau, *un homme à système voit souvent ce qu'il a envie de voir.* » Il n'est donc pas étonnant qu'un grand nombre de personnes demeurées étrangères à l'étude des sciences, et ne possédant quelquefois aucune des qualités que nous venons d'indiquer, aient cru voir quelque chose là où il n'y a rien... que mensonge et friponnerie. Il est si facile de simuler la plupart des phénomènes magnétiques, et ceux qui s'adonnent à ce métier y déploient tant de savoir et de ruse que beaucoup de gens s'y sont laissé prendre, et ont ensuite attesté à la face de l'univers l'existence de phénomènes impossibles.

« Pour croire un miracle, dit Voltaire, ce n'est pas assez
» de l'avoir vu, car on peut se tromper. On appelle sot un
» *témoin de miracles* : et non-seulement bien des gens pensent
» avoir vu ce qu'ils n'ont pas vu et avoir entendu ce qu'on
» ne leur a pas dit; non-seulement ils sont témoins de mi-
» racles, mais ils sont sujets de miracles. Ils ont été tantôt

» malades, tantôt guéris par un pouvoir surnaturel. Ils ont
» été changés en loups ; ils ont traversé les airs sur un manche
» à balai ; ils ont été incubes et succubes. »

Non, ce n'est pas assez d'avoir vu un *miracle* pour y
croire ; il faut savoir dans quelle circonstance il a été produit, comment *le tour* a été fait, il faut avoir la certitude
que la fraude a été impossible. — Où sont donc ceux qui,
dans les salons magnétiques, s'entourent de toutes ces précautions ? La plupart assistent à quelque semblant d'expériences faites pour éblouir ou ébahir les simples, et s'en reviennent avec ce qu'on appelle..... *la foi*, chose d'autant plus
facile à acquérir que toute la haute école magnétique exige
qu'on l'ait *d'avance*, que non-seulement le sujet magnétisé,
mais encore les simples spectateurs fassent abnégation de
leur jugement et de leur raison, pour n'assister aux expériences qu'avec une foi inébranlable. Ne nous a-t-on pas répété à satiété que c'était là une condition nécessaire à la production des phénomènes, que les spectateurs réfractaires
pouvaient par leur simple présence influencer les sujets magnétisés d'une manière fâcheuse ? Les lois de la sorcellerie ne
sont pas, il est vrai, celles de la science, mais n'est-il pas curieux de voir continuellement tous les magnétiseurs se retrancher derrière de prétendues lois magnétiques qui n'existent pas, si ce n'est à l'état d'hypothèse sans fondement, et
qui, dans tous les cas, d'après les mille et une théories qui
existent, sont complétement inconnues dans leur nature ? —
Nous en sommes fâché pour le magnétisme, mais si, par des
raisons qui lui sont toutes particulières, il ne peut se résoudre à subir un examen sérieux, à se placer dans des
conditions scientifiques pour être observé, étudié d'après
les principes de la science expérimentale, il est destiné à
rester éternellement une science de bohémiens et de bateleurs. On aura beau nous dire que cent faits négatifs ne dé-

truisent pas un fait positif, cela n'est vrai qu'à la condition expresse que ce fait positif sera bien prouvé et dûment établi. Or le magnétisme ne possède rien de semblable : jamais un seul fait *positif* n'a été authentiquement reconnu et constaté par les corps savants. (Dubois, d'Amiens.)

En politique, en morale, en religion les gens ont des MOTIFS et des *préjugés* qui les déterminent à croire ou à ne pas croire; mais dans les sciences il n'en est pas de même, nous avons un critérium qui nous conduit infailliblement à la vérité, et ce critérium c'est le FAIT ; c'est sur ce roc solide et inébranlable que le véritable observateur fixe son regard, que le savant concentre toute son attention. Ce point, cet atome de vérité que la foule regarde souvent avec indifférence ou mépris, est une étincelle où le génie allumera le flambeau de l'avenir. Grâce à cette précieuse méthode d'investigation, la science moderne a fait un pas immense, et nous lui devons en réalité toutes les grandes découvertes qui font aujourd'hui la gloire et l'admiration de tout l'univers.

Les mesmériens et ceux qui marchent à leur suite semblent ne rien comprendre à cette MÉTHODE DES MATÉRIALISTES. La phalange mesmérienne et tout ce qui est antiacadémique s'élève en ce moment contre Bacon, et déclare que l'intuition est le vrai flambeau de l'expérience. Ils semblent vouloir nous ramener à la foi du charbonnier. Cette nouvelle doctrine, on le comprend, doit être du goût de ceux qui professent l'*art de deviner;* quant aux autres, nous ne saurions mieux faire que de les renvoyer au livre qu'un des membres les plus distingués de l'Institut, le savant M. Chevreul, a publié sur cette matière et qu'il a intitulé : *Lettres à M. Villemain.* Ils verront dans cet ouvrage, écrit avec un talent remarquable, quel est le véritable rôle de l'expérience dans les sciences, et la différence qui existe entre la méthode expérimentale que l'auteur appelle *méthode à posteriori* et la *mé-thode à priori*, qui n'est en somme que l'art de conjecturer, fondé sur une suite d'hypothèses et de raisonnements plus ou moins plausibles, plus ou moins vrais. Sorte de loterie où l'homme se trompe neuf fois sur dix, et où tout se trouve réduit à un calcul de probabilité.

Il est bon et utile, sans aucun doute, de populariser les sciences, mais il faut convenir qu'en se popularisant elles sont parfois tombées dans de singulières têtes. Nous avons eu bien souvent l'occasion de rencontrer des jeunes gens imbus de toutes ces erreurs si contraires à l'esprit des saines doctrines, des jeunes gens qui, sans avoir jamais interrogé la nature par une seule expérience, avaient la prétention de tout deviner, tout expliquer avec la *méthode à priori*. Les partisans de cette méthode ne doutent de rien et ne reculent devant aucune rêverie, devant aucune absurdité *scienti-fique*. Les questions pratiques semblent trop au-dessous de leur génie ou de leur intelligence pour qu'ils daignent s'y arrêter. Tous les problèmes inabordables, douteux ou inso-lubles sont ceux auxquels ils s'attachent de préférence. Tout, depuis la création des mondes jusqu'aux phénomènes les plus mystérieux de l'instinct et de l'intelligence, depuis l'existence des êtres les plus éphémères ou les plus problé-matiques, depuis les merveilles les plus étonnantes de la splendeur des cieux jusqu'aux secrets les plus cachés qui sont enfouis dans les profondeurs de l'Océan, tout, en un mot, est accessible à *l'aile de leur génie*. Ils voient tout, sa-vent tout, comprennent tout ; seulement leurs théories et leurs explications ne peuvent convaincre qu'eux seuls, ce qui ne les empêche nullement de les admirer et d'en être très-satis-faits. — Il en est d'autres qui, pour avoir moins de suffisance, n'en sont pas moins crédules ; ceux-ci s'enthousiasment si fort à la vue des découvertes modernes que l'impossible n'est plus qu'un mot pour eux, ils ne comprennent pas que la science comme la nature, en vertu même de ses propres lois, a des limites qu'aucune puissance ne saurait franchir, et que dans l'ordre physique comme dans l'ordre moral *Dieu lui-même a besoin d'avoir raison.* « Il y a des gens qu'on » n'étonnera pas, dit M. Babinet, en leur annonçant une » communication télégraphique avec la lune. »

Quant à nous, qui n'aimons que la vérité, parce que nous sommes convaincus qu'elle seule est utile et peut suffire au bonheur des hommes, nous demeurons inébranlablement attaché à l'étude positive de la nature; nous respectons les noms de Bacon, de Descartes, de Galilée et de Newton, que nous considérons comme nos maîtres, parce qu'ils nous ont ouvert le grand livre de la création et qu'ils n'ont point substitué l'autorité de leur science ou de leur nom à celle de Dieu. Que nous importe à nous l'autorité des noms, quand nous n'avons pas celle des faits? Nous laissons de côté cette tourbe d'imposteurs et de dupes qui traite si facilement d'incrédules ceux qui, comme nous, ne veulent se rendre qu'à l'évidence de la raison et des faits; nous les laissons de côté, car nous sommes persuadé qu'on ne ramène point au vrai ceux qui sont sortis de la route tracée par la raison et qui ont renoncé aux principes de la logique. Nous voulons voir pour croire. M. l'abbé Constant aura beau nous dire en hébreu, en grec et en latin qu'il fait apparaître le diable *en personne* quand bon lui semble; qu'il nous le montre, et nous croirons aux prétendues sciences occultes; que cet honorable abbé nous montre *ce phénomène,* et nous nous inclinerons devant son fait capital, nous en jurons par Asmodée, l'un des démons qui s'étaient introduits dans le corps de la sœur Agnès, religieuse et possédée de Loudun.

Que ceux qui veulent examiner le magnétisme ne procèdent donc pas comme les magnétiseurs qui bâtissent des théories sur des faits imaginaires, et qui appuient ensuite ces faits imaginaires sur les théories qu'ils ont imaginées en disant que l'imagination est l'aile du génie. Le véritable génie ne procède qu'en allant du connu à l'inconnu, du simple au composé, de l'analyse à la synthèse; il a toujours pour point de départ, un fait ou une collection de faits dont l'existence est dûment établie. C'est à l'aide de l'observation que nous parvenons à découvrir les lois de la nature, c'est l'observation qui nous livre la clef de tous les mystères; mais pour arriver à ces grands résultats, il faut que l'observation soit fondée sur des principes rigoureux, et que le fait sur lequel elle repose soit lui-même à l'abri de toute erreur, garanti de toute supercherie; car les voies de l'illusion sont nombreuses, et c'est même ce qui fait que dans toutes les erreurs qui sont fondées sur un fait véritable, on retrouve presque toujours deux choses qui les accréditent : une fausse interprétation du fait naturel qu'on dénature ou bien l'exagération de ce fait même. Soyez bien convaincu que chaque fois qu'un observateur exigera que le magnétiseur se place dans des conditions scientifiques, à l'abri de tout subterfuge, le magnétiseur échouera toujours; mais il faut que celui qui veut vérifier un fait magnétique auprès d'une somnambule, par exemple, sache lui-même se tenir rigoureusement dans ces conditions, et qu'il n'aille pas, comme cela arrive tous les jours, renouveler à son insu la scène d'*Harpagon* et de *Maître Jacques* (1). — Dans ces sortes d'expériences, il ne faut interroger les somnambules qu'en leur

____

(1) *Harpagon.* Cette cassette, comment est-elle faite? Je verrai bien si c'est la mienne. — *Maître Jacques.* Comment est-elle faite? — *Harpagon.* Oui. — *Maître Jacques.* Elle est faite comme une cassette. — *Le commissaire.* Cela s'entend ; mais dépeignez-la un peu pour voir. — *Maître Jacques.* C'est une grande cassette..... — *Harpagon.* Celle qu'on m'a volée était petite. — *Maître Jacques.* Hé ! oui, elle est petite, si on veut le prendre par là; mais je l'appelle grande pour

posant des questions très-nettes et très-précises pour éviter toute espèce d'équivoque. Les phrases équivoques sont tout le talent des tireuses de cartes et des gens à double vue ; posez des questions de chiffre, surtout comme Mesmer le fit lorsqu'il combattit le *charlatanisme* de Puységur ; questionnez-les sur des dates *qui ne soient connues que de vous seul*, celle de votre naissance ou toute autre semblable, etc. Demandez qu'on vous dise la somme exacte de l'argent qui est dans votre bourse, qu'on lise un mot d'écrit connu de vous seul, etc., etc. ; mais ne demandez pas ce qu'il y a dans votre appartement, car on vous répondra qu'il y a une cheminée, des flambeaux, une pendule, on pourra même vous préciser des détails fort surprenants si l'on a le temps d'aller aux informations, etc. — Un autre moyen de constater que la lucidité magnétique n'est qu'un mensonge, c'est de consulter plusieurs somnambules sur le même objet. Si votre question est bien posée, bien choisie, et que vous restiez exactement dans les mêmes termes, vous êtes sûr d'avoir autant de réponses différentes (autant de mensonges) que vous aurez consulté de somnambules. Elles ne sont pas plus d'accord entre elles que les magnétiseurs ne le sont entre eux, et ce n'est pas peu dire.

Lorsque les commissions académiques voulurent constater le fait du prétendu sommeil magnétique, elles employèrent un moyen aussi simple qu'ingénieux : on banda les yeux des sujets, et le magnétiseur devait opérer dans le plus profond silence. Mais qu'arriva-t-il alors? Les somnambules s'endormaient quand on ne les magnétisait pas ; quand on

---

ce qu'elle contient. — *Le commissaire.* Et de quelle couleur est-elle? — *Maître Jacques.* Elle est de couleur..... là, d'une certaine couleur.....; ne sauriez-vous m'aider à dire? — *Harpagon.* Hé? — *Maître Jacques.* N'est-elle pas rouge? — *Harpagon.* Non, grise. — *Maître Jacques.* Hé ! oui, grise, rouge; c'est ce que je voulais dire.— *Harpagon.* Il n'y a point de doute; c'est elle, assurément.— *Maître Jacques.* Ne lui allez pas dire au moins que c'est moi qui vous ai découvert cela.

les magnétisait, ils ne s'endormaient pas. On sut dès lors à quoi s'en tenir sur la valeur du *sommeil magnétique*. Mais ce sont là des expériences qui ne sont pas à la portée de tout le monde. On pourrait, il est vrai, opérer sur vous-même, lecteur, et vous endormir, ce serait le meilleur moyen de vous convaincre; mais si vous êtes frais et bien portant, on n'y parviendra jamais. Malheureusement on ne fait dormir que ceux qui en ont bien envie. On pourra vous fatiguer, vous faire éprouver de l'ennui, des maux de tête ou même des douleurs locales en vous obligeant de rester un certain laps de temps dans l'immobilité ou même dans des positions plus ou moins gênantes; mais il y a loin de là aux miracles du somnambulisme. Et qu'est-ce que cela prouve en faveur du magnétisme? Rien; car vous en éprouverez tout autant en vous plaçant dans les mêmes circonstances sans magnétiseur.

« *Oh! mes amis, il n'y a pas d'amis.* »

En fait d'expériences magnétiques surtout, méfiez-vous de tout le monde, n'en croyez que vos propres yeux..... et apprenez à bien les ouvrir. Sachez que la vérité ne se couvre pas d'un bandeau, et que si le magnétisme en prend un, c'est pour mieux vous tromper. Nous avons été *trompé* nous-même par de bons adeptes qui n'en faisaient pas métier, mais qui avaient la fureur de faire des conversions. — On raconte qu'une jeune comtesse du faubourg Saint-Germain feignit de se laisser magnétiser, et joua très-bien dans une soirée le rôle de somnambule pour pouvoir dire à chacun ce qu'elle avait appris sur son compte.

L'histoire du merveilleux offre mille exemples de gens qui, sans autre intérêt que celui de faire parler d'eux et d'occuper un moment la curiosité publique, ont joué des rôles de ce genre. Beaucoup de personnes peuvent se rappeler Cazot à l'hôpital de la Charité et la fameuse Pétronille à la Salpêtrière. Cette dernière a été traitée par Georget, et s'est soumise, pendant des mois entiers, aux épreuves les plus dures, uniquement pour *jouer un rôle*, ainsi qu'elle l'a elle-même avoué. Les médecins qui, dans les hôpitaux, ont été à même d'étudier le chapitre des maladies simulées, pourraient citer bien d'autres faits non moins surprenants.

M. Delaage (p. 35) nous découvre par quels moyens les magnétiseurs qui exploitent la crédulité publique, parviennent à s'insinuer jusque dans le domicile de ceux qui les consultent, pour y puiser les renseignements qui leur sont nécessaires et colorer leurs réponses d'une apparence de vérité. Ces gens-là ont un personnel nombreux, une véritable police organisée. Ce personnel *se compose en grande partie*, dit M. Delaage, *de figurants de petits théâtres, auxquels on donne 2 francs pour jouer le rôle de client*, etc., de marchandes à la toilette et autres qui vont interroger adroitement les domestiques et les portiers.

Nous ne reviendrons pas ici sur les prétendus phénomènes physiologiques et psychologiques qui s'opèrent dans certains salons magnétiques de Paris, nous en avons assez longuement parlé dans le chapitre précédent pour que le lecteur ne s'y laisse point prendre. — Cependant, si l'on voulait produire ces sortes de phénomènes sur vous comme nous l'avons nous-même proposé aux magnétiseurs (lettre du 5 mars 1856), vous auriez alors la preuve certaine que le patient n'est pas un *compère*. Qu'on produise les phénomènes d'insensibilité sur des animaux, et vous serez encore dans de bonnes conditions. Mais il faut pour cela que ces phénomènes soient de nature à porter avec eux la conviction, car on sait, par ce qui se passe sur nos théâtres, jusqu'à quel point peut aller la patience et la douceur de certains d'entre eux. L'affection du chien, — dit M. le vicomte de Valmer, l'honorable président de la Société protectrice des animaux,

« l'affection du chien va jusqu'à l'abnégation la plus ab-
» solue. Une chienne qu'une main savante et cruelle sou-
» mettait à des expériences de vivisection, sautait elle-même
» sur la table de douleur, léchait les mains de son maître,
» qui, après lui avoir ouvert le flanc, la pansait, et quel-
» ques mois après lui faisait subir une opération nouvelle. »
— Si le prétendu fait de l'insensibilité existe, pourquoi les
magnétiseurs ne s'en servent-ils pas dans les cas d'amputa-
tion, pourquoi ne répète-t-on pas ces expériences sur des
animaux ? — Ce procédé n'offrirait pas les inconvénients de
l'éther ou du chloroforme. — Leur abstention sur ce point
prouve bien quelle confiance nous devons accorder au magnétisme dans la fameuse opération exécutée par M. Cloquet....

Dans le chapitre du somnambulisme, nous avons également exposé toutes les ruses à l'aide desquelles on simule
très-facilement les prétendus phénomènes de double vue.
En somme, l'étude ou l'examen du magnétisme se réduit à
deux choses : 1° connaître tous les moyens employés par
les charlatans pour simuler ce qu'on appelle si impropre-
ment des phénomènes magnétiques ; 2° mettre les expérimentateurs dans l'impossibilité absolue de faire intervenir un
compère.

Quand vous aurez opéré en vous entourant de toutes ces
précautions, ce qui restera sera du magnétisme pur dénué,
dépouillé de tout charlatanisme, mais..... que restera-t-il ?
— Nous l'avons déjà dit, il restera encore l'hallucination et
la folie, deux maladies que nous n'avons pas eu la prétention de guérir ; car nous avouons n'avoir aucune raison
à donner à ceux qui en sont atteints. — « *Que répondre*,
» dit Voltaire, *à un homme qui vous dit qu'il a le diable au*
» *corps ?* »

Il résulte donc de notre étude et de nos recherches sur la

question du magnétisme animal que nous maintenons plus que jamais les conclusions que nous avions posées dans notre lettre du 9 mars 1856, adressée à M. V. Meunier, à savoir que :

1° LE MAGNÉTISME ANIMAL EST DANS L'IMPOSSIBILITÉ ABSOLUE DE REPRODUIRE UN SEUL FAIT CONSTANT.

2° L'ÉTAT ACTUEL DU MAGNÉTISME ANIMAL NE PERMET POINT A UN MAGNÉTISEUR DE GARANTIR LA RÉUSSITE D'UN SEUL FAIT POSITIF (*non constant*) S'IL OPÈRE SUR UNE PERSONNE QUI LUI EST ÉTRANGÈRE.

3° DANS CE SECOND CAS, AUCUN MAGNÉTISEUR NE PEUT RÉPONDRE DE PRODUIRE LE SOMMEIL MAGNÉTIQUE CONNU SOUS LE NOM DE SOMNAMBULISME ARTIFICIEL, NON PLUS QU'IL NE PEUT RÉPONDRE D'ANNIHILER LA SENSIBILITÉ DANS L'HOMME OU DANS LES ANIMAUX.

4° MALGRÉ TOUT CE QUE L'ON PRÉTEND, MALGRÉ TOUT CE QUE LES AUTEURS ONT ÉCRIT SUR LE PHÉNOMÈNE DIT DE DOUBLE VUE, MALGRÉ LES NOMBREUX CERTIFICATS QUI ONT ÉTÉ PUBLIÉS POUR EN ATTESTER L'EXISTENCE, CES PHÉNOMÈNES N'EXISTENT PAS, ON NE PEUT LES REPRODUIRE.

III

DERNIÈRE PROPOSITION AUX VRAIS MAGNÉTISEURS.

Fondation d'un prix de 3,000 francs.

Avant de prendre congé du lecteur, nous désirons lui donner une nouvelle preuve de la sincérité avec laquelle nous avons écrit ce livre, et fournir en même temps à tous les magnétiseurs, les magnétistes et les magnétologues les moyens de nous réfuter victorieusement *par des faits*, si nos conclusions sont fausses ou erronées. — Nos convictions personnelles comme physicien, chimiste, physiologiste, etc., sont que toute conclusion sur le magnétisme sera toujours négative ; toutefois et afin d'en finir, afin de mettre un terme aux doutes qui pourraient rester encore dans l'esprit de quelques personnes, uniquement guidées par l'amour de la science et de la vérité, nous proposons à MM. les magnétiseurs de renouveler aujourd'hui l'épreuve du prix Burdin. Nous choisissons cette expérience entre toutes par des raisons que nous avons déjà longuement énumérées et qu'il est inutile de répéter ici (1). Si les magnétiseurs se sont mépris et abusés sur l'existence d'un tel phénomène, le public pourra se faire une juste idée de leur talent d'expérimentateur, et en même temps de ce qui doit être le reste de leurs prétendues expériences.

L'Union magnétique du 10 octobre 1857 publia les lignes suivantes que nous reproduisons ici avec un véritable plaisir : « *Je porte le défi à mon tour à toutes les Académies du* » *monde de mettre un prix à la disposition d'Alexis, ayant pour* » *condition qu'il lira dans un livre sans le secours des yeux.*

» Marcillet.

» 1er octobre 1857. »

L'auteur de cette lettre dit encore : « Mon sujet Alexis » peut *lire dans les livres fermés*, voire même A TRAVERS » LES MURAILLES. »

Voici nos conditions :

1° Le concours ouvrira le 1er mai 1858 ; il durera toute l'année et sera clos au 1er janvier 1859 si personne n'a obtenu le prix.

2° L'épreuve aura lieu publiquement par l'intermédiaire d'un journal quelconque, scientifique ou autre. — Tous les journaux, à différentes époques, se sont préoccupés de la question du magnétisme ; il n'en est pas un seul qui ne prête son concours à cette grande expérience, si quelque

(1) Voyez page 326.

somnambule véritablement lucide se présente pour répondre à notre proposition, non par des phrases, désormais sans valeur, mais par la production DU FAIT qui est l'objet de ce concours (1).

3° Dès que notre proposition sera acceptée, ne fût-ce que par une seule personne se portant publiquement comme candidat, nous nous engageons à déposer *immédiatement* chez un notaire, et pendant toute la durée du concours, la somme de 3,000 francs, montant du prix proposé, et destinée à qui donnera la preuve DE FAIT qu'on peut lire sans le secours des yeux, de la lumière et du toucher, sans fraude et à l'abri de tout *compérage*.

4° Aussitôt qu'un candidat se sera présenté, on s'occupera de former, non pas une commission d'examen, ce qui, dans les conditions où nous nous plaçons, devient complétement inutile, mais un simple *conseil de surveillance* qui sera chargé de faire exécuter les clauses et conditions du programme, d'assister comme TÉMOIN à la fermeture et à l'apposition des scellés sur le coffret ainsi qu'à son ouverture. Ce conseil de surveillance sera composé de sept membres au moins, lesquels seront choisis parmi les médecins, les hommes de science et les journalistes. Tous devront signer les procès-verbaux des expériences qui seront faites.

EXPÉRIMENTATION.

5° Les somnambules et les magnétiseurs resteront chez eux, entourés de leurs amis, dans les conditions qu'ils ont indiquées comme étant les plus favorables à l'expérience. Alors les somnambules, dans un état de *perlucidité* absolue,

____

(1) **MM.** les magnétiseurs sont prévenus qu'on ne répondra qu'aux concurrents sérieux, c'est-à-dire à ceux qui se présenteront purement et simplement pour gagner le prix *dans les conditions prescrites*, et non aux concurrents qui (avec ou sans intention), sous prétexte de discuter les conditions de notre court programme, voudraient faire dégénérer l'expérience demandée en expérience de salon.

n'auront tout simplement qu'à lire ce qui par nous aura été placé dans le coffret, *lequel ne sortira pas de nos mains*, l'expérimentateur ayant le droit d'y faire apposer par le conseil de surveillance autant de scellés et de cadenas qu'il jugera convenable pour en garantir l'inviolabilité par tous les moyens possibles.

6° Après la réponse des somnambules, si le prix proposé a été mérité par l'un des candidats, le concours sera clos et les membres du conseil de surveillance ouvriront le coffret devant toutes les personnes qui désireront assister à cette opération ; mais dans le cas où le prix proposé ne demeurerait acquis à personne, l'ouverture du coffret ne devra se faire qu'à la fin de l'année, après l'expiration du délai fixé au 1ᵉʳ janvier 1859.

Le but que nous nous sommes proposé en écrivant ce livre est-il atteint? Nous osons l'espérer ; car si l'ensemble des faits que nous avons rapportés contre le magnétisme ne suffit pas pour éclairer l'esprit et la conscience du lecteur, la dernière expérience que nous proposons doit mettre un terme à tous les doutes. Quand un fait capital comme celui de la double vue a été attesté par des milliers de personnes du plus grand mérite et de la plus haute distinction, il faut bien admettre que ce fait existe ou que toutes ces personnes ont été indignement trompées. C'est précisément cette dernière opinion que nous avons soutenue, et nous avons prouvé de la manière la plus authentique que les magnétiseurs, ainsi que le public, avaient été constamment mystifiés dans ces sortes d'expériences. Le *mystificateur* est-il lui-même sous l'influence d'une illusion ? Cela est possible ;

dans tous les cas, c'est une question sur laquelle nous n'avons plus à revenir.

Les magnétiseurs ont souvent objecté que *mille faits néga-tifs ne détruisent pas un fait positif*. Cela est vrai, mais c'est précisément parce que ce fait positif n'existe pas, parce qu'il n'a jamais été scientifiquement constaté que le magné-tisme reste toujours à l'état de doute. La nullité de ses doc-trines, le ridicule de ses prétentions et la multitude de ses excentricités nécessitent aujourd'hui une exhibition pu-blique du phénomène que nous réclamons, et sur lequel nous insistons; car, en engageant contre le magnétisme une lutte au nom des vrais principes de la science moderne, nous n'avons pas eu l'intention de soulever une discussion pure-ment stérile. Il ne suffit pas de poser des points d'inter-rogation pour résoudre un problème, il faut descendre au fond de la question et arriver sérieusement à l'examen et à la reproduction du fait.—La *Revue philosophique et religieuse* ayant annoncé il y a quelque temps qu'elle allait ouvrir une enquête sur toutes les manifestations magnétiques pour arriver à la constatation de quelques faits, *l'Union magné-tique* (du 10 mai 1857) lui répondit : « *Lisez les ouvrages de* » *Foissac, Bertrand, Charpignon, etc., et vous y trouverez* des » faits. *Cela vous évitera la peine d'ouvrir une enquête.* » De-vons-nous espérer un meilleur résultat? MM. les magné-tiseurs voudront-ils comprendre que ce sont «des choses et non des mots » que nous demandons? C'est à eux qu'il ap-partient de se prononcer aujourd'hui.

Si la double vue est un fait acquis au magnétisme, rien ne sera plus facile que de le reproduire, et comme l'a fort bien dit M. Derrien, l'ex-président de la Société du ma-gnétisme de Paris, « *c'est la réalité de ce phénomène qui nous*

» *convaincra de l'existence du magnétisme.* » — Il est certain que la reproduction de ce seul fait, d'ailleurs si facile et si commun dans tous les salons magnétiques de Paris et du monde entier, de ce fait consigné dans tous les ouvrages des magnétiseurs, serait la plus brillante réfutation que les partisans du magnétisme pourraient produire contre leurs adversaires. Non-seulement la constatation de ce fait trancherait d'un seul coup toutes les difficultés de la question, mais encore le magnétisme cesserait d'être une monnaie de mauvais aloi, les sciences occultes acquerraient enfin une raison d'être, et elles entreraient de plein droit dans le domaine des sciences expérimentales.

Quel immense intérêt tout le monde n'a-t-il pas à savoir s'il est vrai qu'il existe une science au moyen de laquelle on peut pénétrer dans le sanctuaire de la pensée humaine, connaître le secret des individus, des familles, celui de l'État, lire à distance et sans le secours des yeux les consignes, le mot d'ordre d'une ville, les pièces diplomatiques d'un ambassadeur ou d'un ministre, surprendre la pensée d'un confesseur ou d'un préfet, etc., etc.! — Si au contraire cette prétendue science n'est qu'une erreur, un mensonge ou une pure jonglerie, nous nous estimerons heureux d'avoir plaidé la cause de la vérité et de la raison devant les classes les plus éclairées et les plus instruites de la société. On eût pu certainement le faire avec plus d'art, de talent et de savoir, mais non pas avec plus de bonne foi; si nous nous sommes trompé, nous ne demandons qu'à être éclairé. Nous espérons, du reste, que le lecteur voudra bien nous tenir compte de tout le courage dont nous avons fait preuve en compulsant l'indigeste et volumineux fatras des doctrines magnétiques, et nous prions ceux qui trouveront que nous nous sommes trop étendu sur un pareil sujet, de se rappeler qu'un critique doit avoir quatre fois raison. Heureux si notre travail peut contribuer en quelque chose à l'assainissement des intelligences et au progrès de l'orthopédie morale ; car nous pensons avec Cabanis que « *le sublime de la philosophie est* » *de ramener les hommes au bon sens.* »

Novembre 1857.

FIN.

TABLE DES MATIÈRES.

PREMIÈRE PARTIE.

DEUXIÈME PARTIE.

FIN DE LA TABLE DES MATIÈRES.

Paris. — Imprimé par E. THUNOT et Ce, rue Racine, 26.

9 782014 453843